YaoXue 高等职业教育
药学类专业系列教材

药剂学

高等职业本科·新形态教材

主　编　夏忠玉　陈晓兰

副主编　沈　珺　万　静　谌文元　阮碧芳
肖婷婷　杨丽菁　张士齐

重庆大学出版社
国家一级出版社
全国百佳图书出版单位

内容提要

本书按照高等职业本科药学、中药学、中药制药、药品质量管理、药物制剂、药物分析、制药工程等专业的人才培养目标，由一线教师主导，在行业专家的参与下，结合医药行业新技术、新工艺、新法规及行业的工艺规程、工作标准、生产记录、岗位职责等方面的最新知识编写而成。本书结合“药剂学”课程特点及性质，对接药品（含中药）生产、部分检验的岗位需求，根据《中国药典（2020年版）》的常见剂型要求，重组优化“药剂学”课程内容，将教学内容分为9个项目（33个任务），内容包括总论、固体制剂的制备、液体制剂的制备、浸出制剂的制备、半固体制剂的制备、无菌制剂的制备、气体制剂的制备、药物制剂新技术与新剂型、药物制剂稳定性试验。本书突出模块教学，内容新颖，注重“岗一课一赛一证”融通，并附有大量药品相关典型案例。

本书适用于高等职业本科药学、中药学、中药制药、药品质量管理、药物制剂、药物分析、制药工程等专业，也可供药品相关从业者参考。

图书在版编目（CIP）数据

药剂学 / 夏忠玉，陈晓兰主编. -- 重庆：重庆大学出版社，2023.8

高等职业教育药学类专业系列教材

ISBN 978-7-5689-3942-3

Ⅰ. ①药… Ⅱ. ①夏… ②陈… Ⅲ. ①药剂学－高等职业教育－教材 Ⅳ. ①R94

中国国家版本馆 CIP 数据核字（2023）第093264号

药剂学

YAOJI XUE

主　编　夏忠玉　陈晓兰

策划编辑：袁文华

责任编辑：张红梅　　版式设计：袁文华

责任校对：邹　忌　　责任印制：赵　晟

*

重庆大学出版社出版发行

出版人：陈晓阳

社址：重庆市沙坪坝区大学城西路21号

邮编：401331

电话：（023）88617190　88617185（中小学）

传真：（023）88617186　88617166

网址：http://www.cqup.com.cn

邮箱：fxk@cqup.com.cn（营销中心）

全国新华书店经销

重庆升光电力印务有限公司印刷

*

开本：889mm×1194mm　1/16　印张：20.75　字数：601千

2023年8月第1版　2023年8月第1次印刷

印数：1—2 000

ISBN 978-7-5689-3942-3　定价：69.00元

BIANWEIHUI 编委会

主　编　夏忠玉（贵阳康养职业大学）

陈晓兰（贵州中医药大学）

副主编　沈　珺（苏州卫生职业技术学院）

万　静（毕节医学高等专科学校）

谌文元（毕节医学高等专科学校）

阮碧芳（广西农业职业技术大学）

肖婷婷（贵州医科大学）

杨丽菁（贵阳康养职业大学）

张士齐（毕节职业技术学院）

编　者　（排名不分先后）

夏忠玉　陈晓兰　沈　珺　万　静　谌文元

阮碧芳　肖婷婷　杨丽菁　王文蝶　王守斌

王　焱　王常宽　王　胤　王　利　勾科文

尹莉芳　叶世芸　向　金　许铁龙　余　玲

杨芳芳　肖伟香　吴成忠　吴　敏　周梦悦

沙　平　张志宇　张士齐　陈　日　陈贤松

陈舒玲　陈晓靓　郑泉英　袁开红　夏忠锐

夏浩珈　梁婷婷　唐　辉　龚　念　陶　玲

焦灵利　童　红　彭元举　蔡秋华　魏茂陈

郑　姗

QIANYAN 前言

党的二十大报告提出“实施科教兴国战略，强化现代化建设人才支撑”，明确地把大国工匠和高技能人才作为人才强国战略的重要组成部分，完善人才战略布局，坚持各方面人才一起抓。人力资源和社会保障部已出台“新八级”职业技能等级制度，在原有的“五级”基础上，往下补设学徒工，往上增设特级技师和首席技师。推动职业资格证书与学历证书等值、等效，真正实现职业教育与普通教育具有同等重要的地位，职业教育服务新发展格局、服务社会主义现代化强国建设的巨大能量就能够充分发挥出来，就一定能够前途无量、大有可为。科技是第一生产力、人才是第一资源、创新是第一动力。要把技能人才作为第一资源来对待，特别是要将高技能人才纳入高层次人才进行统一部署。建构产业体系需要各级、各类教育有机融合，需要教育链、产业链、创新链、人才链有机融合。职普融通是教育链和人才链的融合，产教融合是教育链与产业链的融合，科教融合是教育链与创新链的融合。

根据高等职业本科人才培养要求，高等职业本科学生应具有能进行复杂操作的能力、能解决复杂问题的能力、能将实验室产品产业化的能力和创新思维“四大”能力。本书拟对接药品（含中药）生产过程，结合“药剂学”课程特点及性质，按照《中华人民共和国药典（2020 年版）》（以下简称《中国药典（2020 年版）》）的常见剂型，将内容分为 9 个项目（33 个任务）。本书编写时，按照高等职业本科药学、中药学、中药制药、药品质量管理、药物制剂、药物分析、制药工程等专业的人才培养目标，由一线教师主导，在行业专家的参与下，结合医药行业新技术、新工艺、新法规及行业的工艺规程、工作标准、生产记录、岗位职责等方面的最新知识进行编写。本书适用于高等职业本科药学、中药学、中药制药、药品质量管理、药物制剂、药物分析、制药工程等专业，也可供药品从业者参考。

本书的主要编写特点如下：

1. 模块教学。当前医药行业呈现不断优化的动态调整趋势，本书面向康养产业中健康医药岗位群，对接“中药材种植—药品开发—生产—检验—流通—临床应用—药品”的生命全周期、健康全过程，深度调研和剖析康养产业链中健康医药岗位群的人才链、创新链和产业延伸领域，听取企业的评价及反馈，并以培养具有良好药学职业道德、职业技能和就业创业能力，能适应医药产业发展需要的高技能人才为培养目标。在行业专家的参与下，为了增强学生的学习目的性、自觉性，激发学生学习的主动性，突出培养学生分析问题和解决问题的能力，提高学习质量，本书根据《中国药典（2020 年版）》的常见剂型，结合岗位实际要求，把药剂学分为不同的模块，每个模块下分设多个任务，直接与产业链工作岗位相对应。

2. 内容新颖。基于与企业共建的“岗—课—赛—证”融通课程体系，本书根据《中国药典（2020年版）》的常见剂型，参照国家《药品生产质量管理规范（2010年修订）》和附录及相关新法规、新工艺、新技术，对接医药产业链、药品生产岗位、药物制剂技能比赛及药物制剂生产“1+X”职业技能等级证书的相关内容编写，内容权威可靠。

3. 案例典型。书中所列举的案例均来自医药行业药品生产一线，通过案例中融合的工匠精神，培养学生的职业精神，实用性和操作性强，与工作岗位要求“零距离”。同时，通过书中批量生产记录的填写巩固学习，实现学生自主训练、自主测评，提高学生解决问题、独立进行复杂操作的能力。

本书由夏忠玉、郑姗、杨丽菁、吴成忠、许铁龙、余玲、龚念、陈晓靓、王胤、王利（贵阳康养职业大学）、尹莉芳（中国药科大学）、陈晓兰、叶世芸（贵州中医药大学）、肖婷婷、陶玲（贵州医科大学）、唐辉（石河子大学）、阮碧芳（广西农业职业技术大学）、沈珺（苏州卫生职业技术学院）、万静、谌文元（毕节医学高等专科学校）、张士齐、肖伟香（毕节职业技术学院）、勾科文（贵州工程职业学院）、王焱（贵州健康职业学院）、吴敏（贵阳职业技术学院）、袁开红（江苏恒瑞医药股份有限公司）、焦灵利（江苏省药品不良反应监测中心、国家级药品GMP检查员）、郑泉英（福建省药品监督管理局、国家级药品GMP检查员）、童红、张志宇、杨芳芳、周梦悦（贵州省药品监督管理局检查中心、国家级药品GMP及GCP检查员）、王守斌（天津信智通医药科技有限公司、国家级药品GMP检查员）、沙平（上海安必生制药技术有限公司）、蔡秋华（瀚晖制药有限公司）、陈日（苏中药业集团股份有限公司）、魏茂陈（贵阳新天药业股份有限公司、王文蝶（贵州圣济堂制药有限公司）、向金、彭元举、梁婷婷（贵州科伦药业有限公司）、夏浩珈（贵州医科大学附属医院）、夏忠锐（贵阳市第一人民医院）、陈贤松（贵阳市第三人民医院）、陈舒玲（贵阳市公共卫生救治中心）王常宽（金沙县中医院）共同编写。

本书在编写过程中，得到了兄弟院校、行业专家（国家级药品GMP检查员）等的大力支持和帮助，也参考了大量相关文献，在此表达诚挚的谢意。

由于编者水平有限，书中难免有缺漏和错误，恳请读者提出宝贵的意见，以便我们修订完善。

编　者

2023年5月

MULU 目录

项目 8 药物制剂新技术与新剂型

项目 9 药物制剂稳定性试验

参考文献

项目1
总 论

思政案例

药剂学的重要性

医学和药学的文化源远流长，药剂学的形成与发展经历了从古至今剂型的演变，前人在剂型理论、方药修治、临床应用等方面留下了极为宝贵的遗产。药剂学的起源可追溯至夏禹时代多种药物浸渍而成的药酒。18世纪的工业革命给世界带来翻天覆地的变化，生产力的极大发展推动了科学技术的飞速发展。现如今药物有多种剂型可供患者选择，如散剂、颗粒剂、胶囊剂、片剂、丸剂、膜剂、栓剂、糖浆剂、酊剂、酒剂、煎膏剂、流浸膏剂、浸膏剂、软膏剂、乳膏剂、糊剂、凝胶剂、硬膏剂、气雾剂等。

药剂学是多学科交融的综合性学科，与药用高分子材料学、分子药剂学、生物药剂学、药物动力学、制剂生产、质量控制、临床疗效和安全性评价等密切相关，各环节技术水平的进步直接推动着药剂学的发展。在一定程度上，药剂学体现了现代科学技术和整个医药行业的技术水平与发展概况。

【问题】

1. 生活中，你接触过哪些剂型？
2. 对于生活中见到的药品，你是如何分类的？分类依据是什么？
3. 一些名字比较复杂的药品是如何命名的？

【反思】

社会的发展带动了药剂学的发展，各种各样的药物剂型层出不穷，各位同学毕业以后将进入医药行业，走上医药相关岗位。如果你作为药企的仓库管理员或者药店的经营管理者，你将如何对药物进行分类？如果你作为药物研发人员，你将如何研制新的剂型？

绪 论

一、药剂学的概念以及相关学科

（一）药剂学的概念

药剂学全称药物制剂学，是一门研究药物制剂的基本理论、处方设计、制备工艺、质量控制、临床合理使用等综合性应用的学科。其宗旨是设计和制备出安全、有效、稳定、经济、方便使用的临床给药形式。

随着人们对药物的药理作用及体内吸收、分布、代谢、排泄过程认识的不断深入，加之药用高分子材料学、分子药剂学、生物药剂学、药物动力学等学科的发展，更安全、有效、经济、使用方便的给药形式被制备出来，可更好地满足临床用药需求，提高药物的治疗效果。

（二）相关学科

随着药剂学和相关学科的不断发展，逐渐形成了以药剂学为主干的分支学科，具体包括以下几种。

1. 药用高分子材料学　是研究药用高分子材料的结构、物理化学性质、性能及用途的理论和应用的专业基础学科。

2. 分子药剂学　是从分子水平和细胞水平研究剂型因素对药物疗效的影响的学科。

3. 生物药剂学　是研究药物及其制剂在体内的吸收、分布、代谢与排泄过程，阐明剂型因素、机体生物因素与药物效应三者之间的相互关系的学科。该学科整合了药剂学、药理学、生理学以及解剖学、分子生物学等学科的知识和理论，对药物新剂型和新制剂的设计、用药的安全性和有效性具有普遍的指导意义。

4. 药物动力学　是研究药物及其代谢物在人体内的含量随时间变化的过程，为指导安全合理用药、剂型和剂量设计等提供依据。

5. 物理药剂学　是剂型和制剂设计的理论基础，其主要内容是应用物理化学的原理，研究和解释药物制造和储存过程中存在的现象和规律，用以指导剂型和制剂设计，推动具有普遍意义的新剂型和新技术的应用。物理药剂学主要包括化学动力学、胶体化学、流变学、结晶化学等学科。

6. 工业药剂学　是研究制剂工业化生产的基本理论、工艺技术、生产设备和质量管理的学科。工业药剂学是药剂学的核心，它涵盖了材料科学、机械科学、粉体工程学、化学工程学等学科的理论和实践，在新剂型的研究、制剂的开发、处方的优化、生产工艺和生产技术的研究和改进以及提高产品质量方面发挥着关键作用。

7. 临床药剂学　是以患者为对象，研究安全、有效、合理用药的学科。其主要内容包括：临床用制剂和处方研究；药物制剂临床研究与评价；药物制剂生物利用度研究；药物剂量临床监控；药物配伍变化及相互作用研究；药物不良反应监测等。

二、药物的剂型分类以及剂型和制剂的命名

（一）药物的剂型分类

《中国药典（2020 年版）》所收载的剂型一般按以下几种方法分类。

1. 按药物形态分类

本书根据医疗、生产实践、教学等方面的长期沿用习惯，采用此种分类的方法。

①固体制剂：散剂、颗粒剂、胶囊剂、片剂、丸剂、膜剂、栓剂等。

②液体制剂：真溶液型液体制剂、乳浊液型液体制剂、混悬型液体制剂等。

③浸出制剂：合剂和口服液型、糖浆剂、酊剂、酒剂、煎膏剂、流浸膏剂、浸膏剂等。

④半固体制剂：软膏剂、乳膏剂、糊剂、凝胶剂、硬膏剂（贴膏剂、膏药）等。

⑤无菌制剂：注射剂、注射用无菌粉末制剂、眼用制剂等。

2. 按给药途径分类

（1）口服给药剂型：口服后通过胃肠黏膜吸收而发挥全身作用的制剂。

①片剂：普通片、分散片、咀嚼片、口腔崩解片、泡腾片、溶解片。

②胶囊剂：硬胶囊剂和软胶囊剂。

③颗粒剂：溶液型颗粒剂、混悬型颗粒剂、泡腾颗粒剂。

④散剂：口服散剂、外用散剂、煮散。

⑤口服液剂：溶液剂、混悬剂、乳剂。

（2）口腔内给药剂型：主要在口腔内发挥作用的制剂，注意与口服片剂区别。

①口腔用片：有含片、舌下片、口腔粘贴片。

②口腔喷雾剂。

③含漱剂。

（3）注射给药剂型：以注射方式给药的剂型。

①注射剂：静脉注射剂、肌内注射剂、皮下注射剂、皮内注射剂、腔内注射剂。

②输液剂：营养输液剂、电解质输液剂、胶体输液剂。

③植入注射剂：用微球或原位凝胶制备的注射剂。

④缓释注射剂：微球注射剂。

（4）呼吸道给药剂型：通过气管或肺部给药的制剂，主要以吸入或喷雾方式给药，如气雾剂、粉雾剂、喷雾剂。

（5）皮肤给药剂型：将药物直接作用于皮肤的制剂，可以起到局部或全身作用。

①外用液体制剂：溶液剂、洗剂、搽剂、酊剂。

②外用固体制剂：外用散剂。

③外用半固体制剂：软膏剂、凝胶剂、乳膏剂。

④贴剂：压敏胶分散型贴剂、储库型贴剂。

⑤贴膏剂：凝胶贴膏剂、橡胶贴膏剂。

⑥外用气体制剂：气雾剂、喷雾剂。

（6）眼部给药剂型：用于眼部疾病的剂型，如滴眼剂、眼膏剂、眼膜剂。

（7）鼻黏膜给药剂型：如滴鼻剂、鼻用软膏剂、鼻用散剂。

（8）直肠给药剂型：如直肠栓、灌肠剂。

（9）阴道给药剂型：如阴道栓、阴道片、阴道泡腾片。

（10）耳部给药剂型：如滴耳剂、耳用凝胶剂、耳用丸剂。

（11）透析用剂型：包括腹膜透析用制剂和血液透析用制剂。

上述剂型类别中，除口服给药剂型外，其他剂型都属于非胃肠道给药剂型，而且可在给药部位起局部作用或被吸收后发挥全身作用。

3. 按分散系统分类（分散相分散于分散介质中形成的系统称为分散系统）

①溶液型：药物以分子或离子状态（质点的直径≤1 nm）分散于分散介质中所形成的均匀分散

体系，亦称低分子溶液，如芳香水剂、溶液剂、糖浆剂、甘油剂、注射剂等。

②胶体型：分散质点直径在 1 ～ 100 nm 的分散体系，主要有两种，一种是高分子溶液的均匀分散体系，另一种是不溶性纳米粒的非均匀分散体系，如胶浆剂、火棉胶剂、涂膜剂等。

③乳剂型：油性药物或药物的油溶液以液滴状态分散在分散介质中形成的非均匀分散体系，分散相直径为 0.1 ～ 50 μm，如口服乳剂、静脉注射乳剂等。

④混悬型：固体药物以微粒状态分散在分散介质中形成的非均匀分散体系，分散相直径为 0.1 ～ 100 μm，如合剂、洗剂、混悬剂等。

⑤气体分散型：液体或固体药物以微粒状态分散在气体分散介质中所形成的分散体系，如气雾剂、粉雾剂。

⑥固体分散型：固体混合物以聚集状态存在于固体介质中所形成的分散体系，如片剂、散剂、颗粒剂、胶囊剂、丸剂等。

（二）剂型的命名

1. 按形状命名　如片剂、胶囊剂、丸剂、颗粒剂、散剂、喷雾剂、气雾剂、粉雾剂、乳剂、混悬剂、溶液剂等。

2. 按给药途径命名　如滴眼剂、滴鼻剂、滴耳剂、漱口剂、灌肠剂等。

3. 按给药方式命名　如输液剂、注射剂、贴剂、搽剂等。

4. 按形状与给药途径命名　如注射用粉末剂、眼用软膏剂、鼻腔喷雾剂、阴道用栓剂、注射用微球、注射用纳米粒等。

5. 按制备方法命名　如浸出制剂、冻干制剂、压制片剂、包衣片剂、滴丸剂等。

6. 按形状与功能命名　如缓释胶囊、泡腾颗粒剂、结肠定位胶囊、分散片、速溶膜剂、肠溶片剂等。

（三）制剂的命名

制剂的命名就是药品的命名，药品命名应科学、明确、简短。药品命名应根据《中国药典（2020 年版）》要求的命名原则进行，总结起来有以下几种不同的情况。

1. 常规命名　原料药名称列前，剂型名称列后。如吲哚美辛胶囊、葡萄糖注射液、泮托拉唑钠肠溶胶囊、沙丁胺醇气雾剂等。

2. 以用途或特点命名　制剂名称中说明用途或特点的形容词一般列于药名之前。如重组人胰岛素注射液、吸附破伤风疫苗、浓氯化钠注射液、注射用放线菌素等。

3. 单方制剂命名　单方制剂的命名原则与常规命名或以用途、特点命名一致。如布美他尼片、罗红霉素颗粒、茶碱缓释片、利巴韦林滴眼液、奥美拉唑肠溶胶囊等。

4. 复方制剂命名　复方制剂可以根据处方组成的不同采用以下方法命名。

（1）2 个组分的原料药：原则上将 2 个药品名称并列，如阿昔洛韦葡萄糖注射液、头孢他啶舒巴坦钠注射液、对乙酰氨基酚可待因片；若 2 个组分的词干相同，如卡托普利和依那普利的片剂，可称为卡托依那双普利片。

（2）3 个组分的原料药：如使用词干构成的通用名称太长，原则上每个组分选取 1 ～ 2 个字构成通用名称（不可使用词干），如阿司匹林、咖啡因、对乙酰氨基酚制成的阿咖酚散；若组分相同而处方量不同，则可使用罗马数字Ⅰ、Ⅱ、Ⅲ等加以区别，如氨氯地平贝那普利片（Ⅰ）、氨氯地平贝那普利片（Ⅱ），两者都是由氨氯地平与贝那普利组成的复方制剂，但是它们的成分配比不同：（Ⅰ）是氨氯地平 2.5 mg+ 贝那普利 10 mg，（Ⅱ）是氨氯地平 5 mg+ 贝那普利 10 mg，看似名称相似，但里面的氨氯地平含量不同（相差一倍），降压效果也略有不同。

（3）4 个组分原料药：原则上每个组分选取 1 个字构成通用名称（不使用词干），如对乙酰氨基酚、非那西丁、咖啡因、氯苯那敏的颗粒剂，可称氨非咖敏颗粒。

（4）4个以上组分制剂：前加“复方”二字，从2～3个药名中各取1～2个字并列组成，后加剂型名。如对乙酰氨基酚、金刚烷胺、人工牛黄、咖啡因、氯苯那敏的片剂，可称复方氨酚烷胺片；萘甲唑啉、门冬氨酸、维生素B_6、甘草酸二钾、新斯的明的滴眼液，可称复方门冬维甘滴眼液。

三、药剂学常用术语

1. 药物　是指能够用于预防、诊断、治疗人的疾病，有目的地调节人的生理功能并规定有适应证或功能主治、用法和用量的物质。

2. 中药　是指以中国传统医药理论指导采集、炮制、制剂，说明作用机理，指导临床应用的药物。

3. 天然药物　是指在现代医药理论指导下使用的动植物和矿物等天然药用物质及其制剂。

4. 化学药　是指将从天然矿物、动植物中提取的有效成分经过化学合成或生物合成而制得的药物。

5. 生物技术药物　是指通过基因重组、发酵、合成等生物技术手段获得的药物。如细胞因子药物、核酸疫苗、抗体等。

6. 药物制剂　简称制剂，是指将原料药物加工制成具有一定规格的药物制剂。如注射用青霉素钠、地高辛片、阿莫西林胶囊、重组人胰岛素注射液等。

7. 药用辅料　是药物制剂中除主药以外的一切成分的统称，是影响药品质量、安全和效用的重要成分。它是药物制剂的基础材料和重要组成部分，是保证药物制剂生产和发挥作用的物质基础，在制剂生产中起关键作用。它不仅赋予药物一定剂型，而且与患者的顺应性、药物的疗效和不良反应密切相关，具有保障、提升药品质量的作用，在药品中除起载体、赋形、提高药物稳定性的作用外，还具有增溶、助溶、缓释、控释等重要功能。药用辅料由于与药物一同作用于人体，因此，需进行安全性评估。药用辅料应对人体无毒、无害，化学性质稳定，不易受温度、pH值、储存时间等因素影响，与主药无配伍禁忌，不影响药物检验并尽可能用较小的用量。

8. 溶解度　是指在一定温度下，某固态物质在100 g溶剂中达到饱和状态时所溶解的溶质的质量。溶解可分为以下几种：

（1）极易溶解，是指1 g（mL）溶质能在不到1 mL溶剂中溶解。

（2）易溶，是指1 g（mL）溶质能在1～10 mL（不包括10 mL）溶剂中溶解。

（3）溶解，是指1 g（mL）溶质能在10～30 mL（不包括30 mL）溶剂中溶解。

（4）略溶，是指1 g（mL）溶质能在30～100 mL（不包括100 mL）溶剂中溶解。

（5）微溶，是指1 g（mL）溶质能在100～1 000 mL（不包括1 000 mL）溶剂中溶解。

（6）极微溶解，是指1 g（mL）溶质能在1 000～10 000 mL（不包括10 000 mL）溶剂中溶解。

（7）几乎不溶或不溶，是指1 g（mL）溶质在10 000 mL溶剂中不能完全溶解。

9. 精确度　是指药典规定取样量的准确度和试验精密度。

（1）试验中供试品与试药等“称重”或“量取”的量，均以阿拉伯数字表示，其精确度可根据数值的有效数位来确定，如称取“0.1 g”，是指称取质量可为0.06～0.14 g；称取“2 g”，是指称取质量可为1.5～2.5 g；称取“2.0 g”，是指称取质量可为1.95～2.05 g；称取“2.00 g”，是指称取质量可为1.995～2.005 g。

①精密称定：称取质量应准确至所取质量的千分之一；

②称定：称取质量应准确至所取质量的百分之一；

③精密量取：量取体积的准确度应符合国家标准对该体积移液管的精密度要求；

④量取：可用量筒或按照量取体积的有效数位选用量具。

⑤取用量为“约”若干时，是指取用量不得超过规定量的 ±10%。

（2）恒重，除另有规定外，是指供试品连续两次干燥或炽灼后称重的差异在 0.3 mg 以内的质量；干燥至恒重的第二次及以后各次称重均应在规定条件下继续干燥 1 小时后进行；炽灼至恒重的第二次称重应在继续炽灼 30 分钟后进行。

（3）试验中规定“按干燥品（或无水物，或无溶剂）计算”时，除另有规定外，应取未经干燥（或未去水，或未去溶剂）的供试品进行试验，并将计算中的取用量按检查项下测得的干燥失重（或水分，或溶剂）扣除。

（4）试验中的“空白试验”，是指在不加供试品或以等量溶剂替代供试液的情况下，按同法操作所得的结果；含量测定中的“并将滴定的结果用空白试验校正”，是指按供试品所耗滴定液的量（mL）与空白试验中所耗滴定液的量（mL）之差进行计算。

（5）试验时的温度，未注明者，是指在室温下进行；温度高低对试验结果有显著影响者，除另有规定外，应以 25 ℃ ±2 ℃为准。

10. 储藏　是指对药品储藏与保管的基本要求，除矿物药应置干燥洁净处不做具体规定外，一般以下列名词术语表示。

（1）遮光，是指用不透光的容器包装，例如，棕色容器或黑色包装材料包裹的无色透明、半透明容器。

（2）避光，是指避免日光直射。

（3）密闭，是指将容器密闭，以防止尘土及异物进入。

（4）密封，是指将容器密封，以防止风化、吸潮、挥发或异物进入。

（5）熔封或严封，是指将容器熔封或用适宜的材料严封，以防止空气与水分侵入并防止污染。

（6）阴凉处，是指不超过 20 ℃。

（7）凉暗处，是指避光并不超过 20 ℃。

（8）冷处，是指 2～10 ℃。

（9）常温，是指 10～30 ℃。

除另有规定外，“储藏”项未规定储存温度的一般是指常温。

11. 温度　一般以下列名词术语表示。

（1）水浴温度，除另有规定外，均指 98～100 ℃。

（2）热水，是指 70～80 ℃。

（3）微温或温水，是指 40～50 ℃。

（4）室温（常温），是指 10～30 ℃。

（5）冷水，是指 2～10 ℃。

（6）冰浴，是指约 0 ℃。

（7）放冷，是指放至室温。

四、药剂学的发展史

我国的药剂学是祖国医药宝库的重要组成部分，总结和了解药剂学的形成和发展过程，对学习、继承和弘扬祖国医药学，促进药剂学发展，均具有重要的意义。

古人对药材的最初使用方法，大多是将新鲜的动植物药用部分捣碎贴敷患处或吞服。之后，为了更好地发挥药效和便于服用，逐渐出现了对药材进行提取并制成一定剂型的加工过程。随着生产力的发展和长期的医疗实践，药物制剂的制备技术也不断改进，剂型的种类也逐渐增多。

汤剂是我国应用最早的中药剂型，商代（约公元前1600年—前1046年）已在使用。《五十二病方》《黄帝三部针灸甲乙经》《山海经》中有将药材加工成汤剂、酒剂、洗剂、饼剂、曲剂、丸剂、膏剂等剂型使用记载。东汉张仲景（约142—219年）的《伤寒论》和《金匮要略》中收载有栓剂、糖浆剂、洗剂等10余种剂型。两晋、南北朝时期，史籍记载的药学专著已达110种，这时中药学逐渐形成独立的学科。晋代葛洪、唐代孙思邈对中药的理论、加工、剂型、标准等都有专门论述。唐《新修本草》是我国第一部，也是世界上第一部由国家颁布的药典。明代李时珍（1518—1593年）的《本草纲目》总结了16世纪以前我国劳动人民医药实践的经验，载有药物1 892种，剂型60种，附方11 096则，还被译成多国文字在全世界发行，对世界药学的发展具有重大贡献。

18世纪的工业革命给世界带来了翻天覆地的变化，生产力的迅猛发展推动了科学技术的飞速进步。与中国古代药剂学进程相呼应的欧洲古代药剂学在此时也得到迅速发展。希腊人希波克拉底（公元前460—前370年）创立了医药学；希腊医药学家格林（129—199年）奠定了欧洲医药学基础，由他制备的各种植物药浸出制剂称为格林制剂，在工业革命的浪潮中，终于走出了医生的小诊所和个体生产者的小作坊，进入机械化生产的大工厂。片剂、注射剂、胶囊剂、硬膏剂等近代剂型的相继出现，标志着药剂学的发展进入了一个新阶段。物理学、化学、生物学等自然科学的巨大进步又为药剂学这门学科的出现建立了理论基础。1847年，德国药师莫尔总结了以往和当时的药剂学研究和实践成果，出版了第一本药剂学教科书《药剂工艺学》。可以认为，至此，药剂学已成为一门独立的学科。

自1847年药剂学成为一门独立的学科以后，随着科学技术的发展，药剂学经历了以下几个发展阶段。

20世纪50—60年代，随着物理和化学学科的发展，出现了不少化学分析、仪器分析的新方法和新技术，如光谱技术、色谱技术应用于药物制剂的物理和化学性质评价，使绝大多数药物制剂建立起了含量测定、鉴定标准，大大提升了药物制剂的质量。并且，不少物理和化学的理论被应用于药物制剂的设计、生产和质量评价，例如乳化原理应用于乳剂的设计、化学动力学原理用于药物制剂有效期的预测、力学理论应用于片剂的压制成型等。因此，这一时期被称为物理药剂学时期。

20世纪60—70年代，随着药物动力学理论的建立、体内药物检测方法的普及和灵敏度的提高，生物利用度的概念被提了出来，人们开始用动物和人体内血药浓度的高低以及药物在动物和人体内的吸收、分布、代谢、排泄规律来评价药物制剂的质量。因此，这一时期被称为生物药剂学时期。

20世纪80—90年代，由于药物研发与临床的紧密结合，建立了药物临床评价体系，人们开始用药物制剂的临床疗效、毒副反应来评价药物制剂质量。因此，这一时期被称为临床药剂学时期。

20世纪90年代，由于生命科学、现代医学、信息科学、材料科学的飞速发展，不少新理论、新技术应用于药剂学中，人们开始根据人体的生理和病理特征设计药物制剂，研究、发展了许多能缓慢、控制释放药物，定时、定量、定位释放药物的给药系统，这些给药系统可以更好地保证药物疗效，降低其毒副作用，深受医疗工作者和患者的喜爱。因此，这一时期被称为药物递送系统时代。

进入21世纪，由于分子生物学、分子病理学的发展，研究药物分子与药用辅料分子之间、药物制剂与人体细胞和分子之间、药用辅料与人体分子之间的相互作用，成为药剂学家的重要兴趣，因而产生了分子药剂学。所以，21世纪是药物制剂向系统工程制品发展的药剂学新时代。

任务1 药剂前处理操作

一、粉碎、筛析

（一）粉碎的定义和目的

粉碎是指借机械力将大块固体物质破碎成适宜程度的碎块、颗粒或细粉的操作过程。物质依靠分子间的内聚力聚结成一定形状的块状物，粉碎过程主要是依靠外加机械力破坏物质分子间的内聚力。外加机械力包括剪切力、撞击力、研磨力、挤压力等，不同的作用力有不同的粉碎设备，可以根据药物的性质和产品的质量要求选择不同的粉碎设备，也可以借助其他方法如超声波、超声气流等将固体药物破碎成微粉的程度。

粉碎的目的：①增加药物的表面积，促进药物的溶解与吸收，提高难溶性药物的生物利用度；②有利于进一步制备各种剂型，如散剂、丸剂、片剂、浸出制剂等；③便于混合均匀和服用；④加速药材中有效成分的浸出；⑤有利于中药材的干燥和储存等。

粉碎的程度称为粉碎度（n），通常用粉碎前物料的平均直径（d）与粉碎后物料的平均直径（$\bar{d}$）的比值表示（$n=d/\bar{d}$）。由此可知，粉碎度与物质粉碎后颗粒的直径成反比，粉碎后的颗粒愈小，其粉碎度愈大。粉碎度的大小，取决于制备的剂型、医疗上的用途及药物本身的性质。

（二）粉碎方法

根据药物的性质和产品粒度的要求，结合实际设备条件，可采用下列不同的粉碎方法。粉碎方法的选用，以能达到粉碎效果及便于操作为准。

1. 混合粉碎和单独粉碎

（1）混合粉碎：两种或两种以上物料放在一起同时粉碎的方法。一般将处方中性质及硬度相似的药物采用混合粉碎，因为此法能使其中一药物吸附于另一药物表面，使表面能显著降低，并且在表面形成机械隔离层，从而阻止聚结，使粉碎能继续进行。

（2）单独粉碎：将一种药物单独进行粉碎的方法。适合单独粉碎的药物：①氧化性药物及还原性药物，如氯酸钾、高锰酸钾、碘等氧化性物质，忌与硫、淀粉、甘油等还原性物质混合粉碎，否则可引起爆炸；②贵重药物、细料药物，如犀角、麝香、珍珠等，为减少损耗，宜单独粉碎；③毒性药物、刺激性大的药物，如雄黄、轻粉、马钱子等。

2. 干法粉碎和湿法粉碎

（1）干法粉碎：物料经干燥处理，使含水量下降至一定限度（一般应少于5%）再粉碎的方法。大多数药物都采用此法，但干燥温度不宜超过80 ℃，某些有挥发性及遇热易起变化的药物可用石灰吸湿干燥。

（2）湿法粉碎：包括加液研磨法和水飞法。

①加液研磨法：是指药料中添加较易除去的适量液体（如水或乙醇等）共同研磨的方法，非方晶药物如樟脑、冰片等，脆性小，施加外力时易产生变形而妨碍粉碎，若加入少量液体，则降低了其分子间的内聚力，有利于粉碎。液体用量以能湿润药物呈糊状为宜。此法粉碎度高，又避免了粉尘飞扬，还可以减轻毒性或刺激性药物对人体的危害，减少贵重药物的损耗。

②水飞法：是指将药物与水共置研钵或球磨机中研磨，使细粉混悬于水中，将此混悬液倾出，余下的粗料再加水反复操作，至全部药物研磨完毕，所得混悬液合并，沉降，倾去上层清液，将湿粉干燥，即得极细粉。此法适用于矿物药、易燃易爆药物的粉碎，如朱砂、炉甘石、滑石等。

3. 低温粉碎　是指利用物料在低温时脆性增加、韧性与延展性降低的性质提高粉碎效果的方法。高温时不稳定或弹性大的药物可采用此法，如树脂、树胶、固体石蜡等。

4. 开路粉碎与闭路粉碎

（1）开路粉碎：链式粉碎机的一种操作方法，是指被粉碎料只通过粉碎机一次即达到所要求的粒度，又称为无分级粉碎。开路粉碎操作比较简单，缺点是要使粉碎料只经过一次粉碎便完全达到要求细度，其中必然会有一部分物料过度粉碎，从而降低了粉碎效率，增大了能量消耗。开路粉碎适用于具有自行分级性能的粉碎机。

（2）闭路粉碎：将经粉碎机粉碎的物料送入分级设备，使粒径大于要求的粗粒重新返回粉碎机，与新加入的粉碎料混合一道进行粉碎操作的方法。成品是由分级设备分出符合粒度要求的细粉粒。细磨机和超细磨机多采用这种操作方法。由于粉碎机和分级设备的不同组合，因此有各种闭路粉碎流程。与开路粉碎相比，优点是：所得成品粒度均匀；由于过粉碎减少，粉碎机的粉碎效率和粉碎能力均较高；单位质量成品的动力损耗减少。

5. 特殊粉碎　如串料、串油、蒸罐等。

（1）串料粉碎：含黏液质、糖分或树胶树脂等成分较多的黏性药物，如熟地黄、天冬、麦冬等，先将处方中其他干燥药物粉碎，然后取一部分粉末与黏性药物掺研，逐步粉碎成所需粒度。

（2）串油粉碎：含油脂性较多的药物，如杏仁、桃仁、苏子等，先捣成糊状，再与已粉碎成细粉的其他药物掺研进行粉碎的方法。

（3）蒸罐粉碎：药料经蒸制或煮制由生变熟，干燥后再粉碎的方法。适用于动物的皮、肉、筋骨等。

6. 超微细粉碎　是指运用超声粉碎、超低温粉碎等现代加工技术进行粉碎的方法。可得到 5～10 μm 的粉末，常用于粉碎一些作用独特、名贵的中药，如西洋参、珍珠。传统的粉碎工艺最多只能得到粒径为 75 μm（200 目）的粉末。

（三）粉碎器械

为了达到良好的粉碎效果，根据被粉碎药物的性质和所要求的粉碎度选择适宜的粉碎器械，常用的粉碎器械简述如下。

1. 乳钵　以研磨作用为主的粉碎器械，常用于粉碎少量药物。乳钵的材质有陶瓷、玻璃、玛瑙等，其中以瓷制和玻璃制乳钵最常用。瓷制乳钵内壁较粗糙，适用于结晶性及脆性药物的研磨，但吸附作用大。对于毒性药或贵重药物，常采用玻璃制或玛瑙制乳钵。

用乳钵进行粉碎时，加入药量一般不超过乳钵容积的 1/4，以防研磨时溅出或影响粉碎效能。研磨时，杵棒由乳钵中心按螺旋方式逐渐向外，再向内研磨，反复至符合要求。

2. 万能粉碎机　是一种应用较广泛的粉碎机，适用于多种性质、不同粒度要求的物料粉碎，但粉碎过程会发热，故不适用于含大量挥发性成分、黏性或遇热发黏的物料。万能粉碎机有锤击式和冲击柱式两种。

（1）锤击式粉碎机：有高速旋转的旋转轴，轴上装有数个锤头，机壳上装有衬板，下部装有筛板。物料从加料斗进入粉碎室时，因受到高速旋转的锤头的冲击和剪切作用以及抛向衬板的撞击作用等而被粉碎，细料通过筛析板出料，粗料继续被粉碎。

（2）冲击柱式粉碎机（也叫转盘粉碎机）：构造如图 1-1-1、图 1-1-2 所示。在高速旋转的转盘上固定有若干圈钢齿，另一与转盘相对应的固定盖上也固定有若干钢齿。物料由加料斗进入粉碎机，由于离心作用从中心部位抛向外壁的过程中受到撕裂、撞击等作用而被粉碎。粉碎的细料由底部的筛孔出料，粗料继续被粉碎。

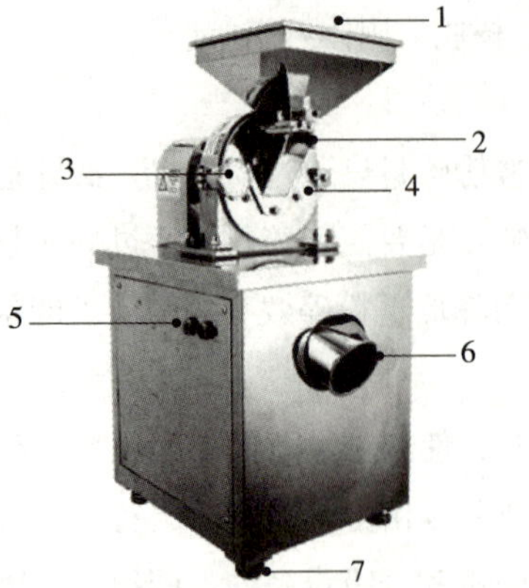

1—进料口;2—下料快慢调节;
3—松紧螺母;4—粉碎腔;5—开关按键;
6—出料口;7—防震脚垫

图 1-1-1　冲击柱式粉碎机结构图

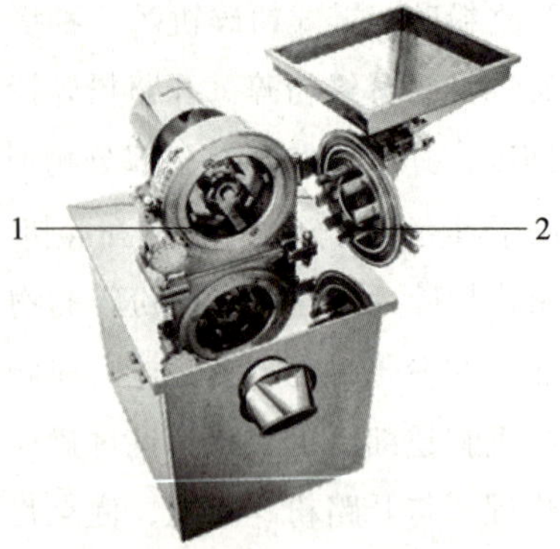

1—筛板;2—钢齿

图 1-1-2　冲击柱式粉碎机内部结构图

3. 球磨机　兼有撞击和研磨作用的粉碎器械，由不锈钢或瓷制的圆筒及装在圆筒内的一定数量和大小的圆形钢球或瓷球构成。使用时将药物装入圆筒，加盖密封后，电机带动圆筒转动，使圆筒中的圆球在一定速度下滚动，药物则借助圆筒内起落圆球的撞击作用和圆球与筒壁及球与球之间的研磨作用而粉碎。

球磨机粉碎效果与转速有关，如转速过慢，圆球不能达到一定高度即沿壁滚下，此时仅发生研磨作用，粉碎效果较差；如转速过快，圆球受离心力的作用沿筒壁旋转而不落下，失去物料与球体的撞击，粉碎效果差，所以转速要适中。球磨机结构示意图如图 1-1-3 所示。

球磨机结构简单，密闭操作，粉尘少，常用于粉碎毒性、贵重以及吸湿性强、刺激性强的药物，对于结晶性、硬而脆的药物，粉碎效果更好。易氧化药物或爆炸性药物，可在惰性气体条件下密闭粉碎，亦可在无菌条件下与混合药物粉碎，得到无菌产品。

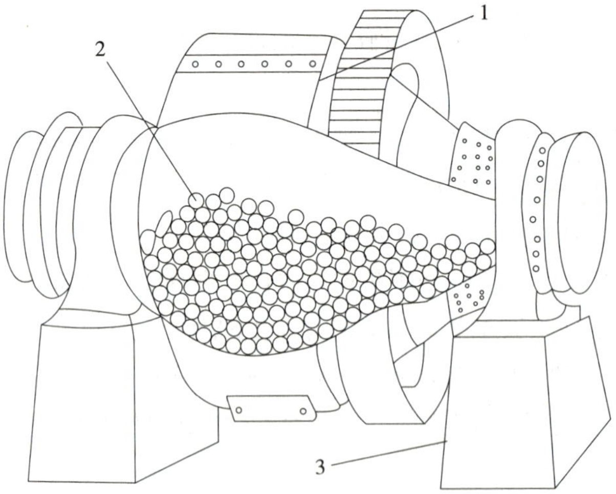

1—球罐;2—圆球;3—支架

图 1-1-3　球磨机结构示意图

4. 气流粉碎机　也称为流能磨，是一种利用高速弹性流体（空气、蒸汽或惰性气体）使物料颗粒间及颗粒与室壁间碰撞而产生强烈的粉碎作用的粉碎器械。其工作原理是高压气体通过喷嘴沿切线进入粉碎室时产生超音速气流并在机内高速循环，物料由加料斗经送料器进入机内超音速气流中，在粉碎室发生强烈的撞击、冲击、研磨，利用向心力和离心力原理而被粉碎。粉碎的物料随气流上升到分级器，微粉由气流带出并进入收集袋中，较大的颗粒由于离心力的作用向下返回粉碎室，重复粉碎过程，通过调节电机转速得到需要的产品颗粒。气流粉碎机结构示意图如图 1-1-4 所示。

气流粉碎机的特点：①粉碎过程不升温；②粉碎粒度窄；③特殊结构，拆卸方便，易清洗；④设备特殊设计，杜绝因清洗或者操作不当，而违反 GMP 要求的风险。本设备适用于热敏性物料（如抗生素、酶）和低熔点物料的粉碎，物料在粉碎的同时粉末即进行了分级，因此，可进行粒度为 3～20 μm 的超微粉碎。

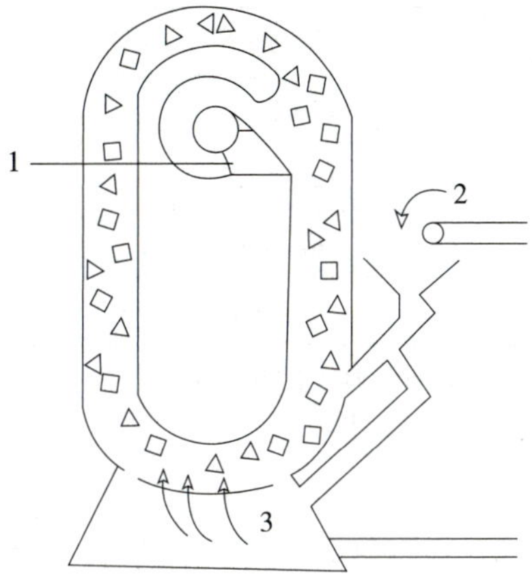

1—产品口;2—加料口;3—气体

图 1-1-4 气流粉碎机结构示意图

（四）粉碎操作注意事项

（1）选择适宜的机械。粉碎器械不同，作用力不同，其适用的物料也各异，因此应根据药物性质和粒度要求选择适宜的粉碎机械。

（2）应先开机空转，待转速稳定后再加物料，否则会因负载过大而难以启动，损坏电机或因过热而停机。

（3）粉碎毒性药物或刺激性较强的药物时，应注意劳动保护，以免中毒，粉碎易燃易爆药物时，要注意防火防爆。

（4）各种粉碎机在每次使用后，都应进行设备的清洁与保养。

（5）操作时严格遵守操作规程，注意安全，严禁在开机的情况下向机器中伸手，以免发生安全事故。

粉碎机标准操作及维护保养规程

粉碎机清洁标准操作程序

（五）筛析的定义和目的

筛析是指粉碎后的物料通过一种网孔工具（称为药筛）使粗粉与细粉分离的操作。

筛析的目的是将粉碎后的物料按粒度大小分等，以获得较均匀的粉末，适应医疗和制备制剂的需要，并且多种物料同时筛析还兼有混合的作用，可保证组分的均一性。

（六）药筛的分等

药筛按制作方法可分为冲制筛和编制筛。①冲制筛又称为模压筛，可在金属板上冲出圆形筛孔，不易变形，多用于高速旋转粉碎机的筛板及药丸等粗颗粒的筛分。②编制筛以金属丝（不锈钢丝、铜丝）或非金属丝编制，非金属丝有弹性，筛孔易变形，分离效率下降，不锈钢丝韧性较强，可用于硬度较大的物料。

按照《中国药典（2020 年版）》的规定，筛的分等方法有两种：一种是以筛孔内径大小（μm）为依据，共规定了 9 种筛号，一号筛的筛孔内径最大，依次减小，九号筛的筛孔内径最小；另一种是用“目”表示，以每一英寸（1 英寸≈ 2.54 cm）长度上所含筛孔的数目为标准，一寸长度上含有几个孔就称为几目。药筛分等具体见表 1-1-1。

表 1-1-1　药筛分等

筛号	筛孔内径（μm）（平均值）	目号
一号筛	2 000±70	10
二号筛	850±29	24
三号筛	355±13	50
四号筛	250±9.9	65
五号筛	180±7.6	80
六号筛	150±6.6	100
七号筛	125±5.8	120
八号筛	90±4.6	150
九号筛	75±4.1	200

注：表中数据来源于《中国药典（2020 年版）》。

（七）粉末的分等

药物粉末的分等是依据通过的相应规格的药筛而定的。《中国药典（2020 年版）》规定的粉末等级共有 6 个标准，见表 1-1-2。

表 1-1-2　粉末分等

等级	分等标准
最粗粉	能全部通过一号筛，但混有能通过三号筛不超过 20% 的粉末
粗粉	能全部通过二号筛，但混有能通过四号筛不超过 40% 的粉末
中粉	能全部通过四号筛，但混有能通过五号筛不超过 60% 的粉末
细粉	能全部通过五号筛，并含有能通过六号筛不少于 95% 的粉末
最细粉	能全部通过六号筛，并含有能通过七号筛不少于 95% 的粉末
极细粉	能全部通过八号筛，并含有能通过九号筛不少于 95% 的粉末

注：表中数据来源于《中国药典（2020 年版）》。

（八）筛析器械

筛析方法有手工和机械两种，相应的器械有手摇筛和电动筛两类。

1. 手摇筛　由筛网在圆形的金属圈上制成，并按筛号大小依次叠成套，故亦称为套筛。应用时，取所需号数的筛套在接收器上，粗号在上，细号在下，上面用盖子盖好，用手摇动筛析。本法适用于小量，具有毒性、刺激性或质轻药粉的筛分，亦常用于粉末粒度分析。

2. 漩涡式振荡筛　如图 1-1-5 所示，是现在生产上常用的筛分设备，可设几层筛网实现两级、三级甚至四级分离，适用于筛分无黏性的植物药、化学药、具有毒性或刺激性及易风化或潮解的药物粉末。

另外还有悬挂式偏重筛粉机、电磁簸动筛粉机、旋风分离器、袋滤器等。

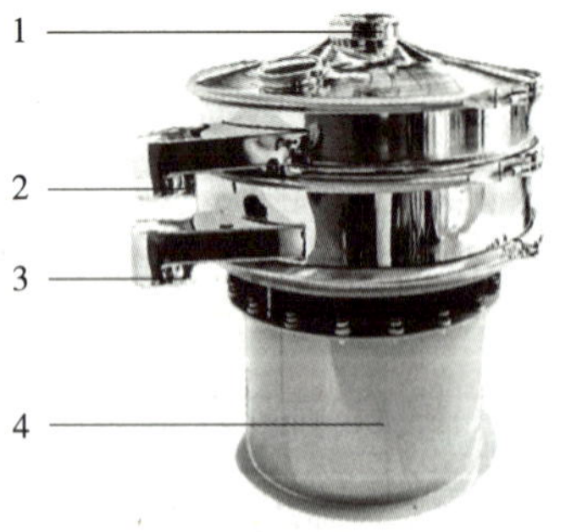

1—筛盖；2—上出口；3—下出口；4—容器及底座

图 1-1-5　漩涡式振荡筛示意图

（九）筛析操作的注意事项

影响筛析效率的因素很多，为提高筛析效率，筛析操作时应注意以下几点。

（1）加强震动：药粉在静止情况下易形成粉块而不易通过筛析孔。

（2）粉末应干燥：物料的湿度越大，粉末越易黏结成团而堵塞筛孔，故含水量大的物料应事先适当干燥；易吸潮的物料应及时筛析或在干燥环境中筛析。黏性、油性较强的药粉应掺入其他药粉一同筛析。

（3）控制料量：物料层在筛网上堆积过厚，震动强度相对减小，影响筛析效率。

（4）防止粉尘飞扬：特别是在筛分毒性或刺激性较强的药粉时，更应注意防止粉尘飞扬，筛析设备的结构要合理，工作场所应通风良好，生产前需检查。

（十）粉碎筛析生产操作

生产前检查操作间卫生（须符合规定），无上批遗留物品，有清场合格证（若清场合格证超过有效期，必须重新清场）；设备清洁完好且状态标识正确无误；计量器具在校验期内且完好，状态标识正确无误；操作人员穿戴整洁；温湿度符合要求（温度 18 ～ 26 ℃、湿度 45% ～ 65%）；相关记录准备齐全。

1. 质量监控点及监控方法

（1）质量监控点：粉碎筛析质量监控点要求见表 1-1-3。

表 1-1-3 粉碎筛析质量监控点要求

工序	质量控制项目	频次	监控人
粉碎筛析	品名、数量、顺序、粒度、防尘	每批	QA 监控员

（2）监控方法：①开工前及生产结束后，重点监控人、机、料、环是否符合工艺要求，是否达到清场标准，有无清场合格证。监控物料批号、数量、质量、储存条件及管理是否符合要求。计量器具是否处于完好状态，有无状态标识，有无校验合格证。监控相应的凭证、记录是否齐全、规范，决定是否准许开工生产。②生产过程中重点监控工艺规程和岗位标准操作规程的执行情况，生产现场管理是否有序、规范，状态标识是否正确、齐全，批生产记录是否及时填写，各工序中间体的质量是否合格，对中间体是否能流转，以及是否符合安全生产、工艺卫生及劳动保护等。

2. 技术安全

（1）生产车间受压容器设备、仪表及供气系统（管、阀、件）应完好，严禁“跑、冒、滴、漏”等现象。

（2）各种设备按各自的检修标准操作规程进行检修，保证设备正常运行。系统压力表、安全阀等应经常检查是否正常、可靠，并做到每半年至少检修或校验一次。

（3）使用的各电气设备应配备防爆装置，车间内电源线不得裸露，并制定消防措施，备有消防器材，严禁将火种及易燃易爆品带入车间。

（4）电气设备每半年检查一次绝缘度电阻，确保用电安全。

（5）操作者必须熟悉了设备的安全操作法、技术参数、生产工艺技术规范才能当班上岗。不得违章超压、超负荷运行操作。

（6）使用设备、机械时，要检查零部件，零部件应完好无缺陷，并按要求加润滑油。

（7）遵守岗位操作法，严格按章操作。

（8）各工序工作前必须认真核对所生产物料的品名、规格、批号、数量，防止混药和交叉污染，不允许在同一操作室里进行不同品种、不同批号、不同规格的药品操作，换品种、批号时要严格清场。

（9）启动设备时，如发现电机有异常声音或卡塞，要立即停机检修。

（10）度量衡器要每季度校正一次。

（11）车间一般生产区及洁净区应有应急灯及紧急出口。

（12）生产区的人行道和车行道必须平坦、通畅，夜间要有足够的照明。

（13）劳动场所必须符合防火要求，并配备符合规定的消防设施和器材。

（14）生产设备不准超温、超压、超负荷和带故障运行。

（15）为防止生产过程中的伤亡事故，应采取相应的安全措施，进行安全培训。

3. 机械安全

（1）生产中使用的所有机械设备、容器、衡器等，均应定期检查工作性能、清洁性、灵敏性、传动性、紧固性等，一切正常和良好方可使用，并对其进行定期维修、保养，保持完好的工作性能。

（2）所设置的压力表、安全阀、高温高压容器、台秤等定期检查和校验，保持性能可靠、灵敏、安全，使用中不发生意外。

（3）设备一律不得超负荷使用，保证设备的使用安全。

（4）各类机械设备启动后，禁止在运行中调试。如需要调试，必须切断电源，待设备停止运行后方能进行或调试。

（5）机械设备运行中，严禁用手或其他物件翻动处于运行处理过程中的药物，防止安全事故发生。

（6）机械设备运行部件附近不得放置工具或其他杂物；设备开启后，操作人员不得离开岗位。

（7）设备运行中有异常情况或杂音时，应停机后请专业人员处理，非专业人员不得随意调试或使机器带故障运行工作。

（8）新进车间人员不得操纵机器，必须经技术培训后，或由专人带领，经考试或考核合格后方能独立操作。

（9）对设备进行正常维修和保养时，应先切断电源，在安全的情况下方能操作。

（10）应装有安全防护罩或盖的设备，如无或缺损时不得使用。

（11）各工种岗位的机械设备操作人员都必须按规定穿戴好工作服、帽或安全防护用品后才能进行操作，防止安全事故的发生。

4. 用电安全

（1）各种机械设备的电闸及电器部件附近严禁存放杂物或易燃的物品。

（2）各类电气设备和器材要防止漏电和漏液，发生后应立即进行修复，达到正常标准后方可投入使用。

（3）电源线路不得随意变动和有任何裸露电源，保障人身安全和防止各类事故的发生。

（4）所有电气设备禁止非专业人员拆卸，有异常情况时应立即通知电工修理和解决。

5. 防火防爆

（1）防火器材不得随意挪动，便于有紧急情况时立即取用。

（2）所有生产人员必须学会使用灭火器材，了解防火器的性能。

（3）高温高压设备须有专人负责，并严格按照指定的操作方法（设备岗位 SOP）进行操作，不得随意调整和改变规定的方法和指标。

（4）易燃易爆物品和腐蚀剂等危险物品，严禁存放在机械设备的电气部件附近和高温、电闸附近，以免发生安全事故。

（5）各级各类工作人员必须严格执行安全防护措施和安全防护责任制，随时提高警惕。

6. 化学物品的安全防护

（1）凡具有损害性的化学物品或化学试剂如强酸、强碱等，操作时必须严格穿戴防护用具，使用结束后，必须用水清洁地面和用具。

（2）凡属于毒、麻药品或试剂，必须设专人负责保管和使用，使用或操作时严格遵守各种法律法规和规章制度，严防丢失或造成危害。

（3）对具有损害性、腐蚀性、毒、麻药品或试剂进行操作时，做好个人防护的同时必须严格执行工艺操作规程，避免发生意外或长期与药物直接接触发生不良反应。

7. 劳动保护

（1）通风、除尘、劳动保护器具完好。

（2）所使用的设备、容器及电器随时处于良好状态，作业场地规整，机械转动部分应有安全防护罩。

（3）设备运转时，不得用手或其他物品接触转动部位。

（4）根据工程需要，应供给产尘岗位人员工作衣、帽、鞋、手套、口罩、肥皂等劳动保护品，并适当配备防尘设施。

（5）机器和工作台等设备的布置应便于安全操作，通道宽度不得小于 1 m。

（6）操作间温度、湿度应适宜，通风设备良好。

（7）洁净室内一般照明的照度均匀，照度不低于 300 lx。

（8）保证室内每人每小时新鲜空气量不少于 40 m^3。

8. 清场　粉碎工序结束后，由操作人员按清场 SOP 进行清场，清场完毕填写清场记录，并经 QA 监控员检查合格后，发放清场合格证。

9. 收率

收率计算公式为：

$$收率 = 处理后量（1- 水分\%）÷ 处理前量（1- 水分\%）\times 100\%$$

当收率低于标准限度（按干燥品计：药材 95%）时，应进行偏差处理。确认不影响产品质量后，方可流转到下一工序。应及时、正确地填写批生产记录。

粉碎、筛析岗位生产记录如表 1-1-4 所示。粉碎、筛析岗位现场监控记录如表 1-1-5 所示。设备使用记录如表 1-1-6 所示。卫生监控记录如表 1-1-7 所示。清场记录如表 1-1-8 所示。

表 1-1-4　粉碎、筛析岗位生产记录

产品名称			产品批号		
产品规格			批量		
操作间名称			操作间编号		
设备名称			设备编号		
领用量 /kg			相对湿度 /%		
粉碎筛网目数		温度 /℃		压差 /Pa	
工艺	操作标准及工艺要求			结果记录	
生产前检查	设备完好证、计量器具在规定有效期内			□合格	□不合格
	上批次清场记录（副本）在规定有效期内			□合格	□不合格
	物料状态标志			□合格	□不合格
生产时间	年 月 日 时 分 至 年 月 日 时 分				
物料名称	粉碎前质量 /kg		粉碎后质量 /kg	耗损量 /kg	

续表

过筛工序					
筛析前质量 /kg	筛析后质量 /kg		耗损量 /kg		
工序负责人		操作人		复核人	
设备运行情况					
物料平衡计算					偏差处理
粉碎前质量 /kg	粉碎筛析后质量 /kg		耗损量 /kg		
收率 $=\dfrac{\text{粉碎筛析后质量}}{\text{粉碎前质量}}\times 100\%=$ ；物料平衡 $=\dfrac{\text{粉碎筛析后质量}+\text{耗损量}}{\text{粉碎前质量}}\times 100\%=$					
收率 97.0% ≤ 限度 ≤ 100.0%	□ 符合限度		□ 不符合限度		
物料平衡 97.0% ≤ 限度 ≤ 100.0%	□ 符合限度		□ 不符合限度		

负责人：

表 1-1-5　粉碎、筛析岗位现场监控记录

产品名称		产品批号	
监控时间	年　月　日　时　分　至　　年　月　日　时　分		
操作人		QA 监控员	
监控项目		标准	结果
操作间是否有上批次清场合格证（副本）且在有效期内		符合	
生产用设备、容器具是否清洁、完好，是否有相应的状态标识		有	
核对是否有物料交接单		有	
所领原辅料是否有检验报告书		有	
核对生产指令单、投料单是否一致		正确	
所用计量器具是否有计量检定合格证且在有效期内		有	
称量操作是否正确，是否有二人复核		正确	
粉碎机筛片目数是否与工艺相符		相符	
筛析的筛网目数是否与工艺相符		相符	
粉碎、过筛后物料外观质量、粒度		符合	
操作执行 SOP 情况		符合	
干颗粒收率		符合	
配料、粉碎物料交接单		有	
原始记录填写		完整	
设备运行情况是否正常		正常	
其他		符合	
偏差处理：			

注：检查合格用“√”表示，检查不合格用“×”表示。

表 1-1-6 设备使用记录

编号： 日期： 年 月 日

<table>
<tr><td>开机前检查</td><td colspan="4">设备状态 □正常 □异常 □故障
设备部件齐全 □是 □否
仪器仪表在校验期内 □是 □否
设备安全防护措施正常 □是 □否
清洁□/消毒 □在有效期内 □是 □否</td><td colspan="2">确认人：
复核人：</td></tr>
<tr><td>设备名称</td><td>设备型号</td><td>开始时间</td><td>结束时间</td><td colspan="2">使用中检查</td><td>操作人员</td></tr>
<tr><td></td><td></td><td></td><td></td><td colspan="2">设备状态 □正常□异常□故障</td><td></td></tr>
<tr><td>使用后检查</td><td colspan="3">设备状态 □正常 □异常 □故障
设备部件齐全 □是 □否</td><td colspan="3">确认人：
复核人：</td></tr>
</table>

表 1-1-7 卫生监控记录

编号：

<table>
<tr><td>岗位名称</td><td colspan="4"></td></tr>
<tr><td>产品名称</td><td colspan="2"></td><td>产品批（编）号</td><td></td></tr>
<tr><td>生产前清洁人</td><td colspan="2"></td><td>生产后清洁人</td><td></td></tr>
<tr><td>QA 监控员</td><td colspan="4"></td></tr>
<tr><td rowspan="2">检查项目</td><td colspan="2">年 月 日 时</td><td colspan="2">年 月 日 时</td></tr>
<tr><td colspan="2">生产前检查结果</td><td colspan="2">生产后检查结果</td></tr>
<tr><td>门窗是否清洁、明亮</td><td>□合格</td><td>□不合格</td><td>□合格</td><td>□不合格</td></tr>
<tr><td>天花板是否清洁、无剥落物</td><td>□合格</td><td>□不合格</td><td>□合格</td><td>□不合格</td></tr>
<tr><td>墙面是否清洁、无剥落物</td><td>□合格</td><td>□不合格</td><td>□合格</td><td>□不合格</td></tr>
<tr><td>地面是否清洁、无积水</td><td>□合格</td><td>□不合格</td><td>□合格</td><td>□不合格</td></tr>
<tr><td>台面是否清洁</td><td>□合格</td><td>□不合格</td><td>□合格</td><td>□不合格</td></tr>
<tr><td>设备是否清洁</td><td>□合格</td><td>□不合格</td><td>□合格</td><td>□不合格</td></tr>
<tr><td>工具、器具、容器是否清洗干净</td><td>□合格</td><td>□不合格</td><td>□合格</td><td>□不合格</td></tr>
<tr><td>物料外包装是否清洁</td><td>□合格</td><td>□不合格</td><td>□合格</td><td>□不合格</td></tr>
<tr><td>状态标识是否符合规范</td><td>□合格</td><td>□不合格</td><td>□合格</td><td>□不合格</td></tr>
<tr><td>清场合格证是否发放</td><td>□合格</td><td>□不合格</td><td>□合格</td><td>□不合格</td></tr>
<tr><td>其他</td><td>□合格</td><td>□不合格</td><td>□合格</td><td>□不合格</td></tr>
<tr><td colspan="5">备注：</td></tr>
</table>

车间负责人：

表 1-1-8 清场记录

产品名称	
产品批号	
清场日期	年 月 日 时 分
备注	

续表

<table>
<tr><td colspan="3">清场要求：
1. 地面无积水，无粉渣，无异物，无积尘。
2. 工具、管道、设备及有关设备均应清洁无异物，摆放有序。
3. 无本批遗留物料痕迹。
4. 每一品种随着各工序环节的完成及时清场。
5. 当上一次清场有效期超过规定的期限后，在下批次产品生产前必须重新进行清场</td></tr>
<tr><td>清场项目</td><td>清场情况</td><td>检查情况</td></tr>
<tr><td>墙面、天花板、地面、台面、门窗、过滤器等是否清洁</td><td>□已清洁　□未清洁</td><td>□合格　□不合格</td></tr>
<tr><td>容器、用具及相应设备是否清洁</td><td>□已清洁　□未清洁</td><td>□合格　□不合格</td></tr>
<tr><td>清除操作现场本批生产所用的所有生产指令及记录文件</td><td>□已清除　□未清除</td><td>□合格　□不合格</td></tr>
<tr><td>清除操作现场本批生产所涉及的所有生产物料</td><td>□已清除　□未清除</td><td>□合格　□不合格</td></tr>
<tr><td>运输工具是否清洗干净</td><td>□已清洗　□未清洗</td><td>□合格　□不合格</td></tr>
<tr><td>物料、设备、用具及容器等是否定置定位</td><td>□已定置定位　□未定置定位</td><td>□合格　□不合格</td></tr>
<tr><td>清洗（清洁）记录是否填写</td><td>□已填写　□未填写</td><td>□合格　□不合格</td></tr>
<tr><td>废弃物处理是否已彻底处理</td><td>□已彻底处理　□未彻底处理</td><td>□合格　□不合格</td></tr>
<tr><td>其他</td><td>□合格　□不合格</td><td>□合格　□不合格</td></tr>
<tr><td>清场人</td><td colspan="2"></td></tr>
<tr><td colspan="3">清场合格（正本）
清场岗位:____________
清场结论:____________
QA 监控员:____________
有效期:____________</td></tr>
</table>

车间负责人：

二、混合

（一）混合的定义和目的

混合是指将两种以上的固体粉末相互均匀分散的过程或操作。

混合的目的是使多组分物质含量均匀一致。混合操作在制剂生产中广泛应用，意义重大。混合是否均匀直接关系到药物制剂的外观及内在质量。如在散剂、颗粒剂、胶囊剂、片剂、丸剂等制剂的生产过程中，混合不好会出现色斑、崩解时限不合格、主药成分含量不均匀等现象，而且会影响药物的有效性、安全性。尤其是一些毒性药物，如果未混合均匀，不仅影响治疗效果，甚至还会对患者造成危害。因此，混合操作是保证药物制剂产品质量的主要措施之一。

（二）混合机理

1. 切变混合　固体粉末的不同组分在机械力的作用下，在其界面间发生切变而达到混合。切变混合的效率取决于混合器械的类型和操作方法（如研磨混合）。

2. 对流混合　固体粉末靠机械力在混合器械中从一处转移到另一处，经过多次转移使粉末在对流作用下达到混合。对流混合的效率取决于所用混合器械的类型和操作方法（如二维混合机、V形混合机等）。

3. 扩散混合　是指混合容器内粉末的紊乱运动改变了它们间的相对位置的混合。搅拌可以使粉末间产生运动，达到扩散混合（如槽形混合机）。

在实际混合操作中，一般不以单一方式进行混合，而是采用切变、对流、扩散等混合方式结合进行。但因所用混合器械和混合方法不同，所以可能以其中某种方式混合为主。

（三）混合方法

根据药物的性质、在处方中的占比和产品制剂的要求，结合实际的设备条件，可采用下列方法进行混合。

1. 搅拌混合　配制少量药物时，可以反复搅拌使之混合。药物量大时，使用该法不易混匀，生产中常用搅拌混合机，经过一定时间混合，可使之混合均匀。

2. 研磨混合　将药物的粉末在容器中研磨混合，适用于一些结晶体药物，不适用于具有吸湿性和爆炸性成分的混合。

3. 过筛混合　几种组分的药物混合，也可通过过筛的方法混合均匀。但对于密度大小悬殊的组分，过筛以后还须加以搅拌才能混合均匀，并在混合均匀后避免大幅度震动。

（四）混合器械

为了达到良好的混合效果，根据药物的性质和产品制剂的要求，选择适宜的混合器械，常用的混合器械简述如下。

1. 研钵　是实验中研碎实验材料的容器，配有钵杵。常用的为瓷制品，也有由玻璃、铁、玛瑙、氧化铝材料制成的研钵。研钵常用于研磨固体物质或进行粉末状固体的混合。陶瓷研钵如图1-1-6所示，玻璃研钵如图1-1-7所示。

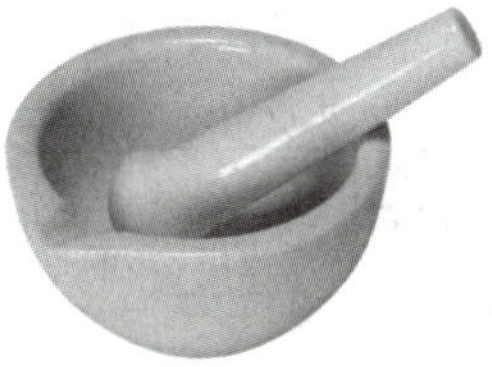

图 1-1-6　陶瓷研钵

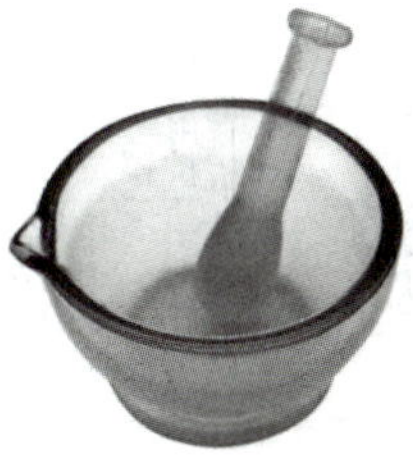

图 1-1-7　玻璃研钵

2. 槽形混合机　用于混合粉状或糊状物料，使不同质的物料混合均匀。

槽形混合机结构示意图如图1-1-8所示，其搅拌部分为通轴单桨，单桨上的桨叶角度设计使单桨旋转时物料上下翻滚，同时桨叶通过物料向混合槽左右两侧产生一定角度的推挤力，使得混合槽内任何一个角落的物料都不可能静止，从而使物料混合均匀。与物体接触处全采用不锈钢制成，有良好的耐腐蚀性，混合槽可自动翻转倒料。槽形混合机如图1-1-9所示。

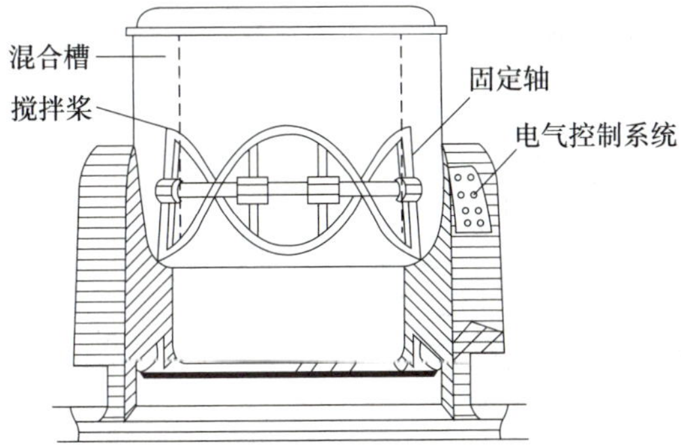

图 1-1-8　槽形混合机结构示意图

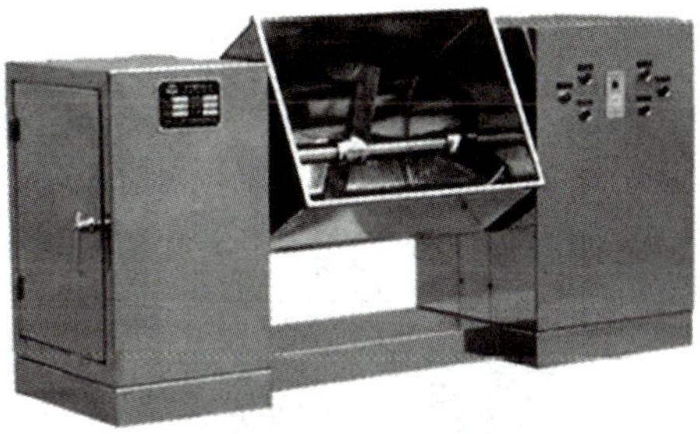

图 1-1-9　槽形混合机

3. 二维混合机　全称为二维运动混合机，是指转筒可同时进行两个方向运动的混合机。两个运动方向分别是转筒的转动和转筒随摆动架的摆动。被混合物料在转筒内随转筒转动、翻转、混合的同时又随转筒的摆动发生左右掺混运动，在这两个运动的共同作用下，物料在短时间内得到充分混合。二维混合机由转筒、摆动架、机架三大部分构成。转筒装在摆动架上，由4个滚轮支

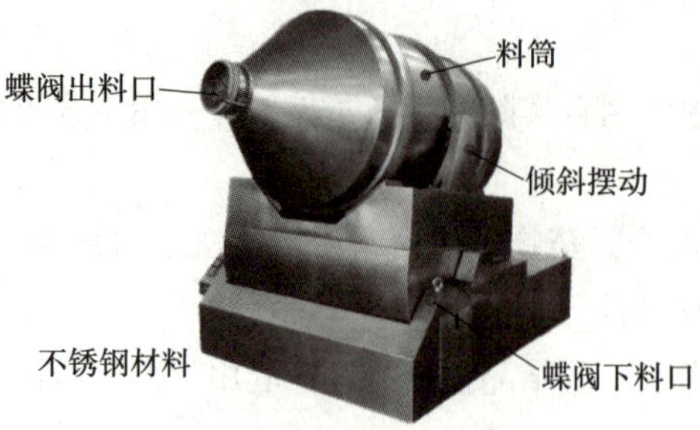

图 1-1-10　二维混合机

撑并由 2 个挡轮对其进行轴向定位，在 4 个支撑滚轮中，其中 2 个传动轮由转动动力系统拖动使转筒产生转动。摆动架由一组曲柄摆杆机构来驱动，曲柄摆杆机构装在机架上，摆动架由轴承组件支撑在机架上，使转筒在转动的同时又参与摆动，筒中物料得以充分混合。二维混合机如图 1-1-10 所示。

4. 三维混合机　是利用三度摆动，装料的筒体在主轴的带动下进行周而复始的平移、翻滚等复合运动，促使物料沿着筒体做环向、径向、轴向的三向复合运动，使物料相互流动扩散、积聚、掺杂，以达到均匀混合的目的。当主传动轴旋转时，筒体的几何中心线（也是回转中心线）在三维空间周期性地改变其在空间的位置，而筒体则在空间的任何位置上始终绕其回转中心线旋转，致使固定于筒体内的容器中的物料周期性地进行旋转、颠倒和平移摇动的三维运动并连续改变物料间的相互位置，达到混合的目的。三维混合机混合筒多方向运动，物料无离心力作用，无比重偏析及分层、积聚现象，混合率达 99% 以上，是目前各种混合机中较理想的产品。三维混合机如图 1-1-11 所示，其结构示意图如图 1-1-12 所示。

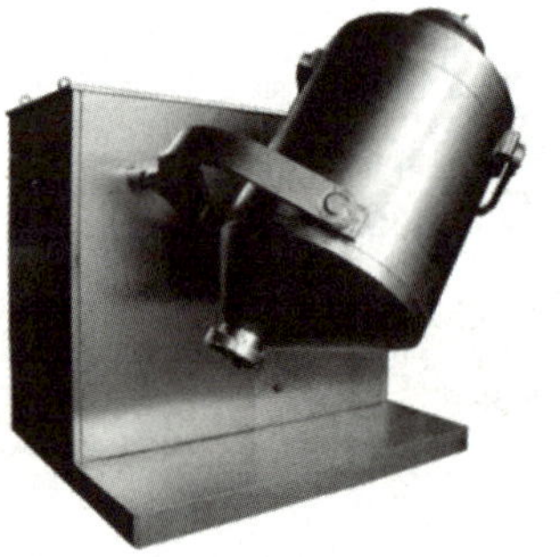

图 1-1-11　三维混合机

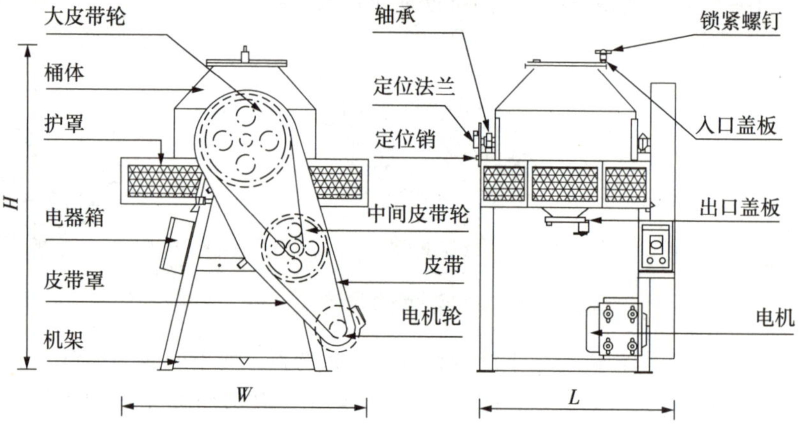

图 1-1-12　三维混合机结构示意图

5. V 形混合机　如图 1-1-13 所示，是由两个桶形容器按照 V 字形结构焊接在一起的，一端装有电机与减速机，电动功率通过皮带传递给减速机，减速机再通过联轴器传递给 V 形筒体，物料在筒体容器内做回转运动，在倾斜的筒体内连续反复交替、分割、合并，物料随机地从一端传递到另一端，同时粉体颗粒间产生滑动错位，这样反复进行剪切、扩散、混合。V 形混合机结构示意图如图 1-1-14 所示。

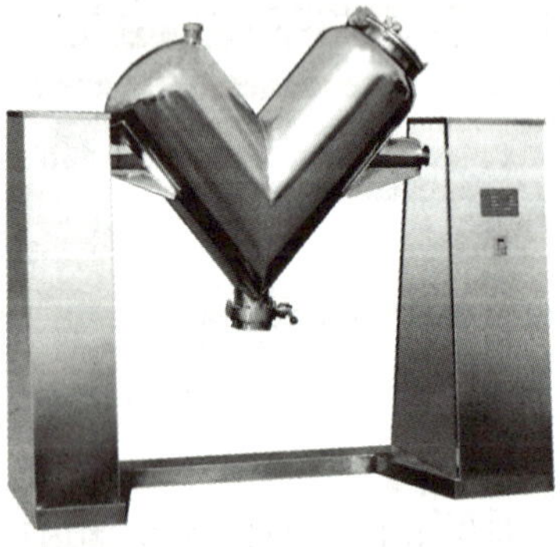

图 1-1-13　V 形混合机

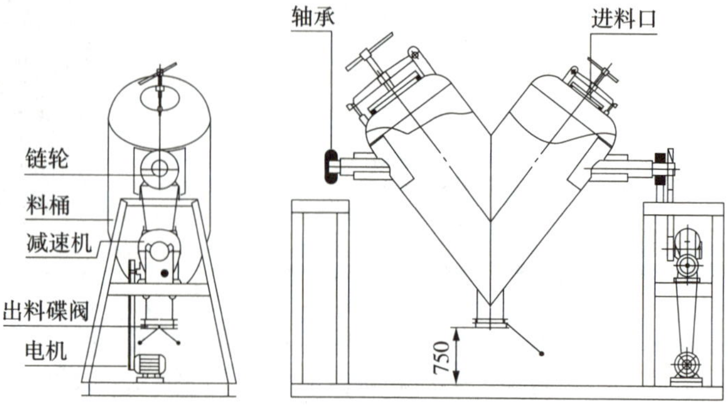

图 1-1-14　V 形混合机结构示意图

6. 双螺旋锥形混合机 主要由传动系统、两根倾斜螺杆、转臂、筒体、出料阀等组成。双螺旋锥形混合机的工作原理是利用双螺旋的公转使粉粒沿着锥体壁做周围运作，使粉体向锥体中央排放做径向运动，粉体从锥底向上升流并向螺旋外周围表面上排出，进行物料混合。由于螺旋在混合机内的公转、自转组合，形成了粉体的4种流动形式，即对流、剪切、扩散、混合的复合运动。因此，粉体在混合机内能迅速达到均匀混合。双螺旋锥形混合机如图1-1-15所示。

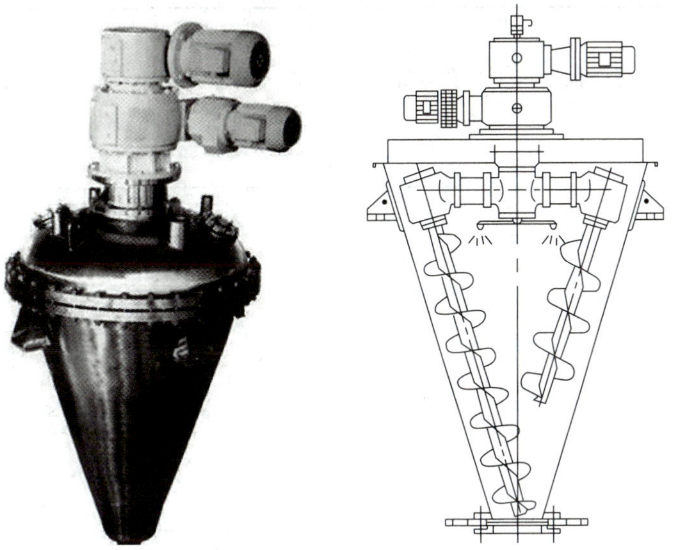

图1-1-15 双螺旋锥形混合机

（五）混合操作的注意事项

1. 组分药物比例量悬殊时，不易混合均匀。这种情况可采用“等量递加法”混合。其方法是：取量小的组分与等量的量大组分，同时置于混合器中混匀，再加入与混合物等量的量大组分稀释均匀，如此倍量增加直至加完全部量大的组分为止，混匀，过筛。

2. 组分药物密度悬殊时，较难混匀。一般应将密度小（质轻）者先放入混合容器中，即使质轻者在下部，再放入密度大（质重）者，选择适宜的混合时间，并且应注意混合操作中的检测，如在不同时间分上中下位置取3～9个样品，观察混合粉末的颜色均匀性，在进行混合方法筛选、验证时，还须检测主药成分的含量是否均匀。

3. 组分药物的色泽悬殊时，易影响混合的均匀性。这种情况可采用“打底套色法”来解决。具体方法是：将量少、色深的药粉先放入研钵中（混合前先用其他量多的药粉饱和研钵内表面）作为基础，即“打底”；然后将量多、色浅的药粉逐渐分次加入研钵中，轻研即为“套色”。

4. 组分药物粒子的形态、粒度分布、含水量、黏附性等均会影响混合的均匀性。若组分药物粒度分布悬殊，一般先将粒径大者放入混合容器中，再放入粒径小者；若处方中其他组分吸收该液体，常用稀释剂如碳酸钙、蔗糖、葡萄糖、乳糖等稀释；因混合摩擦而带电的粉末常妨碍均匀混合，通常可加少量表面活性剂克服，或用润滑剂做抗静电剂。

5. 混合机使用前应进行一次空运转试车。在试车前应检查机器全部连接件的紧固程度，减速机的润滑油量和电机设备的完整性，然后闭合电源总开关进行空运转试车，再分别点动倒料、复位按钮，检查工作情况是否良好，符合上述要求后进行加工（倒料按钮与复位按钮不能同时进行使用）。

（六）混合生产操作

生产前先检查操作间卫生须符合规定，无上批遗留物品，有清场合格证，若清场合格证超过有效期，必须重新清场，设备清洁完好且状态标识正确无误，计量器具在校验期内且完好，状态标识正确无误，操作人员穿戴整洁，温、湿度符合要求（温度18～26 ℃，湿度45%～65%），相关记录准备齐全。

1. 质量监控点　混合工序质量监控点要求如表 1-1-9 所示。

表 1-1-9　混合工序质量监控点要求

工序	质量控制项目	频次	监控人
混合	品名、数量、加入顺序、混合时间、混合频率	每锅	QA 监控员

2. 批生产记录　应及时、正确地填写批生产记录。混合岗位生产记录如表 1-1-10 所示。

表 1-1-10　混合岗位生产记录

编号：　　　　　　　　　　　　　　　　　　　　　　　日期：　　年　月

产品名称			产品批号	
产品规格			批量	
操作间名称			操作间编号	
设备名称			设备编号	
温度/℃		相对湿度/%		压差/Pa
工艺	操作标准及工艺要求		结果记录	
生产前检查	设备完好证、计量器具在规定有效期内		□合格	□不合格
	上批次清场合格证（副本）在规定有效期内		□合格	□不合格
	物料状态标志		□合格	□不合格
	温、湿度符合工艺要求		□合格	□不合格
生产时间	年　月　日　时　分　至　年　月　日　时　分			
锅次	物料名称	物料批号	物料质量/kg	投料顺序
第一锅				
	混合时间		混合频率	
	混合后物料质量		批号	
	操作人		复核人	
第二锅				
	混合时间		混合频率	
	混合后物料质量		批号	
	操作人		复核人	
设备运行情况				
物料平衡计算				
混合前物料质量/kg	混合后物料质量/kg	损耗量（能收集但无法使用的物料量）/kg		

续表

收率 $=\dfrac{混合后物料质量}{混合前物料质量}\times100\%=\dfrac{\qquad}{\qquad}\times100\%=\qquad\%$ 物料平衡 $=\dfrac{混合后物料质量+损耗量}{混合前物料质量}\times100\%=\dfrac{\qquad}{\qquad}\times100\%=\qquad\%$
收率 97.0% ≤ 限度 ≤ 100.0% □ 符合限度 □ 不符合限度 物料平衡 97.0% ≤ 限度 ≤ 100.0% □ 符合限度 □ 不符合限度
偏差处理： 工序负责人： 年 月 日

三、制粒

（一）制粒的定义和目的

制粒是指往粉体药料中加入适宜的润湿剂和黏合剂，经加工制成具有一定形状与大小的颗粒状物体的操作。

制得的颗粒可能是最终产品也可能是中间产品，如在颗粒剂的生产中即是最终产品，而在片剂或硬胶囊剂的生产中则是中间体。

制粒的目的：①多组分的药物，各药物成分密度不同，为避免混合后在搬运、成型过程中因密度差分层而不均匀，制粒后可防止各不同密度药物成分、辅料的分层、离析；②粉体物料流动性差，不利于成型，制成颗粒可改善其流动性；③防止生产中粉性药物原料、辅料分散及吸附在器壁上。

思政案例：制药工匠精神

（二）制粒的方法

常用的制粒方法包括湿法制粒和干法制粒两大类。

1. 湿法制粒 常用于对湿、热稳定的药物制粒。湿法制粒是目前颗粒制备的主要方法，湿法制粒又包括挤压制粒、高速搅拌制粒、流化喷雾制粒等。

（1）挤压制粒：药物原料粉末或结晶加入适量的润湿剂或黏合剂，制成湿度和黏度适宜的软材，软材用强制挤压的方式使其通过具有一定孔径的筛网或孔板而制粒的方法。

制软材就是在大量固体粉末中加入少量液体混合均匀，制成具有一定塑性物料的操作，也称为捏合，其本质是固体和液体的混合过程。湿法制粒的关键在于制软材，将直接影响颗粒质量的好坏。制软材首先应根据物料的性质选择合适的润湿剂（或黏合剂），包括浓度和用量，如用量过多，则软材黏度过大，制粒时易黏结成团不易过筛或易成长条状，且所得颗粒过硬；如用量过少，则软材太干、黏性太小，不易黏结成粒，导致细粉过多。一般以能制成适宜软材的最小用量为原则。此外，制软材时的混合强度和混合时间对软材的质量也有影响，揉混强度越大、混合时间越长，物料的黏性越大，制成的颗粒就越硬。例如，水溶性的润湿剂、黏合剂在用于水溶性的固体辅料时，混合时间越长，越易使固体辅料溶解而使软材太湿、黏性过大而不易成粒。软材的质量一般依靠经验判断，即“手握成团，轻压即散”。

挤压制粒法制得的颗粒多呈圆柱形，粒度由筛网的孔径大小决定，所得的颗粒粒度分布范围窄，大小较为均匀。根据制粒的目的不同，所用筛网大小也不相同。颗粒剂制粒的筛网孔径一般为10～20目，片剂制粒的筛网孔径一般为16～30目，硬胶囊剂制粒的筛网孔径一般为20～40目。

挤压制粒设备有摇摆式制粒机、旋转式制粒机、螺旋挤压式制粒机，其中摇摆式制粒机是挤压制粒最常用的设备。

（2）高速搅拌制粒：又称快速搅拌制粒，是使用高速搅拌制粒机制备颗粒的一种方法。高速搅拌制粒机指的是将混合与制粒两种工序放在一台机器上完成的一种混合制粒设备。设备主要由制粒筒、搅拌桨、切割刀和动力系统组成。高速搅拌制粒机的工作原理：当原料、辅料和黏合剂进入制粒筒并盖封后，启动电源，物料在搅拌桨的作用下混合、翻动、分散甩向器壁后向上运动，形成较大颗粒；再由侧置的高速切割刀将大块颗粒绞碎、切割，并和搅拌桨的搅拌作用相呼应，使颗粒被挤压、滚动而形成均匀致密的颗粒。它与传统的制粒工艺相比，黏合剂用量可节约15%～25%。高速搅拌制粒机采用全封闭操作，在同一容器内混合制粒，工艺缩减，无粉尘飞扬，符合GMP要求。

一般来讲，高速搅拌制粒机制成的颗粒粒度分布均匀，可压性强，溶解性好，透湿性适中，结构较其他传统制粒工艺完善。在不同制粒转速下，颗粒的粒径在12～100目，分布范围可选择不同的制粒桨转速及搅拌桨转速来获得（当制粒桨转速慢时，颗粒粒径变大，转速逐步加快而颗粒粒径逐步变小；当搅拌桨转速快时，颗粒粒径小，转速逐步变慢而颗粒粒径逐步增大，两者所起的作用刚好相反）。

（3）流化喷雾制粒：利用气流使药粉（或辅料）呈悬浮流化状态，再喷入黏合剂或润湿剂或中药流浸膏液体，使粉末凝结成粒的方法。由于混合、制粒、干燥在容器内一次完成，故又称为沸腾制粒、一步制粒。使用的设备为流化床多功能干燥制粒机。

流化喷雾制粒的特点：在一台设备内进行混合、制粒、干燥，还可包衣，操作简单、节约时间、劳动强度低，制得的颗粒密度小、粒度均匀，流动性、压缩成形性好，但颗粒强度小。

2. 干法制粒　是将药物粉末（必要时加入稀释剂等）混匀后，靠压缩力作用使粒子间产生结合力。基本的工作原理：重压成粒的物理过程，无须加入润湿剂，无须制软材，无加热干燥步骤。该法靠压缩力的作用使粒子间产生结合力，可分为重压法和滚压法。重压法：又称为大片法，是将固体粉末先在重型压片机上压成直径为20～25 mm的薄片，再破碎成所需大小的颗粒。滚压法利用滚压机将药物粉末滚压成片状物，通过颗粒机破碎成一定大小的颗粒。

干法制粒的优点：常用于热敏性物料、遇水不稳定的药物及压缩易成形的药物，方法简单、省工省时。干法制粒的缺点：粉碎制成颗粒时易产生较多细粉，造成成品率低；辊压中可因压力过大使受压物料内部温度快速升高而使颗粒内部产生“焦化”现象，压缩可能引起晶型转变及活性降低等。常用滚压法和重压法设备。

（三）制粒的器械

1. 托盘、筛网　托盘用于手工混合药物原料和辅料，加入润湿剂或黏合剂手工制备软材，制备适宜的软材后，根据剂型、软材，选择不同目数的筛网。颗粒剂制粒的筛网孔径一般为10～20目，片剂制粒的筛网孔径一般为16～30目，硬胶囊剂制粒的筛网孔径一般为20～40目。药物制剂中使用的托盘、筛网一般选用不锈钢材质。不锈钢托盘如图1-1-16所示，不锈钢筛网如图1-1-17所示。

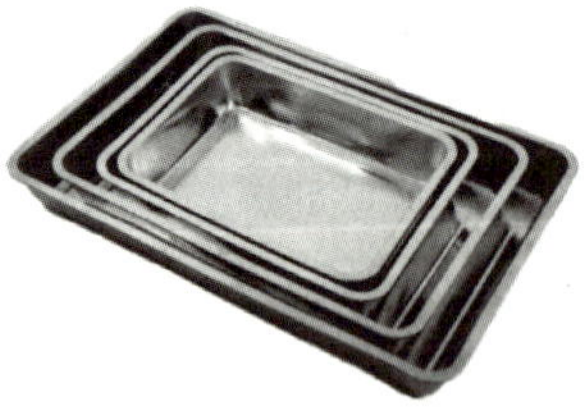

图 1-1-16　不锈钢托盘

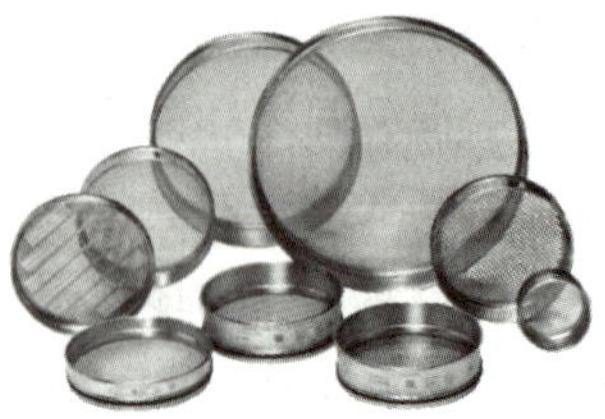

图 1-1-17　不锈钢筛网

2. 摇摆式制粒机　如图1-1-18所示，主要由底座、电动机、料斗、七角滚轮、齿条、涡轮蜗杆、筛网夹管等构成。摇摆颗粒机的工作原理：电机、三角带轮、蜗杆蜗轮传动，在偏心曲轴和升降齿条的作用下，使齿轮轴带的七角滚刀做周期性的往复旋转。物料不断运动并由筛网和转子间隙控制及挤出颗粒，其生产能力随着物料的水分、种类、黏度及网目的不同而变化，且能制出各种规格的颗粒。在粉碎干料时，凝结成块状的物料在由七角滚刀制成的滚筒中进行冲撞粉碎，并强迫干料通过筛网。与摇摆式制粒机车间相匹配的设备有用于制备软材的槽形混合机和整粒用的整粒机。

摇摆式制粒机使用注意事项：①摇摆式制粒机运转时，严禁将手或身体任何部位伸入加料斗内；②将适量物料倒入加料斗内，开机，由滚筒的正反转运作实现物料的粉碎；③开机前应先检查筛网是否完好，滚筒内是否有其他杂物；④物料应逐渐加入，严禁一次加满，以免受压太大而使筛网损坏；⑤摇摆式制粒机运转时如有异常声音，必须停机检修；⑥按起动钮开机，检查颗粒机运转情况，如无异常则关机，将承接容器或塑料袋接好；⑦如物料卡在滚筒里，必须停机，用竹片或其他工具铲出，严禁将手伸进滚筒内。

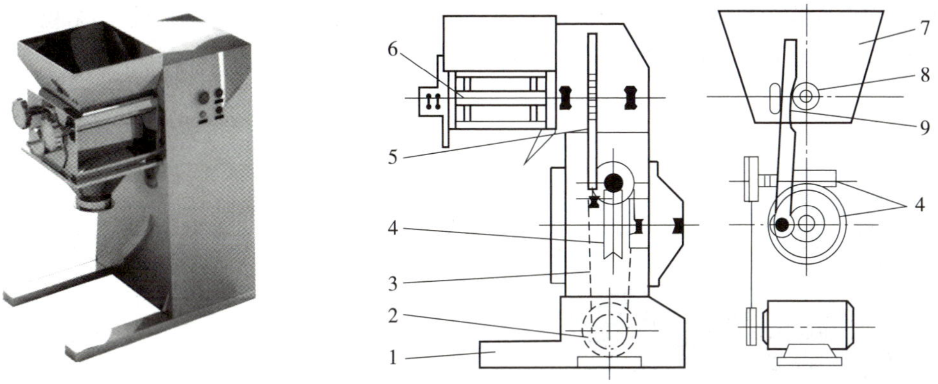

1—底座；2—电动机；3—传动皮带；4—涡轮蜗杆；
5—齿条；6—七角滚轮；7—料斗；8—转轴齿轮；9—挡块

图 1-1-18 摇摆式制粒机

3. 旋转式制粒机 如图 1-1-19 所示，主要由风冷系统、压料系统、水冷系统、气密封系统、电气系统、制粒系统、出料系统、整粒系统、机架等组成。旋转式制粒机的工作原理：预先混合均匀的物料或软材由进料筒加入本机中，进料筒中的水冷系统可带走部分上层物料的热量。物料依靠重力及压料系统向下喂料。压料系统同时能有效防止进料筒中物料架桥。物料进入制粒系统，在制粒刀片和筛网的空腔中经过挤压，然后从筛网中挤出，形成圆柱形条状颗粒。颗粒直径由筛网孔径决定，长度由物料特性、黏合剂含量、物料温度、制粒速度、制粒刀片与筛网间隙等多种因素决定。

旋转式制粒机的使用说明和注意事项：①使用前应进行空运转试车，查看碾刀是否顺圆弧方向旋转，切勿倒转；②生产前应检查机器全部连接件的紧固程度，齿轮箱内润滑油油量（油标的1/2 为准）；③更换不同孔径的筛筒，即可得到大小不同的颗粒。

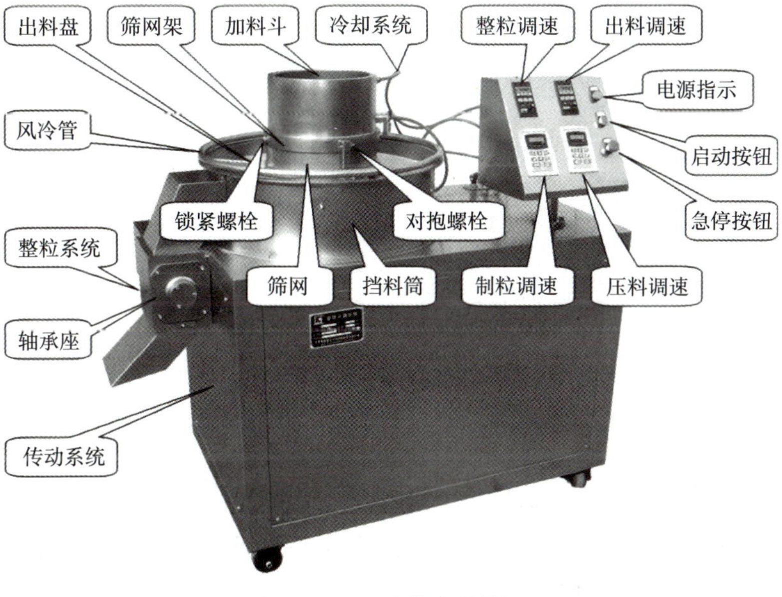

图 1-1-19 旋转式制粒机

4. 高速混合制粒机 如图 1-1-20 所示，主要由制粒筒、搅拌桨、切割刀和动力系统组成，高速混合制粒机的整个工作过程由混合、制粒两个工序组成。当原料、辅料等粉状物料从锥形料斗上方进入制粒筒，待料斗关闭后在搅拌桨的搅拌下，粉料在容器内做上下翻滚的旋转运动，同时物料又被搅拌桨的离心力作用沿锥形壁方向做运动变化，形成半流动的高效混合状态，物料被碰撞分散达到充分混合。制粒时由于黏合剂（糖浆、流浸膏等流体）的注入，粉料逐渐湿润，物料性状发生变化，加强了桨叶和筒壁对物料的挤压、摩擦、捏合，在黏合剂的作用下，逐步生成液桥，物料逐步转变为疏松的软材，小切割刀则将物料软材切割成粒均匀的颗粒。制粒颗粒目数大小由物料的特性、制料刀的转速和制粒时间等因素制约。

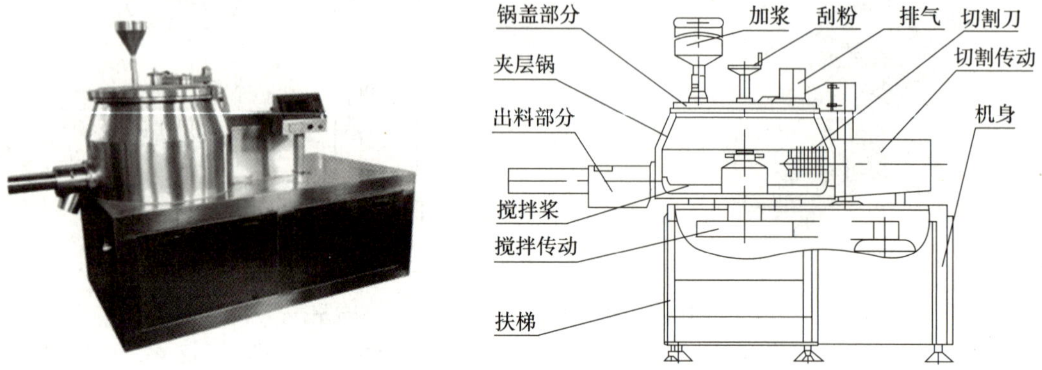

图 1-1-20 高速混合制粒机

5. 流化床干燥制粒机 如图 1-1-21 所示，其基本原理是气流在引风机的负压抽吸下，经空气过滤器、换热器、送风道从气流分布板进入流化床制粒室，物料粉末粒子（原料、辅料的混合物）在原料容器（流化床）中呈环形流化状态，受到经过净化后的加热空气预热和混合，将黏合剂溶液雾化喷入，使若干粒子形成含有黏合剂的团粒，由于热空气对物料的不断干燥，团粒中水分蒸发，黏合剂凝固，此过程不断重复进行，形成理想的、均匀的多微孔球状颗粒。流化床干燥制粒机是在沸腾干燥技术上发展起来的新型制药设备，主要由主机、空气处理净化系统、喷雾系统、主风道系统、排气系统、电控柜等组成。

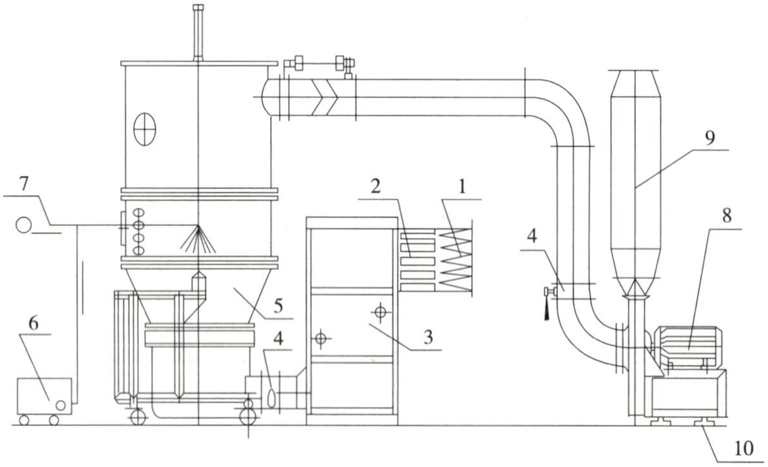

1—中效过滤器；2—亚高效过滤器；3—加热器；4—调风阀；5—流化床；
6—输液泵；7—压缩空气、喷枪；8—引风机；9—消音器；10—减振器

图 1-1-21 流化床干燥制粒机

流化床干燥制粒机制得的颗粒细小均匀，流动性好，热交换娴熟，适用于对湿、热敏感的药物制粒。缺点：动力消耗大，药物粉末飞扬，极细粉不易全部回收，制成的颗粒相对摇摆式制粒机制成的颗粒粒度、密度、硬度偏小。

6. 干法制粒机 如图 1-1-22 所示，主要由机身、送料机构、压片机构、粉碎机构、整粒机构、液压、冷却、外封和电气部件组成。

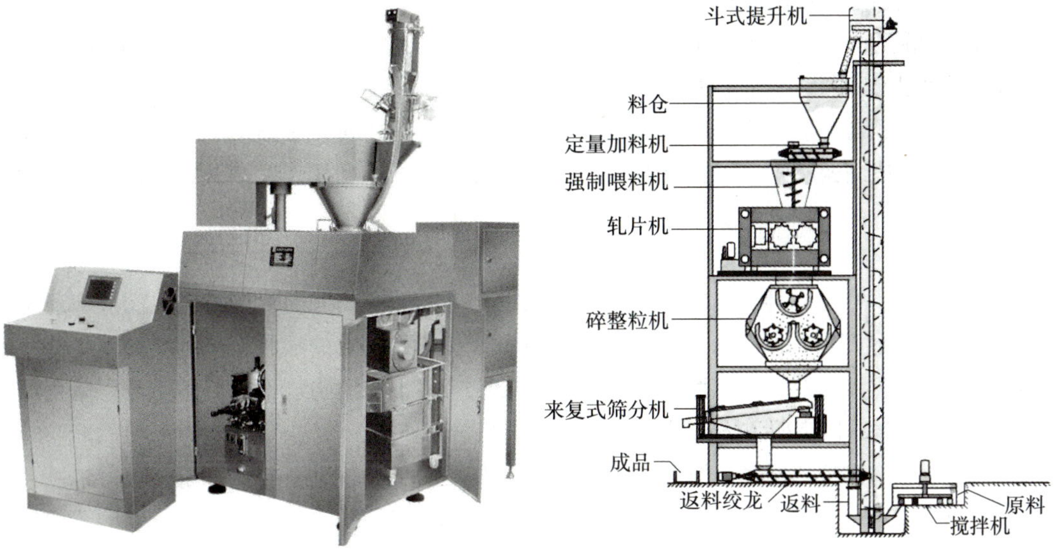

图 1-1-22 干法制粒机

（1）机身：机身与药物接触部分均由 304 不锈钢制成。机身与药物非接触部分由钢板、铸件混合连接制成，经精密机加工后，在外表包衬不锈钢。

（2）送料机构：送料电机通过同步带传动带动螺杆将物料向两压轮间推进。送料机构由送料电机、同步带轮、料筒、螺杆等组成。

（3）压片机构：压片机构由左右两压轮、侧密封板等组成，两侧密封板紧贴在压轮上，防止物料从两侧泄漏。

（4）粉碎机构：粉碎机构由粉碎刀、粉碎刀轴、粉碎箱、筛网等组成，粉碎电机通过皮带轮传至装在粉碎刀轴上的粉碎刀，粉碎刀将压好的片带切成小块，直接掉入整粒箱中。

（5）整粒机构：切碎好的块状物料进入整粒筒内，被高速旋转的整粒转笼与筛网相互挤压，成品颗粒从筛孔中排出。变频调速使制药整粒的范围大大增加。

干法制粒机的工作原理：粉状物料由振动给料斗经横向螺旋送料器定量，均匀地加入轧片主料斗，使轧片主料斗内保持恒定的料粒，然后由轧片主料内的纵向锥螺旋对粉料进行预压缩并输送到两只压辊的弧形槽口，两只压辊表面均匀分布形状相同的半扁圆形弧槽或菱形槽，通过一对齿轮的啮合传动，使两只压辊等速，反向旋转，将锥螺旋输送至槽口的物料咬入槽内并瞬间强制压缩，物料经过压缩后随着压力逐渐减小在其弹力及重力作用下，从槽内脱落，进入破碎整粒系统，然后根据用户的粒度要求过筛、分级，得到符合质量要求的均匀颗粒状产品，筛下粉重新返回振动料斗循环利用。

（四）影响制粒的因素

1. 原辅料性质

（1）粉末细，质地疏松，干燥及黏性较差，在水中溶解度小：选用黏性较强的黏合剂，且黏合剂的用量要多些。

（2）在水中溶解度大，原辅料本身黏性较强：选用润湿剂或黏性较小的黏合剂，且黏合剂的用量相对较少。

（3）对湿敏感，易水解：不能选用水作为黏合剂的溶剂，要选用无水乙醇或其他有机溶媒作黏合剂的溶剂；也可选用干法制粒。

（4）对热敏感，易分解：尽量不选用水作为黏合剂的溶剂，可选用一定溶度的乙醇作黏合剂的溶剂，以减少颗粒干燥的时间和降低干燥温度；也可选用干法制粒或流化喷雾制粒。

（5）对湿、热稳定：选用成本较低的水作为黏合剂的溶剂。

2. 润湿剂和黏合剂　润湿剂是指使物料润湿以产生足够强度的黏性以利于制成颗粒的液体。润湿剂本身无黏性或黏性不强，但可润湿物料并诱发物料本身的黏性，使之能聚结成软材并制成颗粒。如纯化水、乙醇。黏合剂是指能使无黏性或黏性较小的物料聚集黏结成颗粒或压缩成型的具黏性的固体粉末或黏稠液体，如聚维酮（PVP）、羟丙甲纤维素（HPMC）、羧甲纤维素钠（CMC-Na）、糖浆等。

（1）种类。

①纯化水：水本身无黏性，当物料中含有遇水能产生黏性的成分时，用纯化水润湿即可诱发其黏性而制成适宜的颗粒。但用水作润湿剂时，由于物料往往对水的吸收较快，较易发生湿润不均的现象，且干燥温度较高，故不耐热、遇水易变质或易溶于水的药物不宜采用。最好采用低浓度的淀粉或乙醇代替，以克服上述不足。

②乙醇：凡药物本身有黏性，但遇水能引起变质或润湿后黏性过强以致制粒困难，湿度不均、使干燥困难或制成的颗粒干后变硬，以及其压制的片剂不易崩解等，可选用适宜浓度的乙醇作润湿剂。乙醇浓度视药物的性质和环境温度而定，一般为 30% ～ 70% 或更高。且随着乙醇浓度的增大，湿润后所产生的黏性降低。从一定程度上来说，乙醇是一种分散剂，可降低颗粒之间的黏性，使黏性过强的物料容易成粒。中药浸膏片常用乙醇作湿润剂，但应注意迅速操作，以免乙醇挥发或溶解中药浸膏中的成分而产生强黏性的团块。

③聚维酮（PVP）：白色或乳白色粉末，无毒，熔点较高，对热稳定（150 ℃变色），化学性质稳定，能溶于水和乙醇成为黏稠胶状液体，为良好的黏合剂。PVP 有不同的规格，常用 PVP K30 作黏合剂。PVP 水溶液、醇溶液或固体粉末都可应用，PVP 干粉还可用作直接压片的干燥黏合剂。PVP 3% ～ 15%（常用 3% ～ 5%）的乙醇溶液常用于对水敏感的药物制粒，制成的颗粒可压性好。PVP 可用于可压性很差的药物，但应注意，这些黏合剂黏性很大，制成的片剂较硬，稍稍过量就会造成片剂的崩解超限。

④羟丙甲纤维素（HPMC）：白色粉末，无臭，无味，对光、热、湿均有相当的稳定性，是一种最为常用的薄膜衣材料，能溶于水及部分极性有机溶剂，在冷水中能溶胀形成黏性溶液，不溶于乙醇、乙醚和氯仿，但溶于 10% ～ 80% 的乙醇溶液或甲醇与二氯甲烷的混合液。制备羟丙甲纤维素水溶液时，最好先将羟丙甲纤维素加到总体积 1/5 ～ 1/3 的热水（80 ～ 90 ℃）中，充分分散与水化，然后在冷却条件下，不断搅拌，加冷水至总体积。羟丙甲纤维素作为黏合剂，常用浓度为 2% ～ 5%。HPMC 作为黏合剂的特点是崩解迅速、溶出速率快。

⑤糖浆：为蔗糖的水溶液，其黏性较强，适用于质地疏松、弹性较强的植物性药物及质地疏松和易失结晶水的化学药物，常用其 50% ～ 70%（g/g）的水溶液。当蔗糖浓度高达 70%（g/g）时，在室温时已是过饱和溶液，只能在热时使用，否则易析出结晶。强酸或强碱性药物能引起蔗糖的转化而产生引湿性，不利于压片，故制颗粒时不宜采用。糖粉为干燥黏合剂，可在干法制粒法中作黏合剂。蔗糖有一定的吸湿性，其吸湿性与纯度有关，纯度差的吸湿性更强。有时与淀粉浆合用以增强黏合力，有时也用蔗糖粉末与原料混合后再加水润湿制粒。

⑥淀粉浆：俗称淀粉糊，适合作对湿热稳定的药物的黏合剂，一般浓度为 5% ～ 30%，10% 最为常用。淀粉浆能均匀地润湿物料，不易出现局部过湿的现象，且有良好的黏合作用，是应用较广泛的黏合剂。制法有两种：a. 冲浆法：将淀粉先加少量（1 ～ 1.5 倍）冷水，搅拌，再冲入全量的沸水，不断搅拌至半透明糊状。此法操作方便，适用于大量生产。b. 煮浆法：向淀粉中徐徐加入全量冷水搅匀后加热并不断搅拌至糊状即得。此法不宜用直火加热，以免底部焦化混入黑点，影响外观。此法在生产中已少用。

⑦胶浆：常用10%～20%的明胶溶液和10%～25%的阿拉伯胶溶液等，适用于容易松散及不能用淀粉浆制粒的药物。

⑧其他纤维素衍生物。a.甲基纤维素（MC）：可溶于水，成为黏稠性较强的胶浆。但应注意，当蔗糖或电解质达一定浓度时本品会析出沉淀。b.乙基纤维素（EC）：溶于乙醇中，主要用作缓释制剂的黏合剂，常用的浓度为2%～10%。可用其乙醇溶液作为对水敏感的药物的黏合剂，但应注意本品的黏性较强且在胃肠液中不溶解，会对片剂的崩解及药物的释放产生阻滞作用。目前，本品常用于缓释、控释制剂中（骨架型或膜控释型）。c.羧丙基纤维素（HPC）：是纤维素的羟丙基醚化物，含羟丙基53.4%～77.5%（含7%～19%的为低取代羟丙基纤维素L-HPC，常作崩解剂）。白色粉末，易溶于冷水，加热至50 ℃发生胶化或溶胀现象；可溶于甲醇、乙醇、异丙醇和丙二醇中。本品可作湿法制粒的黏合剂，也可作为粉末直接压片的黏合剂。

（2）选用因素。

①与原辅料本身的性质有关：如原料粉末细，质地疏松，在水中溶解度小，原料本身黏性差，黏合剂的用量较多；反之，用量较少。

②对湿热不稳定的药物，考虑黏合剂及其溶媒：选用无水、干燥温度低的黏合剂及其溶媒。

③与混合时间有关：制软材时，混合时间越长，软材的黏性越大，制出的颗粒越硬。

④与黏合剂浓度有关：在其他工艺条件不变的情况下，黏合剂的浓度越大，制出的颗粒越硬。

⑤当辅料在处方中的用量占80%以上时，在不影响主药性质的前提下，应重点考虑辅料的特性来选用黏合剂。例如，用蔗糖作辅料，其用量达到80%以上时，就要考虑到“蔗糖遇水黏性变强”的特性，选用非水溶媒来溶解黏合剂（只溶于水不溶于有机溶媒的黏合剂就不适用），降低颗粒之间的黏性，相对增强颗粒内部的黏性。例如，阿奇霉素颗粒剂：处方中蔗糖的比例超过80%，用95%乙醇配制5%PVP K30作黏合剂制粒时的成粒性比用20%乙醇配制5%PVP K30作黏合剂制粒时的效果好，前者一次性成粒可达90%，后者一次性成粒只有50%。

⑥同一黏合剂，选用不同溶媒时其黏性和制粒效果不一样。

⑦对于黏性过强的物料，可采用“先加乙醇润湿分散，再加黏合剂”的方法使成粒效果更好。例如，在阿莫西林颗粒、阿奇霉素颗粒中就采用此方法，效果较好。

⑧根据原辅料性质，可采用两种黏合剂制粒。例如，在阿莫西林颗粒中采用“先加乙醇润湿分散，再加CMC-Na黏合剂，最后加糖浆”进行制粒。

3.制粒搅切时间 制软材时搅切时间应适度掌握，一般凭经验掌握，用手捏紧，能成团块而不黏手，手指轻压又能散裂得开。搅切时间长，黏性过强，制粒困难；搅切时间短，黏性不强，成粒性不好。

4.筛网

（1）尼龙丝筛网：不影响药物的稳定性，有弹性，适用于“湿而不太黏但成粒好”的软材制颗粒。当软材较黏时，过筛慢，软材经反复搓、拌，制成的颗粒的硬度较大，尼龙筛网易断。

（2）镀锌铁丝筛网：可用于较黏的软材制颗粒，但易有金属屑（断的铁丝）带入颗粒，还可能影响某些药物的稳定性。可在设备的关键位置加装磁铁吸附断的铁丝，效果也不错。

（3）不锈钢筛网：质量好的、纯的不锈钢筛网制粒效果较好，但易有断的不锈钢丝带入颗粒，且不能用磁铁吸附。

（4）板块筛网：可解决有金属屑带入颗粒的问题，但价格贵、制颗速度慢。采用摇摆式颗粒机制湿颗粒时，筛网安装的松紧程度对颗粒质量有影响：如果制粒时筛网安装得比较松，滚筒往复转动、搅拌揉动时，可增加软材的黏性，使制得的湿颗粒粗而紧；反之，制得的颗粒细而松。所以在生产中安装筛网的松紧要适度。

（五）制粒生产操作

生产前先检查操作间卫生须符合规定，无上批遗留物品，有清场合格证，若清场合格证超过效期，必须重新清场，设备清洁完好且状态标识正确无误，计量器具在校验期内，且完好状态标识正确无误，操作人员穿戴整洁，温、湿度符合工艺要求，相关记录准备齐全。

1. 质量监控点　制粒工序质量监控点要求如表 1-1-11 所示。

表 1-1-11　制粒工序质量监控点要求

工序	质量控制项目	频次	监控人
混合	品名、数量、筛网目数、黏合剂浓度及加入量、制粒时间	每锅	QA 监控员

2. 批生产记录　应及时、正确地填写批生产记录。黏合剂的配制记录如表 1-1-12 所示。黏合剂的配制清场记录如表 1-1-13 所示。制粒生产记录如表 1-1-14 所示。干燥、整粒、总混生产记录如表 1-1-15 所示。

表 1-1-12　黏合剂的配制记录

编号：　　　　　　　　　　　　　　　　　　　　　　　　　日期：　年　月

产品名称：黏合剂的配制					
生产前确认： 设备和工作场所有无上批遗留物　无（　）有（　） 有无与本批产品生产无关的物料或文件　无（　）有（　） 设备是否处于已清洁及待用状态　是（　）否（　） 所领取物料或中间产品标识齐全且符合要求　是（　）否（　）				QA 监控员签字 年　月　日	
物料名称	物料厂家	物料批号	处方量 /kg	称料量 /kg	剩余量 /kg
黏合剂					
纯化水					
称量人		复核人			年　月　日
注：称量过程中，称量人负责称量，复核人全程复核并记录质量，每项质量记录完成后给称量人过目，称量完成后由称量人签字确认					
配制方法：将称取好的黏合剂（应为 ××kg）投入已消毒的洁净配制桶中，加入纯化水，搅拌约 ×× 分钟后，通蒸汽 ×× 分钟，搅拌，备用					
本工序生产时间：　日　时　分　至　日　时　分					
主要生产设备：称量一　电子台秤　型号 1706　编号 PJD-002-2021 配料配浆室一　电子台秤　型号 JH-500W-CH100K　编号 PJD-003-2021					
工段	时间				操作人
第一次搅拌	日　时　分至　时　分				
第二次搅拌	日　时　分至　时　分				
过滤					
注意事项	1. 检查黏合剂配制桶、搅拌器以及配浆间是否清洁，确认清洁后，用 75% 乙醇喷洒，擦拭消毒待用 2. 在原辅料暂存库领取羟丙甲纤维素并核对品名、批号，将其送到称量室，校准衡器后称取所需量，记录并复核后送到配浆间（称量室按清场 SOP 清场）				
备注					
工序负责人			工序负责人核对本页所有操作结果是否符合工艺要求，确认符合要求后签字认可		

表 1-1-13 黏合剂配制清场记录

产品名称：黏合剂的配制					
清洁区区域：配浆间一 称量间一					
类别	清场清洁项目		检查标准	□当班生产结束	□更换批号
				是否符合标准	是否符合标准
清场	设备	搅拌机	搅拌桨、搅拌棒清洁，无残留黏合剂，无水迹	□是 □否	□是 □否
		电子台秤	表面清洁、无尘，摆放水平、稳固	□是 □否	□是 □否
		称量罩	称量罩表面无明显粉尘，初、中效压差符合要求	□是 □否	□是 □否
	环境	门、窗、墙、地面等	门、窗、墙无明显粉尘，地面无残留尾料和生产垃圾	□是 □否	□是 □否
		地漏	地漏清洁，无异物、异臭，消毒液使用正确，液封完好	□是 □否	□是 □否
	物料	剩余物料	生产现场无本批剩余物料	□是 □否	□是 □否
			尾料收集按规范存放	□是 □否	□是 □否
		生产垃圾	生产现场无垃圾或按规范暂存在指定位置或废弃物出口	□是 □否	□是 □否
	记录	批生产记录	已完成批记录交QA监控员，与本批生产无关记录不得在生产现场	□是 □否	□是 □否
		辅助记录	及时、完整、真实填写该批辅助记录	□是 □否	□是 □否
	其他	容器具及清洁工具	不锈钢称量瓢干燥并摆放整齐，手推车清洁并放置在指定位置	□是 □否	□是 □否
			清洁工具干净、摆放整齐	□是 □否	□是 □否
		状态标识	功能间、设备状态标识牌填写完整、正确	□是 □否	□是 □否
备注					
清场人			清场检查人		年 月 日
QA监控员意见：□清场合格 □清场不合格、重新清场			QA监控员签名		年 月 日

表 1-1-14 制粒生产记录

产品名称：颗粒制备	规格：	批量：	批号：
生产前确认： 设备和工作场所有无上批遗留物 无（ ） 有（ ） 有无与本批产品生产无关的物料或文件 无（ ） 有（ ） 设备是否处于已清洁及待用状态 是（ ） 否（ ） 所领取物料或中间产品标识齐全且符合要求 是（ ） 否（ ）			QA监控员签字 年 月 日

物料名称	辅料用量 /kg												
	第1锅		第2锅		第3锅		第4锅		第5锅		第6锅		备注
	投料量	称料量	投料量	称料量	投料量	称料量	投料量	称料量	投料量	称料量	投料量	称料量	
物料1													
物料2													
物料3													
称量人				复核人				日期：		年 月 日			

续表

注：称量过程中，称量人负责称量，复核人全程复核并记录质量，每项质量记录完成后给称量人过目，称量完成后由称量人签字确认				
主要生产设备：配料一 高位湿法混合制粒机 型号：SHLG-400 编号：SB-PJD-002-2 018				
干混	锅次	混合时间（6 分钟）	黏合剂用量 /kg	制软材时间（2 分钟）
	第 1 锅	时 分至 时 分		时 分至 时 分
	第 2 锅	时 分至 时 分		时 分至 时 分
	第 3 锅	时 分至 时 分		时 分至 时 分
	第 4 锅	时 分至 时 分		时 分至 时 分
	第 5 锅	时 分至 时 分		时 分至 时 分
	第 6 锅	时 分至 时 分		时 分至 时 分
注意事项	1. 岗位操作人员要遵守岗位操作规程、生产工艺规程、设备操作规程、卫生清洁操作规程等 2. 操作人员必须核对物料品名、数量 3. 及时、如实做好批生产记录及相关辅助记录			制粒：18 目
备注				
操作人			日期： 年 月 日	
工序负责人			工序负责人核对本页所有操作结果是否符合工艺要求，确认符合要求后签字认可	

表 1-1-15 干燥、整粒、总混生产记录

产品名称：			规格：	批量：	批号：	
生产前确认： 设备和工作场所有无上批遗留物 无（ ） 有（ ） 有无与本批产品生产无关的物料或文件 无（ ） 有（ ） 设备是否处于已清洁及待用状态 是（ ） 否（ ） 所领取物料或中间产品标识齐全且符合要求 是（ ） 否（ ）					QA 监控员签字 年 月 日	
干燥整粒	干燥温度：40～60 ℃	锅次	干燥温度 /℃	干燥时间	水分 /%	操作人
		第 1 锅		时 分至 时 分 分钟		
		第 2 锅		时 分至 时 分 分钟		
		第 3 锅		时 分至 时 分 分钟		
	整粒转速：80 r/min	18 目	整粒时间	时 分至 时 分	操作人	
总混		投料量 /kg		称料量 /kg		
	称量人		复核人		日期： 年 月 日	
	注：称量过程中，称量人负责称量，复核人全程复核并记录质量，每项质量记录完成后给称量人过目，称量完成后由称量人签字确认					
	混合时间（8 r/min）	参数选择：配方数据记录 -（ ）			选择人： 复核人：	
	40 分钟	时 分至 时 分				
本批理论投料： kg					本批颗粒实际产量： kg	
本工序（混合、干燥、整粒、总混）可收集损耗量 = kg						

续表

收率（95%～101%）＝ $\frac{本批颗粒实际产量}{理论投料量}\times 100\%=\frac{\qquad}{\qquad}\times 100\%=$		
物料平衡（97%～102%）＝ $\frac{本批颗粒实际产量+本工序可收集损耗量}{理论投料量}\times 100\%=\frac{\qquad}{\qquad}\times 100\%=$		
本工序（干混至总混）生产时间：　　月　日　时　分至　　月　日　时　分		
主要生产设备：配料一　型号：沸腾干燥机 FG-300　编号：SB-PJD-004-2018 配料一　型号：提升翻转机 JT-300　编号：SB-PJD-011-2018 总混一　型号：方锥混合机 HF-3000　编号：SB-PJD-006-2018 质控室　型号：水分检测仪 MF-50　编号：PJD-SFY-01		
注意事项	1. 岗位操作人员要遵守岗位操作规程、生产工艺规程、设备操作规程、卫生清洁操作规程等 2. 操作人员必须核对物料品名、数量 3. 及时、如实做好批生产记录及相关辅助记录	
备注		
操作人		日期：　　年　月　日
工序负责人		工序负责人核对本页所有操作结果是否符合工艺要求，确认符合要求后签字认可

四、提取

提取又称为浸提，是指采用合适的溶剂和方法浸出中药材所含有效成分或有效部位的操作。根据中药材性质、剂型要求及工业化生产规模选择适宜的提取溶剂与提取方法，将药效成分最大限度地提取出来，无效成分及药材组织尽可能地少提取出来，这对提高中药成分的提取转移率和制剂稳定性、确保临床疗效是极为重要的。

（一）中药化学成分与疗效的关系

药材含有多种成分，包括萜类、黄酮、皂苷、生物碱、多糖、挥发油、鞣质、蛋白质、树脂、淀粉等，不同的成分发挥着不同的药理活性。为了提取药效成分和减少服用量，需要对药材进行浸提，浸出与制剂疗效密切相关的成分。根据化学成分与疗效的关系，将药材成分分为有效成分（包括有效部位）、辅助成分、无效成分和组织物质。

1. 有效成分（包括有效部位）　是指药材中起主要药效作用的化学成分，一般是指有明确的分子式和结构式的单体化合物，如没食子酸、槲皮素等。一种药材含有多种有效成分，一种有效成分又有多方面的药理活性，不同的有效成分也会发挥相同的药理活性，其作用机制非常复杂。药材成分的复杂，仅靠一种有效成分难以说明复方的多功效及其综合作用。

2. 辅助成分　是指本身无特殊疗效，但能增加或缓和有效成分作用的成分，或有利于有效成分的浸出或增加制剂稳定性的成分。例如，大黄中的鞣质能缓和大黄的泻下作用，大黄流浸膏比单独服用大黄蒽醌苷泻下作用缓和，副作用小；洋地黄中的皂苷有利于洋地黄苷溶解并可促进其吸收；葛根淀粉可使麻黄碱游离，增加其溶解度；黄连流浸膏中小檗碱的含量大大超过小檗碱的溶解限度。

3. 无效成分　是指本身没有药效，无生物活性的物质，如某些蛋白质、鞣质、油脂、树脂、淀粉等。这些无效成分的存在甚至可能会影响浸提效果、制剂质量、稳定性、外观等。

4. 组织物质　是指构成药材细胞的一些不溶性物质，如纤维素、栓皮、石细胞等。

（二）浸提溶剂

在药材成分的提取过程中，浸提溶剂起着极其重要的作用，同一种药材用不同的溶剂浸提可以得到成分不同的浸提液，浸提溶剂的正确选择直接影响制剂的有效、安全、稳定与可控。

1. 浸提溶剂的要求　选择浸提溶剂时应考虑下列基本要求：①最大限度地溶解和浸提有效成分，最低限度地浸提无效成分和有害物质；②不与有效成分发生化学反应，亦不影响其稳定性、药效和质量控制；③没有或少有生理作用，安全无毒；④具有适宜的物理性质，如比热小、沸点低、黏度小；⑤来源广泛、价廉易得。完全符合这些要求的溶剂较少，实际生产中，除水和乙醇外，还常用混合溶剂，或在浸提溶剂中加入适宜的浸提辅助剂。

2. 常用浸提溶剂

（1）水：由于水的极性大，故可与乙醇、甘油等其他极性溶剂相混溶。药材中的极性成分大多能溶于水，如生物碱盐、苷类、有机酸、鞣质、苦味质、多糖类（果胶、黏液质、淀粉等）、酶类等。具有溶解范围广、极性大、经济易得、无药理作用、使用安全等优点。但它对有效成分的选择性差，浸出液含杂质较多，导致过滤困难、成品色泽不佳、容易生霉、不利于储存等，还会引起一些有效成分发生水解等（如苷类）。

（2）乙醇：能与水按任意比例进行混合。不同浓度的乙醇具有不同的极性，生产中经常利用不同浓度的乙醇选择性地浸提药材中的有效成分。通常选用 20% ～ 35% 的乙醇用作蒽醌及苷、苦味质等水溶性成分的浸出；选用 60% ～ 70% 的乙醇用作强心苷、酯类、鞣质等成分的浸提；选用 70% ～ 80% 的乙醇对部分游离生物碱及其盐类等进行浸提；还可用 90% ～ 95% 的乙醇对挥发油、油树脂、叶绿素等极性较小的成分进行浸出。除此之外，当乙醇的浓度达到 20% 以上时，具有防腐作用；当浓度达到 40% 以上时，可以延缓酯类、苷类等水解作用的发生，增加浸提液的稳定性。

乙醇的比热小、沸点低（78 ℃），汽化潜热比水小，故蒸发浓缩等工艺过程中的热量耗用较水少。但乙醇易挥发、燃烧，在生产时应注意安全防护。此外，乙醇有一定的药理作用，因此，制剂生产中使用的乙醇浓度以能浸出有效成分、满足制备要求为度。

（3）酒：性味甘、辛、大热，具有通血脉、行药势、散风寒、矫臭矫味的作用，主要用于酒剂的制备。浸提所用的酒一般选用黄酒和白酒。黄酒直接由粮食（米）和曲酿制而成，其含醇量为 12% ～ 15%（mL/mL），内含乙醇、糖类、酸类及矿物质等成分，相对密度为 0.98，为淡黄色澄明液体，有特异的醇香气，制剂中多用黄酒制备滋补性药酒和作矫味剂；白酒含醇量为 50% ～ 70%（mL/mL），主要含乙醇、酯、醛、酚类等成分，相对密度为 0.82 ～ 0.92，为无色液体，有特异醇香味，并有较强的刺激性，制剂生产中多用白酒制备祛风活血、止痛散瘀的药酒。因药酒中含醇量较大，故小儿、孕妇、心脏病及高血压病人不宜服用。

（4）其他：其他有机溶剂，如乙醚、石油醚、氯仿等在制剂生产中很少用作浸提溶剂，一般仅用于某些有效成分的纯化精制。此外，丙酮、乙酸乙酯、正丁醇等也是比较常用的有机溶剂。使用这类溶剂，最终产品须进行溶剂残留量的限度测定。

3. 浸提辅助剂　浸提辅助剂是指为了提高浸提效率，增加浸出成分的溶解度和稳定性，除去或减少杂质，在浸提溶剂中特地加入的物质。常用的浸提辅助剂有酸、碱及表面活性剂等。在药剂生产中一般只用于单味药材的浸提，对复方制剂的浸提较少应用。

（1）酸：加酸的目的在于促进生物碱的浸提，提高某些生物碱的稳定性，同时沉淀部分杂质，除去酸不溶性杂质等。常用的酸有盐酸、硫酸、醋酸、酒石酸、枸橼酸等。使用时，酸的用量不宜过多，以能维持一定的 pH 值即可，过量的酸会引起有效成分的水解或其他不良反应。加酸时最好将其一次性加入开始浸出时的部分浸出溶剂中。例如，在进行黄连流浸膏的制备中，若在最初的部分溶剂中加入 0.1% 枸橼酸，可提高成品中的小檗碱含量，增加其稳定性。

（2）碱：药材中含有皂苷、有机酸、黄酮、蒽醌、内酯、酚类等成分浸提时，加碱可以提高偏酸性有效成分的浸出、碱性成分的游离、增加有效成分的稳定性，同时还可以除去碱不溶性杂质。例如，制备远志流浸膏时，加入少量氨水可以抑制酸性皂苷水解，减少浑浊或沉淀现象的发生；甘草流浸膏的制备中加入适量氨水，可确保甘草酸的完全浸出。

常用的碱为氨水，因为它是一种挥发性弱碱，对有效成分的破坏作用小，容易控制其用量，且在浓缩或加热时易于除去。此外，还有碳酸钙、碳酸钠、氢氧化钙、氢氧化钠等。碳酸钙为不溶性的碱化剂，使用时较安全，且能除去如鞣质、有机酸、树脂、色素等杂质，故在浸提生物碱或皂苷时常加以利用。

（3）表面活性剂：加入适宜的表面活性剂能增加药材的润湿性，有利于提高某些药材成分的浸提效率。非离子型表面活性剂由于毒性较小，故常用。例如，利用水提醇沉法浸取黄芩苷时，酌加聚山梨酯 -80 能提高收率。若浸提方法不同或使用不同的表面活性剂，浸提效率有明显差异。例如，在 70% 乙醇中加入 0.2% 聚山梨酯 -20 渗漉颠茄草时，渗漉液中有效成分含量较相同用量聚山梨酯 -80 为好；但用振荡法浸提时，则聚山梨酯 -80 又比聚山梨酯 -20 的浸提效率高。但表面活性剂作浸提辅助溶剂时，应注意浸提液的杂质较多，对生产工艺、制剂的稳定性及疗效均有一定的影响，尚待进一步研究。

（三）浸提过程

浸提过程是指浸提溶剂进入药材组织细胞，将药效成分溶解后，形成浸提液的全部过程。浸提过程一般分为浸润与渗透、解吸与溶解和置换与扩散等几个阶段，各个阶段之间又存在着一定的影响。

1. 浸润与渗透阶段　药材与溶剂接触后，溶剂首先要能润湿药材表面，从而进一步渗透进药材的内部。其目的是利用适当的溶剂和方法提取出有效成分。溶剂能否润湿药材表面，与溶剂的性质和药材的性质有关。药材中含有的带极性基团物质（如蛋白质、果胶、糖类、纤维素等），与常用的极性溶剂（如水、乙醇、甲醇等）具有很好的亲和性，溶剂能很快浸润药材表面。如果药材中含有较多的脂肪油，则油脂会阻碍有机溶剂进入细胞内部，需要先脱脂处理。如果要浸提药材中的脂溶性成分，则要选择乙醚、石油醚、氯仿等非极性溶剂，并且药材须先干燥。溶剂选择不当，还会使浸提液中存在大量杂质，故要根据药材中物质的极性选择合适的溶剂。

表面活性剂能够降低两相间的表面张力，浸提时往溶剂中加入适量的表面活性剂，能够帮助溶剂润湿药材，从而加快溶剂对有些药材的浸润与渗透。

2. 解吸与溶解阶段　由于细胞内成分之间或与细胞壁之间存在一定的亲和性而相互吸附，因此当溶剂渗透进入药材细胞内部，根据“相似相溶原则”，溶剂与成分之间的亲和性要大于成分之间的亲和性，从而解除成分之间的吸附作用，使有效成分以分子、离子或胶体粒子等形态分散于溶剂中。

3. 置换与扩散阶段　当溶剂溶解了大量成分后，导致细胞内外存在较大的浓度差，故细胞外的纯溶剂不断地向细胞内渗透，细胞内高浓度的液体会不断地往周围低浓度方面扩散，直到细胞内外浓度达到平衡，扩散停止。因此，浓度差推动渗透和扩散的进行。浸提过程中保持最大的浓度梯度是首要的，只有在保证最大浓度梯度的条件下，浸提中的其他因素才能发挥作用。

4. 影响浸提的因素

（1）药材成分：在浸提时，首先根据药材成分的溶解性、极性选择合适的浸提溶剂。

（2）药材粒度：主要影响溶剂的渗透与扩散两个阶段。药材粒度过大，溶剂不易渗透进药材内部，造成有效成分不能完全浸出。药材粒度小，溶剂易浸润药材颗粒，有利于药物成分扩散，提高浸提效率。但药材粉碎过细，大量细胞破碎，树脂、黏液质等高分子物质大量溶出至浸提液，造成浸提液中杂质增多和药材外液黏度增加，扩散系数降低；过细的药材粉末易吸附聚集，影响扩散速度；药材粉末过细会影响浸提过程，如用渗滤法浸提时，由于粉末之间空隙太小，溶剂不易在粉末间流动，造成堵塞，使渗漉速度变慢或渗漉困难；药材粉末过细，易堵塞滤孔，给浸提液滤过带来困难。

（3）浓度梯度：浸提时，随着药材细胞内部的成分不断浸出，药材外部的溶液与药材内部的浓溶液存在着浓度梯度，浓度梯度是保持扩散不断进行的主要动力。若浓度梯度为零，则扩散停止。因此，在浸提过程中，始终保持较大的浓度梯度，使药材中有效成分能最大限度地浸出。浸提过程中采取更换纯溶剂、增加提取次数、不断搅拌、强制浸出液循环、流动溶剂浸提等方法，可以增大浓度梯度，提高浸提效率。

（4）浸提时间：浸提过程要能保证有效成分最大程度浸出，需要一定的时间。若浸提时间过短，有效成分浸出不完全；但是当扩散达到平衡时，再延长浸提时间作用不大，反而会使大量杂质溶出，某些有效成分分解。因此，选择合适的浸提时间既能保证浸提的完全，又能保证制剂的稳定性。

（5）浸提温度：升高浸提温度，可加速溶剂分子的运动，有利于药材组织软化，促进膨胀，从而增加溶剂的渗透及药用成分的解吸和溶解，同时能加速固液两相相对运动速度，使扩散边界层变薄或边界层更新加快，有利于加速扩散过程。而且温度升高可使蛋白质凝固、浸提液的黏度降低，高温还能杀灭微生物，使酶失去活性，有利于浸提制剂的稳定。但浸提温度太高会使易挥发性成分挥发损失、某些不耐热成分破坏失效，还会增加无效成分的浸出，产生沉淀而影响浸提质量。因此在浸提过程中，要根据药物成分的性质控制适当的温度。

（6）溶剂 pH 值：在浸提过程中，适当调节溶液的 pH 值，有助于药材中某些弱酸、弱碱性成分的提取。如用酸性溶剂浸提生物碱，碱性溶剂提取皂苷等。

（7）浸提压力：提高浸提压力可加速溶剂对药材的浸润与渗透过程，使药材组织内部更快地充满溶剂，并形成浓浸提液，使发生溶质扩散过程所需的时间缩短。同时，在加压条件下细胞壁破裂，亦有利于浸提成分的扩散。若药材组织内部充满溶剂后，加大压力对扩散速度则没有影响。对组织松软的药材、容易浸润的药材，加压对浸出影响也不显著。

（8）新技术的应用：随着科学技术的迅速发展，新技术的不断推广应用，如超声波提取技术、超临界流体萃取技术、微波提取技术等，不仅加快了浸出过程，而且提高了浸出效果和制剂质量。例如，用胶体磨浸出曼陀罗中的生物碱以制备酊剂，仅用几分钟即可完成浸出；利用超声波浸出颠茄叶中的生物碱，使原来渗漉法需要 48 小时缩短至 3 小时。超声波浸取药材成分，可大大加速溶剂分子和药材成分分子的运动或振动，缩短溶剂的渗透过程和增加溶质的扩散系数，从而提高浸提效果。

（四）浸提方法

常用的浸提方法主要有煎煮法、浸渍法、渗漉法、回流法、水蒸气蒸馏法等。近年来，超临界 CO_2 流体提取法、超声波提取法、微波萃取法、酶法等技术也应用于药材成分的提取。在实际应用中，应根据有效成分的性质、溶剂的性质、剂型要求、生产实际和临床使用等综合因素选择合适的药材浸提方法。

1. 煎煮法　是指将药材以水为溶剂，经加热煮沸取其煎出液以浸提药材成分的方法，又称为煮提法或水提法。它是最早使用且沿用至今的一种浸提方法。本法溶剂价廉易得，操作简单易行，能浸提大部分有效成分。适用于有效成分能溶于水，且对湿、热较稳定的药材；有效成分不易挥发以及有效成分不明确的药材。

（1）操作方法　按照处方要求将所需药材进行加工炮制，切成饮片或粉碎成粗粉，准确称量配齐后，置于煎煮容器中，加水浸没药材，浸泡适宜时间，使药材充分膨胀后加热至沸腾，保持微沸状态一定时间，用筛或纱布滤过，保存滤液，药渣再加水依法煎煮 1 ～ 2 次，合并各次煎煮液。

（2）煎煮法操作注意事项。

①药材：所用药材必须符合《中国药典（2020 年版）》有关规定，药材应加工成饮片，因为饮片具有“细而不粉”的特点，使浸提液中的杂质含量减少。

②水：水的质量对煎出液的质量有一定的影响。煎药所用的水应是经过处理的饮用水或纯净

水，水中的杂质及离子应越少越好。水中离子含量能影响有效成分的浸出。水的用量应视药材的性质决定，第一煎的用水量一般为药材的8～10倍，第二煎为6～8倍，若质地坚硬的药材可适当少些，而质地疏松的药材可适当增加用水量。具体的用水量还要根据煎煮时间、所用设备等因素综合考虑。

③浸泡：加热前应先用冷水将药材饮片浸泡一段时间，使药材组织充分软化膨胀，以利于溶剂的渗透及有效成分的浸出。除极难浸透的、质地坚硬的饮片外，一般药材的浸泡时间宜不少于20～60分钟。但含苷类等易水解有效成分的药材（如黄芩、洋地黄、杏仁等）不宜用冷水浸泡。

④煎煮容器：小量生产可用陶制容器或砂锅，大量生产选用不锈钢制容器或搪瓷制容器，一般不宜用铜、铁制容器，因为铜、铁离子会影响药材中某些有效成分的浸出，还能与药材中的鞣质等成分生成鞣质金属（铜绿、铁绿），既影响有效成分的浸出，还会使浸出液的安全性降低。

⑤煎煮火候：煎煮药物的火力大小，俗称“火候”。要求用大火（武火）煮至沸，小火（文火）保持微沸。火力太大，易引起水分大量蒸发，不仅影响有效成分的浸出，还容易引起焦煳；火力太小，浸出温度太低，有效成分也不易浸出，同样影响浸出效果。

⑥煎煮时间：通常根据药材的性质、数量、煎煮次数确定。时间太长，杂质煎出量增多，挥发性成分挥发损失；时间太短，又不能使有效成分充分浸出。一般煎煮时间为1～2小时，煎煮2～3次。若质地坚硬、成分难以煎出、有毒的药材或投料量较大，则第一煎时可适当延长煎煮时间；若质地松软、清解剂、芳香类、有效成分受热易破坏的药材或投料量较小，则第一煎时的煎煮时间可短些。

⑦需特殊处理的饮片：为了提高制剂的质量，确保疗效，还需根据药材的特性对饮片进行特殊入药处理。例如，a. 先煎：某些药材先煎一定时间，再加入其他药物共煎的方法，适用于石膏、牡蛎、鳖甲等质地坚硬，水不能渗入细胞组织内，有效成分不易煎出的药材；生川乌、生半夏等毒性药材；党参、黄芪等滋补性药材；火麻仁、天竹黄、石斛等药材。b. 后下：在其他药材煎煮好前5～15分钟，再加入某些药物的方法，适用于薄荷、砂仁等含挥发性成分的药材；大黄、麦芽、鸡内金等不宜久煎的药材。c. 包煎：某些药材需装入袋中与其他药材共煎，适用于青黛、蒲黄、苏子、葶苈子等易浮于水面的药材；车前子等含淀粉、黏液质较高的药材；旋覆花等附绒毛的药材。d. 另煎：单独煎煮，其汁再与煎出液混合的方法，适用于人参、鹿茸等贵重药材。e. 烊化：熔化后，与煎液混合的方法，适用于阿胶、龟板胶等胶类药材；糖、蜂蜜及芒硝等易溶性矿物药。

2. 浸渍法　是指用适当的溶剂，在一定温度（40～60 ℃）条件下，将药材浸泡至规定时间，以浸提药材成分的一种方法。浸渍法的优点：①操作简单易行；②浸出液的澄明度好；③溶剂用量大及操作时间长；④浸提时溶剂处于静止状态，浸出效果较差。浸渍法适用于：①成分遇热易破坏、芳香性的药材；②黏性、无组织结构的药材（如乳香、没药）；③新鲜和易膨胀的药材（如鲜石斛、叶类等）；④不适用于贵重药材、毒性药材及有效成分含量较低的药材；⑤不能直接制备高浓度的制剂；⑥浸渍时间较长，应密闭放置，防止白酒或乙醇的挥发。

（1）操作方法：按照浸泡的温度和浸渍次数可分为冷浸渍法、热浸渍法和重浸渍法。

①冷浸渍法：是指在室温条件下进行的操作，又称为常温浸渍法。取药材饮片或粗颗粒置于有盖容器中，加入定量的溶剂，室温下浸渍3～5天或至规定时间，经常振摇或搅拌，滤过，压榨药渣，将压榨液与滤液合并，静置24小时后，滤过，收集滤液。本法常用于酊剂、酒剂的制备。还可将滤液浓缩，进一步制备流浸膏、浸膏、颗粒剂、片剂等。本法不需加热，适用于不耐热、含挥发性以及黏性物质的药材，制得成品澄明度较好。

②热浸渍法：是指将药材饮片或粗颗粒置于密闭容器内，加入定量的溶剂（白酒或稀乙醇），水浴或蒸汽加热（40～60 ℃）进行浸渍的操作。本法多用于酒剂的制备。根据选用的溶剂不同，浸渍的温度也不同。以水为溶剂，通常在60～80 ℃温度下浸渍；若以一定浓度的乙醇为溶剂，

一般在 40 ～ 60 ℃温度下浸渍。热浸渍法由于是在加热条件下进行的，可以大大缩短浸渍时间，提高生产效率，并使有效成分浸出完全；但因温度升高，会增加杂质的溶出，冷却后析出沉淀，故澄明度较冷浸渍法差。

③重浸渍法：又称为多次浸渍法。可减少药渣吸附浸提液所引起的有效成分的损失，提高浸提效果。操作时将全部的浸提溶剂分为几份，先用其中一份浸渍药材后，药渣再用第二份溶剂进行浸渍，如此重复 2 ～ 3 次，最后将各份浸渍液合并，即得。

（2）浸渍法操作注意事项。

①中药饮片：用于浸渍的中药饮片应符合《中国药典（2020 年版）》的有关规定，按处方要求炮制合格，还需根据中药饮片性质以及溶媒性质粉碎成碎块或粗粉。

②溶媒：多采用蒸馏酒、乙醇，也可根据药用成分的性质选用水、酸水或氨水。因水不具挥发且无防腐作用，故选用水作浸提溶媒时应采用热浸技术。溶媒的用量应按处方规定使用；若处方中无明确规定者，一般用中药饮片量的 10 倍左右，也可根据中药饮片性质，适当增减。

③容器：应选用化学稳定性好的材料，并有密封盖的容器，如带搅拌、夹层更好。常用搪瓷、陶瓷、木材或不锈钢等制成。

3. 渗漉法　是指将药材粗粉置于渗漉器内，连续地从渗漉器上部添加溶剂，渗漉液不断地从其下部流出，从而浸出药材中有效成分的一种方法。本法适用于有效成分含量较低、有效成分不耐热或易挥发的药材、有毒或贵重药材及高浓度浸出制剂的制备。但新鲜中药材、膨胀性较大的药材、无组织结构的药材不宜用此法。

（1）操作方法：根据操作方法的不同，渗漉法可分为单渗漉法、重渗漉法、加压渗漉法、逆流渗漉法。

①单渗漉法：将药物粉碎成粗粉，分出粗粉和细粉，分别加入中药饮片量 60% ～ 100% 的溶媒混合均匀，密闭放置 15 分钟至数小时，使药粉充分膨胀；分别将已湿润膨胀后的药粉装填入筒中，先装粗粉，再填细粉，药粉装填完毕应在药面上镇压适当的重物；药粉装好后先将下部出口处打开，自药面上加入溶媒，待出口处流出液不再出现气泡时关闭出口，继续添加溶媒至高出药面数厘米，加盖放置 24 ～ 48 小时；打开出口进行渗漉，收集渗漉液，至规定溶媒用完或味淡为止。

②重渗漉法：指将渗漉液重复用作新药粉的溶剂，进行多次渗漉以提高浸出液浓度的方法。具体操作方法：欲渗漉 1 000 g 药粉，可将其分为 500 g、300 g、200 g，分别装于 3 个渗漉筒内，并将 3 个渗漉筒串联排列，如图 1-1-23 所示。先用溶剂渗漉 500 g 装的药粉，渗漉时先收集最初流出的初漉液 200 mL，另器保存；然后继续渗漉，并依次将续漉液流入 300 g 装的药粉中，又收集最初漉液 300 mL，另器保存；再继续渗漉，又依次将续漉液流入 200 g 装的药粉中，收集最初漉液 500 mL，另器保存；最后收集剩余漉液，供再渗漉同一品种新药粉之用。并将收集的 3 份最初漉液合并，共得 1 000 mL 渗漉液。

重渗漉法是将一份溶剂作多次利用，溶剂用量较单渗漉法减少；同时渗漉液中有效成分浓度高，不必再加热浓缩，因而可避免有效成分受热分解或挥发损失，成品质量较好。但所占容器多，操作烦琐，费时。

（2）单渗漉法操作注意事项。

①药材粉碎度应适宜：药材粉碎过粗，药粉不易压紧，不仅浸提效果差，而且溶剂耗量大；药材过细易堵塞孔隙，吸附性增强，导致浸提效果差。

②润湿：药材粉末在装入渗漉筒前，加入药材量 60% ～ 100% 的溶剂混合均匀，使其充分润湿和膨胀，避免装筒过紧，影响后续的操作。

③装筒：先取适量脱脂棉，用溶剂润湿后，轻轻铺垫在渗漉筒的底部；然后将已湿润膨胀的药粉分数次装填入渗漉筒中，每次装入药粉后应将其压平整均匀，使松紧适度（松紧度视药材及

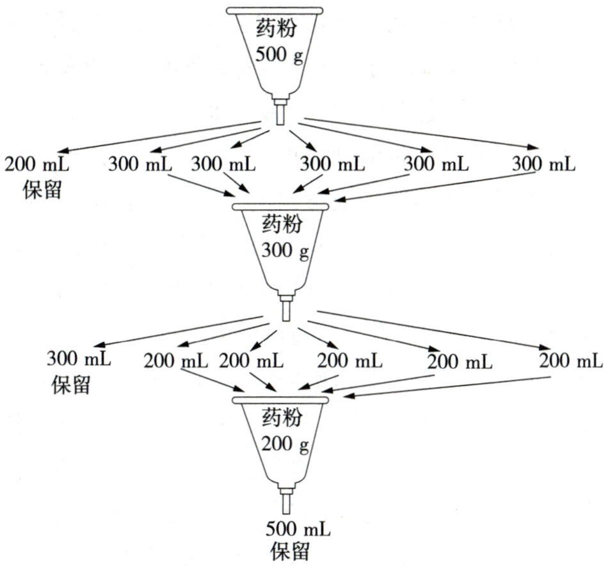

图 1-1-23　重渗漉法图解

溶剂而定）。药粉装填完毕应在药面上加适当的重物，防止加入溶剂后药材粉末漂浮影响渗漉。单渗漉装置如图 1-1-24 所示。装筒时药粉的松紧及使用压力是否均匀，对浸提效果影响很大。药粉装得过松，溶剂很快流过药粉，造成浸提不完全，消耗的溶剂量多。药粉装得过紧，会使出口堵塞，溶剂不易通过，渗漉速度减慢甚至无法进行渗施。装筒时应分次投入、层层压平、压力均匀（松紧适度）、不超过渗漉筒的 2/3。而当装筒松紧不均匀时，溶剂沿较松的一边较快流下，紧的一侧流速较慢，导致筒内不同区域药材的浸出速度不一致，影响药材的充分浸出，如图 1-1-25 所示。

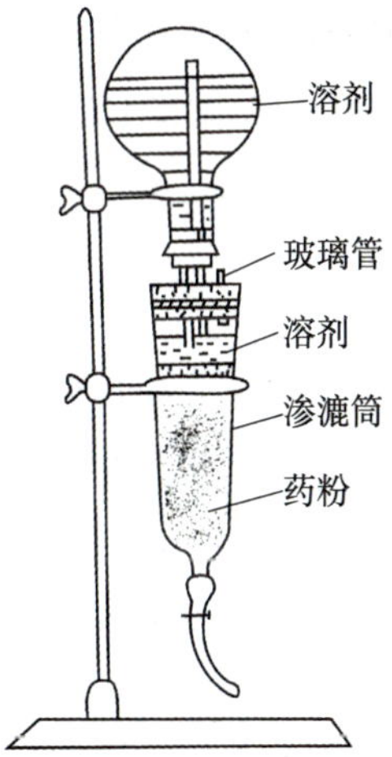

图 1-1-24　单渗漉装置

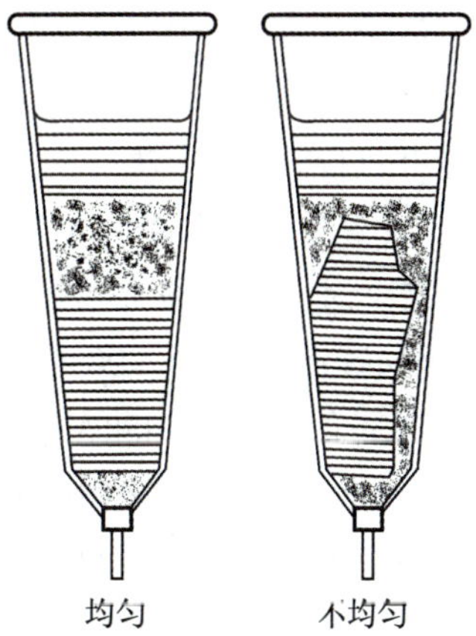

图 1-1-25　装筒均匀与不均匀示意图

④排除气泡：药粉填装完毕，先打开渗漉液出口，再添加溶剂，以利于排除气泡，防止溶剂冲动粉柱，使原有的松紧度改变，影响渗泄效果。加入的溶剂必须始终保持浸没药粉表面，否则渗施筒内的药粉易干涸开裂，这时若再加溶剂，则会从裂隙间流过而影响浸提。

⑤浸渍：药粉装好后先将下部出口处打开，自药面上加入溶剂，待出口处流出液不再出现气泡时关闭出口。继续添加溶剂至高出药面数厘米，加盖放置 24 ～ 48 小时，使溶剂充分进行渗透和扩散。

⑥渗漉：浸渍至规定时间后即可打开出口进行渗漉，其渗漉速度应符合各该制剂项下的规定。渗漉速度分为慢渗和快渗两种，慢渗为 1 ～ 3 mL/（kg · min），快渗为 3 ～ 5 mL/（kg · min）。

⑦渗漉液的收集与处理：因制剂的种类不同，漉液的收集和处理方法也是不同的。制备流浸膏剂，先收集药材量 85% 的初漉液另器保存，续漉液应在低温条件下浓缩后与初漉液合并，调整

至规定标准；制备浸膏剂，应将全部渗漉液低温浓缩至稠膏状，加稀释剂或继续浓缩至规定标准；制备酊剂、酒剂时，不需要保存初漉液，可直接收集欲制备量 3/4 的漉液，压榨残渣，压榨液与渗漉液合并，滤过，添加适量溶剂至规定浓度和容量后，静置、滤过即得。

4. 回流法　是指用乙醇等挥发性有机溶剂浸提，由于挥发性溶剂受热馏出后又被冷凝，重复流回浸提器中浸提药材，如此反复直至有效成分回流浸提完全的方法。回流法的优点：浸出效果好，而且浸出溶剂可以循环使用，溶剂的用量少，利用率高。适用于有效成分易溶于浸出溶剂且受热不易破坏者，以及质地坚硬不易浸出者。常用于挥发性溶剂如乙醇、乙醚等有机溶剂浸出药材成分时使用。回流法可分为回流热浸法和回流冷浸法。

（1）回流热浸法：将药材饮片或粗粉装入圆底烧瓶内，添加有机溶剂至淹过药粉，浸泡一定时间，将烧瓶在水浴上加热，回流至规定时间，过滤，另器保存；药渣再添加新溶剂回流 2～3 次，合并各次回流液，回收有机溶剂，即得浓缩液。大量生产时多采用多功能提取罐。

（2）回流冷浸法：利用少量溶剂通过连续循环回流使药材中的有效成分充分浸出的操作方法。小量药材粉末可用索氏提取器提取。大量生产时采用循环回流冷浸装置。

回流热浸法溶剂只能循环使用，不能不断更新，为提高浸提效率，通常需更换新溶剂 2～3 次，溶剂用量较多。回流冷浸法溶剂既可循环使用，又能不断更新，故溶剂用量较回流热浸法少，也较渗漉法的溶剂用量少，且浸提较完全。但是回流法由于连续加热，浸提液在蒸发锅中受热时间较长，故不适用于受热易被破坏的药材成分的浸提。

5. 水蒸气蒸馏法　是指将含有挥发性成分的药材与水共蒸馏，使挥发性成分随水蒸气一并馏出的一种浸出方法。水蒸气蒸馏法适用于具有挥发性、能随水蒸气蒸馏而不被破坏、与水不发生反应、又难溶或不溶于水的有效成分的提取、分离，如挥发油的提取。水蒸气蒸馏法分为共水蒸馏法（即直接加热法）、通水蒸气蒸馏法及水上蒸馏法 3 种。为提高馏出液的纯度或浓度，一般需进行重蒸馏，收集重蒸馏液。但蒸馏次数不宜过多，以免挥发油中某些成分氧化或分解。

6. 超临界流体萃取法（SFE）　是利用超临界状态下的流体为萃取剂，从液体或固体中萃取药材中的有效成分并进行分离的方法。

早在 1879 年，超临界流体对许多物质具有溶解能力的现象就被 Hanuary 和 Hogath 发现，但直到 20 世纪 60 年代才有应用研究。我国科技工作者在 20 世纪 80 年代将超临界萃取法引入，并进行菜籽油的萃取研究。20 世纪 90 年代，该技术开始被引进用于药材提取领域。CO_2 因自身无毒、无腐蚀、临界条件适中（7.488 MPa，304.15 K）的特点，成为超临界流体萃取法最常用的超临界流体（SCF）。由于夹带剂的使用，超临界 CO_2 萃取技术在中草药有效成分提取中的应用范围得到了扩展。用 SFE-CO_2 从新疆紫草中提取萘醌色素，全过程仅 2 小时，提取效率较传统石油醚等溶剂提取法高。超临界 CO_2 萃取的优点：①操作范围广，便于调节。最常用的操作范围是压力 8～30 MPa，温度 35～80 ℃。②选择性好，可通过控制压力和温度，改变超临界 CO_2 的密度，从而改变其对物质的溶解能力，有针对性地萃取药材中的有效成分。③操作温度低，在接近室温（31.06 ℃）的条件下萃取，尤其适用于热敏性成分的提取。萃取过程密闭、连续进行，排除了遇空气氧化和见光反应的可能性，使萃取物稳定。④从萃取到分离可一步完成。萃取后 CO_2 不残留于萃出物中。⑤ CO_2 价廉易得，可循环使用。⑥可以调节萃出物的粒度，借超临界流体的核晶作用，使萃出物达到期望的粒度和粒度分布。SFE-CO_2 技术也有一定的局限性，它较适用于亲脂性、分子量较小物质的萃取。对极性大、分子量太大的物质如苷类、多糖等，要加夹带剂，并在很高的压力下进行，给工业化带来一定的难度；该设备一次性投资大，限制了该技术的普及。

7. 超声提取法　是指利用超声波增大物质分子运动频率和速度，增加溶剂穿透力，提高药物溶出速度和溶出次数，缩短提取时间的浸提方法。超声提取法的优点：利用超声波的空化作用、机械作用、热效应等增大物质分子运动频率和速度，增加溶剂穿透力，从而提高药材有效成分浸出率。

与煎煮法、浸渍法、渗漉法等传统提取方法相比，超声提取法具有省时、节能、提取率高等优点。

8. 微波提取法　即微波辅助萃取，是指利用微波对中药与适当的溶剂的混合物进行辐照处理，从而在短时间内提取中药有效成分的一种新的提取方法。微波提取法的优点：利用微波对极性分子的选择性加热从而使其选择性溶出；时间短，只需几秒到几分钟，提高了提取速度；受溶剂亲和力的限制较小，可供选择的溶剂较多，同时可减少溶剂的用量；应用于大生产，安全可靠，无污染，生产线组成简单，可节省投资。

9. 酶法　酶是以蛋白质形式存在的生物催化剂，能够促进活体细胞内的各种化学反应。可温和地将植物壁分解，较大幅度地提高提取效率、提取物的纯度。制剂中的杂质大多为淀粉、果胶、蛋白质等，可选用相应的酶分解除去。酶法的优点：具有专一性、可降解性、高效性；反应条件温和；能够减少化学品的使用及残留等。常用于植物药材提取的酶包括果胶酶、半纤维素酶、纤维素酶、多酶复合体（包括葡聚糖内切酶、各类半纤维素酶、果胶酶复合体）等。

（五）浸提设备

1. 煎煮设备　用于煎煮药材的设备较多，一般根据煎煮药材的数量选用适当的设备。目前制药生产中常用敞口可倾式夹层锅、强制循环煮料罐、多功能提取罐等。

（1）一般提取器：小量生产时常采用敞口倾式夹层锅。内壁为不锈钢或搪瓷，靠夹层加热，适用于少量药材煎煮和化膏时（如溶化稠浸膏）使用。为了提高浸提效率，可在提取器上加盖，增加搅拌器、泵、加热蛇管等。为了方便出药渣，可装设假底。由于该设备是敞口操作，水分挥发量大，易受外界污染，使用时应加以注意。

（2）强制循环煮料罐：该设备是在煎煮过程中不断将一定温度的水浸液从罐体的出液口流出，再经水泵打回罐体，使浸出液始终处于循环之中，保持浸出液与药材细胞内的有效成分存在一定的浓度差，使浸出更加迅速完全。强制循环煎煮不适用含黏性较大、淀粉较多的药材。

（3）多能式中药提取罐：为目前成药生产普遍采用的一类可调节压力、温度的密闭间歇式提取或蒸馏等多功能设备。多能式中药提取罐的优点：可以在常压常温、减压低温或加压高温条件下提取；适用于药材的水提、醇提、提取挥发油、回收有机溶剂；采用气压自动排渣，操作方便，安全可靠；生产效率高、节约能源、适应范围广以及能实现机械化、自动化生产，利于流水线生产。多能式中药提取罐示意图如图 1-1-26 所示。

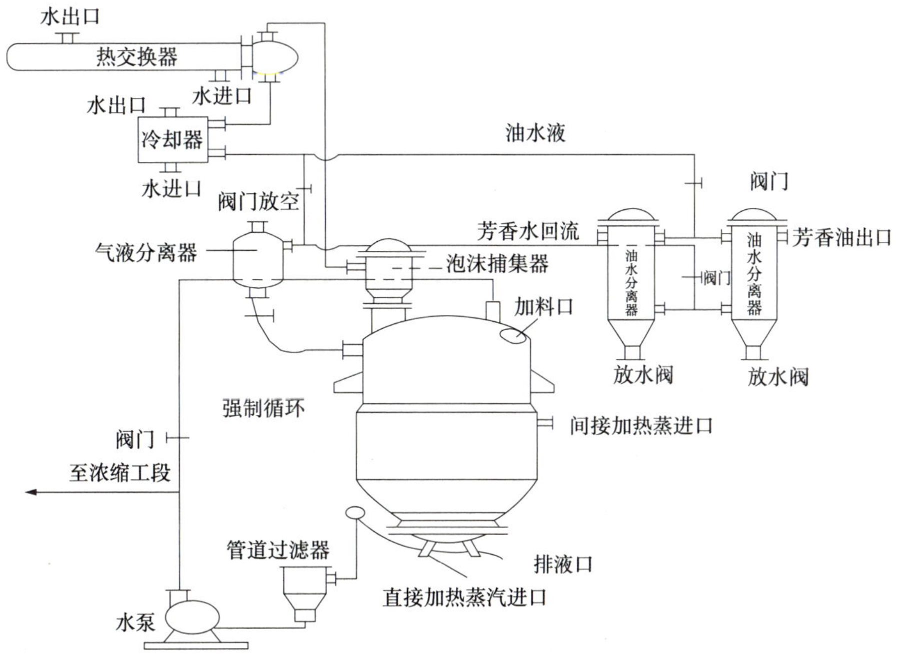

图 1-1-26　多能式中药提取罐示意图

2. 浸渍设备 小剂量生产可以采用具塞玻璃容器，工业生产中浸渍设备应该选用化学稳定性好的材料，如陶瓷或不锈钢等，容器应能密闭，防止溶剂挥散。煎煮设备中的密闭容器均可用作浸渍设备。图 1-1-27 为单纯用于浸渍的循环回流冷浸装置。

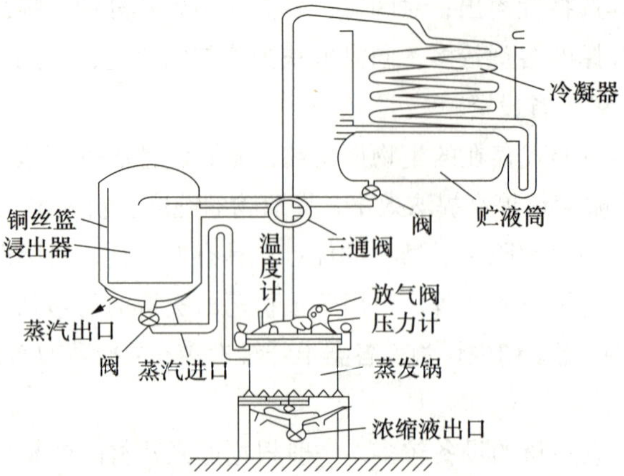

图 1-1-27 循环回流冷浸装置示意图

3. 渗漉设备 小量生产一般选用渗漉筒。工业生产中渗漉设备多以不锈钢材质为主，形状以圆锥形、圆柱形、水缸形为主，圆锥形渗漉器适用于以水、酸水或氨水、低浓度乙醇为溶剂及纤维性强、膨胀性大的药材。圆柱形及水缸形渗漉器适用于不易膨胀的药粉或以乙醇或白酒为溶媒时则选用圆柱形。工业生产通常选用多能浸提罐或渗漉罐。渗漉罐的结构如图 1-1-28 所示。罐体由不锈钢制成，内放经润湿待渗漉中药饮片粗粉，渗漉用溶媒用泵打入高位槽 1 中，通过管道与阀门加入罐体 2 中，渗漉液由下口流出收集到密闭的不锈钢接收罐 4 中。当渗漉完毕后，在夹层 3 中通入蒸汽使药渣中残留的溶媒蒸发，经冷凝器 5 回收入溶剂回收罐 6 中，从而达到降低成本及减少溶剂损耗的目的。

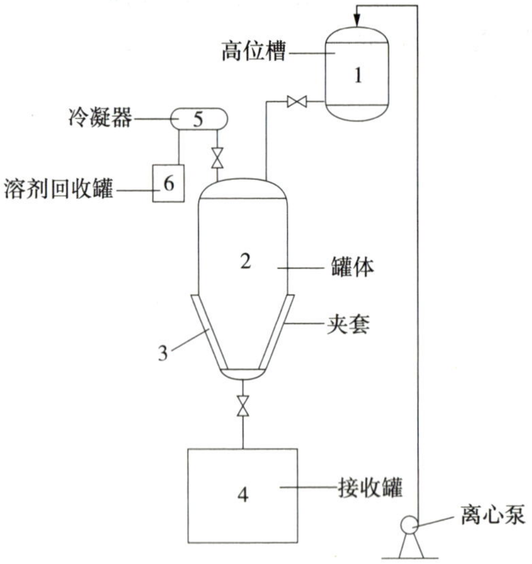

图 1-1-28 渗漉罐

4. 回流设备 小量生产常用玻璃制蒸馏设备，大量生产多采用不锈钢材质制备的多能式中药提取罐或回流罐，也采用大型连续循环回流冷浸装置，但目前普及率较低。

五、纯化

为了提高疗效，便于制剂，减少患者服用量，增加制剂的稳定性，对于中药提取液进行的进一步分离和精制，以去除无效物质和杂质，分离和精制的过程即为纯化。

（一）分离

固 - 液分离是将固 - 液非均相体系用适当方法分开的操作过程。药材浸出液的精制、药物重结晶以及注射剂的除菌均要用分离技术。分离方法一般有沉降分离法、过滤分离法和离心分离法。

1. 沉降分离法　是指利用固体微粒与液体介质密度差异，固体微粒依靠自身重量自然下沉，再通过虹吸法或倾泻法分离上层澄清液，使固体与液体分离的操作方法。当固体与液体相对密度相差悬殊时，固体物易于下沉，故凡不易变质的溶液可用沉降法分离固体与液体。此法简单易行，不需要特殊设备，但所需时间长，分离不完全，功效低，通常将本法与其他方法配合使用。料液中固体物含量少、粒子细而轻者不宜使用此法。

2. 过滤分离法　又称为过滤分离法，是将固 - 液混悬液通过一种多孔介质，固体粒子被截留在介质上，液体经介质孔道流出，使固 - 液分离的操作方法。

（1）过滤原理　有两种，一种是过筛作用，即料液中大于滤器孔隙的微粒全部被截留在过滤介质表面，如薄膜过滤；另一种是深层过滤，即微粒截留在滤器的深层，如砂滤棒。

（2）影响过滤的因素。

①过滤面积：在过滤初期，过滤的速度与滤器的面积成正比，即过滤面积越大，过滤速度越快。为加快过滤速度，可增加过滤的面积。

②滤器两侧的压力差：两侧的压力差越大，则过滤速度就越快。在过滤操作中常通过加压或减压来提高过滤的效率。

③滤材的性质：滤材的孔径大小、孔数多少、毛细管长度等都会影响过滤的速度。

④滤液的黏度：滤液的黏度与过滤的速度成反比，黏度越大，过滤速度就越慢。故采用趁热或保温过滤。同时，还应注意过滤的顺序，应先过清液，再过稠液。

⑤滤饼的性质：滤饼有不可压缩与可压缩两种。不可压缩滤饼在压力作用下不易变形，通过单位床层厚度的流体阻力不变，过滤速度受影响较小。可压缩滤饼在压力增大时，流道变细，堵塞通道，流动阻力加大，过滤速度减慢。为加快过滤速度，常在滤材上先铺上一层助滤剂（活性炭、滑石粉、硅藻土、纸浆等）防止流道堵塞。

（3）过滤方法。

①常压过滤：指利用滤液本身在过滤介质上的重量所产生的压力作为过滤动力进行的过滤操作。本法设备简单，但过滤速度慢，生产能力低，一般用于初滤。常用的滤器有玻璃漏斗、搪瓷、金属夹层保温漏斗等。此类滤器采用滤纸或脱脂棉作为过滤介质。

②减压过滤：又称为真空过滤。是指通过在过滤介质下方抽真空，增加过滤介质两侧压力差，达到加快过滤速度的过滤操作的目的。此法过滤、洗涤沉淀的速度较快，固 - 液分离完全，但对滤渣的彻底洗涤和干燥困难，滤液和洗液难以分别排除，减压过滤后所得滤饼一般含液量为 18% ～ 50%。可用于实验室或口服液、注射液配液后的精滤。常用布氏漏斗、垂熔玻璃滤器。

③加压过滤：指利用压缩空气或往复泵、离心泵等输送混悬液所形成的压力为推动力进行的过滤操作。压力一般在 290 ～ 490 kPa。由于压力差大，过滤速度快，所以本法适用于黏度大、颗粒细及可压缩性各类物料的过滤。但滤饼洗涤困难，滤布易损坏。常用压滤器和板框式压滤机。

④薄膜过滤：指利用对组分有选择透过性的薄膜，实现混合物组分分离的操作方法。膜分离过程通常是一个高效的分离过程，被分离的物质大多数不发生相的变化；膜分离一般在接近室温的条件下进行，能耗低；且操作方便，不产生二次污染。该法与蒸发、萃取、离子交换等分离操作比较，不仅可避免组分受热变质或混入杂质，还具有显著的经济效益。常用的有微孔滤膜过滤、超滤等方法。

微孔滤膜是由高分子材料制成的多孔性薄膜过滤介质，其孔径为 0.025 ～ 14 μm，主要滤除≥

50 μm 的细菌和悬浮颗粒。在药剂生产中可用于精滤，如注射液及大输液的过滤、热敏性药物的除菌净化、液体中微粒含量的分析和无菌空气的净化等。微孔滤膜过滤的特点在于孔径均匀、滤过精度高；微孔占薄膜总体积的 80% 左右，孔隙率高，滤速快；质地很薄，吸附损失小；过滤时无介质脱落，对药液不污染；但易形成流道堵塞，故料液在用微孔滤膜过滤时，必须先经预滤处理。微孔滤膜滤器有平板式膜滤器和筒式膜滤器两种。

3. 离心分离法　是指将待分离的药液置于离心机中，借助离心机高速旋转所产生的离心力，使药液中的固体和液体或两种密度不同且不相混溶的液体混合物分开的操作方法。本法适用于分离细小微粒、黏度大的待滤液及用一般的过滤或沉淀方法不易分开或难以分离的物料。

离心机按转速常分为：①常速离心机：转速在 3 000 r/min 以下，适用于易分离的浸出液分离及固体物料的脱水。②高速离心机：转速在 3000 ～ 6000 r/min，适用于细粒子、黏度大的浸出液及乳浊液的分离。③超高速离心机：转速为 50 000 r/min 以上，主要用于分离高分散度的浸出液和胶体溶液。

4. 常用分离设备

（1）板框式压滤机：由多个滤板及滤框组成，结构如图 1-1-29 所示，是一种在加压条件下的间歇操作过滤设备。此设备适用于黏性大、颗粒较小以及滤饼可压缩的各种难过滤物料的过滤，特别适用于含少量固体的混悬液，也可用于温度较高的混悬液的过滤。板框式压滤机具有过滤面积大、压力可调节、过滤速度快、操作易控制的优点，但它不能连续操作。该设备目前主要用于中药口服液、糖浆剂以及中药醇沉液的过滤。

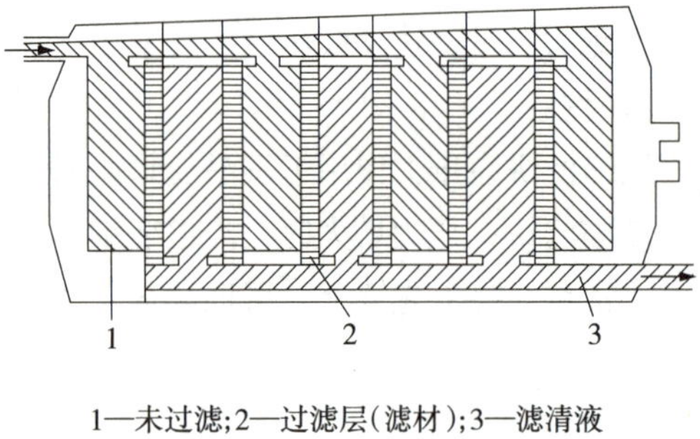

（a）板框式压滤机原理示意图

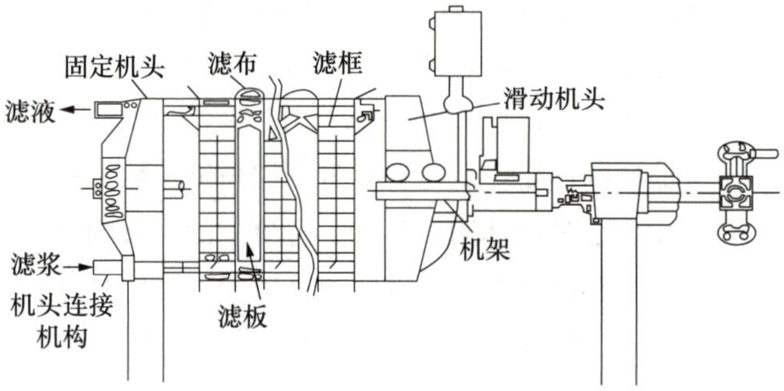

（b）优适板框式压滤机

图 1-1-29　板框式压滤机示意图

（2）离心机：常用的离心机有三足式离心机（图 1-1-30）、上悬式离心机（图 1-1-31）、管式超速离心机（图 1-1-32）等。三足式离心机是一种过滤式离心机，这种离心机的转鼓和机座借助摆杆悬挂在 3 个支柱上，故称为三足式离心机。操作时，悬浮液置于转鼓内，电动机通过三角带带动转鼓高速旋转，滤液甩至外壳内经排液口排出，滤渣截留在滤布上，用人工从上部卸出。

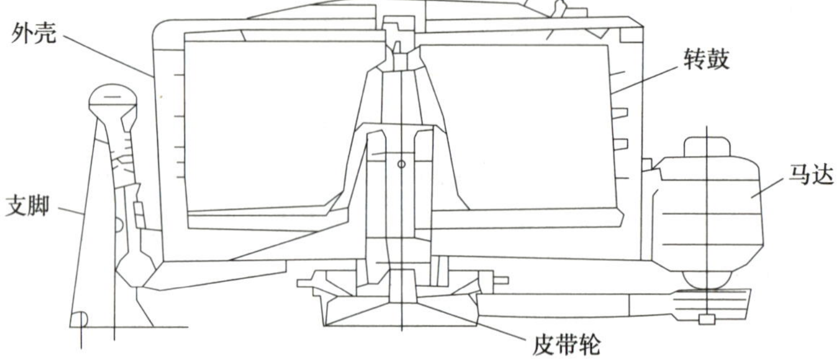

图 1-1-30　三足式离心机

三足式离心机因结构简单，具有操作方便、过滤时间可随意掌握、滤渣能充分洗涤、颗粒不被破坏等优点，特别适用于过滤周期较长、处理量不大、品种较多的物料分离。主要缺点是体力劳动繁重。由于传动机构贯于转鼓下面，拆装检修不便，腐蚀性滤液可能流入传动机构。

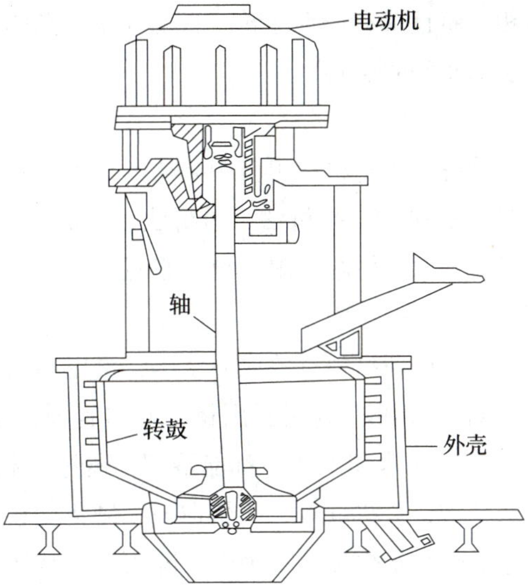

图 1-1-31　上悬式离心机

上悬式离心机主要由电机、转动系统、机架、机壳、制动、糖闸、分蜜、洗涤、电控系统等组成。其结构是传动置于上方，由带法兰的立式电机通过弹性联轴器直接驱动主轴运转。它的工作原理是将被分离的悬浮液物料注入转鼓内，当高速旋转时利用离心力场的作用将液体甩出鼓外，而固体颗粒则被铺设在鼓内的滤网截流，从而完成固 - 液分离。上悬式离心机整体结构紧凑，运转平稳。具有容量大、转速高、分离效率高、生产能力大、自动化程度高、噪声小、劳动强度低等优点。

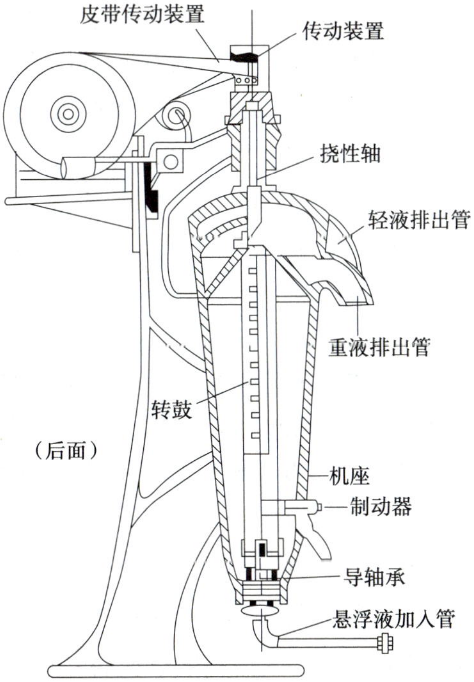

图 1-1-32　管式超速离心机

管式超速离心机由机身、传动装置、转鼓等组成。转鼓上部是挠性主轴，下部是阻尼浮动轴承，主轴由连接座缓冲器与被动轮连接，电动机通过传送带，张紧轮将动力传递给被动轮，从而使转鼓绕自身轴线高速旋转，形成强大的离心力场。物料由底部进液口射入，离心力迫使料液沿转鼓内壁向上流动，且因料液不同组分的密度差而分层。管式超速离心机是目前用离心法进行分离的理想设备，主要用于液 - 固、液 - 液或液 - 液 - 固三相分离，其最小分离颗粒为 1 μm，特别是对一些液固相比重差异小、固体粒径细、含量低、介质腐蚀性强等物料的分离，可以得到高纯度的液相和含湿量较低的固相，而且具有连续运转、自动控制、操作安全可靠、节省人力和占地面积小、减轻劳动强度和改善劳动条件等优点。

（二）精制

精制是采用适当的方法和设备除去药材浸出液中杂质的操作过程。生产中常用的传统精制方法有水提醇沉法、醇提水沉法、酸碱法、盐析法、透析法、萃取法等，以水提醇沉法应用最多。现代精制方法如超滤法、澄清法、大孔树脂吸附法也越来越受到重视，已在药材浸出液的精制过程中得到了较多的研究和应用。

1. 水提醇沉法　是以水为溶剂将药材中有效成分浸出，再用不同浓度的乙醇沉淀浸出液中杂质的方法。通过此法处理，可以达到降低制剂服用量、增加制剂稳定性、改善澄明度等精制目的。药材中所含的有效成分大多数在水和乙醇中都能溶解，通过水和不同浓度的乙醇交替处理，可保留生物碱盐类、苷类、氨基酸、有机酸等，而蛋白质、糊化淀粉、黏液质、油脂、脂溶性色素、树脂、树胶及部分糖类等杂质在水醇交替处理中被除去。通常认为，当浸出液中含醇量达到 50% ～ 60% 时，可除去淀粉等杂质；当含醇量达到 75% 以上，除鞣质、水溶性色素等少数无效成分外，其余大部分杂质均可沉淀除去，而有效成分仍然保留在浸出液中。

（1）操作方法：将中药材饮片先用水提取，再将提取液浓缩至约每毫升相当于原药材 1 ～ 2 g，加入适量乙醇，静置冷藏适当时间，分离，去除沉淀，回收乙醇，最后制得澄清的液体。

（2）操作注意事项。

①药液浓缩：煎煮液应浓缩后再加乙醇沉淀，目的是使沉淀完全，减少乙醇用量及有效成分的损失。浓缩时最好采用减压低温，特别是经水醇反复数次沉淀处理后的药液，不宜用直火加热浓缩。由于某些有效成分如多种苷元、香豆精、内酯、黄酮、蒽醌、芳香酸等在水中难溶，故浓缩程度应适宜，在实际生产中一般控制在 1∶1 ～ 2。浓缩前后可酌情调节 pH 值，以保留更多的有效成分，尽可能去除无效物质。例如，黄酮苷类在弱碱性水溶液中溶解度增大，生物碱在酸性溶液中溶解度增大，而蛋白质在 pH 值接近等电点时易沉淀去除。

②药液温度：在加入乙醇时，药液温度一般为室温或室温以下，以防止乙醇挥发。

③加醇方式：分次醇沉或以梯度递增方式逐步提高乙醇浓度，有利于除去杂质，减少杂质对有效成分的包裹而引起沉淀损失。浓缩液加入乙醇时应缓缓加入并充分搅拌，使乙醇与药液充分接触，沉淀完全。

④含醇量的计算：调药液含醇量达某种浓度时，只能将计算量的乙醇加入药液中，而用乙醇计直接在含醇的药液中测量的方法是不正确的。分次醇沉时，每次需达到的某种含醇量，需通过计算求得。乙醇计的标准温度为 20 ℃，测得乙醇本身的浓度时，如果温度不是 20 ℃，应作温度校正。实验证明，温度每相差 1 ℃，所引起的百分浓度误差为 0.4。因此，这个校正值就是温度差与 0.4 的乘积。可用式（1-1-1）求得乙醇的浓度。

$$C_{实} = C_{测} + (20 + t) \times 0.4 \qquad (1\text{-}1\text{-}1)$$

⑤冷藏：浓缩液加醇沉淀后应在 5 ～ 10 ℃下冷藏静置 12 ～ 24 小时，以保证杂质充分沉淀。但若浓缩液温度降低太快，微粒碰撞机会减少，沉淀颗粒较细，沉降难以滤除。醇沉液充分静置冷藏后，先虹吸上清液，再慢慢抽滤下层稠液。

2. 醇提水沉法　是以醇为溶剂将药材中有效成分浸出，再用水沉淀浸出液中杂质的方法。该法的原理及操作与水提醇沉淀法基本相同，适用于提取有效成分为醇溶性或在醇、水中均有较好溶解性的药材。其优点是可避免药材中大量淀粉、蛋白质、黏液质等高分子杂质的浸出，水处理又可较方便地将醇提液中的树脂、油脂、色素等杂质沉淀除去。使用本法精制应特别注意的是，有效成分在水中难溶或不溶时，则不能采用水沉处理，这样会导致浸出液中有效成分的含量降低，而沉淀中的含量增高。如厚朴中的厚朴酚、五味子中的五味子甲素，这些成分均为有效成分，它们易溶于乙醇而难溶于水，若采用醇提水沉法，则水溶液中厚朴酚、五味子甲素的含量甚微，而沉淀物中含量却很高。

3. 酸碱法　是利用药材中所含单体成分的溶解度与酸碱度的性质，通过在溶液中加入适量酸或碱，调节 pH 值至一定范围，将单体成分溶解或析出，从而达到分离精制目的的方法。例如，生物碱一般不溶于水，加酸后生成生物碱盐能溶于水，再碱化后又重新生成游离生物碱而从水溶液中析出，从而与杂质分离。有时也可用调节浸出液的酸碱度达到去除杂质的目的。

4. 大孔树脂吸附法　是指将中药提取液通过大孔树脂，吸附其中的有效成分，再经溶剂洗脱回收，除去杂质的一种精制方法。利用大孔吸附树脂的多孔结构和选择性吸附功能可从药材浸提液中分离精制有效成分或有效部位，最大限度地去粗取精，是一种新的纯化方法。具有高度富集药效成分、减少杂质、降低产品吸潮性、有效去除重金属、安全性好、再生简单等优点。因此，目前这项技术已得到广泛应用。

5. 其他方法

（1）盐析法：是指在含有某些高分子物质的溶液中加入大量的无机盐，使其溶解度降低，沉淀析出，与其他成分分离的一种方法。本法适用于蛋白质的分离纯化，且不致使其变性。此外，提取挥发油时，盐析法也常用于提高药材蒸馏液中挥发油的含量及蒸馏液中微量挥发油的分离。

（2）澄清剂法：是指在药材浸出液中加入一定量的澄清剂，利用它们具有可降解某些高分子杂质，降低药液黏度或能吸附、包合固体微粒等特性加速药液中悬浮粒子的沉降，经滤过除去沉淀物而获得澄清药液的一种方法。本法能较好地保留药液中的有效成分（包括多糖等高分子有效成分），除去杂质，操作简单，澄清剂用量小，能耗低。本法在成方制剂的制备中，用于除去药液中粒度较大且有沉淀趋势的悬浮颗粒，以获得澄清的药液。

常用的澄清剂有壳聚糖、101 果汁澄清剂、ZTC1＋1 天然澄清剂等。

（3）透析法：是利用小分子物质在溶液中可通过半透膜，而大分子物质不能通过的性质，借以达到精制目的的一种方法。在制剂生产中主要用于除去浸出液中的鞣质、蛋白质、树脂等高分子杂质，也用于某些具有生物活性的植物多糖的纯化。

六、浓缩、干燥

（一）浓缩

浓缩是指在沸腾状态下，经传热过程，利用汽化作用将挥发性大小不同的物质进行分离，从液体中除去溶剂得到浓缩液的工艺操作。浓缩是中药制剂原料成型前处理的重要步骤。药材提取完成后，一般得到的提取液中有效成分浓度较低，不适于直接用于临床或供制备其他制剂，必须经过适当的浓缩。浓缩药液可采用蒸发、蒸馏、反渗透、超滤等方法。蒸发是目前药液浓缩的主要方法，应用最为广泛。

1. 浓缩方法　浓缩有自然蒸发和沸腾蒸发两种。①自然蒸发是指溶液中的溶剂在不加热的情况下进行汽化蒸发。②沸腾蒸发是指通过加热使溶液中的溶剂在沸腾条件下汽化蒸发。由于沸腾蒸发的效率远远超过自然蒸发，故在生产中一般采用沸腾蒸发。

（1）常压蒸发：液体在一个大气压条件下进行的蒸发操作，又称为常压浓缩。本法适用于被蒸发溶剂无毒、无害、无燃烧性、无经济价值者，且被蒸发液体中的有效成分是耐热的。常压蒸发的设备简单、操作方便，可保持最大的蒸汽压差；但蒸发速度慢，温度高，操作环境湿度大，易污染等。进行常压蒸发操作时，小量生产时可用瓷质蒸发皿，大量生产时用蒸发锅。若以水为溶剂得到的浸提液多采用敞口可倾式夹层锅；若以乙醇等有机溶剂得到的浸提液，应采用蒸馏装置。常压蒸发的优点：浓缩速度慢，时间长，药物成分易被破坏，适用于非热敏性药物的浓缩。常压浓缩时应注意搅拌，以避免料液表面结膜影响蒸发，并应随时排走所产生的大量水蒸气，因此，常压浓缩的操作室内常配备电扇和排风扇。

（2）减压蒸发：在密闭容器内，利用抽真空以降低容器内部压力，使浸出液的沸点降低进行蒸发的方法，又称为减压浓缩。减压蒸发的优点：温度低、蒸发速度快等，适用于有效成分不耐热的浸出液的蒸发。

（3）薄膜蒸发：使浸提液形成液膜而进行的蒸发操作，为目前制药生产中广泛应用的较先进的蒸发方法。在蒸发操作中，增加汽化表面是加速蒸发的重要因素。浸提液形成液膜时，能极大地增大汽化表面，从而提高蒸发效率。薄膜蒸发的优点：热传播速度快而且均匀，不受液体静压力和过热现象的影响，浸出液的总受热时间短，能连续操作，缩短生产周期，浓缩效率高，能将溶剂回收重复利用，可在常压或减压条件下进行操作，特别适用于有效成分不耐热浸提液的蒸发。

薄膜蒸发的方式有两种：①使浸提液快速流过加热面形成液膜进行蒸发，此类蒸发可在短暂的时间内达到最大的蒸发量，但蒸发速度与热量供应的平衡较难掌握，浸提液变稠后易黏附在加热面上，增加热阻，影响蒸发，目前生产上较少应用；②使浸提液剧烈沸腾使之产生大量泡沫，以泡沫的内外表面为蒸发面进行蒸发，此类蒸发速度快，易控制，故目前使用较多。一般采用流量计控制浸出液的流速以保持液面恒定，否则也易出现前者的弊端。

（4）多效蒸发：多效蒸发器是利用由两个或多个减压蒸发器串联而成的浓缩设备，将药液流入蒸发器，同时给第一蒸发器提供加热蒸汽，药液被加热后沸腾，所产生的二次蒸汽引入第二蒸发器作为加热蒸汽，第二蒸发器的药液同样被加热沸腾，所产生的二次蒸汽引入第三次蒸发器，以此类推，最后一次引入的二次蒸汽进入冷凝器，蒸发器内药液得到蒸发浓缩。由于蒸汽反复利用，多效浓缩器属于节能型设备，能提高蒸发效率，为了提高传热温差，多效蒸发器一般在真空下操作，使药液在较低的温度下沸腾。制药生产中应用最多的为二效或三效浓缩器。

2. 常用浓缩设备

（1）减压蒸馏装置：又称减压浓缩装置，是通过抽气减压使药液在减压和较低温度下浓缩的设备，如图 1-1-33 所示。减压浓缩装置可以在浓缩过程中回收乙醇等有机溶剂。减压浓缩时应避免由于冷凝不充分或真空度过大，造成乙醇等有机溶剂损失。

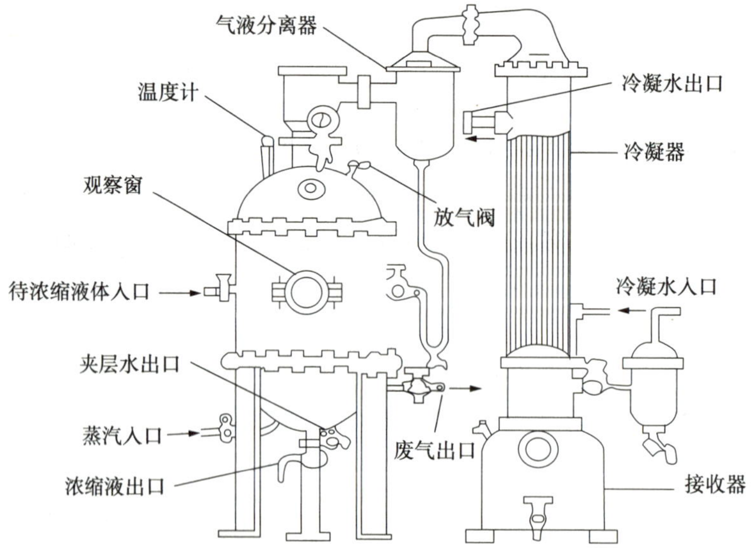

图 1-1-33　减压蒸馏装置示意图

（2）真空浓缩罐：以水为溶剂提取药液，常用真空浓缩罐进行浓缩，如图 1-1-34 所示。

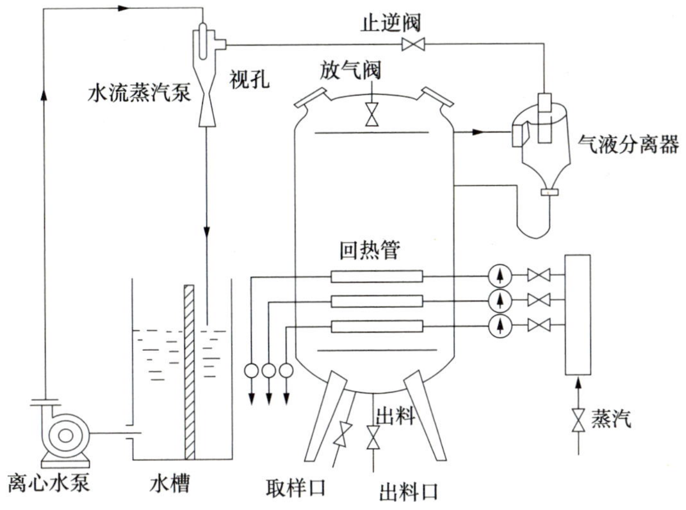

图 1-1-34 真空浓缩罐示意图

（3）升膜式蒸发器：生产中常用的升膜式蒸发器，如图 1-1-35 所示。该装置适用于蒸发量较大、浸出液有效成分对热不稳定、浸提液黏度小于 0.05 Pa·s，以及易产生泡沫的浸提液。若为高黏度、有结晶析出或易结垢的浸提液则不宜选用。

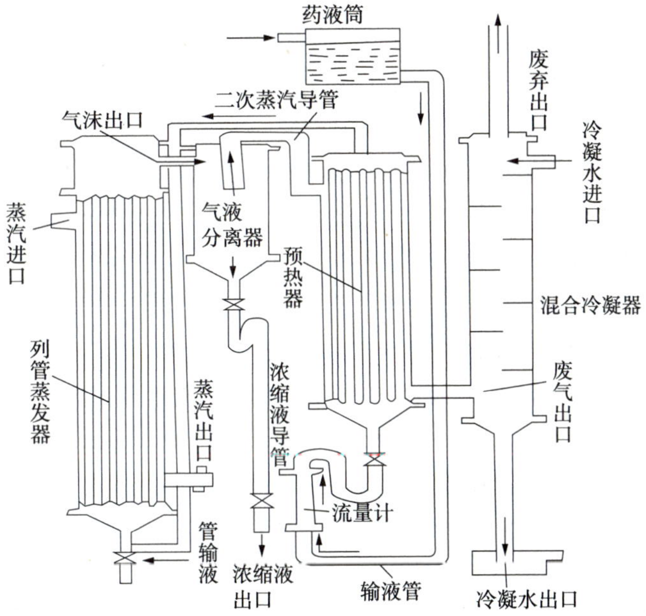

图 1-1-35 升膜式蒸发器示意图

（4）多效蒸发器：如图 1-1-36 所示，按加料方式可分为 4 种。

①顺流式：又称为并流式，料液与加热蒸汽走向一致，随着浓缩液稠度的逐渐增大，蒸汽温度逐渐降低。适用于随温度的降低黏度增高不大或随浓度增大而热敏性增加的料液。

②逆流式：料液与加热蒸汽走向相反，即随着加热蒸汽的温度逐渐升高，而浓缩液稠度逐渐增大。适用于与顺流式相反的情况。

③平流式：料液分别通过各效蒸发器，浓缩到一定程度后再集中浓缩。适用于各效易于析出结晶的料液。

④错流式：兼具顺流式与逆流式的特点。料液走向是先进入二效，流向三效，再反向流入一效。加热蒸汽由一效顺次走向三效，料液最后浓缩温度高。

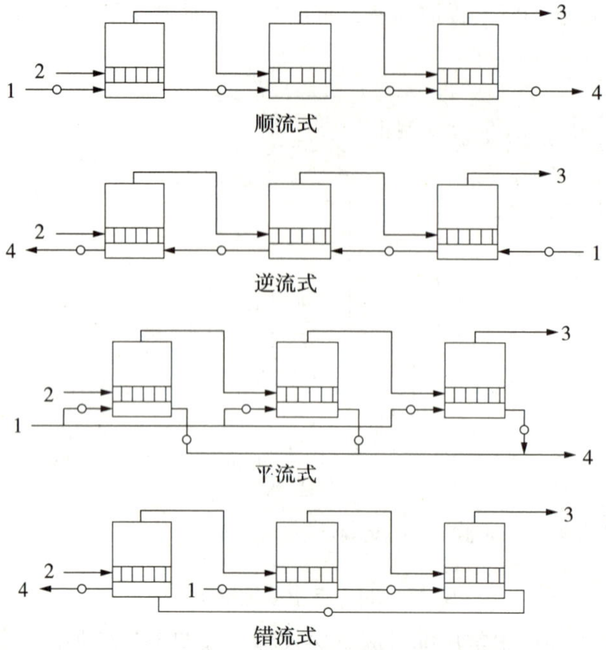

1—料液；2—加热蒸汽；3—蒸汽；4—浓缩液

图 1-1-36　多效蒸发器流程示意图

（二）干燥

干燥是利用热能或其他方式除去固体物质或膏状物中所含的水分或其他溶剂，获得干燥物的操作。干燥操作广泛用于药剂生产中，如新鲜药材的除水，原辅料的除湿以及水丸、片剂、颗粒剂等制备均要应用干燥。

1. 干燥原理　在对流干燥过程中，湿物料与热空气接触时，热空气将热能传至物料表面，再由表面传至物料内部，这是一个传热过程；与此同时，湿物料得到热能后，其表面水分首先汽化，物料内部水分以液态或气态形式扩散透过物料层而达到表面，并不断向空气主体流中汽化，这是一个传质过程。因此，物料的干燥是传热和传质同时进行的过程，两者间有着相互的联系。通过汽化作用除去湿物料中水分或其他溶剂而获得干燥物品的操作过程。对固体物料而言，干燥时水分从物料内部借扩散作用到达表面，并从表面受热汽化而被除去。

2. 影响干燥的因素

（1）被干燥物料的性质：包括物料本身的结构、形状和大小、料层的厚薄、水分的结合方式等，是影响干燥速率的主要因素。一般来说，物料呈结晶状、颗粒状、堆积薄者，较粉末状、膏状、堆积厚者干燥速度快。

（2）干燥介质的温度、湿度与流速：在适当范围内，提高空气的温度，可使物料表面的温度也相应提高，加快蒸发速度，有利于干燥。但应根据物料的性质选择适宜的干燥温度，以防止某些热敏性成分被破坏。空气的相对湿度越低，干燥速度越快。空气的流速越大，干燥速度越快。

（3）干燥速度与干燥方法：在干燥过程中，首先是物料表面液体的蒸发，然后是内部液体逐渐扩散到表面继续蒸发，直至完全干燥。当干燥速度过快时，物料表面的蒸发速度大大超过内部液体扩散到物料表面的速度，致使表面粉粒黏着，甚至熔化结壳，从而阻碍了内部水分的扩散和蒸发，形成假干燥现象。假干燥的物料不能很好地保存，也不利于继续制备操作。干燥方式与干燥速率也有较大关系。若采用静态干燥法，只能逐渐升高温度，以使物料内部液体慢慢向表面扩散，源源不断地蒸发。否则，物料易出现结壳，形成假干现象。而动态干燥法颗粒处于跳动、悬浮状态，可大大增加其暴露面积，有利于提高干燥效率。但必须及时供给足够的热能，以满足蒸发和降低干燥空间相对湿度的需要。沸腾干燥、喷雾干燥由于采用了流态化技术，且先将气流本身进行干燥或预热，使空间相对湿度降低，温度升高，故干燥效率显著提高。

（4）压力：压力与蒸发量成反比，压力越大，干燥速度越慢。因而减压是改善蒸发、加快干燥的有效措施。真空干燥能降低干燥温度，加快蒸发速度，提高干燥效率，且产品疏松易碎，质量稳定。

3. 干燥方法　在制药工业中，由于被干燥物料的形状是多种多样的，既有颗粒状、粉末状、丸状，也有浆状（如中药浓缩液）、膏状（如流浸膏）；物料的性质各有差异，如热敏性、酸碱性、黏性、易燃性等；对干燥产品的要求也各有差异，如含水量、形状、粒度、溶解性及卫生要求等；生产规模及生产能力各不相同。因此，采用的干燥方法是多种多样的。以下重点介绍制剂生产中最常用的几种干燥方法。

（1）烘干法：是指在常压下，将湿物料摊放在烘盘内，利用热的干燥气流使湿物料表面的水分汽化进行干燥的一种方法。适用于对热稳定的药物，稠浸膏、糖粉、丸剂、颗粒剂等多采用此法。如果物料处于静止状态，则干燥速度较慢。常用的有烘箱和烘房。

（2）减压干燥法：又称为真空干燥，是在密闭容器中抽去空气以降低压力而进行干燥的一种方法。减压干燥法的优点：干燥温度低、干燥速度快；产品呈疏松海绵状，易于粉碎；减少了物料与空气的接触机会，避免污染或氧化变质。减压干燥法适用于热敏性或高温下易氧化物料的干燥，但生产能力小、间歇操作、劳动强度大。减压干燥法效果取决于负压的高低（真空度）和被干燥物的堆积厚度。

（3）喷雾干燥法：喷雾干燥法是流态化技术在液态物料干燥中应用得较好的方法，是指将被干燥的液体物料浓缩到一定的相对密度后，使雾化成细小雾滴，与通入干燥器的热空气进行热交换，使水分迅速汽化，物料被干燥成粉末或颗粒状的方法。因物料受热表面积大，传热、传质迅速，水分蒸发极快，几秒内即可完成雾滴的干燥，具有瞬间干燥的特点，特别适用于热敏性物料的干燥。产品质地疏松、溶解性能好。干燥后的成品粉末极细，无须再进行粉碎，减少了生产工序。但喷雾干燥的不足之处是能耗较高，进风温度较低时，热效率低；控制不当常出现干燥物黏壁的现象，且成品收率较低；设备清洗较麻烦。喷雾干燥的效果取决于所喷雾滴直径的大小。雾滴的大小与喷雾器的性能和压缩空气的压力有关，喷雾越小，喷速越高，雾滴越小，液体总面积越大，越容易干燥。

（4）沸腾干燥法：又称为流化床干燥，是指利用热空气流使湿颗粒悬浮，呈流态化，似“沸腾状”，热空气在湿颗粒间通过，在动态条件下进行热交换，带走水汽而达到干燥的一种方法。适用于湿粒性物料，如片剂、颗粒剂制备过程中湿粒的干燥和水丸的干燥。沸腾干燥法的气流阻力较小，物料磨损较轻，热利用率较高；干燥速度快，一般湿颗粒流化干燥时间为20分钟左右；产品质量好，制品干湿度均匀，无杂质带入；干燥时不需翻料，且能自动出料，节省劳动力。适用于大规模生产和片剂的流水线作业。但热能消耗大，清扫设备较麻烦，尤其是有色颗粒干燥后给清洁工作带来困难。

（5）冷冻干燥法：将液体物料浓缩至一定浓度后预先冻结成固体，在低温减压条件下利用冰的升华除去水分的干燥方法。冷冻干燥法的优点：物料在高度真空及低温条件下干燥，可避免成分因高热而分解变质，故适用于极不耐热物品的干燥，如血浆、血清、抗生素等生物制品，天花粉针和淀粉止血海绵等。干燥制品多孔疏松、易于溶解；含水量低，一般为1%～3%，有利于药品的长期储存。但冷冻干燥需要高度真空与低温，能耗大，成本高。

（6）红外线干燥法：利用红外线辐射器所产生的电磁波被湿物料吸收后，直接转变成为热能，使物料中水分汽化而达到干燥的一种方法。红外线干燥属于辐射加热干燥。红外线辐射器所产生的电磁波以光速辐射到被干燥的物料上，由于红外线光子的能量较小，被物料吸收后，不能引起分子与原子的电离，只能增加分子热运动的动能，使物料中的分子强烈振动，温度迅速升高，将水等液体分子从物料中驱出而达到干燥。远红外线干燥速率是近红外线干燥的 2 倍，是热风干燥的 10 倍。由于干燥速度快，故适用于热敏性药物的干燥，特别适用于熔点低、吸湿性强的物料，以及某些物体表层（如橡胶硬膏）的干燥。又由于物料表面和内部的物质分子同时吸收红外线，因此，物料受热均匀，产品的外观好，质量高。此外，远红外电能消耗小，是近红外的 50% 左右，因此，目前在制药、食品等行业中已广泛应用。

（7）微波干燥法：是指把物料置于高频交变电场内，从物料内部均匀加热，迅速干燥的一种方法。微波是一种高频波，其波长为 1 mm ～ 1 m, 频率为 300 MHz ～ 300 kMHz。制药工业上微波加热干燥只用 915 MHz 和 2 450 MHz 两个频率，后者在一定条件下兼有灭菌作用。微波干燥法的优点：物料的表面和内部可同时吸收微波，物料受热均匀，加热效率高，可加快干燥速度，产品质量好，不影响产品的色香味及组织结构，还兼有杀虫和灭菌作用。适用于含有一定水分而且对热稳定药物的干燥或灭菌，中药中较多应用于饮片、药物粉末、丸剂等的干燥。但设备投资和运行的成本高。对人体，尤其对眼睛有一定的影响，应注意微波的泄漏和防护。

（8）其他干燥方法。

①鼓式干燥法：将湿物料蘸附在金属转鼓上，利用传导方式提供汽化所需热量，使物料得到干燥的一种方法，又称为鼓式薄膜干燥法或滚筒式干燥法。彭式干燥法的优点：适用于浓缩药液及黏稠液体的干燥；可连续生产，根据需要调节药液浓度、受热时间（鼓的转速）和温度（蒸汽）；对热敏性药物液体可在减压情况下使用；干燥物料呈薄片状，易于粉碎。常用于中药浸膏的干燥和膜剂的制备。

②带式干燥法：将湿物料平铺在传送带上，利用干热气流或红外线、微波等使湿物料中水分汽化进行干燥的一种方法。在制药生产中，某些易结块和变硬的物料，药材饮片大量加工生产，搽剂的干燥灭菌等多采用带式干燥设备。此法干燥均匀，操作简单。

③脉动真空干燥法：是采用箱体内壁夹套加热技术，在箱体内壁的外侧设置了加热夹套，加热夹套内通入热水或蒸汽，使箱体内壁温度升高，从而解决了箱内水蒸气在箱内冷凝的先决条件，大大降低设备的能耗。与此同时，由于箱壁温度的升高，使得箱内热损耗降低、物料受热均匀，提升了设备的干燥效率。因此，脉动真空干燥法的优点：干燥效率高，比传统设备效率提高 200% 以上，大大缩短干燥时间；相比热风循环烘箱能耗节约 80% 以上；产品均匀性更高，干燥后的产品品质和颜色更好；具备在线清洗或浸泡式清洗功能，移动式料车设计，更方便清洗；针对易起泡物料，采用脉冲破泡设计；针对不易破泡的物料，采用爆炸式干燥的方式；全自动控制系统，整套系统人机界面操作，可分段设定参数，实现更复杂的工艺流程，保障干燥效率和效果。

4. 干燥设备

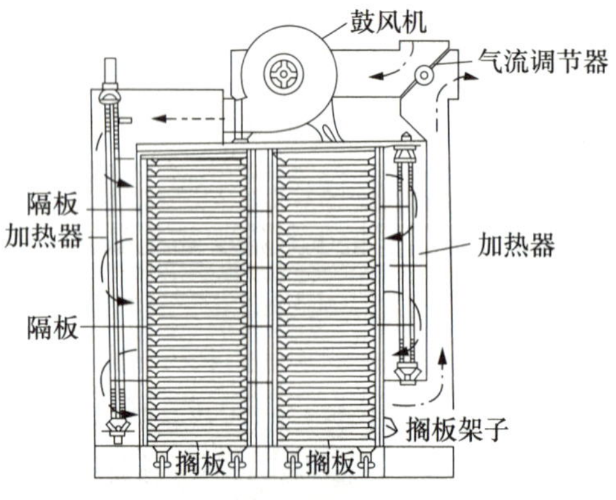

图 1-1-37 烘箱结构示意图

（1）烘箱：又称为干燥箱，结构示意图如图 1-1-37 所示。适用于各类物料的干燥或干热灭菌，小批量生产。由于是间歇式操作，向箱中装料时热量损失较大，若无鼓风装置，则上下层温差较大，应经常将烘盘上下对调位置，并翻动物料。

（2）隧道式烘箱：原理是被烘物料在动态移动中进行干燥，因而适当提高温度可相应地降低相对湿度，控制气流速度可以缩短干燥时间。将被干燥物料放置传送带上，开动传送带并根据物料性质调整速度，物料从入口进入烘箱，在箱内随履带移动并被加热。当移至出口时应完成干燥过程，达到干燥要求。加热装置可以是红外线、远红外线、加热蒸汽、电炉丝或微波等。隧道式远红外干燥灭菌烘箱适用于各种规格的安瓿瓶、西林瓶及口服液、易拉瓶等玻璃容器的干燥，连续灭菌及去除热源使用，瓶子随输送带依次进入隧道灭菌烘箱的预热区，高温灭菌区（温度≥ 350 ℃，灭菌时间≥ 5 分钟）和低温冷却区，完成干燥和灭菌。这种烘箱在其一边安装加料系统，另一边安装物料出口与收集装置，也可用于湿颗粒的干燥。

（3）烘房：为供大量生产用的烘箱，其结构原理与烘箱一致，但由于容量大，在设计上更应注意温度、气流路线及流速等因素间的相互影响，以保证干燥效率。烘房结构示意图如图 1-1-38 所示。

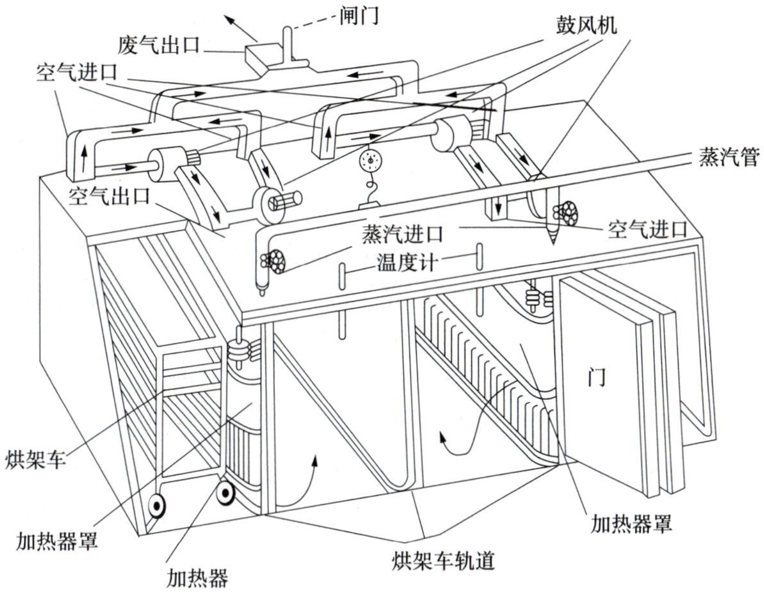

图 1-1-38 烘房结构示意图

（4）减压干燥器：结构示意图如图 1-1-39 所示，由干燥柜、冷凝器与冷凝液收集器、真空泵 3 部分组成。减压干燥器能显著减少干燥介质所带走的热量损失，并容易收集从物料中所分出的、有价值的（或有害的）蒸汽。适用于干燥热敏性的或有爆炸危险性的物料，以及从湿物料回收溶剂等。

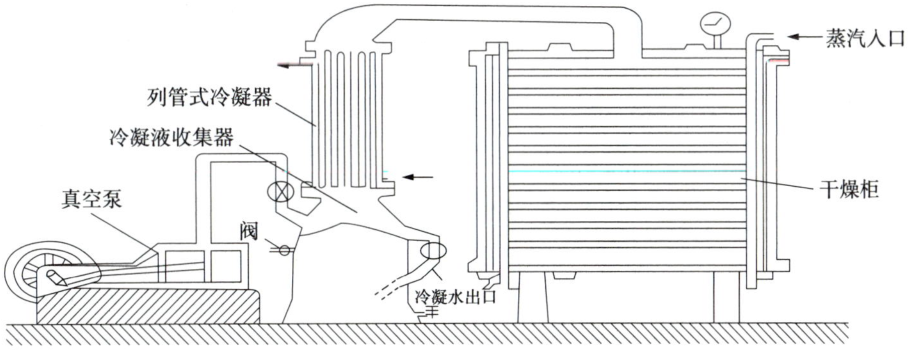

图 1-1-39 减压干燥器结构示意图

（5）喷雾干燥器：结构示意图如图 1-1-40 所示。喷雾干燥器特别适用于热敏性物料，制品多为松脆的颗粒或粉粒，溶解性能好，能提高制剂的溶出速度。药液至导管经流量计进入喷头，同时被进入喷头的压缩空气，将药液自喷头经涡流器利用离心力增速成雾滴喷入干燥室，与热气流进行热交换后被干燥。当开动鼓风机后，空气经过预热器加热至 280 ℃后，从干燥室上部沿切线方向进入干燥室，干燥室内一般保持 120 ℃以下，已干燥的细粉落入收集桶内，部分干燥的粉末随热空气流入分离器后，捕集于布袋中，热废气自排气口排出。

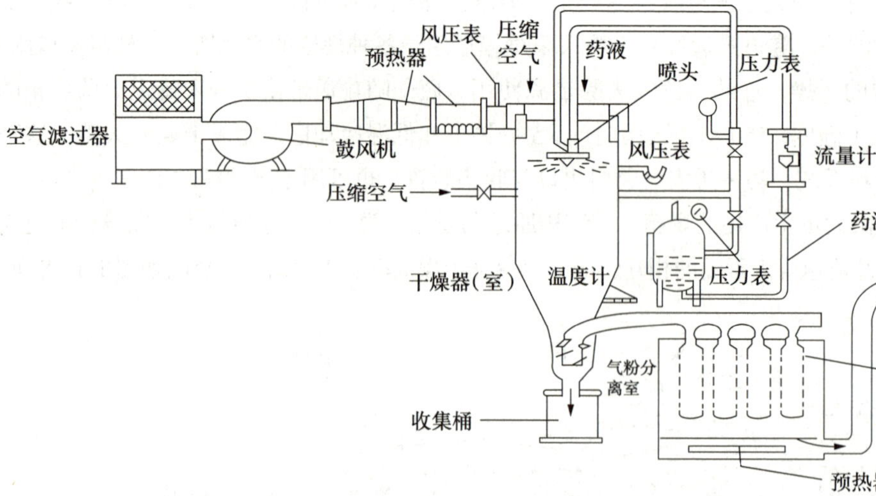

图 1-1-40　喷雾干燥结构示意图

(6)沸腾干燥设备：在制药工业生产中应用较多的为负压卧式沸腾干燥装置，结构示意图如图 1-1-41 所示。此沸腾干燥床流体阻力较低，操作稳定可靠，产品的干燥程度均匀，且物料的破碎率低。其主要结构由空气预热器、沸腾干燥室、旋风分离器、细粉捕集室和排风机等组成。空气经加热净化后，由引风机从下部导入穿过料斗的孔网板，在工作室内经搅拌和负压作用形成流态化，水分快速蒸发后随着排气带走，物料快速干燥。使用时先装上布袋及其他部件，接通电源，检查自动、手动开关是否灵活，并设定相关数据。将配制好的湿颗粒推进干燥器，开启机器进行干燥，并严格控制每次干燥湿颗粒量，控制干燥温度及时间。干燥过程中通过视窗随时掌握颗粒干燥情况，并根据工艺规程控制干燥全过程。干燥完毕，关闭电源，倒出干燥器中的物料。

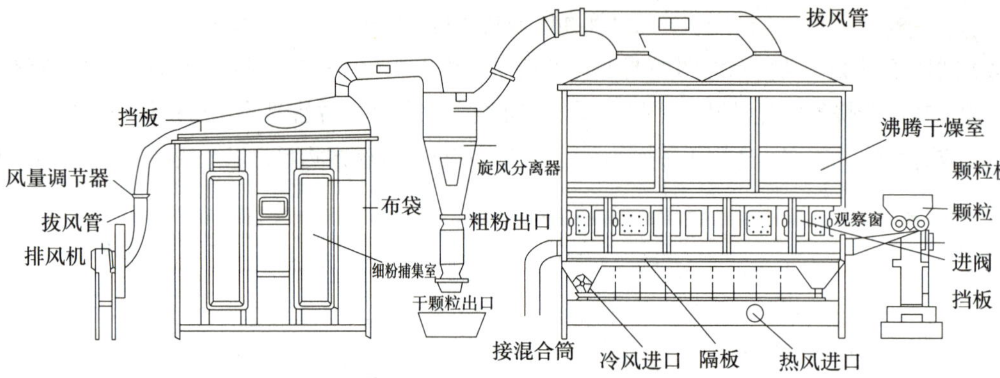

图 1-1-41　沸腾干燥设备结构示意图

(7)冷冻干燥设备：冷冻干燥过程包括冻结、升华和干燥 3 个阶段。设备结构示意图如图 1-1-42 所示，使用时先将预冻干物料冷却至 2 ℃，然后置于 -40 ℃的冻干箱内。关闭干燥箱，迅速通入制冷剂，使物料冷冻，并保持一段时间（2 ～ 3 小时以上），以避免溶液的过冷现象，使制品完全冻结。冻结结束后即可启动机械真空泵，并利用真空阀的控制，缓慢减小干燥箱中的压力，在减小压力的过程中，必须保持箱内物品的冰冻状态，以防溢出容器。压力降至一定程度后再打开真空泵，压力降到 1.33 Pa，-60 ℃以下时，冰开始升华，升华的水蒸气在冷凝器内结成冰晶，同时，开启加热系统以保证冰的升华，在升华阶段内冰大量升华，此时制品的温度不宜超过最低共熔点，以防产品中产生僵块或产品外观上的缺损。此阶段内，搁板温度通常控制在 30 ～ 35 ℃，实际操作时应按制品的冻干曲线进行，直至制品温度与搁板温度重合，达到干燥为止，冷冻干燥时制品一般不超过 12 mm 减少水蒸气在升华时的阻力。

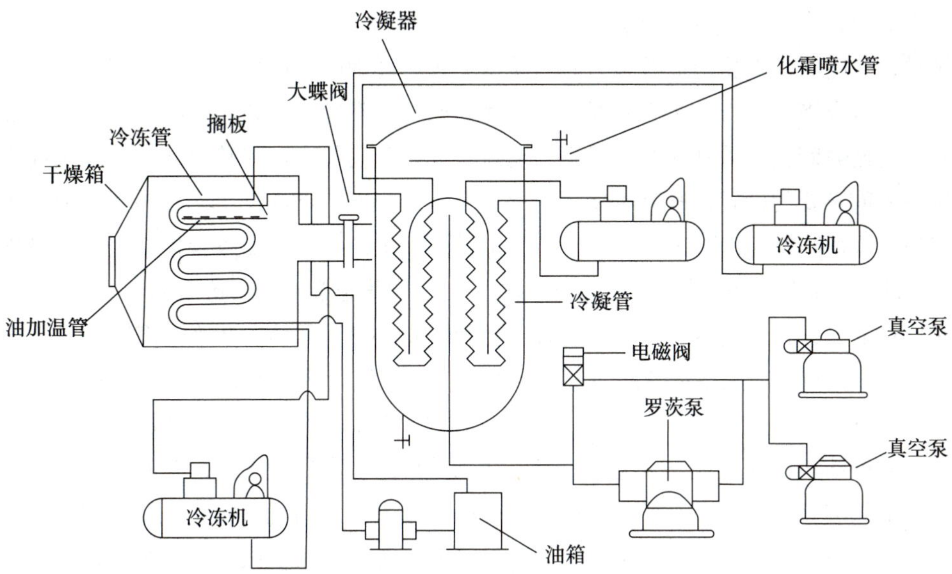

图 1-1-42 冷冻干燥设备结构示意图

任务 2 制药卫生

一、医药洁净厂房空气净化

制药卫生状况对于患者用药安全十分重要，尤其是注射用药品。如果药品中存在未杀灭的细菌、毒素等，随药物进入患者体内，则可能导致病情的复杂或者引起新的感染和毒害，甚至导致死亡。在药品生产史上，由于卫生管理问题而发生药品污染的事故不胜枚举。在生产的全过程必须采取各种措施，防止药品受微生物及其他杂质的污染。现行版《中华人民共和国药品管理法》第五条规定：药品生产要“具有与生产药品相适应的厂房、设施和卫生管理”；第九条规定：药品生产必须按照国务院卫生行政部门制定的规范要求，制定和执行保证药品质量的规章制度和卫生要求。

“卫生”在 GMP 中是指生产过程中使用的物料、产品和过程保持洁净。生产卫生监督应包括微生物检测，以及可能影响生产工艺的各种因素的监测。药品生产的卫生管理主要包括环境卫生、工艺卫生和人员卫生。

拓展阅读：“欣弗”药品安全事件

环境卫生：指厂区环境卫生、厂房环境卫生和仓储区环境卫生等。

工艺卫生：包括物料卫生、生产过程卫生和设备卫生。

人员卫生：人是药品生产中最大的污染源和最主要的传播媒介。

现代药品生产中，生产出优质药品必须具备 4 个要素：①合理的剂型选择、处方设计和工艺流程；②合格的原辅料与包装材料；③优越的生产环境与条件；④严格的生产和质量管理。为确保优质药品的生产，需要优良的生产环境与条件（包括厂房、车间和设备）。

（一）药品生产厂址选择和工艺布局

厂房的选址、设计、布局、建造、改造和维护必须符合药品生产要求，应当能够最大限度地避免污染、交叉污染、混淆和差错，便于清洁、操作和维护。根据厂房及生产防护措施综合考虑选址，厂房所处的环境应当能够最大限度地降低物料或产品遭受污染的风险。企业应当有整洁的生产环境；厂区的地面、路面及运输等不应当对药品的生产造成污染；生产、行政、生活和辅助区的总体布局应当合理，不得互相妨碍；厂区和厂房内的人、物流走向应当合理。应当对厂房进行适当维护，并确保维修活动不影响药品的质量。按照详细的书面操作规程对厂房进行清洁或必要的消毒。厂房应当有适当的照明、温度、湿度和通风，确保生产和储存的产品质量以及相关设备性能不会直接或间接地受到影响。厂房、设施的设计和安装应当能够有效防止昆虫或其他动物进入。应当采取必要的措施，避免所使用的灭鼠药、杀虫剂、烟熏剂等对设备、物料、产品造成污染。应当采取适当措施，防止未经批准的人员进入。生产、储存和质量控制区不应当作为非本区工作人员的直接通道。应当保存厂房、公用设施、固定管道建造或改造后的竣工图纸。

洁净厂房的设计，应当尽可能避免管理或监控人员不必要进入。B级洁净区的设计应当能够使管理或监控人员从外部观察到内部的操作。为减少尘埃积聚并便于清洁，洁净区内货架、柜子、设备等不得有难清洁的部位。门的设计应当便于清洁。无菌生产的A/B级洁净区内禁止设置水池和地漏。在其他洁净区内，水池或地漏应当有适当的设计、布局和维护，并安装易于清洁且带有空气阻断功能的装置以防倒灌。同外部排水系统的连接方式应当能够防止微生物的侵入。按照气锁方式设计更衣室，使更衣的不同阶段分开，尽可能避免工作服被微生物和微粒污染。更衣室应当有足够的换气次数。更衣室后段的静态级别应当与其相应洁净区的级别相同。必要时，可将进入和离开洁净区的更衣间分开设置。一般情况下，洗手设施只能安装在更衣的第一阶段。气锁间两侧的门不得同时打开。可采用连锁系统或光学或（和）声学的报警系统防止两侧的门同时打开。在任何运行状态下，洁净区通过适当的送风应当能够确保对周围低级别区域的正压，维持良好的气流方向，保证有效的净化能力。特别保护已清洁的与产品直接接触的包装材料和器具及产品直接暴露的操作区域。当使用或生产某些致病性、剧毒、放射性或活病毒、活细菌的物料与产品时，空气净化系统的送风和压差应当适当调整，防止有害物质外溢。必要时，生产操作的设备及该区域的排风应当作去污染处理（如排风口安装过滤器）。应能够证明所用气流方式不会导致污染风险并有记录（如烟雾试验的录像）。送风机组故障应有报警系统。在压差十分重要的相邻级别区之间应安装压差表。压差数据应当定期记录或者归入有关文档中。轧盖会产生大量微粒，应当设置单独的轧盖区域并设置适当的抽风装置。不单独设置轧盖区域的，应当能够证明轧盖操作对产品质量没有不利影响。

（二）药品生产区域的洁净要求

洁净区的设计必须符合相应的洁净度要求，包括达到“静态”和“动态”的标准。

无菌药品生产所需的洁净区可分为A级、B级、C级和D级4个级别。

1. A级　高风险操作区，如灌装区、放置胶塞桶和与无菌制剂直接接触的敞口包装容器的区域及无菌装配或连接操作的区域，应当用单向流操作台（罩）维持该区的环境状态。单向流系统在其工作区域必须均匀送风，风速为0.36～0.54 m/s（指导值）。应当有数据证明单向流的状态并经过验证。在密闭的隔离操作器或手套箱内，可使用较低的风速。

2. B级　指无菌配制和灌装等高风险操作A级洁净区所处的背景区域。

3. C级和D级　指无菌药品生产过程中重要程度较低操作步骤的洁净区。

以上各级别空气悬浮粒子的标准规定如表1-2-1所示。

表1-2-1　洁净室（区）空气洁净度级别

洁净度级别	悬浮粒子最大允许数/立方米			
	静态		动态（3）	
	≥0.5 μm	≥5.0 μm（2）	≥0.5 μm	≥5.0 μm
A级（1）	3 520	20	3 520	20
B级	3 520	29	352 000	2 900

续表

洁净度级别	悬浮粒子最大允许数 / 立方米			
	静态		动态（3）	
	≥ 0.5 μm	≥ 5.0 μm（2）	≥ 0.5 μm	≥ 5.0 μm
C 级	352 000	2 900	3 520 000	29 000
D 级	3 520 000	29 000	不作规定	不作规定

注：（1）为确认 A 级洁净区的级别，每个采样点的采样量不得少于 1 m^3。A 级洁净区空气悬浮粒子的级别为 ISO 4.8，以≥ 5.0 μm 的悬浮粒子为限度标准。B 级洁净区（静态）的空气悬浮粒子的级别为 ISO 5，同时包括表中两种粒径的悬浮粒子。对于 C 级洁净区（静态和动态）而言，空气悬浮粒子的级别分别为 ISO 7 和 ISO 8。对于 D 级洁净区（静态）空气悬浮粒子的级别为 ISO 8。测试方法可参照 ISO 14644-1。

（2）在确认级别时，应当使用采样管较短的便携式尘埃粒子计数器，避免≥ 5.0 μm 悬浮粒子在远程采样系统的长采样管中沉降。在单向流系统中，应当采用等动力学的取样头。

（3）动态测试可在常规操作、培养基模拟灌装过程中进行，证明达到动态的洁净度级别，但培养基模拟灌装试验要求在“最差状况”下进行动态测试。

GMP 认为应当按以下要求对洁净区的悬浮粒子进行动态监测：

（1）根据洁净度级别和空气净化系统确认的结果及风险评估，确定取样点的位置并进行日常动态监控。

（2）在关键操作的全过程中，包括设备组装操作，应当对 A 级洁净区进行悬浮粒子监测。生产过程中的污染（如活生物、放射危害）可能损坏尘埃粒子计数器时，应当在设备调试操作和模拟操作期间进行测试。A 级洁净区监测的频率及取样量，应能及时发现所有人为干预、偶发事件及任何系统的损坏。灌装或分装时，由于产品本身产生粒子或液滴，允许灌装点≥ 5.0 μm 的悬浮粒子出现不符合标准的情况。

（3）在 B 级洁净区可采用与 A 级洁净区相似的监测系统。可根据 B 级洁净区对相邻 A 级洁净区的影响程度，调整采样频率和采样量。

（4）悬浮粒子的监测系统应当考虑采样管的长度和弯管的半径对测试结果的影响。

（5）日常监测的采样量可与洁净度级别和空气净化系统确认时的空气采样量不同。

（6）在 A 级洁净区和 B 级洁净区，连续或有规律地出现少量≥ 5.0 μm 的悬浮粒子时，应当进行调查。

（7）生产操作全部结束、操作人员撤出生产现场并经 15 ～ 20 分钟（指导值）自净后，洁净区的悬浮粒子应当达到表中的“静态”标准。

（8）应当按照质量风险管理的原则对 C 级洁净区和 D 级洁净区（必要时）进行动态监测。监控要求以及警戒限度和纠偏限度可根据操作的性质确定，但自净时间应当达到规定要求。

（9）应当根据产品及操作的性质制定温度、相对湿度等参数，这些参数不应对规定的洁净度造成不良影响。

此外，还应当对微生物进行动态监测，评估无菌生产的微生物状况。监测方法有沉降菌法、定量空气浮游菌采样法和表面取样法（如棉签擦拭法和接触碟法）等。动态取样应当避免对洁净区造成不良影响。成品批记录的审核应当包括环境监测的结果。对表面和操作人员的监测，应当在关键操作完成后进行。在正常的生产操作监测外，可在系统验证、清洁或消毒等操作完成后增加微生物监测。洁净区微生物监测的动态标准如表 1-2-2 所示。

洁净区（室）悬浮粒子监测标准

洁净区微生物监测操作

表 1-2-2 洁净区微生物监测的动态标准

洁净度级别	浮游菌 cfu/m^3	沉降菌（f90 mm）cfu /4 h（2）	表面微生物	
			接触（f55 mm）cfu / 碟	5 指手套 cfu / 手套
A 级	<1	<1	<1	<1
B 级	10	5	5	5
C 级	100	50	25	—
D 级	200	100	50	—

注：（1）表中各数值均为平均值。

（2）单个沉降碟的暴露时间可以少于 4 小时，同一位置可使用多个沉降碟连续进行监测并累积计数。

还需制定适当的悬浮粒子和微生物监测警戒限度和纠偏限度。操作规程中应当详细说明结果超标时需采取的纠偏措施。无菌药品生产操作环境可参照表 1-2-3 示例进行选择。

表 1-2-3 无菌药品生产操作的洁净度分区

洁净度级别	最终灭菌产品生产操作示例
C 级背景下的局部 A 级	高污染风险（1）的产品灌装（或灌封）
C 级	1. 产品灌装（或灌封）； 2. 高污染风险（2）产品的配制和过滤； 3. 眼用制剂、无菌软膏剂、无菌混悬剂等的配制、灌装（或灌封）； 4. 直接接触药品的包装材料和器具最终清洗后的处理
D 级	1. 轧盖； 2. 灌装前物料的准备； 3. 产品配制（指浓配或采用密闭系统的配制）和过滤； 4. 直接接触药品的包装材料和器具的最终清洗
	非最终灭菌产品生产的无菌操作示例
B 级背景下的 A 级	1. 处于未完全密封（1）状态下产品的操作和转运，如产品灌装（或灌封）、分装、压塞、轧盖（2）等； 2. 灌装前无法除菌过滤的药液或产品的配制； 3. 直接接触药品的包装材料、器具灭菌后的装配以及处于未完全密封状态下的转运和存放； 4. 无菌原料药的粉碎、过筛、混合、分装
B 级	1. 处于未完全密封（1）状态下的产品置于完全密封容器内的转运； 2 直接接触药品的包装材料、器具灭菌后处于密闭容器内的转运和存放
C 级	1. 灌装前可除菌过滤的药液或产品的配制； 2. 产品的过滤
D 级	直接接触药品的包装材料、器具的最终清洗、装配或包装、灭菌

注：（1）此处的高污染风险是指产品容易长菌、灌装速度慢、灌装用容器为广口瓶、容器须暴露数秒后方可密封等状况。

（2）此处的高污染风险是指产品容易长菌、配制后需等待较长时间方可灭菌或不在密闭系统中配制等状况。

（3）轧盖前产品视为处于未完全密封状态。

（4）根据已压塞产品的密封性、轧盖设备的设计、铝盖的特性等因素，轧盖操作可选择在 C 级或 D 级背景下的 A 级送风环境中进行。A 级送风环境应当至少符合 A 级区的静态要求。

（三）制药用水

制药用水应当适合其用途，并符合《中国药典（2020 年版）》的质量标准及相关要求。制药用水至少应当采用饮用水。水处理设备及其输送系统的设计、安装、运行和维护应当确保制药用水达到设定的质量标准。水处理设备的运行不得超出其设计能力。纯化水、注射用水储罐和输送管道所用材料应当无毒，耐腐蚀；储罐的通气口应当安装不脱落纤维的疏水性除菌滤器；管道的设计和安装应当避免死角、盲管。纯化水、注射用水的制备、储存和分配应当能够防止微生物的滋生。纯化水可采用循环，注射用水可采用 70 ℃以上保温循环。制药用水及原水的水质应进行定期监测，并有相应的记录。按照操作规程对纯化水、注射用水管道进行清洗消毒，并有相关记录。发现制药用水微生物污染达到警戒限度、纠偏限度时应当按照操作规程处理。

（四）药品生产辅助设施

休息室的设置不应当对生产区、仓储区和质量控制区造成不良影响。更衣室和盥洗室应当方便人员进出，并与使用人数相适应。盥洗室不得与生产区和仓储区直接相通。维修间应当尽可能远离生产区。存放在洁净区内的维修用备件和工具，应当放置在专门的房间或工具柜中。

二、灭菌法

灭菌操作是灭菌药剂生产过程中最主要的单元操作之一，其目的是保证用药安全，特别是对无菌、灭菌制剂、敷料和缝合线等进行灭菌。

灭菌是指使用物理、化学或机械方法杀死或除去所有微生物，以获得无菌状态的过程，所用的灭菌方法称为灭菌法。其目的是既要杀死或除去药物制剂中的微生物，又要保证药物的理化性质稳定及临床疗效不受影响。灭菌应以杀死芽孢为主。

无菌是指物体或一定介质中没有任何活的微生物存在。即无论用任何方法（或通过任何途径）都鉴定不出活的微生物体。国际上一般公认无菌度概率为 10^{-6}，即在灭菌后的制剂中，每 10^{6} 个包装中存活的微生物数不得多于 1 个。

药物制剂技术中灭菌法主要包括两大类：物理灭菌法和化学灭菌法。

（一）物理灭菌法

物理灭菌法是利用蛋白质与核酸具有遇热、射线不稳定的特性，采用加热、射线和过滤方法，杀灭或除去微生物的方法，亦称为物理灭菌技术。物理灭菌法主要包括干热灭菌、湿热灭菌、过滤灭菌法和射线灭菌。

1. 干热灭菌法　利用火焰或干热空气（高速热风）进行灭菌，称为干热灭菌法，包括火焰灭菌法和干热空气灭菌法。灭菌原理：加热可破坏蛋白质与核酸中的氢键，导致蛋白质变性或凝固，核酸破坏，酶失去活性，使微生物死亡。由于空气是一种不良的传热物质，其穿透力弱，且不太均匀，所需的灭菌温度较高，时间较长，所以容易影响药物的理化性质。干热灭菌法主要包括火焰灭菌法、干热空气灭菌法和高速热风灭菌法。

（1）火焰灭菌法：用火焰直接灼烧灭菌的方法。该法灭菌迅速、可靠、简便，适用于耐火焰材质（如金属、玻璃及瓷器等）的物品与用具的灭菌，不适合药品的灭菌。灭菌时，只需将物品在火焰中加热 20 秒，或将需要灭菌的物品迅速通过火焰 3 ～ 4 次即可。

（2）干热空气灭菌法：用高温干热空气进行灭菌的方法。如繁殖性细菌用 100 ℃以上的干热空气干热 1 小时即可被杀灭。对耐热性细菌芽孢，在 140 ℃以上，灭菌效率急剧增加。本法适用于耐高温的玻璃和金属制品以及不允许湿热气体穿透的油脂（如油性软膏基质、注射用油等）和耐高温的粉末化学药品的灭菌，不适合橡胶、塑料及大部分药品的灭菌。

（3）高速热风灭菌法：采用风速 30 ～ 80 m/s，风温 190 ℃的高速热风使细菌被杀灭的方法。

与热压灭菌相比，不但具有同等效果，而且降低了药液降解程度。

干热空气灭菌法的主要设备有烘箱、干热灭菌柜、隧道灭菌系统等。在干燥状态下，由于热穿透力较差，微生物的耐热性较强，必须长时间受高热作用才能达到灭菌的目的。为了确保灭菌效果，一般规定：135 ～ 145 ℃灭菌 3 ～ 5 小时，160 ～ 170 ℃灭菌 2 ～ 4 小时，或 180 ～ 200 ℃灭菌 0.5 ～ 1 小时。

2. 湿热灭菌法　是指用饱和蒸气、沸水或流通蒸汽进行灭菌的方法。由于蒸气潜热大，穿透力强，容易使蛋白质变性或凝固。因此，该法的灭菌效率比干热灭菌法高，灭菌可靠，时间短，且操作简便，易于控制，是制药、制剂生产应用最广泛的一种灭菌方法。缺点是不适用于对湿热敏感的药物。

灭菌过程中灭菌温度多是测量灭菌器内的温度，而不是灭菌物体内的温度，且目前的无菌检查方法也难以检查出检品中存在的微量微生物。为保证灭菌效果，可用有关参数对灭菌方法可靠性进行验证。

（1）影响湿热灭菌的因素。

①微生物的种类与密度。各种微生物对热的抵抗力各不相同，处于不同生长期的微生物，所需灭菌的温度与时间也不相同，繁殖期的微生物对高温的抵抗力比衰老期的小得多，细菌的芽孢的耐热性最强。由于大多数微生物受湿热死亡遵循一级动力学过程，所以湿热灭菌的效果与菌体密度有关。微生物体密度小，灭菌时间短且灭菌效果好；微生物体密度大，耐热个数出现的概率增大，故灭菌效果降低，且即使杀死了细菌，而注射液中微生物尸体过多，亦会引起临床上的热原及其他不良反应，所以生产过程中应尽力避免污染。

②蒸汽的性质。蒸汽有饱和蒸汽、湿饱和蒸汽和过热蒸汽之分。饱和蒸汽热含量较高，热穿透力较大，灭菌效率高；湿饱和蒸汽因含有水分，热含量较低，热穿透力较差，灭菌效率较低；过热蒸汽温度高于饱和蒸汽，但穿透力差，灭菌效率低，且易引起药品的不稳定性。因此，热压灭菌应采用饱和蒸汽。

③药物性质。随着灭菌温度的增高，化学反应速度加快，时间越长，起反应的物质就越多，药物降解的程度也越大。因此，在能达到灭菌效果的前提下，可适当降低温度和缩短灭菌时间。

④药液的性质。药液的酸碱度对微生物的活性有一定影响。一般微生物在中性溶液中耐热性最大，在碱性溶液中次之，酸性溶液最不利于微生物的发育生长。例如，pH 值较低的生物碱盐类注射液，用流通蒸汽灭菌即可。此外，若药液中含有营养性物质如糖类、蛋白质等，可能对微生物有一定的保护作用，能增强其抗热性。

⑤其他　待灭菌物品在灭菌器内排列的松紧程度、数量及操作是否得当都可影响灭菌效果。

（2）湿热灭菌法的方法。

①流通蒸汽灭菌法：是指在常压下，采用 100 ℃流通蒸汽加热杀灭微生物的方法。灭菌时间通常为 30 ～ 60 分钟。该法适用于消毒及不耐高热制剂的灭菌。但不能保证杀灭所有的芽孢，是非可靠的灭菌法。

②热压灭菌法：是指用高压饱和水蒸气加热杀灭微生物的方法。该法具有很强的灭菌效果，灭菌可靠，能杀灭所有细菌繁殖体和芽孢。适用于耐高温和耐高压蒸气的所有药物制剂。此外，玻璃容器、金属容器、瓷器、橡胶塞、滤膜过滤器等也适用。

一般情况下，热压灭菌法要求为：115 ℃（67 kPa）灭菌 30 分钟，121 ℃（97 kPa）灭菌 20 分钟，126 ℃（139 kPa）灭菌 15 分钟。在特殊情况下，可通过实验确认合适的灭菌温度和时间。

药品生产中，湿热灭菌法的主要设备是灭菌柜。灭菌柜种类很多，性能差异也很大，但其基本结构大同小异，所用的材质为坚固的合金，能密闭耐压，有排气口、安全阀、压力和温度指示装置。

灭菌柜的基本灭菌程序：装瓶→升温、进蒸汽置换空气→灭菌→排汽→预热水冷却→卸瓶。

③煮沸灭菌法：是指将待灭菌物置于沸水中加热灭菌的方法。煮沸时间通常为 30 ～ 60 分钟。该法灭菌效果较差，常用于注射器、注射针等器皿的消毒。必要时可加入适量的抑菌剂，如三氯叔丁醇、甲酚、氯甲酚等，以提高灭菌效果。

④低温间歇灭菌法：将待灭菌物置于 60 ～ 80 ℃的水或流通蒸气中加热 60 分钟，杀灭微生物繁殖体后，在室温条件下放置 24 小时，让待灭菌物中的芽胞发育成繁殖体，再次加热灭菌、放置，反复多次，直至杀灭所有芽孢。本法适用于不耐高温、热敏感物料和制剂的灭菌。本法的缺点是时间长，且消灭芽胞的效果不够完全。应用本法灭菌的制剂，除本身具有抑菌作用外，须加适量抑菌剂，以增加灭菌效力。

3. 过滤除菌法　本法利用细菌不能通过致密具孔滤材（孔径为 0.22 μm）的原理，除去对热不稳定的药品溶液或液体物质中的细菌，从而达到无菌要求。此法适用于很不耐热药物溶液的灭菌，但必须无菌操作，供灭菌用滤器，要求能有效地从溶液中除净微生物，溶液顺畅地通过滤器，且无任何物质脱落，才能确保制品完全无菌。

（1）过滤除菌法的特点。

①不需要加热，可避免因过热而破坏分解药物成分。

②过滤不仅可除去药液中微生物，而且可除去微生物尸体，这样可减少药品中热原的产生，药液澄明度也好。

③加压、减压过滤均可以。但加压过滤，一方面可避免药液污染；另一方面，不影响室温下易氧化、易挥发药物的稳定性，因此，生产上多采用加压过滤。

过滤器材通常有滤柱、滤膜等。滤柱系用硅藻土或垂熔玻璃等材料制成。各种形状的垂熔玻璃滤器示意图如图 1-2-1 所示。滤膜大多由聚合物制成，种类较多，如醋酸纤维素、硝酸纤维素、丙烯酸聚合物、聚氯乙烯、尼龙等。过筛作用滤过的滤器，其孔径为 0.22 μm 用微孔滤膜过滤器。靠阻留于孔道之内或静电作用的滤器，孔径可稍大些，如垂熔玻璃滤器 G_6，可作粗滤。微孔滤膜滤器示意图如图 1-2-2 所示。

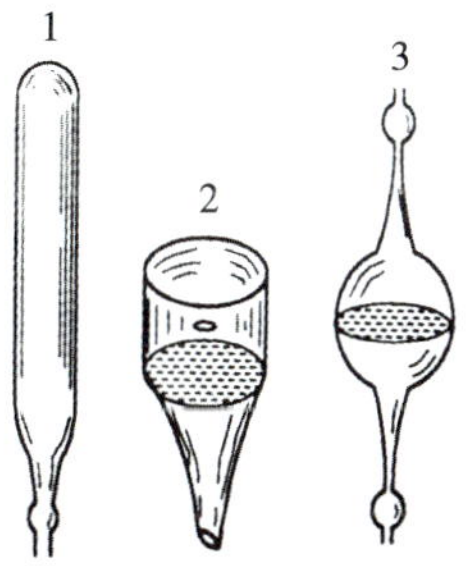

1—滤棒；2—滤斗；3—滤球

图 1-2-1　各种形状的垂熔玻璃滤器示意图

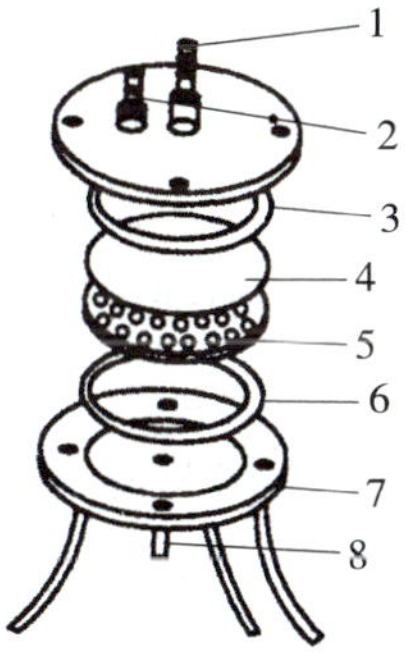

1—药液入口；2—放气阀；3—盖板垫圈；4—微孔滤膜；5—多孔筛板；6—底板垫圈；7—滤器底板；8—药液出口

图 1-2-2　微孔滤膜滤器示意图

（2）过滤除菌法的操作注意事项。

①过滤除菌法必须配合无菌操作技术进行。

②安装滤膜前，必须对所有器件及管道清洗干净，对最后一级精滤器具及出液管道要求进行无菌处理。

③过滤前，药液应进行预过滤。

④对初次使用的孔径为 0.22 μm 的滤膜，必须用 3% 医用甲醛水浸泡 24 小时进行灭菌，使用此滤膜前，必须用无菌注射用水冲洗一段时间；药液经过滤除菌后，应进行无菌检查，合格后方能应用。

⑤一个过滤器的使用时间应根据品种决定，一般不超过 8 小时。

4. 紫外线灭菌法　是指用紫外线照射杀灭微生物的方法。用于灭菌的紫外线波长是 200 ～ 300 nm，灭菌力最强的波长为 254 nm 的紫外线，可作用于核酸蛋白促使其变性，同时空气受紫外线照射后产生微量臭氧，从而起到协同杀菌的作用。紫外线直线传播，其强度与距离平方成比例地减弱，其穿透作用微弱，但易穿透洁净空气及纯净的水，故广泛用于纯净水、空气灭菌和表面灭菌。一般在 6 ～ 15 m^3 的空间可装置 30 W 紫外灯 1 只，灯距地面距离为 1.8 ～ 2.0 m 为宜，室内相对湿度为 45% ～ 60%，温度为 10 ～ 55 ℃。

（1）影响紫外线灭菌的因素。

①辐射强度与辐射时间：随着辐射强度的增加，对微生物产生致死作用所需要的辐照时间会缩短。

②微生物对紫外线的敏感性：微生物种类不同，对紫外线的耐受性不同，如处于同一平面上辐射强度相等的紫外线，杀死枯草杆菌芽孢需 18.6 分钟，而对溶血性链球菌芽孢，只需 4.6 分钟。紫外线对酵母菌、霉菌的杀菌力较弱。

③温度和湿度：空气的湿度过大，紫外线穿透力降低，因而灭菌效果降低。紫外线灭菌以空气的相对湿度为 45% ～ 60% 较为适宜，温度宜在 10 ～ 55 ℃。

（2）应用紫外线灭菌的注意事项。

①人体照射紫外线时间过久，易产生结膜炎、红斑及皮肤烧灼等现象，因此，必须在操作前开启紫外灯 30 ～ 60 分钟，关闭后进行操作。在操作时如需继续照射，应有劳动保护措施。

②各种规格的紫外灯都有规定的有效使用时限，一般在 2 000 小时，故每次使用应登记开启时间，并定期进行灭菌效果检查。

③紫外灯管必须保持无尘、无油垢，否则辐射强度将大为降低。

④普通玻璃可吸收紫外线，故装在玻璃容器中的药物不能用紫外线进行灭菌。

⑤紫外线能促使易氧化的药物或油脂等氧化变质，故生产此类药物时不宜与紫外线接触。

5. 微波灭菌法　频率在 300 MHz ～ 300 GHz 的电磁波称为微波。物质在外加电场中产生分子极化现象，随着外加高频电场的变化方向，极化分子也随着不停地转动，结果使电场能量转化为分子热运动的能量。水为极性分子，强烈吸收微波，分子运动加剧，摩擦生热，物质温度升高。由于热是在被加热的物质内部产生的，所以加热均匀，升温迅速。又由于微波能穿透介质的深部，可使药物溶液内外一致均匀加热，故微波可用于水性药液的灭菌。

JEOLJSA-5 型微波灭菌器与注射剂生产组成联动线，灭菌温度为 125 ～ 135 ℃，灭菌时间短，受热均匀，灭菌效果好，产量为 12 000 支 / 小时。

6. 辐射灭菌法　通过将最终产品的容器和包装暴露在由适宜放射源辐射的 γ 射线或电子加速器发出的射线中，达到杀灭细菌的方法称为辐射灭菌法。

γ 射线是由钴 -60（^{60}Co）或铯 -137（^{137}Cs）发出的电磁波，不带电荷，即光子；γ 射线穿透力很强，可使有机化合物的分子直接发生电离，产生破坏正常代谢的自由基，导致大分子化合物分解，而起杀菌作用。此法特点是灭菌过程中不升高灭菌产品温度，故特别适用于一些不耐热药物的灭菌。对湿热灭菌法、干热灭菌法、滤过除菌法不适应的医疗器械、容器、不受辐射破坏的药品等可采用此法。亦适用于较厚样品的灭菌，可用于固体、液体药物的灭菌。对已包装好的药品也可进行灭菌，因而大大减少了污染的机会。

常用的灭菌最小吸收剂量为 25 kGy，使用其他剂量时需先进行验证。辐射灭菌的设备造价高，另外，某些药物经辐射灭菌后，效力有可能降低，产生毒性物质或发热性物质，应注意选用，同时注意安全防护。

（二）化学灭菌法

化学灭菌法是指用化学药品直接作用于微生物而将其杀灭的方法。对微生物具有触杀作用的化学药品称为杀菌剂，可分为气体灭菌剂和液体灭菌剂。杀菌剂仅对微生物繁殖体有效，不能杀灭芽孢。化学杀菌剂的杀灭效果主要取决于微生物的种类与数量、物体表面光洁度或多孔性以及杀菌剂的性质等。化学灭菌的目的在于减少微生物的数目，以控制一定的无菌状态。

1. 化学气体灭菌法　是指采用气态杀菌剂进行灭菌的方法。常用的杀菌剂有环氧乙烷、甲醛、丙二醇、甘油和过氧乙酸蒸气等。该法特别适合环境消毒以及不耐加热灭菌的医用器具、设备和设施等的消毒，也用于粉末注射剂。不适合对产品质量有损害的场合。同时应注意残留的杀菌剂和与药物可能发生的相互作用。下面主要介绍环氧乙烷灭菌法。

环氧乙烷灭菌法：将待灭菌物暴露在充有环氧乙烷的环境中，从而达到灭菌的目的。环氧乙烷气体穿透性强，易穿透塑料、橡胶、固体粉末等，杀菌效果显著，故适用于塑料容器、橡胶制品、注射器、注射针头等医用器械及对热敏感的固体药物的灭菌。

环氧乙烷具有毒性，与空气以一定比例混合时有爆炸危险，因此，灭菌过程的控制有一定难度，整个灭菌过程要求在技术熟练的人员监督下进行，灭菌完毕后应采取适当措施使残留的环氧乙烷消散除去。

2. 化学液体灭菌法　是指采用杀菌剂溶液进行灭菌的方法。该法常用于其他灭菌法的辅助措施，适用于皮肤、无菌器具和设备的消毒。常用的消毒液有75%乙醇、1%聚维酮碘溶液、0.1%～0.2%苯扎溴铵（新洁尔灭）溶液、酚或煤酚皂溶液等。该法常用作灭菌法的辅助措施及无菌设备、人员的消毒，而不用于产品生产中。由于化学杀菌剂常施用于物体表面，要注意其浓度不要过高，以防止其化学腐蚀作用。

三、无菌操作法和无菌检查法

无菌操作法是指整个过程控制在无菌条件下进行的一种操作方法。该法适用于一些不耐热药物的注射剂、眼用制剂、皮试液、海绵剂和创伤制剂的制备。按无菌操作法制备的产品，一般不再灭菌，但某些特殊（耐热）品种也可进行再灭菌，如青霉素G等。最终采用灭菌的产品，其生产过程一般采用避菌操作，尽量避免微生物污染，如大部分注射剂的制备等。

无菌操作所用的一切用具、材料（原辅料）以及环境（操作空间），均需按前述灭菌法灭菌，操作须在无菌操作室或无菌操作柜内进行，且对操作人员的卫生有严格的要求。目前无菌操作室多利用层流洁净技术，确保无菌环境。无菌操作法对于保证不耐热产品的质量至关重要。无菌操作室的无菌是关键。

（一）无菌操作室的灭菌

通常采用紫外线、液体和气体灭菌法对无菌操作室环境进行灭菌。

1. 甲醛溶液加热熏蒸法　甲醛溶液加热熏蒸法的灭菌较彻底，是常用的方法之一。甲醛气体发生装置（图1-2-3）采用蒸汽加热夹层锅，使液态甲醛汽化成甲醛蒸气，经蒸汽出口送入总进风道，由鼓风机吹入无菌室，连续3小时后，关闭密熏12～24小时，并应保持室内湿度>60%，温度>25 ℃，以免低温导致甲醛蒸气聚合而附着于冷表面，从而降低空气中的甲醛浓度，影响灭菌效率。密熏完毕后，将25%的氨水经加热，按一定流量送入无菌室内，以清除甲醛蒸气，然后开启排风设备，并通入无菌空气直至室内排尽甲醛。

2. 紫外线灭菌法　是无菌室灭菌的常规方法，该方法应用于间歇和连续操作过程中。一般在每天工作前开启紫外灯1小时左右，操作间歇中亦应开启0.5～1小时，必要时可在操作过程中开启，同时应注意操作人员眼、皮肤等的保护。

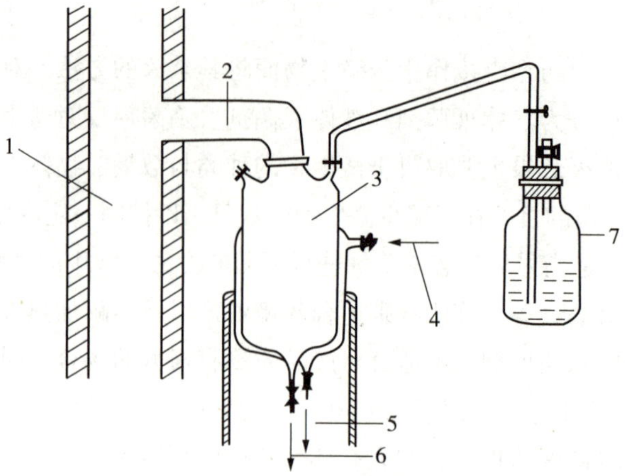

1—总进风道；2—甲醛蒸汽出口；3—蒸汽夹层加热锅；4—加热蒸汽；5—回汽水；
6—剩余甲醛溶液蒸汽；7—甲醛溶液瓶

图 1-2-3　甲醛气体发生装置

3. 液体灭菌法　是无菌室较常用的辅助灭菌方法，主要采用 3% 酚溶液、2% 煤皂酚溶液、0.2% 苯扎溴铵或 75% 乙醇喷洒或擦拭，用于无菌室的空间、墙壁、地面、用具等方面的灭菌。

4. 臭氧灭菌法　该法将臭氧发生器安装在中央空调净化系统的送回风总管道中，与被控制的洁净区采用循环形式灭菌。

（二）无菌操作法

无菌操作室、层流洁净工作台和无菌操作柜是无菌操作的主要场所，操作人员进入无菌操作室之前要沐浴并换上已经灭菌的工作服和清洁的鞋子，不使头发、内衣等露出来，双手应按规定洗净并消毒后方可进行操作，以免造成污染。安瓿要经过 150 ～ 180 ℃干热灭菌 2 ～ 3 小时，胶塞以 121 ℃热压灭菌 1 小时，有关用具、仪器都要经过灭菌。用无菌操作法制备的注射剂，大多要加入抑菌剂。

小量无菌制剂的制备，可采用层流洁净工作台进行无菌操作，使用方便，效果可靠。大量生产应在 100 级洁净级别的洁净室中进行。

（三）无菌检查法

无菌检查法是指用于检查药典要求无菌的药品、生物制品、医疗器械、原料、辅料及其他品种是否无菌的一种方法。若供试品符合无菌检查法的规定，仅表明了供试品在该检验条件下未发现微生物污染。

无菌检查应在无菌条件下进行，试验环境必须达到无菌检查的要求，检验全过程应严格遵守无菌操作，防止微生物污染，防止污染的措施不得影响供试品中微生物的检出。单向流空气区域、工作台面及受控环境应定期按医药工业洁净室（区）悬浮粒子、浮游菌和沉降菌的测试方法的现行国家标准进行洁净度确认。隔离系统应定期按相关的要求进行验证，其内部环境的洁净度须符合无菌检查的要求。日常检验需对试验环境进行监测。

具体做法见《中国药典（2020 年版）》第四部通则 1101 无菌检查法。

项目 1：
习题及答案

项目 2

固体制剂的制备

思政案例

民族中医药守正创新

丸剂作为中药传统剂型之一，在中医临床上应用极其广泛。中药丸剂是一种由饮片细粉或药材提取物加适宜的黏合剂或其他辅料制成球形或类球形的制剂。根据辅料不同，中药丸分为水丸、蜜丸、水蜜丸、浓缩丸和滴丸等类别。同一药物选择不同剂型，其起效快慢有显著区别。中医药历经千年，新剂型不断涌现，丸剂依然是当前广泛应用的剂型之一，从古至今丸剂在各类剂型中均占有重要地位。

近年来，随着挤出滚圆制丸法、离心造丸法、流化床喷涂制丸法等不断出现，丸剂的质量得到了很大的提高，不断涌现出新的丸剂品种。《中国药典（2020 年版）》对丸剂的质量要求，除外观性状、重量差异、水分、溶散时限、微生物限度外，也由最初的显微鉴别、薄层鉴别，发展到定量测定甚至指纹图谱等。这些标准的构建，使得丸剂在质量控制方面更加科学规范，也为丸剂的进一步发展并走向世界奠定了基础。

【问题】

1. 中药丸剂的辅料主要有哪些？
2. 《中国药典（2020 并版）》中关于丸剂的质量检查项目有哪些？
3. 即将成为医药工作者的我们，如何从自己做起为振兴我国中医药事业做出贡献？

【反思】

通过阅读经典中医药典籍、文献等方法，系统学习丸剂的历史来源，保留、传承文化精华，利用现代新技术带动丸剂的创新发展，让丸剂发挥更大的作用。同学们要科学传承祖国中医药文化，取其精华，弃其糟粕，守正创新。

任务3　散剂的制备

思政案例：麻沸散

一、散剂的概述

（一）散剂的定义与发展

1. 散剂的定义　散剂是指药物与适宜的辅料经粉碎、混合制成的均匀干燥的粉末状制剂。

2. 散剂的发展　散剂在我国的应用可追溯至战国以前，有两千多年的历史。在公元前3世纪末，《五十二病方》抄本及中国最早的医学典籍《黄帝内经》中就有关于散剂这一基本剂型的重要记载。《黄帝内经》的问世，为散剂的发展奠定了理论基础。至汉代散剂已成为固定剂型，广为应用。《名医别录》中对散剂的粉碎方法也已有“先切细曝燥乃捣，有各捣者，有合捣者……”的论述，这些制备方法至今仍在沿用。晋代以后，散剂的内容不断丰富。唐宋时期不仅有许多著名散剂问世，而且出现了第一部国家颁布的中成药典籍。金、元时期，四大名医创制许多名方，使散剂渐臻完善。明、清以后，温病学说问世，使散剂有了新的内容，在内科、儿科、妇科、外科、皮科、眼科等都有了疗效确切的散剂。

（二）散剂的特点与分类

1. 散剂的特点　散剂在我国历代应用较广，迄今仍为中药常用的固体制剂之一。

（1）散剂的主要优点：制备简便，可根据治疗需要随症增减；药物粒度小，比表面积大，高度分散，起效快；内服可分布于胃肠道黏膜表面，降低局部刺激；外用于溃疡、伤口处可起到保护黏膜，吸收分泌物和促进凝血的作用；便于吞服，对于片剂、胶囊剂等吞咽困难的小儿和老人尤其适用。

（2）散剂的缺点：由于药物高度粉碎后比表面积很大，其臭味、刺激性及化学活性也相应增加，而且某些挥发性成分易散失，故腐蚀性强，易吸湿变质的药物一般不宜制成散剂。

2. 散剂的分类

（1）散剂按用途分：可分为口服散剂与局部用散剂。口服散剂一般溶于或分散于水、稀释液或者其他液体中服用，也可直接用水送服。局部用散剂可供皮肤、口腔、咽喉、腔道等处应用；专供治疗、预防和润滑皮肤的散剂也可称为撒布剂或撒粉。常用的口服散有乌贝散、益元散等，局部用散如生肌散、冰硼散等。

（2）散剂按药物的组成分：可分为单散剂与复方散剂。前者由一种药物组成，如蔻仁散、川贝散等；后者由两种以上药物组成，如婴儿散、活血止痛散等。

（3）散剂按药物性质不同分：可分为含毒性药散剂，如九分散、九一散等；含液体成分散剂，如蛇胆川贝散、紫雪等；含共熔组分散剂，如白避瘟散、痱子粉等。

（4）散剂按剂量型分：可分为分剂量散剂与非剂量散剂。前者将散剂分成单独剂量，患者按小包装服用，如多数的内服散剂；后者则以总剂量形式进行包装，配备分剂量工具，由患者按医嘱自己分取剂量，如云南白药等外用散剂。

此外，对于毒性比较大的药物，通常需要制备成倍散。倍散是指在小剂量的剧毒药中添加一定量的填充剂制成的稀释散，以利于下一步的配制。常用的稀释剂有乳糖、糖粉、淀粉、糊精、沉降碳酸钙、磷酸钙、白陶土等惰性物质。稀释倍数由剂量而定，剂量在0.1～0.01 g可配成10倍散，即9份稀释剂与1份药物均匀混合的散剂；0.01～0.001 g配成100倍散；0.001 g以下应配成1 000倍散，配制1 000倍散时应采用逐级稀释法。同时，在组分比例相差悬殊的情况下应采用等量递加法（又称配研法）来制备，使组分充分混合并均匀。等量递加法，即量小药物研细后，加入等体积其他细粉混匀，如此倍量增加混合至全部混匀，再过筛混合。

低共熔现象是指当两种或两种以上药物混合后，有时会出现润湿或液化的现象。一些低分子化合物混合且比例适宜时（尤其在研磨混合时）会出现此现象，如薄荷脑与樟脑、薄荷脑与冰片。含有这些物质时，可采用先形成低共熔物，再与其他固体粉末混匀或分别以固体粉末稀释低共熔组分，再轻轻地混合均匀。低共熔混合物散剂的制备，应依据其形成低共熔混合物后对药物作用的影响、处方中其他固体药物粉末的多少而定。药物形成低共熔物后，如药理作用增强，宜先形成低共熔物，再与方中其他药物混合；如药理作用无明显变化，当处方中其他固体药物粉末较多时，可采用先形成低共熔物，再与方中其他药粉混合。当处方中其他固体药物粉末较少时，可分别以固体药粉稀释低共熔成分后，再轻轻混合，使分散均匀。药物形成低共熔物后，如药理作用减弱，则应分别用其他组分稀释，避免出现低共熔现象。

二、散剂的制备

（一）散剂的制备工艺

散剂的制备工艺主要分为粉碎、筛分、称量混合、分剂量、质检、包装、入库等步骤，制备工艺流程可按图 2-3-1 进行。

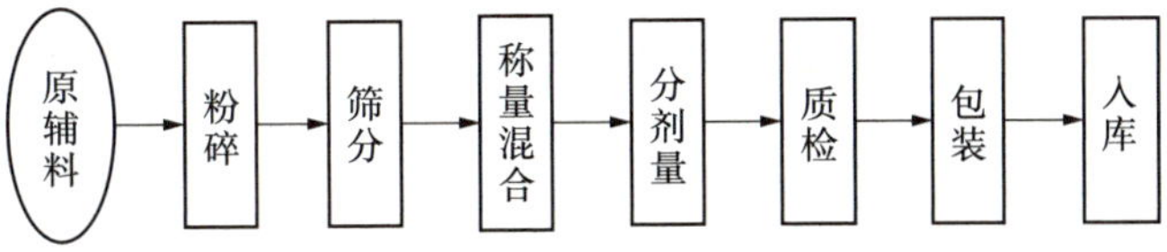

图 2-3-1　散剂制备工艺流程图

口服散剂生产环境的空气洁净度要求达到 D 级，外用散剂中用于普通表皮用药的散剂其生产环境要求达到 D 级，深部组织创伤和大面积体表创面用散剂生产环境的洁净度要求达到 C 级。

1. 粉碎与筛分　制备散剂用的固体原辅料，一般均需进行闭环粉碎，即粉碎与筛分处理。粉碎的目的是减小药物的粒径，增大比表面积，促进药物的溶出和吸收。筛分的目的是分离出符合规定细度的粉末，有利于提高不同药物粉末混合时的均匀度，降低药物粉末的局部刺激性。《中国药典（2020 年版）》规定，供制散剂的原料药物均应粉碎。除另有规定外，口服用散剂为细粉（指能全部通过五号筛，并含能通过六号筛不少于 95% 的粉末），儿科用和局部用散剂应为最细粉（指能全部通过六号筛，并含能通过七号筛不少于 95% 的粉末）。

2. 称量与混合　按处方量准确称量处方中各组分，选择合适的混合方法和设备进行混合操作。散剂的均匀性是散剂安全有效的关键，主要通过混合来实现主药的均匀分散，因此，混合是散剂生产过程的关键环节。

3. 分剂量　分剂量是将混合均匀的散剂，按需要的剂量进行分装的过程。分剂量常用的方法有目测法、重量法和容量法。机械化生产时多采用容量法进行分剂量。

（1）目测法：根据目测，将散剂分成所需的若干等份。此法操作简便但误差大，常用于药房小量调配，不适用于含有细料或剧毒药物的散剂分剂量。

（2）重量法：将每个单剂量准确称量，分装。此法分剂量准确但操作效率低，常用于含有细料或剧毒药物的散剂分剂量。

（3）容量法：将散剂填入一定容积的容器中进行分剂量，其原理是根据散剂的体积进行分剂量。这种方法简便、快捷、可连续操作，适合于机械大生产。但分剂量的准确性会受到散剂的物理性质（如松密度、流动性等）、分剂量速度等因素的影响。

散剂定量分包机就是利用容量法分剂量的原理设计的，主要由贮粉器、抄粉匙、旋转盒及传送装置4部分组成，借电力传动。为了保证分剂量的准确性，同时结合药物的堆密度、流动性、吸湿性等理化性质进行小试或中试放大实验。

4. 包装　散剂的分散度大，易吸湿、风化，因此，散剂的包装与储藏的重点是防湿，因为吸湿后可出现潮解、结块、变质等不稳定现象，严重影响用药安全。选用合适的包装材料和储藏条件能有效延缓散剂的吸湿。

（二）散剂的制备质量控制

散剂的制备工艺主要有粉碎、筛分、混合等操作，主要的质量控制点如表2-3-1所示。

表 2-3-1　散剂制备的主要质量控制点

工序	质量控制点	质量控制项目	频次
粉碎	原辅料	异物	每批
筛分	原辅料	细度、异物	每批
称量配料	投料	品种、数量	1次/班
混合	投料	品种、含量、水分	1次/批、班
包装	内包	清洁度、装量、封口、填充物	随时/班
	装盒	数量、说明书、标签	随时/班
	贴签	内容、数量、使用记录	每批
	装箱	数量、装箱单、印刷内容	每箱

口腔溃疡散工艺规程举例

口腔溃疡散GMP生产记录

工艺规程举例及GMP生产记录（详见侧方二维码）：

××制药有限公司

GMP文件

文件名称：口腔溃疡散工艺规程

规　　格：每瓶装3 g

批准文号：国药准字Z×××× ××××

文件编号：×××-××-××-00×-0×

起草人		签名		编制日期	年　月　日
审核人		签名		审核日期	年　月　日
审核人		签名		审核日期	年　月　日
批准人		签名		批准日期	年　月　日
生效日期	年　月　日				
复制日期	年　月　日		复制份数		
颁发部门	质量部		分发部门		生产部、质量部

口腔溃疡散批生产记录目录一览表

序号	名称
1	封面
2	批生产记录汇总表
3	批生产指令
4	批生产指令（配料）
5	物料领用单
6	称量间清场合格证副本
7	物料称量记录
8	称量间清场记录
9	称量间清场合格证正本
10	粉碎间、混合间清场合格证副本
11	粉碎、过筛、混合生产记录
12	粉碎间、混合间清场记录
13	粉碎间、混合间清场合格证正本
14	中间产品交接单
15	原辅料退库单
16	批生产指令（分装）
17	分装间清场合格证副本
18	分装生产记录
19	重量差异检查记录
20	内包装分装清场记录
21	分装间清场合格证正本
22	待包装品交接单
23	内包材退库单
24	批包装指令
25	包装材料喷码使用记录
26	包装拼箱记录
27	批包装记录
28	请检单
29	包装材料退库记录
30	包装材料销毁记录
31	包装清场记录
32	包装清场合格证正本
33	包装材料退库单
34	物料平衡汇总表
35	成品报告书
36	成品入库单
37	批监控记录
38	批生产记录审核单（中药用工艺查证，化药用的批生产记录审核单）
39	成品放行审核单

三、散剂的质量检查

除另有规定外，散剂一般进行粒度、外观均匀度、水分、干燥失重、装量差异、装量、无菌、微生物限度等检查（《中国药典（2020 年版）》第四部通则 0115 散剂）。

【粒度】除另有规定外，化学药局部用散剂和用于烧伤或严重创伤的中药局部用散剂及儿科用散剂，照下述方法检查，应符合规定。

检查法　取供试品 10 g，精密称定，置七号筛（中药六号筛），筛上加盖，照“粒度和粒度分布测定法”（《中国药典（2020 年版）》第四部通则 0982 单筛分法）检查，精密称定通过筛网的粉末重量，应不低于 95%。

【外观均匀度】取供试品适量，置称量纸上，平铺约 5 cm^2，将其表面压平，置于明亮处仔细观察，应呈现均匀色泽，无花纹、无色斑。

【水分】中药散剂通过水分测定法测定，一般不得超过 9.0%。

【干燥失重】化学药和生物制品的散剂，除另有规定外，取供试品，照“干燥失重测定法”（《中国药典（2020 年版）》第四部通则 0831）测定，在 105 ℃干燥至恒重，失重率不得超过 2.0%。

【装量差异】单剂量包装散剂的装量差异限度，应符合下列有关规定。

检查法　取散剂 10 包（瓶），去除包装，分别精密称定每包（瓶）内容物的重量，求出内容物的装量与平均装量。每包装量与平均装量（凡有标示装量的散剂，每包（瓶）实际装量与标示装量比较）相比应符合规定，超出装量差异限度的散剂不得多于 2 包（瓶），并不得有 1 包（瓶）超出装量差异限度 1 倍。散剂的装量差异限度如表 2-3-2 所示。

表 2-3-2　散剂的装量差异限度

平均装量或标示装量 /g	装量差异限度（中药、化学药）
≤0.10	±15%
>0.10，<0.50	±10%
>0.50，≤1.50	±8%
>1.50，≤6.0	±7%
>6.0	±5%

凡规定检查含量均匀度的化学药散剂，可不再进行装量差异的检查。此外，还应按《中国药典（2020 年版）》附录中的“微生物限度检查法”进行检查，并应符合相关规定。其他按照药品质量标准进行全检。

任务 3：
习题及答案

任务 4　颗粒剂的制备

一、颗粒剂的概述

（一）颗粒剂的定义与发展

思政答案：
板蓝根颗粒剂

颗粒剂是指药物与适宜的辅料制成具有一定粒度的干燥颗粒状制剂。除另有规定外，颗粒剂中大于一号筛（2 000 μm）的粗粒和小于五号筛（180 μm）的细粒的总和不超过 15%。颗粒剂可直接吞服，也可分散在水中或其他适宜液体中服用，也可用水冲服。可直接用来治疗疾病，也可用来制备其他制剂，例如，用来填充胶囊、压片等。将药物制成颗粒后再制成其他类型的制剂可以起到改善物料的流动性、可压性、减少粉尘飞扬等作用。

中药颗粒剂通常采用中药提取，适用于制备颗粒物质的制剂，中药颗粒是中药制剂的有效补充，剂型易于保存、运输，使用方便，更快捷，特别适合儿童和老年患者。例如，某些抗生素遇水不稳定，可制成颗粒剂，临用前加水溶解或混悬均匀后服用，如阿莫西林颗粒剂、头孢氨苄颗粒剂。颗粒剂也是小儿常用的剂型之一。中药颗粒剂是在汤剂基础上发展起来的剂型，开始出现于 20 世纪 70 年代，中药颗粒剂既保持了汤剂吸收快、显效迅速等优点，又克服了汤药服用前临时煎煮、耗时费能、久置易霉败变质等不足，如感冒清热颗粒剂、板蓝根颗粒剂等。

我国的中药配方颗粒发展历程可大致分为 3 个阶段，分别是研究试制阶段（1992—2000 年）、逐步规范化管理阶段（2001—2014 年）和试点生产待放开阶段（2015 年至今）。1993 年，国家科学技术委员会和国家中医药管理局将中药配方颗粒列入“星火计划”。2001 年 4 月，《中药配方颗粒管理暂行规定》颁布，之后陆续批准企业试点生产中药配方颗粒。2012 年 9 月，国家药典委员会起草了《中药配方颗粒质量标准研究制定技术要求（征求意见稿）》，按此文件要求，至 2015 年，试点生产企业完成了 681 个品种工艺标准统一。2015 年 12 月，原国家食品药品监督管理总局下发了《中药配方颗粒管理办法（征求意见稿）》，拟对中药配方颗粒的试点生产限制性放开。2016 年 2 月 26 日，国务院印发了《中医药发展战略规划纲要（2016—2030 年）》，明确将中药配方颗粒纳入国家中医药发展战略规划内容之中。2016 年 8 月 5 日，国家药典委员会发布《中药配方颗粒质量控制与标准制定技术要求（征求意见稿）》，全面启动中药配方颗粒国家标准研究，对于规范中药配方颗粒生产、促进中药配方颗粒标准统一、加快全面市场化的确立，以及推进中医药的现代化进程具有重要意义。

（二）颗粒剂的特点

常用固体制剂中，颗粒剂的分散程度小于散剂，大于其他片剂、胶囊剂等固体制剂。与散剂相比，颗粒剂具有以下特点：①分散性、附着性、团聚性、吸湿性等均较散剂相比降低；②颗粒剂中多种成分混合后，因用黏合剂制成粒，故避免了散剂中各种成分的离析现象；③储存、运输方便；④颗粒可通过包衣改变功能，例如，根据包衣的材料性质可使颗粒具有防潮性、缓释性和肠溶性等功能。与片剂和胶囊剂相比，颗粒剂服用方便，通常药物释放和吸收迅速。

当然，颗粒剂也存在一些不足，如存储和运输的过程中容易吸潮，因此，应注意包装材料的选择与存储条件的控制。

（三）颗粒剂的分类

颗粒剂可根据其在水中的分散状况分为可溶性颗粒剂、混悬颗粒剂、泡腾颗粒剂、肠溶颗粒剂和缓控释颗粒剂等。

1. 可溶性颗粒剂　如左旋咪唑颗粒、头孢羟氨苄颗粒、板蓝根颗粒等。

2. 混悬颗粒剂　是指难溶性固体药物与适宜的辅料制成具有一定粒度的干燥颗粒剂，临用前用水或其他适宜的液体振摇即可分散成混悬液供口服，如罗红霉素颗粒。

3. 泡腾颗粒剂　是指含有泡腾崩解剂（有机酸与碳酸氢钠），加水冲化时，可产生大量的二氧化碳气体，呈泡腾状，如维生素 C 泡腾颗粒。

采用包衣技术，颗粒剂还可以制成肠溶颗粒剂、控释颗粒剂、缓释颗粒剂等。缓释颗粒剂是指在水或规定介质中缓慢非恒速释放药物的颗粒剂，如美沙拉秦缓释颗粒。控释颗粒剂是指在水或规定介质中缓慢地以恒速或接近恒速释放药物的颗粒剂。

此外，对于一些糖尿病患者，可以采用少量辅料及非糖甜味剂代替蔗糖研制开发无糖颗粒剂。

二、颗粒剂的制备

（一）颗粒剂的制备工艺

颗粒剂常见的湿法制粒制备工艺流程如图 2-4-1 所示。其中药物的粉碎、筛分、混合与散剂的制备过程相同，详见散剂的制备。

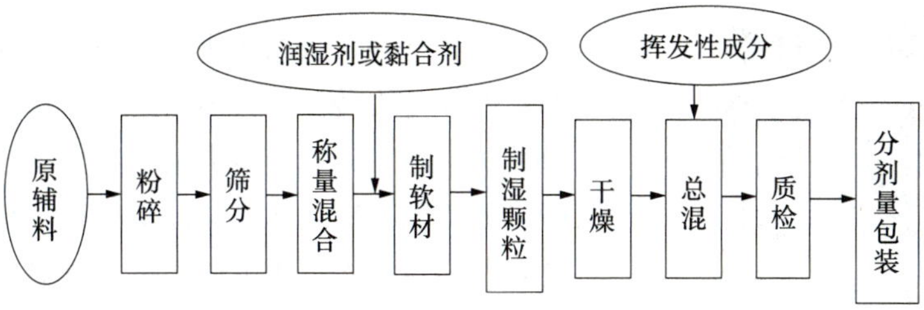

图 2-4-1　湿法制粒制备工艺流程图

1. 制软材　将药物与填充剂（淀粉、乳糖、蔗糖等）、润湿剂（水、乙醇等）、崩解剂（淀粉、纤维素衍生物等）和其他辅料混合后，加入黏合剂（淀粉浆、糊精、糖浆等）进行混合，制成软材（“轻握成团，轻压即散”）。

2. 制湿颗粒　多数固体药物制剂的成型，都要经过制粒过程。所谓制粒技术，是指把粉状、块状等固态物料或溶液、熔融物等液态物料制成一定形状与大小的粒状物的加工过程。通过湿法制粒得到的产品称为湿颗粒，干燥后为干颗粒。干颗粒可能是最终产品也可能是中间产品，如在颗粒剂生产中颗粒是最终产品，而在片剂、胶囊剂生产中颗粒则是中间产品。因此，制粒的目的不同，对颗粒的质量要求也略不同。例如，颗粒剂、胶囊剂的制粒过程以改善流动性，防止粘连，提高混合均匀性，外观美观等为主要目的；片剂用颗粒，则以改善流动性和可压缩性为主要目的。近年来，随着制药工业的发展，制药设备的更新换代，制粒技术也得到了突飞猛进的发展。常用的制粒设备有摇摆式颗粒机、离心造粒机、喷雾干燥制粒和流化（沸腾）制粒。

1）制粒目的

（1）改善流动性：一般颗粒状比粉末状粒径大，每个粒子周围可接触的粒子数目少，因而黏附性、凝集性大为减弱，从而大大改善物料的流动性。颗粒状物料虽然是固体，但可使其在一定条件下具备与液体一样流动性的可能。

（2）防止各组分离析和黏附：混合物各成分的粒度、密度存在差异时容易出现离析现象，同时粒径过小的粉体容易飞扬并黏附在器壁上。制粒后，可以有效改善和防止粉体离析、飞扬及黏附现象，有利于 GMP 管理。

（3）调节堆密度，改善溶解性能：制剂中药物的溶出除与药物的溶解度有关外，还和其比表面积有关。因此，调整堆密度，有利于改善溶解性能。

（4）改善可压缩性：制粒后可改善物料受压时的压力传递，使其受力更均匀。有利于压制成硬度符合要求的片剂。

（5）便于服用，携带方便：中药汤剂经浓缩、制粒、干燥后制备成颗粒剂。可以大大减少产品的体积和重量，提高产品的稳定性，便于携带和使用。

2）制粒方法：制粒方法有多种，同样的处方，制粒方法不同，所得颗粒物的形状、大小、强度各不相同，且溶解性、崩解性也不同，从而产生不同的药效。因此，应根据所需颗粒的特性选择适宜的制粒方法。根据制粒时是否加入润湿剂或黏合剂，制粒方法可分为湿法制粒和干法制粒。

（1）湿法制粒：将液态润湿剂或黏合剂加入药物粉末中，使粉末表面润湿、粉粒间产生黏合力，借助外加机械力的作用和液体架桥制成一定形状和大小的颗粒的方法。经干燥后最终以固体桥的形式固结。

由于湿法制成的颗粒经过表面润湿，因此其表面光滑，外形美观，压缩性能好，在制药工业生产中应用最广。挤压制粒、转动制粒、流化床制粒、高速搅拌切割制粒等均属于湿法制粒。

①挤压制粒：先将物料混合均匀后加入润湿剂或黏合剂制成软材，用强制挤压的方式将软材通过具有一定大小的筛孔，制成湿颗粒的方法。常用的制粒设备有摇摆式颗粒机（图 2-4-2）。

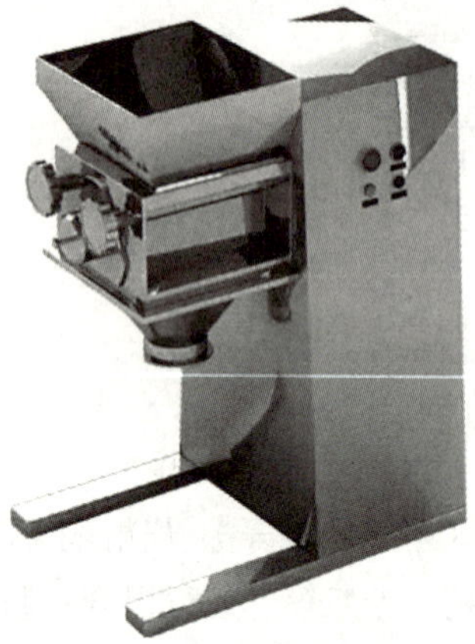

图 2-4-2　摇摆式颗粒机

摇摆式颗粒机由电机、三角带轮、蜗杆蜗轮传动，在偏心曲轴和升降齿条的作用下，使齿轮轴带的七角滚刀做周期性的往复旋转。物料不断运动并由筛网和转子间隙控制及挤出颗粒，其生产能力随着物料的水分、种类、黏度及网目的不同而变化，且能制出各种规格的颗粒。主要特点是筛网装拆简易，还可适当调节松紧。七角滚筒拆卸方便、容易清洗。机械传动系统全部封闭在机体内，并附有润滑系统，整机运转平稳。

在挤压制粒过程中，制软材是关键步骤，软材的好坏直接关系到所制颗粒的质量。首先，根据物料的性质选择合适的润湿剂或黏合剂，以能制成适宜软材最小用量为原则；其次，选择合适的揉混强度、混合时间、黏合剂温度。一般来说，揉混强度越大、混合时间越长、物料的黏性越大，制成的颗粒越坚硬。软材的质量往往靠经验来控制，即以“轻握成团，轻压即散”为准。挤压制粒技术制得的颗粒为柱状，颗粒的大小由筛网的孔径大小来调节。颗粒的松紧程度可用不同黏合剂及加入量来控制。

②转动制粒：指将物料混合均匀后，加入一定的润湿剂或黏合剂，在转动、摇动、搅拌作用下使药粉聚结成球形粒子的方法。经典的转动制粒设备为旋转制粒机（图 2-4-3）。

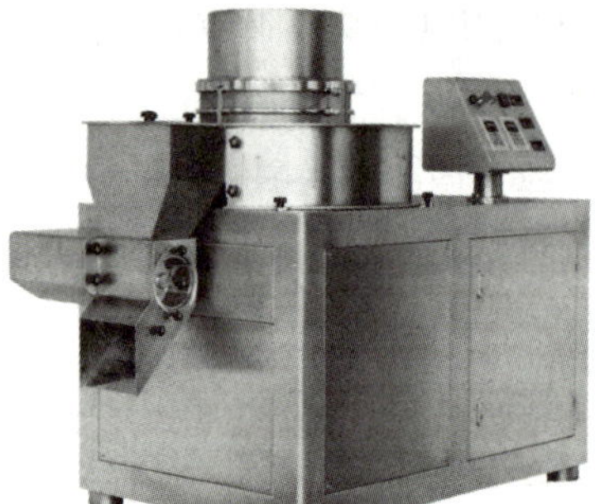

图 2-4-3　旋转制粒机

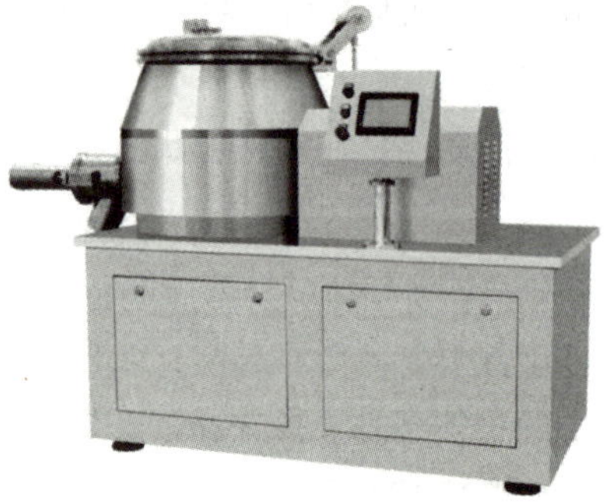

图 2-4-4　高速混合制粒机

这种转动制粒机多用于药丸的生产，但由于粒度分布较宽，在使用上受到一定的限制，操作过程多凭经验控制。

③高速搅拌制粒：指将原辅料和黏合剂加入容器内，靠高速旋转的搅拌器和切割刀的作用迅速完成混合、切割、滚圆并制成颗粒的方法。高速搅拌制粒是将混合与制粒两种工序放在一台机器上完成的一种高效的混合制粒技术。常见的高速搅拌制粒设备有高速混合制粒机（图 2-4-4）。

高速搅拌切割制粒和传统的挤压制粒相比，具有工序简单、操作简便、快速等优点。通过改变搅拌桨的结构，调节黏合剂用量及操作时间，可制得不同密度、不同强度的颗粒。强度高的颗粒适合于装填胶囊剂，松软的颗粒适合于压片。带有干燥功能的高速搅拌切割制粒机在完成制粒后，可通过热风进行干燥，不仅节省人力、物力，而且减少人与物料的接触机会，更符合 GMP 要求。

④流化床制粒：又称为沸腾制粒，是指使药物粉末在自下而上的气流作用下保持悬浮的流化状态，黏合剂液体由上部或下部向流化室内喷入使粉末聚结成颗粒的方法。由于粉粒呈流态化在筛板上翻滚，如同沸腾状，故又称为流化制粒或沸腾制粒。此法将混合、制粒、干燥在同一台设备内一次性完成，还可称为一步制粒法。常见的流化床制粒设备有沸腾干燥制粒机（图 2-4-5）。

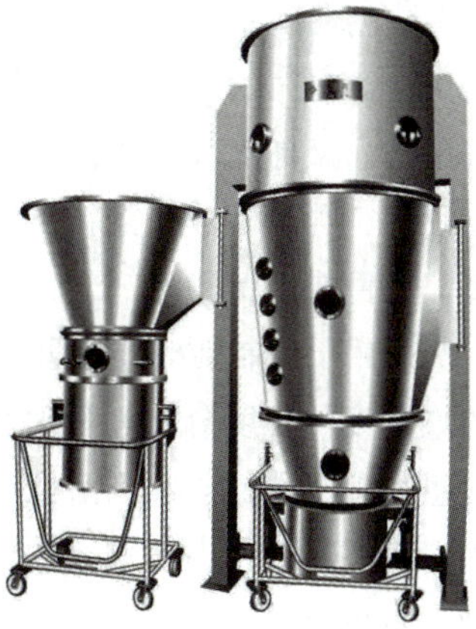

图 2-4-5　沸腾干燥制粒机

流化床制粒与湿法制粒相比，具有工艺简单、节省原料、节能环保、防止药物污染、易于自动化大生产等特点。此外，流化床制粒粒度均匀，松实适宜，故压出的片子含量均匀，片重差异小，崩解迅速，释放度好。流化床制粒法的缺点是能耗较大，对密度相差悬殊的物料的制粒效果不太理想。

⑤喷雾制粒：将用于制粒的原辅料与黏合剂混合，不断搅拌成均匀的混悬液，再用泵将此混悬液通过高压泵嘴或甩盘输入到特殊的雾化器中雾化形成细微液滴，使其在热空气流中干燥得到近似球形的细小颗粒的方法。该法可在数秒内完成药液的浓缩与干燥，原料液的含水量可达 70% ～ 80% 以上，能连续操作。该法采用的设备为喷雾干燥制粒机（图 2-4-6）。该法由液体直接得到固体粉末颗粒，雾滴比表面积大，干燥速度快，干燥物料的相对温度较低，适用于热敏性物料的处理，粒子具有良好的溶解性、分散性和流动性。但由于质地疏松，产品体积较大。

喷雾干燥制粒技术的特点：①由液体原料直接干燥得到粉状固体颗粒；②干燥速度快，物料的受热时间短，适合于热敏性物料的制粒；③所得颗粒多为中空球状粒子，具有良好的溶解性、分散性和流动性；④设备费用高，能量消耗大，操作费用高，黏性大的料液易粘壁。

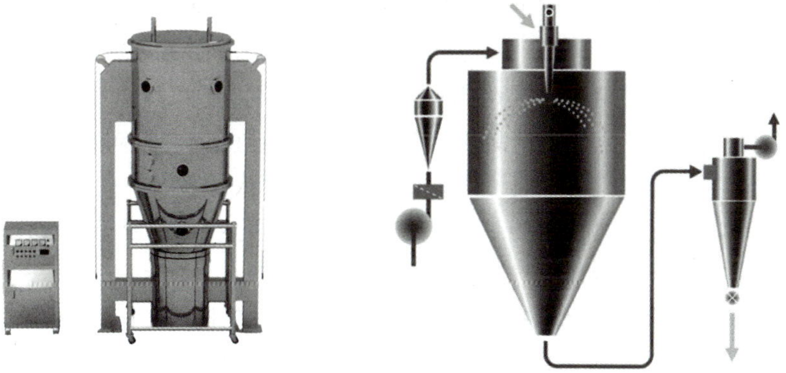

图 2-4-6　喷雾干燥制粒机

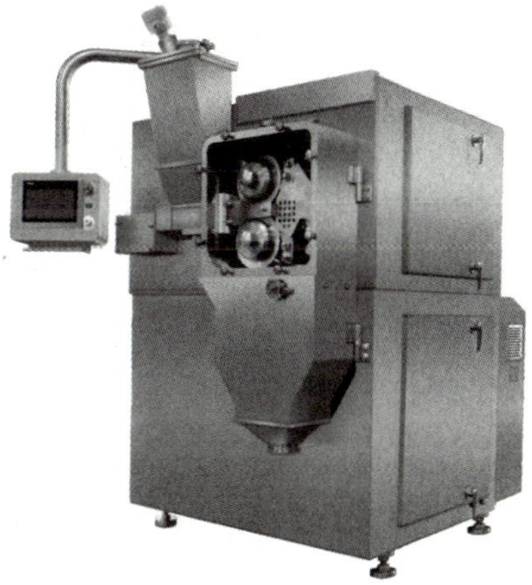

图 2-4-7　干法制粒机

（2）干法制粒：在原料粉末中不加入任何液体，靠压缩力的作用使粒子间距减小而产生结合力，按一定大小和形状直接压缩成所需颗粒，或先将粉末压缩成片状或饼状物后，重新粉碎成所需大小的颗粒。也就是将物料粉末混匀后用适宜的设备压成大片，然后再破碎成大小适宜的颗粒，或直接将原料干挤压成颗粒的操作。该法不添加任何液体黏合剂，靠压缩力的作用使粒子间产生结合力，因此，适用于热敏性物料、遇水易分解的药物。常用的设备是干法制粒机（图 2-4-7）。

①干法制粒的工艺流程：药物 + 辅料→粉碎→过筛→混合→压块 / 片→粉碎→整粒。

干法制粒主要分为滚压法和重压法两种：a. 滚压法：将药物和辅料混合均匀后，通过转速相同的两个滚筒之间的缝隙，将物料滚压成一定形状、硬度适宜的板状物，再破碎成一定粒径的颗粒。b. 重压法：又称为大片法，是指药物和辅料混合均匀后，用重型压片机压成直径一般为 20 mm 左右的片坯，再粉碎成所需粒度的颗粒。由于压片机所需压力较大，冲模等设备损耗率较大，细粉量多，故目前很少应用。

②采用干法制粒时注意事项：a. 药物与辅料的性质要相近，这样可以避免混合不均匀。因为物料的堆密度、粒度分布等物理性质相近时混合的均匀性才好，特别是当主药含量少时，成品需要做含量均匀度测定。b. 不溶性润滑剂要最后加入。一定要等其他的辅料混合均匀后，再加入不溶性润滑剂并且要控制好混合时间，否则会影响崩解和溶出。c. 混合后需做含量测定。d. 压片时要特别注意各种异常情况。压片过程中可能会因为设备震动等原因造成片子裂片、均匀度差、硬度片重不好等现象，随时跟踪纪录，及时解决，保证产品质量。

3. 干燥　利用热能使物料中水分（或溶剂）汽化，并由惰性气体带走所生成的蒸气，最终获得干燥物料的操作称为干燥。干燥在固体制剂生产中应用十分广泛，如药物粉末经湿法制粒后，干燥所得的干颗粒可直接制成冲剂。中药原料切片后需要干燥制成中药饮片。干燥的目的在于提高产品的稳定性，以便进一步加工处理。

干燥操作，按操作方式可分为间歇式、连续式，如厢式干燥器为间歇式干燥设备，气流式干燥器为连续式干燥设备。按操作压力可分为常压式、真空式。常压干燥是在常压状态下进行干燥的方法，如厢式干燥器。此类干燥器操作简单，但干燥效率低，干燥时间长，干燥温度高，干燥物料难粉碎，主要用于耐热物料的干燥。减压干燥又称真空干燥，是在减压状态下进行干燥的方法。该法具有干燥温度低，干燥速度快，设备密闭可防止交叉污染和药物变质、产品疏松易于粉碎加工等优点，主要用于热敏性物料，也可用于易氧化或有易燃危险的物料。干燥操作按热量传递方式可分为热传导干燥、对流干燥、辐射干燥、介电加热干燥等。

此外，制药工业常用的物料干燥方式还有喷雾干燥、沸腾干燥和冷冻干燥。

（1）喷雾干燥：是指采用雾化器将液体原料分散成小雾滴，以热空气作为干燥介质，吸收热空气的热量后迅速蒸发而获得干燥产品的方法。此法干燥速度快，干燥时间短；干燥温度低，避免物料受热变质；由液态直接得到干燥产品，省去蒸发、浓缩等操作；操作方便，易自动控制；产品疏松易溶，多为空心颗粒或粉末；生产过程处于密闭系统，适用于连续化大生产，有利于 GMP 管理。近年来，喷雾干燥在制药工业中应用十分广泛。

（2）沸腾干燥：又称为流化（床）干燥，是指运用流态化技术进行干燥的一种干燥方法。干燥时，湿物料加在筛板上，干燥介质从下面经筛板吹出，将物料吹成沸腾状，以达到加速干燥的目的。热气流在悬浮的湿颗粒间流过时，是在动态下进行热量交换，带走水分，干燥效率高。该法具有传热好，传热系数高，干燥速度快；流化床内温度均匀，灵活性大；物料处理量大，结构简单，易操作，维护方便等优点。

（3）冷冻干燥：又称为升华干燥，是指将含水物料冷冻到冰点以下，使水转变为冰，然后在较高真空下将冰升华为蒸气而除去的干燥方法。物料可先在冷冻装置内冷冻，再进行干燥。也可以直接在干燥室内经迅速抽真空而冷冻。升华过程中所需的汽化热量，一般用热辐射供给。干燥后得到的产品稳定、质地疏松，加水后能迅速溶解，同时产品质量轻、体积小、含水量低，可长期保存不变质，特别适用于易受热分解的药物。例如，一些生物制品、酶、抗生素以及粉针剂常采用此法干燥。含水的生物样品，经过冷冻固定，然后在低温、高真空的条件下使水分由冰直接升华成水蒸气除去，达到干燥的目的，在冷冻干燥的过程中，样品不受表面张力的作用，不易变形。

此外，制药工业中常用的干燥技术还有红外线干燥、微波干燥、吸湿干燥等。

4. 整粒　是指将干燥好的颗粒根据不同制剂工艺要求除去过粗或过细的颗粒，如颗粒剂要求不能通过一号筛和能通过五号筛的总和不得超过供试量的 15%。常用的整粒设备有整粒机（如图 2-4-8）。

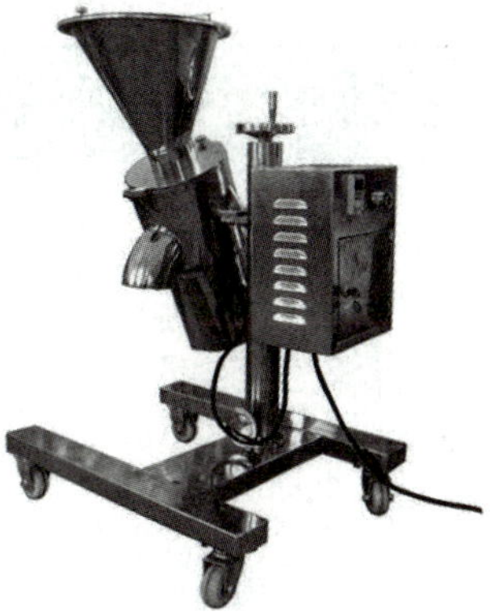

图 2-4-8　整粒机

5. 分剂量与包装　整粒后，质量检查合格的颗粒可按照指定剂量装入适宜的分装材料中进行分剂量与包装。

（二）颗粒剂的制备质量控制

颗粒剂的生产工艺除散剂所涉及的粉碎、筛分、混合等操作外，还包括制粒、干燥、整粒、总混等操作，制备过程中主要的质量控制点如表 2-4-1 所示。

表 2-4-1　颗粒剂制备的主要质量控制点

工序	监控点	监控项目 质量控制项目	频次	检查方法与标准及标准规定
配料	领料	原辅料品名、批号、生产厂家、数量、合格证	每批	按生产指令领料，有人复核
	开工检查	设备、容器具	开始生产前检查	设备容器状态标志、设备容器消毒处理
	投料	计算与投料	每批	按处方投料，有人复核
	制粒、干燥、收料	预加热物料温度	每批	65 ～ 70 ℃
		喷液转速	每批	45 ～ 55 r/min
		制粒时物料温度	每批	45 ～ 60 ℃
		干燥温度、颗粒水分	每批	干燥温度：120 ℃（进风温度），物料温度：92 ℃；颗粒水分：≤ 4.0 %
		收料时物料温度	每批	≤ 40 ℃
	整粒、筛分、总混	设备清洁	开始生产前检查	设备有清洁标志、设备容器消毒处理
		整粒	每批	12 目筛网
		筛分	每批	上层筛网：10 目，下层筛网：60 目
		总混时间	每批	45 分钟
颗粒分装	颗粒分装	装量差异	随时 / 班	装量差异限度范围：±5 %
		热封	随时 / 班	抽取 20 袋，检查热封是否严密
	印字	印刷内容	随时 / 班	内容完整无误，字迹清晰、正确；品名、规格、批号内容正确
		批号、有效期	每批	批号、有效期打印清晰、正确
外包装	说明书	1. 内容 2. 使用记录	每批	1. 内容完整无误，字迹清晰、正确；品名、规格、批号内容正确 2. 有使用记录，使用量 + 退回量 + 残损量 = 领用量
	小盒	1. 内容 2. 使用记录	每批	1. 内容完整无误，字迹清晰、正确；品名、规格、批号内容正确 2. 有使用记录，使用量 + 退回量 + 残损量 = 领用量
	装箱	1. 数量 2. 装箱单 3. 印刷 4. 批号、有效期	每箱	1. 与包装规格相符 2. 内容完整无误，不漏放 3. 字迹清晰完整，内容正确 4. 批号、有效期正确，内外包装一致

续表

工序	监控点	监控项目 质量控制项目	频次	检查方法与标准及标准规定
其他	1. 生产周期 2. 偏差处理 3. 物料平衡 4. 清场 5. 状态标志使用 6. 记录		每批	1. 检查生产记录 2. 检查生产记录，若有偏差，处理程序应符合“车间偏差及异常情况处理管理规程” 3. 检查生产记录，各工序物料平衡（或收得率）应符合规定 4. 现场检查人员操作及记录；各工序应执行相应清场规程 5. 现场检查；各工序各类状态标志应按规程正确使用 6. 按要求逐项及时、完整、真实填写

三、颗粒剂的质量检查

颗粒剂的质量检查，除主药含量等外，《中国药典（2020年版）》第四部制剂通则（0104 颗粒剂）中还规定了粒度、水分、干燥失重、溶化性以及装量差异等检查项目。

【粒度】除另有规定外，一般取单剂量包装颗粒剂5袋或多剂量包装颗粒剂1袋，称定重量，置药筛内保持水平状态，轻轻筛动3分钟，不能通过一号筛（2 000 μm）与能通过五号筛（180 μm）的粉粒总和不得超过供试量的15%。

【水分】中药颗粒剂，照水分测定法（《中国药典（2020年版）》四部制剂通则0832）测定，除另有规定外，水分不得超过8.0%。

【干燥失重】除另有规定外，取化学药品和生物药品颗粒剂供试品按《中国药典（2020年版）》干燥失重测定法测定，于105 ℃干燥至恒重，含糖颗粒剂宜在80 ℃减压干燥，减重率不得超过2.0%。

【溶化性】除另有规定外，取可溶性颗粒颗粒剂10 g，加热水200 mL，搅拌5分钟，可溶颗粒剂应全部溶化或轻微浑浊，不得有异物。混悬颗粒剂应能混悬均匀。泡腾颗粒检查时，取单剂量包装泡腾颗粒剂3袋，分别置于200 mL水中，水温15～25 ℃，应能迅速产生二氧化碳气体而呈泡腾状，5分钟内3袋颗粒均应全部分散或溶解。颗粒剂按上述方法检查，均不得出现异物，中药颗粒不得出现焦屑。

【装量差异】单剂量包装的颗粒剂，其装量差异应符合《中国药典（2020年版）》的有关规定。即取供试品10袋（瓶），除去包装，精密称定每袋（瓶）内容物的重量，求出每袋（瓶）内容物的装量与平均装量。每袋（瓶）装量与平均装量或标示量相比，超出装量差异的颗粒剂不得多于2袋（瓶），并不得有1袋（瓶）超出装量差异限度的1倍。凡是规定检查含量均匀度的颗粒剂，一般不再进行装量差异检查。

多剂量包装的颗粒剂，照最低装量检查法进行检查（《中国药典（2020年版）》第四部制剂通则0942）。颗粒剂装量差异限度如表2-4-2所示。

表 2-4-2 颗粒剂装量差异限度

平均装量或标示装量 /g	装量差异限度 /%
≤1.0	±10.0
1.0以上至1.5	±8.0
1.5以上至6.0	±7.5
>6.0	±5.0

【微生物限度】以矿物、动植物来源的非单体制成的颗粒剂，生物制品颗粒剂，照非无菌产品微生物限度进行检查。微生物计数法（《中国药典（2020 版）》第四部制剂通则 1105）和控制菌检查法（《中国药典（2020 版）》第四部制剂通则 1106）及非无菌药品的微生物限度（《中国药典（2020 版）》第四部制剂通则 1107）进行检查，应符合相关规定。凡是规定检查杂菌的生物制品颗粒剂，可不再进行微生物限度检查。

任务 4：
习题及答案

任务 5　胶囊剂的制备

一、胶囊剂的概述

（一）胶囊剂的定义

思政案例：
“毒胶囊”事件

胶囊剂是指药物与适宜辅料充填于空心硬质胶囊或密封于软质囊材中制成的固体制剂（图 2-5-1），主要供内服，也可用于直肠、阴道等部位。

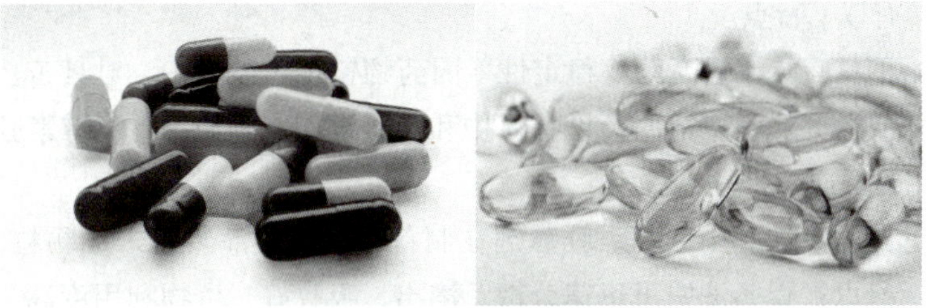

图 2-5-1　胶囊剂

硬胶囊（通称为胶囊）是指将一定量的药物加辅料制成均匀的粉末或颗粒，或将药物直接充填于空心胶囊中制成的固体制剂。空胶囊是指制备胶囊剂的囊壳。一般由药用明胶、水及甘油按照一定的比例制成的具有一定弹性的一对圆筒，分别称为囊体（囊身）和囊帽，两者可以互相紧密套合。根据需要还可加入着色剂、增塑剂、防腐剂、避光剂等辅料制成形态各异、具有特殊功能的囊壳。

软胶囊又称为胶丸，是指将一定量的液体药物密封于软质囊材中形成的固体制剂。常用滴制法或压制法进行制备。软胶囊应具有一定可塑性与弹性，其硬度与干明胶、增塑剂（甘油、山梨醇或两者的混合物）与水之间的重量比有关，以干明胶∶增塑剂∶水 =1∶（0.4 ～ 0.6）∶1 为宜。若增塑剂用量过低，则囊壁较硬；反之，则较软。

（二）胶囊剂的发展

早在公元前 1500 年，埃及人就用牛、羊等动物的皮切碎并熬煮用来包裹药草粉剂，制成了世界历史上最早的胶囊药品。1730 年，维也纳的药剂师用植物提取物手工制造胶囊，造就了近现代胶囊药品工艺的雏形。到 1818 年，巴黎医院的军事行政官委托化学家研究生产主要胶囊材料——明胶的方法，但当时主要是为了了解明胶是否能替代食品充饥，而不是应用在药品生产上。直至 1833 年，法国药剂师弗朗索瓦·莫特首先获得了一项生产单片明胶胶囊的方法，该胶囊用一滴明胶溶液密封制作成胶囊药品，使药物不再有苦味，且免受冷、热和湿度等外界环境影响。1846 年，J. Lehuby 发明了两节式硬胶囊制造技术并且在法国申请专利，随着现代机械工业化的推进，1872 年，法国诞生了第一台胶囊制造充填机，随后在底特律开始了硬胶囊的工业化制造。1888 年，Parke-Davis 公司在底特律获得制造硬胶囊的生产方式。1897 年，美国礼来公司将粉末状或颗粒状的药物填充到由两部分构成的硬明胶胶囊中。1931 年，帕克－戴维斯公司的工程师阿瑟·科尔顿成功地设计和制造出一套自动设备，世界上第一粒机制明胶硬胶囊由此诞生，开始了药用胶囊的自动化生产时代，胶囊制造速度达到了每小时 10 000 粒，由此增加了许多胶囊药品。

1953 年，我国浙江新昌儒岙镇潘光明从美国制药厂学到了空心胶囊技术回到自己家乡，手工生产出了中国第一粒空心胶囊。1989 年，中新药业天津达仁堂制药厂历经 5 年独家研制出了中国首创的复方软胶囊制剂品种藿香正气软胶囊。到 1995 年，我国胶囊药品生产达到了 2 872 万粒，2004 年，我国胶囊药品达到了 738 亿粒，到 2011 年，全国制药行业年度胶囊制剂药品的产量约为 1 000 亿粒，我国的制药行业飞速发展，尤其是在中成药胶囊制剂方面得到了很快的发展，至 2019 年我国药用空心胶囊产量达到 5 500 亿粒。

然而，在我国胶囊产业飞速发展的同时，也出现了一批投机取巧、丧失道德底线的黑心商家。2012 年，我国出现轰动一时的毒胶囊事件，一些明胶企业用生石灰处理废皮革边角料，熬制成重金属超标的工业明胶，厂家将工业明胶替代药用明胶来生产胶囊壳，制成毒胶囊，最终进入患者手中。“毒胶囊”事件曝光后，各地公安机关迅速介入调查，共抓获犯罪嫌疑人 228 名，查封胶囊生产企业、明胶生产企业 28 家，召回铬超标胶囊（剂）药品 12.3 亿余粒，查封涉案企业。

（三）胶囊剂的特点

胶囊剂外观光洁、美观，便于携带使用，已普遍为人们所接受，胶囊剂作为应用广泛的固体制剂之一，主要具有以下特点。

1. 掩盖药物的不良嗅味，提高药物稳定性　因药物包裹于胶囊中，对具苦、臭味的药物有遮盖作用；对光敏感或遇湿热不稳定的药物有保护和稳定作用。例如，克拉霉素胶囊可以掩盖克拉霉素的苦味，服用时顺应性好。

2. 药物起效迅速，生物利用度高　胶囊剂在制备时可直接灌装粉末或颗粒，可不加黏合剂，未经机械力压制，所以在胃肠液中可迅速分散、溶出，吸收好、生物利用度高。例如，口服吲哚美辛胶囊后血中达高峰浓度的时间较同等剂量的片剂早 1 小时。

3. 液体药物固体化　液态药物或含油量高的药物可填充于软质胶囊中制成固体制剂，易于分剂量。例如，维生素 E 等油溶性维生素类常做成胶丸。

4. 延缓药物的释放速度，实现定位释药　将药物制成颗粒或小丸后，通过用不同释放速率的高分子材料包衣（或制成微囊），按一定的比例混匀装入空胶囊中，可制成缓释、控释、长效、肠溶等不同种类的胶囊剂。制成肠溶胶囊可将药物定位释放于小肠。直肠或阴道给药的胶囊剂，使药物定位释放。治疗肠炎的药物或以结肠为主要吸收部位的蛋白、多肽类药物，可制成结肠定位释药的胶囊剂。例如，将酮基布洛芬先制成小丸，包上一层缓释半透膜后装入空胶囊，当水分扩散至小丸后，在渗透压作用下，酮基布洛芬溶解，进入小肠缓慢释放，血药浓度可达 24 小时。

5. 光滑美观便于识别　胶囊剂外壳为明胶材料，表面光滑，胶液加入色素后可制成各种颜色的胶囊，易于识别。

6. 由于囊材多为水溶性明胶，具有水溶性　若填充水溶液或者稀乙醇溶液，能使胶囊壁软化、溶化；充填吸湿性强的药物会使胶囊壳水分降低而变脆；填充风化性药物会使胶囊壳变软。因此，这些药物不适合做成胶囊剂。

（四）胶囊剂的分类

1. 胶囊剂根据囊材的不同分

（1）硬胶囊：指将一定量的药物及辅料（可不加辅料）制成均匀的粉末、颗粒、小丸或半固体充填于空心胶囊中制成，如灵芝孢子粉胶囊、头孢拉定胶囊、芬必得胶囊等。

（2）软胶囊：又称为胶丸，是指将一定量的药液加适宜的辅料压制或滴制于软质囊材中形成的剂型。软胶囊可用滴制法或压制法进行制备。用压制法制成的软胶囊中间一般有缝，称为有缝胶囊；滴制法制得的胶囊一般呈圆球形，无压缝，故称为无缝胶囊。如软磷脂软胶囊、维生素 E 胶丸、大豆异黄酮软胶囊等。

2. 胶囊剂根据用途的不同分

（1）缓释胶囊剂：指在规定的释放介质中缓慢地非恒速释放药物的胶囊剂。缓释胶囊应符合缓释制剂的有关要求并应进行释放度检查。如布洛芬缓释胶囊、双氯芬酸钠缓释胶囊等。

（2）控释胶囊剂：指在规定的释放介质中缓慢地恒速释放药物的胶囊剂。控释胶囊应符合控释制剂的有关要求并应进行释放度检查。如吲哚美辛控释胶囊、盐酸地尔硫卓控释胶囊等。

（3）微型胶囊剂：指利用天然或合成的高分子材料，将固体药物微粒或液体药物微滴包裹成直径 1 ～ 500 μm 的微小胶囊剂，简称微囊。微囊可根据临床需要制成各种剂型。微型胶囊剂具有增加药物稳定性，降低毒副作用，减少挥发性药物的挥发等特点，是中国研制的一种新剂型。

（4）肠溶胶囊剂：指采用肠溶材料包裹颗粒或在囊壳中加入特殊的药用高分子材料或经特殊处理，使药物在胃液中不溶出，仅在肠液中崩解溶出而释放出活性成分，达到一种肠溶的效果，故称为肠溶胶囊剂。肠溶胶囊不溶于胃液，但能在肠液中崩解而定位释放出活性成分。可防止药物在胃内分解失效，避免对胃的刺激。肠溶胶囊剂应进行释放度检查。如奥美拉唑肠溶胶囊、复方谷氨酰胺肠溶胶囊等。

二、胶囊剂的制备

（一）胶囊剂的制备工艺

1. 硬胶囊剂　硬胶囊剂的制备一般分为空胶囊的制备、填充物的制备、胶囊填充、胶囊抛光、胶囊分装和包装等过程，其制备工艺流程如图 2-5-2 所示。

（1）空胶囊的制备。

①原材料：生产空胶囊的主要材料食用级药用明胶除应符合《中国药典（2020 年版）》规定外，还应具有一定的黏度、胶冻力、pH 等物理性质。明胶因水解的方法不同，分为用酸法工艺制备而得的 A 型明胶和用碱法工艺制备而得的 B 型明胶。明胶类型对空胶囊的性质影响不大，但胶原的来源不同，明胶的物理性质则有很大的差异。例如，以骨骼为原料制成的骨明胶，质地坚硬、性脆、透明度较差；以猪皮为原料制成的猪皮明胶，富有可塑性，透明度亦好。因此，采用优质骨明胶和皮明胶的混合使用效果较为理想。

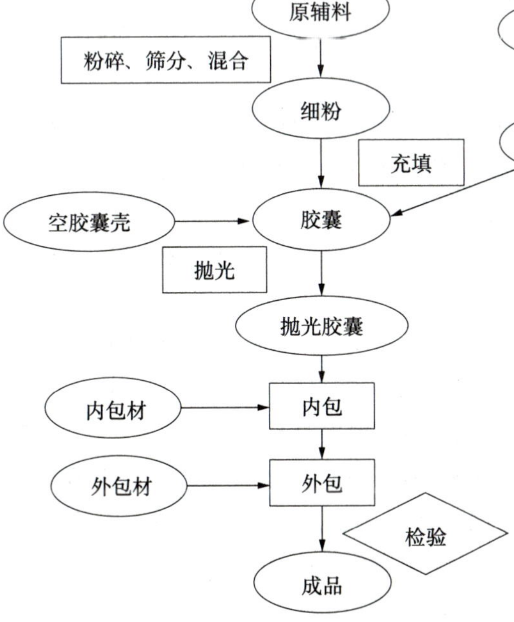

图 2-5-2　硬胶囊剂制备工艺流程图

②胶液：生产胶囊除以明胶为主要原料外，还需加入适量的附加剂，如增塑剂、色素、遮光剂及防腐剂等，以改善囊壳的理化性质，增加胶囊的辨识度和稳定性。由于明胶易吸湿又易脱水，为了改善空胶囊的韧性与可塑性，可适当加入少量附加剂，如甘油、山梨醇、羧甲基纤维素钠（CMC-Na）和羟丙基纤维素（HPC）等作为增塑剂；为了使蘸模后明胶的流动性减弱，可加入琼脂、石花菜等以增加胶液的胶冻力；为了使成品便于鉴别和美观，胶液中也可加入各种食用色素着色；少量十二烷基硫酸钠可增加空胶囊的光泽；对光敏感的药物，可加遮光剂（2%～3%二氧化钛）制成不透光的空胶囊。为了防止胶囊在储存中发生霉变，可加入尼泊金类作防腐剂。必要时还可加入少量芳香性矫味剂，如0.1%乙基香草醛和1%左右的香精。

③空胶囊的制备：空胶囊一般由专门的胶囊厂生产，目前普遍采用的方法是将不锈钢制的栓模浸入明胶溶液形成囊壳的栓模法。空胶囊的制备大致可分为溶胶、蘸胶、干燥、脱模、截割、整理及灭菌7个工序，现在大多由自动化生产线来完成。空胶囊应在一定洁净度的环境中生产，环境温度为10～25 ℃，相对湿度为35%～45%，空气净化应达到B级。

④空胶囊的规格及选型：我国药用明胶硬胶囊的规格共分为8个型号，0～5号较为常用，号越大，容积越小（表2-5-1）。小容积胶囊一般为儿童用药或充填贵重药品。明胶硬胶囊的品种有透明、不透明及半透明3种，除透明的以外，不透明的胶囊壳颜色丰富，上下两节颜色可以相同，也可以不同。

表 2-5-1　空胶囊的规格与近似容积

空胶囊号	000	00	0	1	2	3	4	5
近似容积 /mL	1.42	0.95	0.68	0.50	0.37	0.30	0.21	0.15

由于药物填充多用容积法分剂量，而药物的密度、晶型、细度以及剂量不同，所占的容积也各不相同，故应按药物剂量、所占容积选用合适的空胶囊。一般凭经验或试装后选用适当容积的空胶囊，也可根据物料的堆密度与重量计算得到。例如，某固体物料0.6 g，堆密度为1.8 g/mL，计算得到0.6 g该物料体积约为0.33 mL，宜选用2号空胶囊。

（2）充填药物的制备：药物通过粉碎至适当粒度即可满足硬胶囊剂的充填要求，粉末可直接充填。但是，大多数情况需在药物中添加适量的辅料后，才能满足生产或治疗的要求。常用的辅料有稀释剂，如淀粉、微晶纤维素、蔗糖、乳糖、氧化镁等；润滑剂如硬脂酸镁、硬脂酸、滑石粉、二氧化硅等。添加的辅料可与药物一起混合后直接充填，也可以与药物混合后一起制粒成颗粒，然后再充填。

①粉末状药物。当主药剂量小于所选用胶囊充填量的一半时，常须加入稀释剂如淀粉类、糖粉、PVP等。例如，氟哌酸胶囊一粒内含主药仅0.1 g，为增加其体积，须加入0.1 g淀粉作稀释剂。当主药为粉末或针状结晶、吸湿性药物时，流动性较差，常需加入微粉硅胶、滑石粉等润滑剂，以改善其流动性。如主药质轻，密度小时，常采用1%～2% PVP乙醇溶液进行制粒，以增加密度，便于充填。

②颗粒状药物。为了更好地控制药物的释放时间，一般会将药物制成颗粒、小丸或小片后再充填入胶囊壳内的。以浸膏为原料的中药颗粒剂，吸湿性强，富含黏液质及多糖类物质，可加入无水乳糖、微晶纤维素、预胶化淀粉、滑石粉等辅料以改善吸湿性。

③液体、半固体药物。硬胶囊剂亦可充填液体或半固体药物。往硬胶囊内充填液体药物时，需要解决液体从囊帽与囊体接合处的泄漏问题，一般采用增加充填物黏度的方法，可加入增稠剂如硅酸衍生物等使液体变为非流动性软材，然后灌装入胶囊中。

（3）充填：批量生产时，普遍采用全自动胶囊充填机（图2-5-3）制备硬胶囊剂。胶囊自动充填机的种类、型号很多，充填方式有插管式、柱塞式、活塞式等几种。

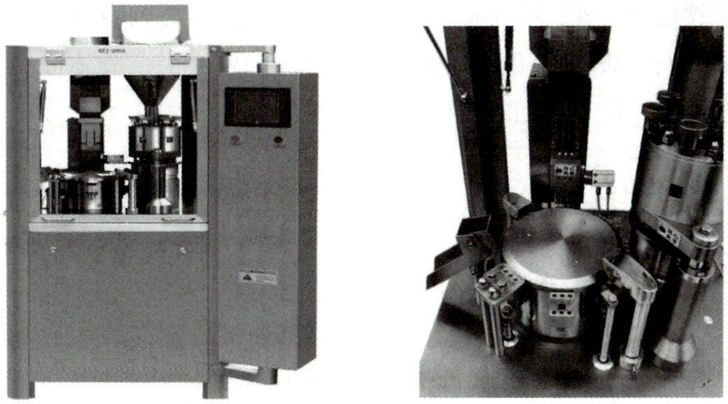

图 2-5-3 全自动胶囊填充机

①全自动胶囊充填机：工位图如图 2-5-4 所示。空胶囊囊体和囊帽套合的方式有平口式和锁口式两种，锁口式胶囊密封性良好，不必封口；平口式胶囊需封口，封口的材料常用制备空胶囊时相同浓度的胶液（如明胶 20%、水 40%、乙醇 40%），保持胶液 50 ℃，将封腰轮部分浸在胶液内，旋转时带上定量胶液，于囊帽、囊体套合处封上一条胶液，烘干，即得。

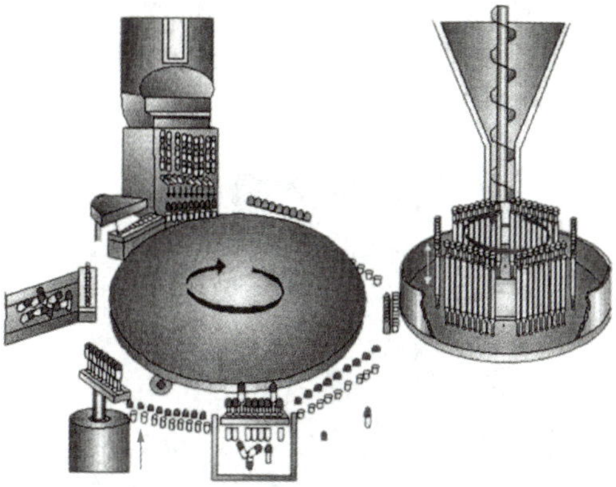

图 2-5-4 全自动胶囊填充机工位图

a. 胶囊的供给、整理与分离：由进料斗送入的胶囊，在整理排列定位后被送进套筒内，在此处使用真空把胶囊帽和胶囊体分开。

b. 胶囊体中充填药物：装有胶囊体的套筒向外移动，接受药粉、小丸、片剂或液体的充填。

c. 胶囊的筛选：损坏或不能分离的胶囊，在筛选站被排除，由一个特制的推杆把它们送到一回收容器中。

d. 帽体重新套合：装有胶囊体的套筒回到最初被打开的位置，此时胶囊帽和胶囊体排列成直线，使用可调控的机械指令，把胶囊精密地套合。

e. 胶囊成品排出机外：相应的推杆把套合好的胶囊输出，经滑槽送至成品桶。

f. 套筒的清洁：用压缩空气喷头，清理胶囊帽套筒和胶囊体套筒里残余的药粉，这些药粉由吸气管收集。

②抛光：充填好的胶囊应及时除粉抛光，胶囊剂的抛光常使用胶囊抛光机（图 2-5-5），它利用毛刷或摩擦布以及吸尘器的工作，可除去附着于胶囊上的粉尘，以提高胶囊表面的光洁度。

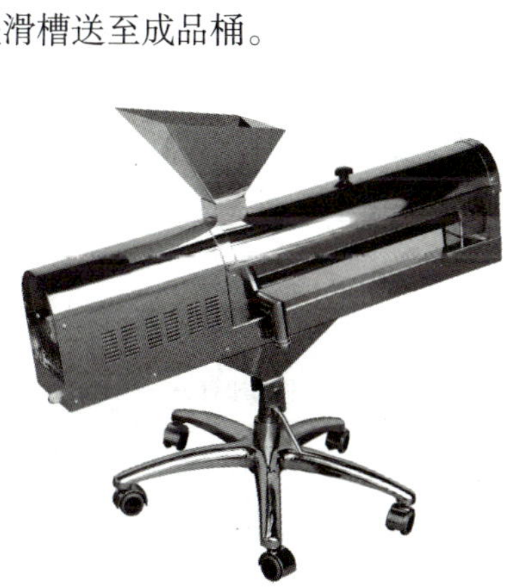

图 2-5-5 全自动胶囊抛光机

2. 软胶囊剂 一般用于填充对明胶无溶解作用或不影响明胶性质的各种油类、液体药物，常用植物油作为药物的溶剂或分散介质。药物含水量超过 50%，或含低分子水溶性或挥发性的有机化合物，如乙醇、丙酮、酸、胺以及酯等，均能使软胶囊软化或溶解；醛类可使明胶变性。因此，这些药物均不适合制成软胶囊剂。

软胶囊剂的制备可分为滴制法和压制法两种。生产软胶囊时，囊体成型与充填药物是同时进行的。软胶囊剂的制备工艺过程如图 2-5-6 所示。

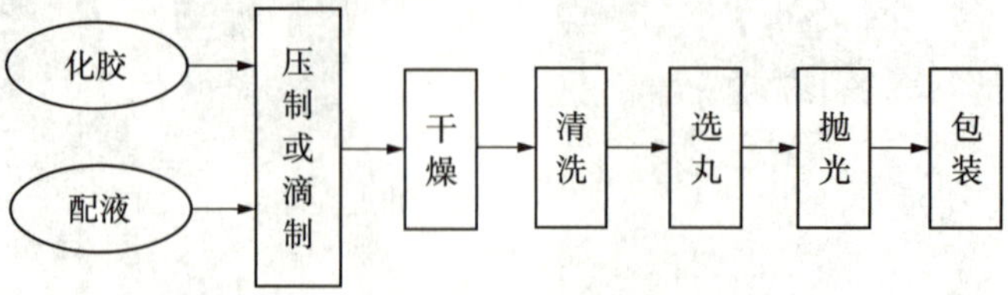

图 2-5-6　软胶囊剂的制备工艺流程图

（1）化胶：将一定配比的水、甘油加热至 70 ～ 80 ℃，混匀，加入一定比例的明胶搅拌均匀，保温 1 ～ 2 小时，静置，待泡沫上浮除去后，保温过滤、备用（滴丸所用基质除水溶性明胶外，还有非水溶性基质如 PEG 6000、硬脂酸等）。

（2）配液：是指将药物溶解或分散于适宜的溶剂中制成溶液、混悬液或乳浊液。

（3）滴制法：滴制法可由具有双层滴头的滴丸机（图 2-5-7）制备，其工作原理如图 2-5-8 所示。配制好的明胶液和药液分别盛装于明胶液槽和药液槽内，经柱塞泵吸入计量后，明胶液从外层，药液从内层喷头同时喷出形成双层液滴，使明胶液将药液包裹于其中心，随后滴入与胶液互不相溶的冷却液中，受表面张力作用，胶液冷缩成球状，再凝固成球形。

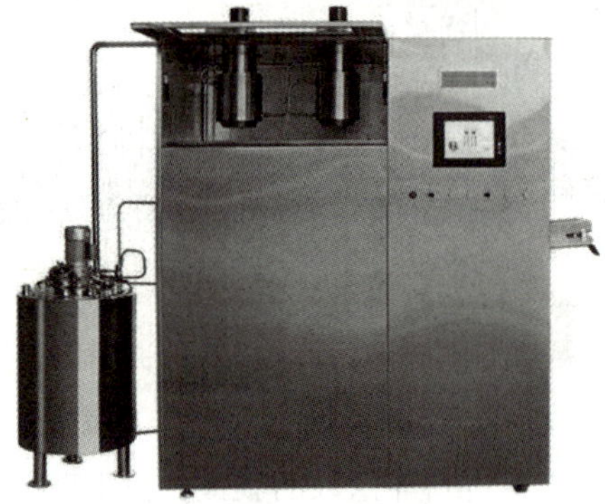

图 2-5-7　滴丸机

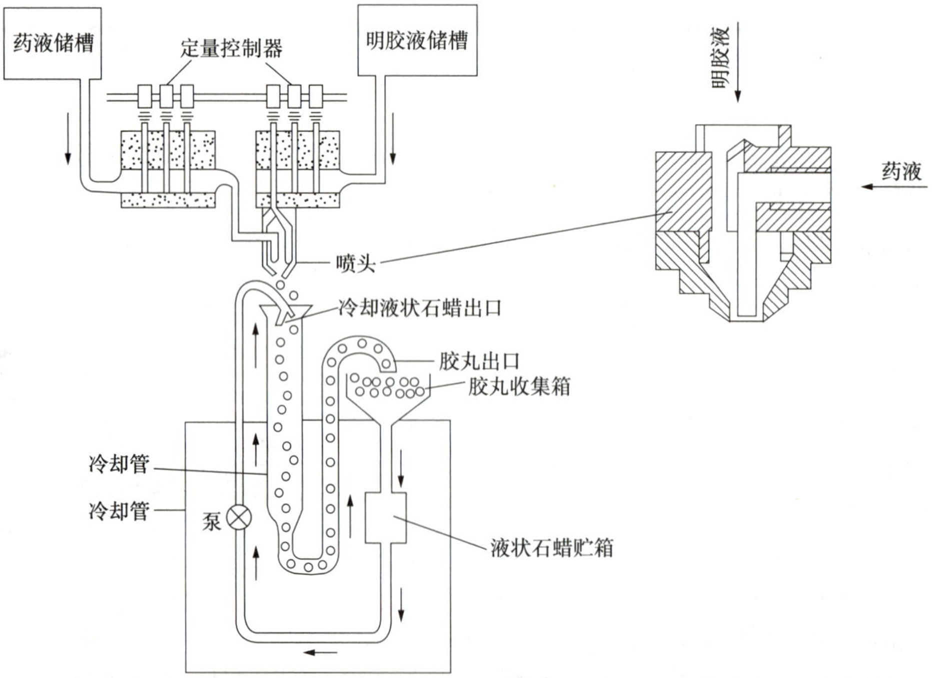

图 2-5-8　滴制法制备软胶囊剂的工作原理图

（4）压制法：是指将明胶、甘油、水等混合溶解成的明胶液制成适宜厚度的胶皮，将药物置于两侧的两块胶皮之间，用钢模压制成型。压制法可分为平板模式和滚模式，滚模法应用比较广泛，滚模式压囊机如图 2-5-9 所示。

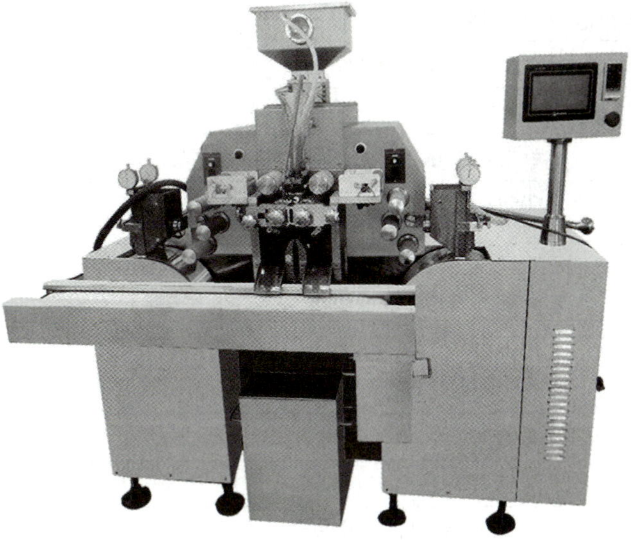

图 2-5-9　滚模式压囊机

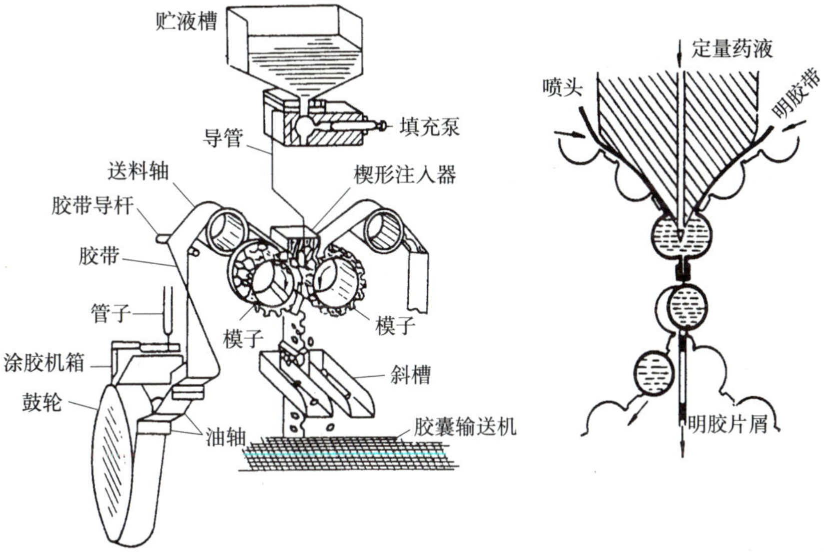

图 2-5-10　滚模式压囊机的结构及工作原理图

滚模式压囊机的结构及工作原理如图 2-5-10 所示。先将明胶液送至左右两个明胶保温盒内保温，胶液经明胶盒底部的缝隙流出分别涂布在下方两个旋转的鼓轮上，经冷却后形成胶皮，再由胶皮导杆将胶皮送入两个滚模的夹缝中，药液则由药物储液槽经导管定量注入楔形的喷头，再由供料泵将胶皮和药液压入滚模的凹槽中，形成软胶囊，并且从胶皮上分离，成型的软胶囊被输送到干燥滚筒中进行下一步干燥。

（5）干燥：无论是压制法还是滴制法所制备的软胶囊剂，胶皮中仍含有大量水分，尚未定型。因此，新制的软胶囊剂必须进行干燥。由于胶皮遇热易软化甚至熔化，干燥过程适宜在常温或低温条件下进行。常规干燥条件：温度 20 ～ 25 ℃，相对湿度 20%。

（二）胶囊剂制备质量控制

以硬胶囊剂为例，其质量控制要点如表 2-5-2 所示。

表 2-5-2 硬胶囊剂的质量控制

工序	质量控制要点	质量控制要求	检查频次
配料	配料	品种、数量与处方相符	1 次 / 班
制粒	混料	干混 180 秒	2 次 / 班
	黏合剂	温度为室温，外观检查为白色或类白色	1 次 / 班
	混合制粒时间	60 秒	2 次 / 班
	湿粒	粒度较均匀，外观色泽均匀，无异物	随时
干燥	风机风压	605 mm（H_2O）	随时
	温度	最高不超过 55 ℃	1 次 /15 分钟
	干粒	水分 <9.0%	2 次 / 班
整粒	筛网	20 目筛	1 次 / 班
	干粒	无异物粒度均匀	随时
总混	时间	20 分钟	1 次 / 班
填充	空囊规格	2# 蓝白胶囊	1 次 / 班
	装量	按 100% 投料，平均装量符合生产指令要求，装量差异符合内控标准要求	1 次 /15 分钟
	溶出度	≥ 80%	1 次 / 批
	外观	符合内控质量标准	随时
铝塑包装	批号	是否与生产指令相符	随时
	外观	铝箔、铝包外观符合要求	随时
内包装	数量	分装数量符合生产指令要求	5 次 / 班
	塞纸	无胶囊撞击声音	随时
	拧盖	瓶盖不破裂又不松脱	随时
	标签	批号加印清晰准确，贴正、黏牢	随时
外包装	数量	瓶内胶囊数、每中盒内小盒数、每箱内中盒数都要准确无误	5 次 / 班
	标签纸箱打印	批号、有效期、生产日期打印清晰准确	5 次 / 班
	衬垫	每箱箱底有一张衬垫	随时
	纸箱密封与捆扎	纸箱用胶纸密封严密，用两条打包带捆扎，两条包装带离两端距离基本相同	随时

三、胶囊剂的质量检查

根据《中国药典（2020 年版）》第四部制剂通则（胶囊剂）的要求，除另有规定外，胶囊剂应进行如下检查。

【水分】中药硬胶囊剂应进行水分检查。除另有规定外，不得超过 9.0%。硬胶囊内容物为液体或半固体者不检查水分。

【装量差异】取供试品 20 粒（中药取 10 粒），分别精密称定重量，倾出内容物（不得损失囊壳），硬胶囊囊壳用小刷或其他适宜的用具拭净；软胶囊或内容物为半固体或液体的硬胶囊囊壳用乙醚等易挥发性溶剂洗净，置通风处使溶剂挥尽，再分别精密称定囊壳重量，求出每粒内容物的装量与平均装量。每粒装量与平均装量相比较（有标示装量的胶囊剂，每粒装量应与标示装量比较），超出装量差异限度的不得多于 2 粒，并不得有 1 粒超出限度的 1 倍。胶囊剂的装量差异限度要求如表 2-5-3 所示。凡规定检查含量均匀度的胶囊剂，一般不再进行装量差异的检查。

表 2-5-3 胶囊剂的装量差异限度

平均装量或标示装量 /g	装量差异限度 /%
<0.30	±10
≥0.30	±7.5（中药 ±10）

【崩解时限】除另有规定外，照崩解时限检查法检查（《中国药典（2020 年版）》第四部制剂通则 0921），均应符合规定，如表 2-5-4 所示。凡规定检查溶出度或释放度的胶囊剂，一般不再进行崩解时限检查。

表 2-5-4 胶囊剂崩解时限指标

分类	取用量	指标
硬胶囊	20 粒（中药 10 粒）	应在 30 分钟内全部崩解
软胶囊	20 粒（中药 10 粒）	应在 1 小时内全部崩解（可改在人工胃液中）
肠溶胶囊	除另有规定外，取供试品 6 粒。若有不合规定的，另取 6 粒复试	盐酸溶液中检查 2 小时（不加挡板），不得有崩解或裂缝现象；取出吊篮，用少量水洗涤；人工肠液中检查（加挡板），1 小时应全部崩解

【微生物限度】以动物、植物、矿物质来源的非单体成分制成的胶囊剂，生物制品胶囊剂，照非无菌产品微生物限度检查：微生物计数法（《中国药典（2020 年版）》第四部制剂通则 1105）和控制菌检查（《中国药典（2020 年版）》第四部制剂通则 1106）及非无菌药品微生物限度标准（《中国药典（2020 年版）》第四部制剂通则 1107）检查，应符合规定。规定检查杂菌的生物制品胶囊剂，可不进行微生物限度检查。

四、举例

诺氟沙星胶囊

【处方】诺氟沙星 6.03 kg（原料含量以 99.5% 计），淀粉 6.75 kg，微晶纤维素 3.02 kg，预胶化淀粉 1.12 kg，羧甲淀粉钠 0.51 kg，硬脂酸镁 0.10 kg，2# 蓝白空胶囊 6.12 万粒。

【制法】（1）诺氟沙星粉碎，过 140 目筛备用，外观检查无异物。

（2）内加辅料淀粉、微晶纤维素过 100 目筛，外加辅料羧甲淀粉钠过 100 目筛，硬脂酸镁过 60 目筛，外观检查无异物。

（3）高速混合制粒机混合制粒，内加辅料与原料的混合，混合时间 3 分钟。加入 15% 预胶化淀粉后，混合制粒 60 秒。

（4）高效沸腾干燥剂干燥，最高温度不得超过 55 ℃，颗粒水分低于 9.0%。

（5）快速整粒机整粒，20 目筛。

（6）总混，三维混合机混合，总混时间 20 分钟。

（7）充填，全自动胶囊填充机加入 2# 蓝白胶囊壳进行充填。

（8）包装，铝塑泡罩包装机分装，每板 10 粒。

【分析】（1）本品为抗菌药原料类白色至淡黄色结晶性粉末。无臭，味微苦，制成胶囊剂可以掩盖药物的不良苦味。

（2）诺氟沙星在空气中易吸收水分，遇光色渐变深，生产中要严格控制车间的湿度并注意防潮避光。

（3）处方中内加辅料淀粉、微晶纤维素为填充剂，15% 预胶化淀粉浆为黏合剂，外加辅料羧甲淀粉钠为崩解剂，硬脂酸镁为润滑剂。

维生素 AD 胶丸

【处方】维生素 A 3 000 单位，维生素 D 300 单位，明胶 100 份，甘油 55 ～ 56 份，鱼肝油（或精炼油）适量，纯化水 120 份。

【制法】（1）将维生素 A、维生素 D 溶于鱼肝油或植物油中，调整浓度使每丸含维生素 A 为标示量的 90% ～ 120%，含维生素 D 为标示量的 85% 以上。

（2）明胶、甘油、纯化水制成胶浆，70 ～ 80 ℃保温 1 ～ 2 小时，消泡、过滤。

（3）以液体石蜡为冷却液，用滴制法制备胶丸，收集冷凝的胶丸，用纱布拭去黏附的冷却液，室温下冷风吹 4 小时，置于 25 ～ 35 ℃下烘干 4 小时，再经石油醚洗涤两次（每次 3 ～ 5 分钟），除去胶丸外层液状石蜡。

（4）用 95% 乙醇洗涤，最后经 30 ～ 35 ℃，烘干 2 小时，筛选，质检，包装即得。

【分析】（1）本品作用与用途：补充维生素 A、维生素 D，防治夜盲、角膜软化、干燥、表皮角化及佝偻病、软骨病等。

（2）本品采用滴制法进行制备。

（3）在制备胶浆时，可采取抽真空的方法以尽快除去胶浆中的气泡。

布洛芬缓释胶囊

【处方】布洛芬 300 g，微晶纤维素 500 g，硬脂酸适量，PVP-K 30 适量，无水乙醇适量。

【制法】（1）称取 500 g 微晶纤维素置离心包衣造粒机内，以水为黏合剂，进行离心包衣造粒。完成后室温晾至近干，再于 80 ℃烘干，选取 24 ～ 30 目空白丸核。

（2）称取处方量布洛芬 300 g、硬脂酸及 PVP - K 30 适量置于一烧杯中，加入适量的无水乙醇，60 ℃水浴并搅拌至完全溶解，得透明的包衣液（含药 80%，g/g）。

（3）以 100 g 24 ～ 40 目空白丸芯为母核，采用高效包衣机进行包衣，包衣前应对机器、设备和丸芯进行预热，待药液喷完后，抛光 5 ～ 10 分钟即可出锅。

（4）全自动胶囊填充机将包衣好的微丸充填入 0 号硬胶囊（含布洛芬每粒 300 mg）。

【分析】（1）布洛芬是一种疗效确切而毒副作用较小的解热镇痛抗炎药。由于其生物半衰期短，须频繁服药才能维持治疗的有效浓度，且肠胃道刺激作用较大，使本品的临床应用受到限制。现制成缓释制剂可减少给药次数，长时间维持血药浓度并减轻药物的副反应。

（2）进行离心包衣造粒机时，进气温度 45 ℃，最初为喷浆泵转速为 40 r /min 的大流量喷浆，使粉末在短时间内被润湿，避免粉尘飞扬，然后再控制为中等速度的喷浆流量，调节喷浆泵转速为 25 r/min，持续操作至减小喷浆流量至 20 r/min，直至物料呈絮状流动状态。然后开始供粉，控制粉浆比，维持物料呈絮状流动状态进行至目标丸核形成，停止供粉，抛光几分钟。

（3）采用丸芯直接包衣上药的方法制备布洛芬缓释微丸，无须包衣，具有工艺简单、生产成本低廉等优点。

任务 5：
习题及答案

任务 6 片剂的制备

思政案例：
二氧化钛的应用

一、片剂的概述

（一）片剂的定义

片剂是指药物与适宜辅料混匀后压制而成的圆片状或异形片状的固体制剂。主要供内服使用，也有含片、舌下片、口腔贴片、咀嚼片、分散片、泡腾片、阴道片、速释或缓释或控释片与肠溶片等。片剂的主要形状为圆柱形（双凸片），也有异形，异形片剂常见的形状有椭圆形、三角形和菱形等，如图 2-6-1 所示。

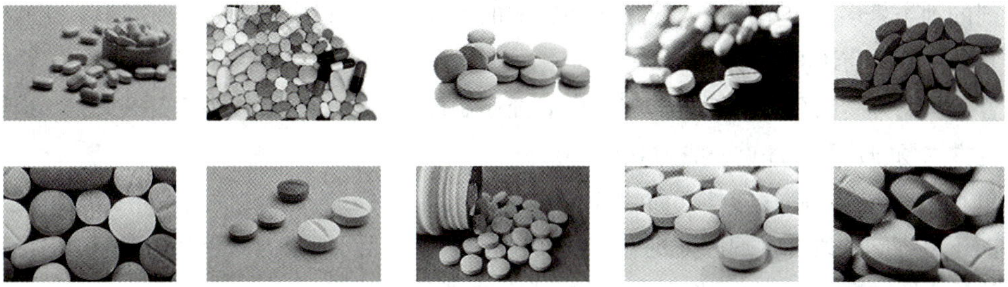

图 2-6-1 各类片剂的片形图

（二）片剂的发展

片剂是在散剂和丸剂的基础上发展起来的，有悠久的历史，早在 10 世纪后叶就有模印片。1872 年，由 John Wyeth 等人创制了压片机，并出现了压制片。19 世纪末，随着压片机的出现和不断改进，片剂的生产和应用得到了广泛的发展。近十年来，片剂生产技术与机械设备均有较大的发展，如沸腾制粒、粉末直接压片、半薄膜包衣、新辅料、新工艺以及生产联动化等。随着中药化学、中药药理、中药药剂与临床等多方面的发展，中药片剂的研究和生产，在类型上除一般的压制片、糖衣片外，还有微囊片、口含片、外用片及泡腾片等。在生产工艺方面逐渐摸索出一套适用于中药的生产工艺条件，例如，对含挥发油、脂肪油中药片剂的制备，如何提高中药片剂的硬度、改善崩解度、片剂包衣等，逐渐积累经验，使工艺不断完善。此外，针对中药片剂中药物的溶出速度和生物利用度等方面，均开展了广泛的研究。中药片剂已成为品种多，产量大，用途广，使用和贮运方便，质量稳定的中药剂型之一。片剂在中国以及其他许多国家的药典所收载的制剂中，均占 1/3 以上，是临床应用最广泛的剂型之一。

片剂的生产在 20 世纪 50 年代开始发展起来，中药片剂的品种、数量不断增加，工艺技术日新月异，中药片剂的质量也不断提高。

（三）片剂的特点

片剂的使用已遍及世界绝大部分国家和地区，《中国药典（2020 年版）》收载的剂型中片剂占 40% 以上，其优点主要包括以下几个方面。

1. 性状稳定　片剂比表面积小，受外界空气、水分影响小，易氧化、易潮解的药物包衣后可以有效地隔绝氧气和水分，储存期较长。

2. 剂量准确　每片药物含量差异小，按片给药，剂量准确，且片剂的溶出度及生物利用度均较丸剂好。

3. 使用方便　片剂体积小，携带和服用、运输方便，病人顺应性好。

4. 便于识别　片面上可以压字、印字，便于识别；可以通过采用不同的冲模制得不同体积、性状的异形片；通过包衣使药物具有不同的颜色予以区别。

5. 功能多样　可满足治疗与预防用药的多种要求，通过不同的制剂工艺可制成不同类型的片剂，如包衣片、分散片、多层片、缓释片和控释片等，根据药物特点实现速效、长效、定位和恒速等不同目的。

6. 易于机械化生产　产量大，成本低，易于药厂进行 GMP 管理。

7. 片剂因其结构特点　也存在一些不足，如不易吞服，婴幼儿、昏迷病人及其他吞咽困难者不适合。

8. 由于片剂在制备时中需加入很多辅料，并在过机械力作用下压缩成型，故溶出速度较散剂及胶囊剂慢，有时会影响其生物利用度。

9. 含挥发性成分的片剂，久储后含量易下降。

（四）片剂的分类

片剂的种类繁多，应用广泛，根据给药方式的不同可分为口服给药、局部给药、无菌片剂三大类。其中口服给药还可分为以下多种。

1. 普通压制片　指药物与辅料均匀混合后经压制而成的片剂，又称为素片或片芯，如磺胺嘧啶片、复方水杨酸片等，片重一般为 0.1 ～ 0.5 g。

2. 包衣片　指在压制片的外表面包衣膜的片剂。包衣的目的是增加片剂中药物的稳定性，掩盖药物的不良气味，改善片剂的外观等。根据包衣材料的不同可分为糖衣片、薄膜衣片和肠溶衣片，如盐酸小檗碱糖衣片、阿司匹林肠溶片、奥美拉唑肠溶片等。

3. 多层片　指由两层或两层以上组成的片剂。每层含不同的药物，或各层的药物相同而辅料不同。这类片剂有两种：一种是按照上、下顺序分为两层或多层；另一种是先将一种颗粒压制成片芯，再将另一种颗粒压包在片芯之外，形成片中有片的结构。多层片避免了复方制剂中不同药物之间的配伍变化，还可实现一层速效，另一层长效的缓释作用，如布洛芬双层片、维 U 铝镁双层片等。

4. 咀嚼片　指在口腔中嚼碎或吮服使片剂融化后吞服，在胃肠道中发挥作用或经胃肠道吸收发挥全身作用的片剂。适用于助消化药、维生素以及胃药，常见的有健胃消食片、复方氢氧化铝片等。

5. 泡腾片　指含有泡腾崩解剂，遇水可放出大量二氧化碳而呈泡腾状的片剂。有机酸一般用枸橼酸、酒石酸等，多用于可溶性药物的片剂，常见的有维生素 C 泡腾片、阿司匹林泡腾片等。

6. 分散片　指在水中能迅速崩解并均匀分散的片剂。分散片中的药物应是难溶性的。分散片可加水分散后口服，也可将分散片含于口中吮服或直接吞服，如布洛芬分散片、盐酸西替利嗪分散片等。

7. 可溶片　是指临用前能溶解于水的非包衣片或薄膜包衣片剂。可溶片应溶于水，溶液可呈轻微乳光。可供口服、涂抹或含漱等用，如阿莫西林可溶片、小儿盐酸金刚烷胺可溶片等。

8. 缓释片　指在规定释放介质中缓慢而非恒速释放药物的片剂。缓释片服药次数少，治疗时间长，患者服用方便；血药浓度平稳可避免峰谷效应，减少毒副作用，如尼莫地平缓释片、双氯芬酸钠缓释片等。

9. 控释片　是指在规定的释放介质中缓慢地以恒速或接近恒速释放药物的片剂。控释片维持血药浓度恒定，效力持久，多见于治疗心血管疾病的药物，如硝苯地平控释片、氯化钾渗透泵片等。

10. 口崩片　是指在口腔内不需要用水即能迅速崩解或溶解的片剂。一般适用于小剂量原料药物，常用于吞咽困难或不配合服药的患者。其制备方法可采用直接压片法或冷冻干燥法。口崩片应在口腔内迅速崩解或溶解，口感良好，容易吞咽，对口腔黏膜无刺激性。如布洛芬口崩片、枸橼酸西地那非口崩片等。

11. 微囊片　指固体或液体药物利用微囊化工艺制成干燥的粉粒，经压制而成的片剂，如牡荆油微囊片等。局部给药分为口腔给药和外用给药，口腔给药主要包括口含片、舌下片和口腔黏附片。

12. 口含片　又称为含片，是指含在颊膜内缓慢溶解而发挥治疗作用的片剂。口含片多用于口腔及咽喉疾患，可在局部产生较久的疗效，如消炎、消毒等。常见的有口腔溃疡含片、西瓜霜含片和金嗓子含片等。这种片剂的硬度应较大，不应在口腔中快速崩解。

13. 舌下片　指置于舌下或颊腔中使用的片剂。其用法与口含片相同，舌下片剂在口液中徐徐溶解，其中药物通过黏膜而快速吸收并发挥治疗作用，如硝酸甘油舌下片和甲基睾丸酮舌下片；其另一特点是可以防止胃肠液的 pH 及酶对药物稳定性的影响，并可避免肝脏的首过效应。其要求与口含片相似。

14. 口腔黏附片　又称为口腔贴片，是指粘贴于口腔，经黏膜吸收后起局部或全身作用的片剂。全身作用时可避免首关作用，迅速达到治疗浓度；用作局部治疗时剂量小、副作用小，在口腔滞留可达 20 小时，维持药效时间长。常见的有硝酸甘油贴片和醋酸地塞米松贴片等。口腔贴片应进行溶出度或释放度（《中国药典（2020 年版）》第四部通则 0931）检查。

15. 外用给药　主要是指阴道片和专供配制外用溶液用的压制片。前者直接用于阴道，如克霉唑阴道片、鱼腥草素外用片等。外用溶液压制片将片剂加一定量的缓冲溶液或水溶解后，使成一定浓度的溶液，如供滴眼用的白内停片、供漱口用的复方硼砂漱口片和供消毒用的高锰酸钾外用片等。外用溶液压制片的组成成分必须均为可溶物。无菌片剂一般包括皮下注射用片和植入片。

16. 皮下注射用片　指临用时溶于无菌溶剂中，供皮下或肌内注射用的无菌片剂。如盐酸吗啡注射用片等。

17. 植入片　指为灭菌的、用特殊的注射器或手术埋植于皮下，产生持久药效的片剂。多为剂量小、作用强烈的激素类药物，一般制成长度小于 8 mm 的圆柱体，灭菌后单片避菌包装，如避孕植入片等。

（五）质量要求

片剂的质量好坏直接影响药效和用药的安全性。为了保证片剂的质量，《中国药典（2020 年版）》第四部制剂通则对片剂在生产与储藏期间的质量也有明确的规定。

1. 原料药与辅料混合均匀，含药量小或含毒剧药物的片剂，应采用适宜方法使药物分散均匀。

2. 凡属挥发性或对光、热不稳定的原料药物，在制片过程中应采用遮光、避热等方法，以避免成分损失或失效。

3. 压片前的物料、颗粒或半成品应控制水分，以适应制片工艺的需要，防止片剂在储存期间发霉、变质。

4. 根据依从性需要在片剂中加入矫味剂、芳香剂和着色剂等附加剂。一般指含片、口腔贴片、咀嚼片、分散片、泡腾片、口崩片等。

5. 为了增加稳定性、掩盖药物不良臭味、改善片剂外观等，可对制成的片剂进行包衣。如遇胃液易破坏、刺激胃黏膜或需要在肠道内释放的口服药片，可包肠溶衣，必要时薄膜包衣片还需检查残留溶剂。

6. 片剂外观应完整光洁，色泽均匀，有适宜的硬度和耐磨性，以免包装、运输过程中发生磨损、破损或破碎。除另有规定外，对于非包衣片，应符合片剂脆碎度检查法（《中国药典（2020 年版）》第四部制剂通则 0923）的要求。

7. 片剂的微生物限度等应符合要求。

8. 根据原料药物和制剂的特性，除来源于动、植物多组分且难以建立测定方法的片剂外，溶出度、释放度、含量均匀度等均应符合要求。

9. 除另有规定外，片剂应注意储存环境的温湿度及光照影响，一般应密封储存。生物制品原液、半成品和成品的生产及质量控制应符合相关品种要求。

10. 在片剂的生产过程中，除要对原、辅料的选用，处方的设计，制备工艺的制定等采取适宜的措施外，还须严格按照《中国药典（2020 年版）》中的有关质量规定进行质量检查，检查合格后才可应用于临床。

二、片剂的辅料

片剂是由药物和辅料两部分组成，片剂辅料是片剂中除主药外一切物质的总称，为非治疗性物质，也称为赋形剂。加入辅料的目的主要是满足片剂的制备工艺和产品质量的特殊要求，以便制成优良的产品。制备优良的片剂，物料应具备：①有一定的流动性，能顺畅地流进模孔；②有一定的可压性，以便压制成型；③有一定的润滑性，不粘冲模和冲头；④遇体液能迅速崩解、溶出、吸收，而产生相应的疗效。实际上很少有药物能完全具备这些性能，因此，必须添加物料或经适当处理使其达到上述要求。因此，片剂辅料应具有填充、润湿或黏合、崩解和助流等作用。同时，片剂在生产过程中还可以根据需要添加着色剂、矫味剂和包衣材料等辅料，但是所有辅料都必须符合《中国药典（2020 年版）》和国家药品标准的相关要求。

根据辅料在片剂中所起的作用不同，一般可分填充剂、润湿或黏合剂、崩解剂和润滑剂等。

（一）填充剂

填充剂包括稀释剂和吸收剂两类。稀释剂是指用来增加片剂的重量和体积，以利于片剂成型或分剂量的辅料。吸收剂是指片剂中含有较多的挥发油或其他液体成分时，加入适当的辅料将其吸收后再进行制备的物质。片剂是机械化大生产的剂型，为了生产和应用的方便，通常情况下，片剂的冲模直径不小于 6 mm，片重须大于 100 mg。而维生素、激素等药物剂量很小，一般不超过 100 mg，因此，这类药物需加入适当的填充剂才能满足质量要求进行机械化压片。片剂常用的填充剂及其性能如表 2-6-1 和表 2-6-2 所示。

表 2-6-1　片剂常用的填充剂

填充剂	特点
淀粉	淀粉是玉米、马铃薯、土豆等块根中制得的多糖类物质，可压性差，弹性复原率高，压制的片剂硬度较差，一般与糊精、蔗糖合用
预胶化淀粉（可压性淀粉）	预胶化淀粉是用化学法或机械法将淀粉颗粒部分或全部破裂，使淀粉具有流动性及直接可压性。预胶化淀粉为改良性淀粉，系白色或类白色适当粗到细的粉末，无臭，微有特殊口感
糊精	糊精是淀粉水解的中间产物，不溶于乙醇，微溶于水，有较强的黏性，使用过量会出现颗粒过硬。常与淀粉、糖粉组合使用作为片剂的填充剂，具有一定的黏合作用
糖粉	由结晶性蔗糖或甜菜糖经低温干燥后磨成的粉末，味甜，黏合力强，吸湿性强，片剂硬度大，多用作口含片、咀嚼片、中草药或其他疏松或纤维性药物的填充剂、黏合剂，在可溶性片剂中兼具矫味作用。易吸潮、结块，因此，糖粉很少单独使用，常与淀粉按一定比例混合使用
乳糖	乳糖是由等分子葡萄糖及半乳糖组成的白色结晶性粉末。常用乳糖为 α-乳糖，无吸湿性，可压性好，制成的片剂光洁美观，味甜，易溶于水，难溶于醇，性质稳定，可与大多数药物配伍使用。用喷雾干燥法制得的乳糖粒子接近球型，流动性和可压性好，可供粉末直接压片，也可以用淀粉、糊精和糖粉的混合物（8∶1∶1）作为乳糖的替代物，但药物的溶出效果不及乳糖

续表

填充剂	特点
微晶纤维素	流动性好，可压性好，结合力强，对药物有较大的容纳量，可用于粉末的直接压片。用量20% 时崩解较好
甘露醇	甘露醇为白色、无臭、结晶性粉末，具有凉爽、甜味感，常用于咀嚼片、口含片。但价格较贵，常与蔗糖配合使用
无机钙盐	无机钙盐可作稀释剂和挥发油吸收剂。常用有硫酸钙（含两个分子的结晶水）、磷酸氢钙、药用碳酸钙等，对四环素的吸收有影响

表 2-6-2　常用的填充剂性能比较

辅料名称	优点	缺点
淀粉	价廉、易得	可压性差、硬度差
预胶化淀粉	较好流动性、可压性	产品硬度差
蔗糖	价廉、易得、味甜	有吸湿性，糖尿病患者不宜长期使用
糊精	价廉、易得	黏性大，颗粒硬，影响崩解
乳糖	无吸湿性，可压性好	有配伍禁忌
微晶纤维素	流动性、可压性、崩解性好	有静电吸附现象
糖醇类	口感好	价格贵，流动性差
无机盐类	片剂外观好	有配伍禁忌，影响吸收

（二）润湿剂与黏合剂

润湿剂与黏合剂在片剂的制备过程中具有黏结固体粉末成型的作用。润湿剂是指可润湿药粉，诱发药物自身黏性的液体，但本身无黏性。在制粒过程中常用的润湿剂有纯化水和乙醇。黏合剂是指对无黏性或黏性不足的原料和辅料给予黏性的液体或固体物质，以便使原料和辅料黏结成颗粒。在制粒过程中常用的黏合剂有淀粉浆、糊精、糖浆和胶浆等。

片剂常用的润湿剂与黏合剂以及常用黏合剂的使用浓度与性能比较如表 2-6-3 和表 2-6-4 所示。

表 2-6-3　片剂常用的润湿剂与黏合剂

辅料名称	特性
纯化水	一种润湿剂，适用于耐热、遇水不易水解的药物。由于使用过程中被物料吸收较快，易发生润湿不均匀的现象，可使用低浓度的淀粉浆或乙醇代替
乙醇	一种润湿剂，适用于黏性较强、易水解、受热易变质的药物。乙醇的浓度选择应根据原辅料的性质决定，常用浓度为 30% ～ 70%
淀粉浆	片剂黏合剂中最常用的一种，适用于湿热较稳定且本身不太松散的药物，常用浓度为8% ～ 15%，最常用浓度为 10%
糊精	属于干黏合剂，黏性较强，处方用量尽可能小于 50%，超过 50% 需用 40% ～ 50% 的乙醇润湿
糖粉与糖浆	糖粉属于干黏合剂。糖浆属于液体黏合剂，常用浓度为 50% ～ 70%，其黏合力较淀粉强，适用于纤维性强的或质地疏松的或弹性较大的药物，但强酸、强碱性药物能引起蔗糖的转化而产生引湿性，故不宜采用
胶浆	具有强黏合性，适用于可压性差的松散性药物或硬度要求大的口含片

续表

辅料名称	特性
纤维素衍生物类	羧甲基纤维素钠（CMC-Na）黏性较强，适用于可压性较差的药物，常用浓度为1%～2%；微晶纤维素（MCC）可用作粉末直接压片黏合剂；羟丙基纤维素（HPC）可用作湿法制粒黏合剂，也可用作粉末直接压片黏合剂等
其他黏合剂	聚乙二醇（PEG）4000具有水溶性，可用作注射用片、粉末直接压片的黏合剂；3%～5%的聚乙烯吡咯烷酮（PVP）水溶液或醇溶液可用作可压性很差药物的黏合剂等

表 2-6-4　常用黏合剂的使用浓度与性能比较

黏合剂	溶剂中质量浓度（w/v）/ %	优点	缺点
淀粉	8～15	价廉、易得	用量大易使药物含量降低
聚维酮	3～5	溶于水及乙醇	有吸湿性
羟丙甲纤维素	2～10	黏度大	使用不当会影响药物溶出
羧甲基纤维素钠	2～10	延缓金属离子变色	有吸湿性
明胶	2～10	加快药物溶出	与醛、醛糖、离子聚合物等有配伍禁忌
蔗糖	50～85	具有甜味	有吸湿性

淀粉浆的制备：由于淀粉价廉易得，黏性良好，因此是目前我国片剂中使用最多的黏合剂。常用浓度为8%～15%，最常用浓度为10%。

淀粉浆的制备方法：分为冲浆法和煮浆法两种。冲浆法是先将淀粉（1～1.5倍）混悬于水中，然后根据浓度冲入剩余的沸水，不断搅拌成糊状。煮浆法是将淀粉混悬于全部量水中，加热（加热过程中避免直火加热，以免焦化，可选用水浴或夹层容器加热）搅拌成糊状即可。

（三）崩解剂

崩解剂指加入片剂中能促使片剂在胃肠液中迅速崩解成细小粒子的辅料。由于片剂制备时受压力的因素导致其在水中溶解或崩解需要一定时间，因此，除缓（控）释片以及某些特殊用途的片剂（如口含片、植入片、黏附片和长效片等）外，一般均需加入崩解剂。崩解剂多为亲水性物质，具有良好的吸水性和膨胀性，从而起到崩解的作用。崩解剂的加入方法有以下几种。

1. 内加法　是指崩解剂在制粒前加入，与黏合剂共存于颗粒内部的方法。该法崩解较迟缓，但一经崩解，便成粉粒，有利于药物的溶出。

2. 外加法　是指崩解剂加到经整粒后的干颗粒中的方法。该法使崩解发生于颗粒之间，因而水易于透过，崩解迅速，但颗粒内无崩解剂，不易崩解成粉粒，故药物的溶出稍差。

3. 内外加法　是指将崩解剂分成两份，一份按内加法加入，另一份按外加法加入的方法。其中为提高崩解速度，内加的崩解剂可适当多些，由于内外加法集中了前两种方法的优点，所以崩解效率更高。

崩解剂的作用原理是经过润湿、虹吸等作用将水分引入药片内部，崩解剂遇水膨胀或产生气体膨胀，抵抗内聚力，从而使片剂崩解成小颗粒。崩解剂的作用机理有以下几种。

（1）毛细管作用：崩解剂在片剂中形成易于润湿的毛细管通道，当片剂置于水中时，水能迅速地随毛细管进入片剂内部，使整个片剂润湿而崩解。常见的有淀粉及其衍生物、纤维素衍生物等。

（2）膨胀作用：崩解剂吸水后膨胀，从而破坏片剂的结合力。崩解剂的膨胀能力可以用膨胀率（崩解增加的体积与崩解前体积的比值）表示，膨胀率越大，崩解效果越显著。比如，羧甲基淀粉钠吸水后可以膨胀至原体积的 300 倍。

（3）润湿热：有些药物在水中溶解时产生热，使片剂内部残存的空气及片内物料膨胀，促使片剂崩解。

（4）产气作用：由于化学反应产生二氧化碳气体促使片剂崩解。比如，泡腾片遇水后枸橼酸或酒石酸与碳酸氢钠发生反应产生二氧化碳气体，借助气体的膨胀而使片剂崩解。

片剂常用的崩解剂以及常用崩解剂性能比较如表 2-6-5 和表 2-6-6 所示。

表 2-6-5 片剂常用的崩解剂

辅料名称	特性
干淀粉	最常见的崩解剂，在 100 ～ 105 ℃活化，控制含水量在 8% ～ 10%，适用于不溶性或微溶性药物的片剂，用量为干颗粒重的 5% ～ 20%
羧甲基淀粉钠（CMS-Na）	白色无定型粉末，具有良好的吸水性和膨胀性，吸水后体积膨胀为原体积的 300 倍，用量一般为 1% ～ 6%
低取代羟丙基纤维素（L-HPC）	吸水膨胀率为 500% ～ 700%，用量一般为 2% ～ 5%
泡腾崩解剂	一种泡腾片专用崩解剂，常用的是由碳酸氢钠与枸橼酸组成的混合物。遇水时产生二氧化碳气体，使片剂在几分钟内迅速崩解
其他崩解剂	羟丙基淀粉（HPS）、交联聚乙烯吡咯烷酮（PVPP）、交联羧甲基纤维素钠（CCNa）等

表 2-6-6 常用崩解剂性能比较

辅料名称	优点	缺点
干淀粉	价廉、易得	不适用于易溶于水的药物
羧甲淀粉钠	崩解性能好	可压性差，有吸湿性
低取代羟丙基纤维素	崩解性能好	与碱性药物有配伍禁忌
交联羧甲基纤维素钠	崩解性能好	与强酸、金属盐有配伍禁忌
交联聚维酮	崩解性能好	有吸湿性
泡腾崩解剂	崩解性能好	仅用于泡腾片

（四）润滑剂

润滑剂是指压片时为了能顺利加料和出片，并减少粘冲及降低颗粒与颗粒、药片与模孔壁之间的摩擦力，使片剂表面光洁美观，具有润滑、抗黏附和助流的作用。润滑剂通常在压片前加入，用量一般不超过 1%，其粒径要求小于 0.15 mm 过 100 目以上的筛，因为粉末越细，比表面积越大，润滑性能越好。

润滑剂按其作用不同可分为 3 类：①助流剂：是指能改善颗粒表面粗糙性，增加颗粒流动性的辅料。其作用是保证颗粒顺利地通过加料斗，进入模孔，便于均匀压片，以满足高速转动的压片机所需的迅速、均匀填料的要求，保证片剂重量差异符合要求；②抗黏剂：是指能减轻颗粒对冲模黏附性的辅料，其作用是防止压片物料黏着于冲模表面，确保冲面光洁；③润滑剂：是指能降低颗粒（或片剂）与冲模孔壁之间摩擦力，改善力的传递和辅料的分布，其作用是增加颗粒的滑动性，使填充良好、片剂的密度分布均匀，确保推出片剂的完整。

片剂常用的润滑剂以及常用的润滑剂、抗黏剂和助流剂性能比较如表 2-6-7 和表 2-6-8 所示。

表 2-6-7　片剂常用的润滑剂

辅料名称	特性
硬脂酸镁	白色粉末，细腻轻松，有良好的附着性，为疏水性润滑剂，用量一般为 0.3% ～ 1%，用量过大易出现崩解迟缓或裂片，由于其具有一定碱性，故不适用于对碱性不稳定的药物
滑石粉	白色粉末，不溶于水，助流性、抗黏着性好，用量一般为 0.1% ～ 1%，如使用不当，易导致崩解和溶出迟缓，故常与硬脂酸镁配合使用
微粉硅胶	白色无水粉末，无臭、无味，比表面积大，流动性和可压性好，为优良的片剂助流剂，用量一般为 0.1% ～ 0.3%，特别适用于油类和浸膏等药物
氢化植物油	液态，润滑性能好，使用时常将其溶于热轻质液状石蜡或乙烷中，然后喷于颗粒上使其分布均匀，适用于在碱性润滑剂中不稳定的药物

表 2-6-8　常用的润滑剂、抗黏剂和助流剂性能比较

润滑剂	优点	缺点
硬脂酸镁	润滑性好	影响崩解，与镁离子有反应的药物有配伍禁忌
硬脂酸	润滑性良好	与碱性盐类药物有配伍禁忌
滑石粉	抗黏着性好	与季铵化合物有配伍禁忌
微粉硅胶	助流性好	质轻，易飞扬
氢化植物油	润滑性好	影响溶出，与强酸和氧化剂有配伍禁忌
聚乙二醇类	润滑性好	发热黏性增大

（五）其他辅料

1. 着色剂　着色剂可使片剂美观易于识别，常用药用色素，如苋菜红、柠檬黄和胭脂红等。用量一般不超过 0.05%。

2. 矫味剂　矫味剂可改善片剂的口味，常用的有芳香剂和甜味剂，主要应用于含片和咀嚼片，目的是缓和或消除药物的不良臭味，增加适口性。

常用的甜味剂性能比较如表 2-6-9 所示。

表 2-6-9　常用的甜味剂性能比较

名称	相对甜度	味感	稳定性
蔗糖	1	优良	相对稳定
葡萄糖	0.7	良好	相对稳定
木糖醇	0.6	清凉味甜	对热和 pH 3 ～ 8 稳定
甜叶菊苷	300	后苦味	相对稳定
安赛蜜	200	极微后苦味	稳定
阿司帕坦	200	近蔗糖	对碱和热稳定
蔗糖素	600	近蔗糖	对光、热、酸和碱稳定

三、片剂的制备

（一）片剂制备工艺

片剂的制备技术是指将药物与辅料混合均匀后，按照容积分剂量的方法将物料填充于一定形

状的模孔内，经加压而制成片剂的药物制备技术。要制备出符合质量要求的片剂，一般要求用于压片的物料必须具备 3 个条件：①良好的流动性：能使压片设备顺利进行流动、填充等操作，减少片重差异；②良好的可压缩性：可保证不出现裂片、松片等现象；③良好的润滑性：片剂不粘冲，使片剂完整、光洁。

片剂的制备要考虑药物的性质、临床应用的要求以及设备的特性等因素，目前常用的制备方法有湿法制粒压片法、干法制粒压片法和直接压片法，其优、缺点比较如表 2-6-10 所示。湿法制粒法是应用最广泛的一种片剂制备方法。采用先制粒后压片，其主要目的：①增加物料的流动性，改善可压性；②增大药物松密度，有利于空气溢出，减少片剂松裂情况，提高硬度，改善脆碎度；③减少各组分间的离析，使片剂中主药含量更准确；④避免粉尘及粉末飞扬，有利于改善生产环境，减少粉末黏附于冲头而造成粘冲、挂模等现象。

表 2-6-10　片剂不同制备方法的优、缺点比较

压片方法	优点	缺点
湿法制粒压片法	颗粒流动性好，耐磨性较强，压缩成形性好	不适用于对湿热敏感的药物
干法制粒压片法	工艺简单、工序少，适用于对湿热敏感的药物	物料可压性损失，高压可能影响药物活性
直接压片法	工艺简单，工序少，适用对湿热敏感的药物	对辅料的要求很高，粉末流动性差，片重差异大，粉末压片容易造成裂片

1. 湿法制粒压片法　是指将药物和辅料通过粉碎、过筛、混合后制软材、制湿颗粒、干燥、整粒、压片等一系列操作单元制备片剂的方法。适用于对湿热稳定的药物。湿法制粒压片法工艺流程如图 2-6-2 所示。

（1）原辅料的准备和处理：主药和辅料在投料前需要进行质量检查，合格的物料经干燥、粉碎后过筛，对于毒性大、贵重药和有色辅料应粉碎得细一些，以保证混合均匀，使含量更准确，然后按称量药物和辅料，准备进行投料。

（2）制软材：软材是指按照处方将称量好的原辅料，经粉碎、混合均匀后，加入适当的黏合剂、润湿剂或内加崩解剂，制成干湿适度的塑性物料。加入黏合剂或润湿剂的量要适宜，过少物料黏性不足，会导致细粉量过多，过多则会导致物料混合时强度大、时间长，制得的颗粒硬度大。因此，在片剂生产中黏合剂或润湿剂加入量大多凭经验掌控，以用手紧握能成团而不粘手，用手指轻压即能裂开为宜，即“轻握成团，轻压即散”为准。

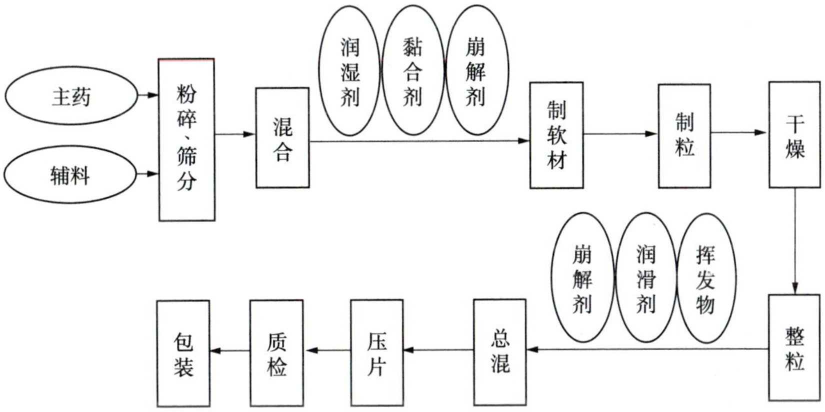

图 2-6-2　湿法制粒压片法工艺流程如图

（3）制湿颗粒：将制好的软材在机械力的作用下通过筛网后制成湿颗粒，传统制湿颗粒的方法是挤压过筛制粒法，常用的筛网有尼龙筛网、不锈钢筛网和镀锌筛网，可根据物料的性质选用

合适的筛网，例如，遇金属不稳定的药物宜采用尼龙筛网。目前对湿颗粒质量控制主要凭经验，具体方法是将湿颗粒置于手掌上颠动，应有沉重感、细粉少，颗粒大小均匀，无长条状。也可以使用挤压制粒设备进行制粒，常用的有摇摆式颗粒机、旋转挤压式制粒机、螺旋挤压式制粒机等。在实际生产过程中，制粒除采用挤压过筛法外，更多的是运用联合操作来制备颗粒，如流化床制粒、喷雾制粒和混合制粒等。

（4）湿颗粒的干燥：制得的湿颗粒需立即进行干燥处理，目的是除去水分，防止结块或受压变形。常用的湿颗粒干燥设备有烘箱、沸腾干燥器、微波干燥器和远红外干燥器等。干燥的温度由物料的性质决定，一般 50 ～ 60 ℃为宜。对热稳定性好的药物可适当提高温度，建议温度为 75 ～ 80 ℃。含结晶水的药物，干燥时间不宜过长，温度不宜过高，以免失去结晶水而影响药物质量。干燥时温度应逐步升高，可采用程序升温，以免温度过高使颗粒表面形成硬壳而影响内部水分的蒸发，造成颗粒内湿外干。为了使湿颗粒受热均匀，堆积厚度不宜超过 2.5 cm，采用厢式干燥器进行干燥时，在干燥过程中需间隔一定时间进行翻动。干燥的程度也要根据药物特性而定，一般含水量控制在 3% 左右。含水量过多易发生粘冲现象，过低则不利于压片，干颗粒的含水量可用水分快速测定仪进行测定。

（5）整粒：在干燥过程中，湿颗粒可能发生粘连、结块。因此，要对干燥后的颗粒特别是结块或粘连的颗粒重新分散，使干颗粒粒径大小保持一致，以便压片。实验室少量制备时通常用药筛进行整粒。而药厂批量生产时，沸腾制粒机干燥出来的颗粒可通过中转桶或真空上料机上料到整粒机接口，颗粒直接流入到整粒室，结团或粘连的颗粒在旋转整粒刀作用下，通过撞击、剪切作用重新分散，经筛网网孔排出均匀的颗粒，整粒后的颗粒经出料口向物料容器中流动。常用的整粒设备有快速整粒机、摇摆式颗粒机等。

干颗粒除具备一定的流动性和可压性外，还需满足如下要求：①主药含量符合规定；②含水量符合要求；③为避免影响片剂外观和片重差异，细粉量控制在 20% ～ 40%；④颗粒硬度适中；颗粒过硬片面易产生斑点，颗粒过松易产生裂片，一般用手指捻搓时应立即粉碎，且无潮湿感为宜；⑤疏散度应适宜；松散度一般与颗粒的大小，黏合剂用量多少有关，松散度过高，振摇后部分变成细粉，压片时易出现松片、裂片和片重差异大等现象。

（6）总混：是指将制得的颗粒、后加的主药以及压片所需的辅料混合均匀，为下一步压片做准备。一般将润滑剂干燥后过筛，再将外加崩解剂及润滑剂与干颗粒一并加入混合设备中。对于主药剂量小或对湿热不稳定的药物，可先将不含药物的空白干颗粒或将稳定性药物与辅料制成颗粒，然后将主药剂量小或对湿热不稳定的药物在总混时加入。此外，为了避免挥发性药物在制粒过程中的含量降低，可将其加入到润滑剂或颗粒筛出的细粉中，用细粉吸收挥发油或挥发性成分，再与干颗粒总混。若挥发性成分是固体药物（如薄荷、樟脑等）时，可用乙醇等溶剂溶解，或与其他成分混合研磨共熔后喷入干颗粒中，密闭数小时，使挥发性药物在颗粒中分布均匀。

近年来，随着制药机械的发展，一步制粒法在片剂生产中的应用越来越广，一步制粒法是指将物料的混合、粘结成粒、干燥等过程在同一设备内一次完成。这种方法生产效率很高，制得的颗粒大小均匀，圆整，流动性好，压成的片剂质量也很好。其主流设备为流化喷雾制粒机。其主要生产步骤为沸腾混合→喷雾制粒→热气流干燥。

（7）压片：物料总混后需测定片剂的主药含量，计算片重，调试压片设备，设置参数，直到达到要求后进行压片生产。

①可根据主药含量来计算片重，计算方法如下：

$$\text{片重}=\frac{\text{每片主药标识含量}}{\text{实测颗粒中主药的百分含量}}$$

$$\text{片重} = \text{每片颗粒重} + \text{临压前每片加入辅料重}$$

大量生产时，因物料相对损失较少，所以常按颗粒重量计算片重：

$$片重=\frac{干颗粒重+压片前加入的辅料重}{应压片数}$$

例：吲哚美辛片每片含主药量为 0.20 g，测得颗粒中主药百分含量为 80%，试问吲哚美辛片片重范围是多少？

解：

$$吲哚美辛片片重=\frac{0.20}{80\%}=0.25\ g$$

因为片重为 0.25 g < 0.3 g，按照《中国药典（2020 年版）》第四部制剂通则，其重量差异限度为 ±7.5%，故本品的片重范围应为 0.231 3 ～ 0.268 7 g。

②对成分复杂，没有含量测定方法的中草药片剂可按干颗粒总重来计算片重，计算公式如下：

$$片重=\frac{干颗粒重+压片前加入的辅料量}{预定的应压片总重}$$

2. 干法制粒压片法　是指将药物与适宜辅料均匀混合后，用适宜的设备将物料压成块状或片状，再将其粉碎为大小合适的颗粒，最后将颗粒压制成片剂的方法。主要适用于对湿、热不稳定，且可压性、流动性均不好的药物。干法制粒压片法主要有滚压法和重压法（大片法）两种，其工艺流程如图 2-6-3 所示。

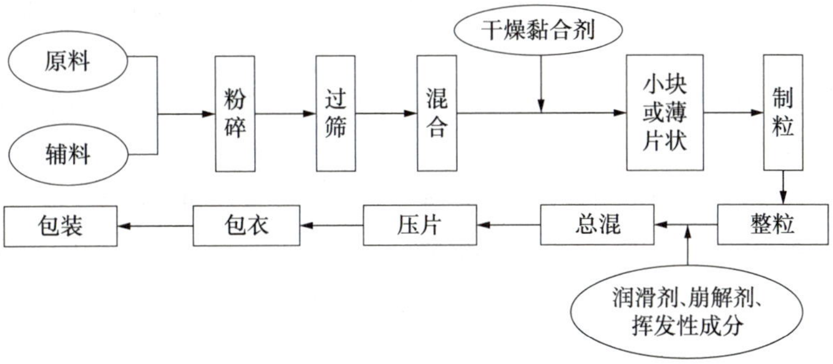

图 2-6-3　干法制粒压片法的工艺流程图

3. 粉末直接压片法　是指将药物的细粉（或结晶）与适宜的辅料过筛混合均匀后，直接压制成片的方法。该法适用于对湿热不稳定的药物，其工艺流程如图 2-6-4 所示。由于粉末直接压片法无须制粒、干燥等，具有节能省时、有利于提高药物的稳定性、提高药物溶出度、工业自动化程度高以及适合 GMP 生产管理等优势，但对辅料的要求很高，细粉的流动性不如颗粒的好，容易在饲粉器中出现空洞或流动时快时慢，造成片重差异，由于粉末中存在的空气比颗粒中的多，压片时容易产生顶裂。采用粉末直接压片法生产的片剂具有良好的崩解性能和优异的分散均匀度。因此，在一些速释、速崩片中应用较为广泛，国内口崩片的生产也已逐渐采用粉末直接压片技术。

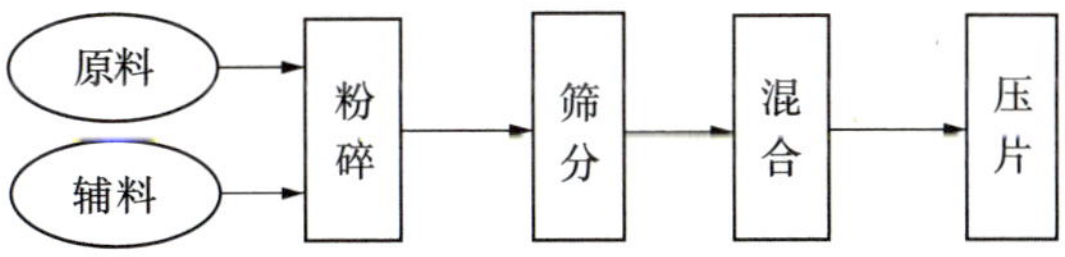

图 2-6-4　直接压片法的工艺流程图

4. 压片设备　压片机是指将干性颗粒状或粉状物料通过模具压制成片剂的机械。压片机主要由冲模、加料机构、填充机构、压制机构和出片机构等组成，可选择不同大小和形状的模圈制备大小不同、形状各异的压制片剂。常见类型有单冲式压片机、旋转式压片机、全自动高速压片机以及旋转式包芯压片机等。其压片过程大致相同（图 2-6-5），即填充、压片和出片。

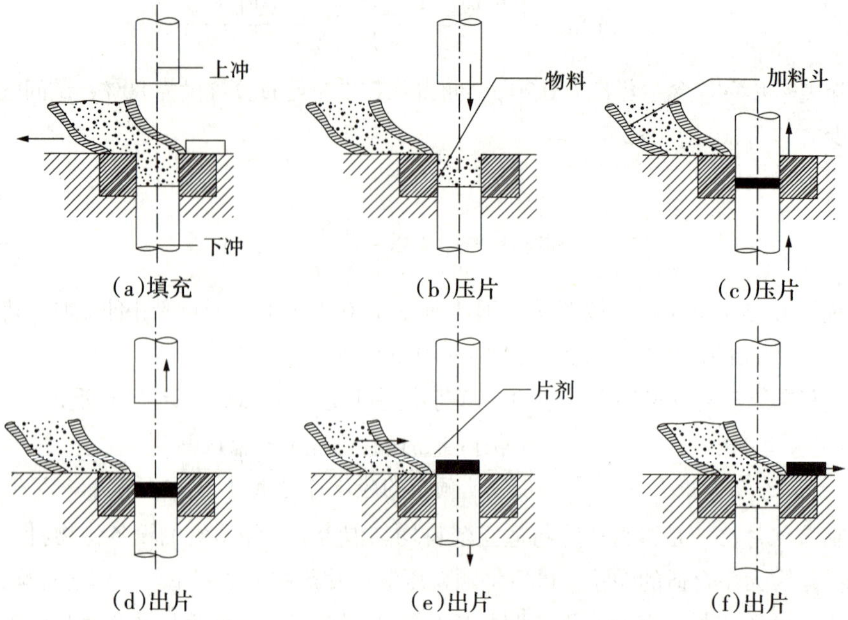

图 2-6-5 压片机压片过程图

（1）单冲式压片机：是指由冲模、手轮、加料器、电机等部件组成，冲头做上下往返运动将物料压制成片剂的机器。

单冲压片机由冲模（包括一副上冲、下冲、模圈）、调节器（包括压力调节器、片重调节器、出片调节器）、加料装置（包括加料斗、饲粉器）、偏心轮和手轮等组成。利用主轴上的3个偏心轮带动冲模及加料器等部件的作用，运行一周即完成充填、压片和出片3个程序，电动产量一般为80～100片/分，也可手动摇动，适用于小量新产品的试制或中试生产。其外观结构如图2-6-6所示。

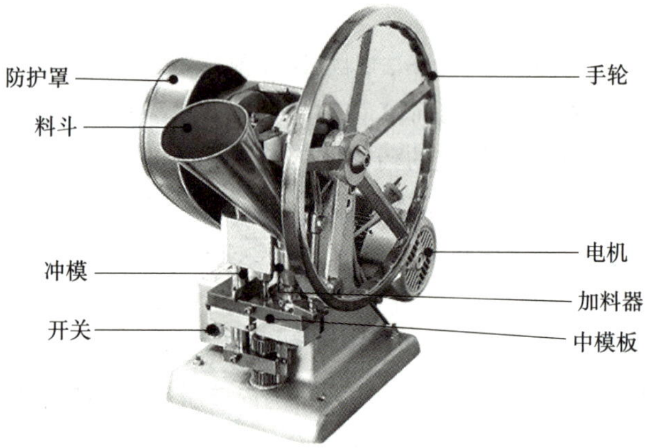

图 2-6-6 单冲压片机外观结构图

（2）旋转式压片机：由均匀分布于旋转转台的多副模具按一定轨迹做垂直往复运动的压片机器。压片时转盘的转速、物料的充填深度、压片厚度、上下压轮的压力均可调节。机内配有吸粉箱。通过吸嘴可吸取机器运转时所产生的粉尘，避免粘结堵塞，并可回收原料重新使用，易满足GMP规范。旋转式压片机的外观结构如图2-6-7所示。

旋转式压片机的特点是转速快，产量高，片剂质量好。压片时采用双压，能连续生产，除可压普通圆片外，还能压各种形状的异形片。具有全封闭、压力大、噪声小、生产效率高、润滑系统完善、操作自动化等特点。另外，机器在传动、加压、充填、加料、冲头导轨、控制系统等方面都明显优于普通压片机。

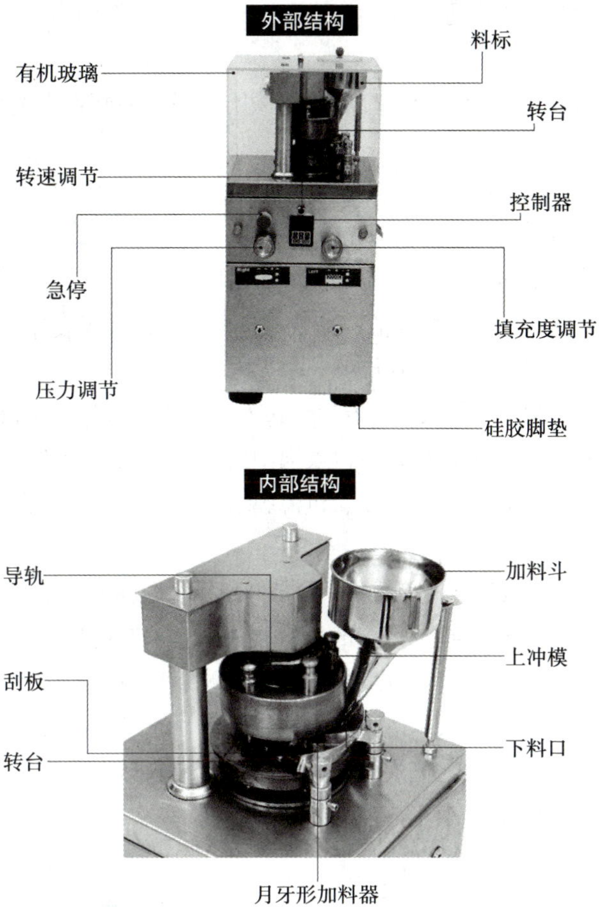

图 2-6-7　旋转式压片机外观结构图

5. 包衣　片剂包衣是指在素片（片芯）的表面包裹适宜包衣材料，使药物与外界隔离的操作。包有包衣材料的片剂又称包衣片，包衣的材料称为衣材或衣料。根据包衣材料性质的不同，包衣片剂一般分为糖衣片、薄膜衣片和肠溶衣片 3 种。

（1）包衣的目的。

①掩盖药物的不良嗅味，提高患者用药的顺应性。如具有苦味的黄连素片、盐酸小檗碱片和氯霉素片等可包糖衣掩盖其苦味。

②隔绝空气、防潮、避光，提高药物的稳定性。如易吸潮的维生素片、胃蛋白酶片、硫糖铝片等可包薄膜衣以防片剂吸潮变质。

③定位释放，包衣材料可控制药物释放的位置，例如，对胃有强刺激性的阿司匹林片，包肠溶衣后使其在小肠部位释放；红霉素片遇酸不稳定，也可将其制成肠溶衣片使其在小肠处释放，避免胃酸对药物的破坏。

④控制药物释放的速度。例如，通过调整包衣膜的厚度和改变包衣膜的通透性可改变阿米替林包衣片的释药速度，达到缓释和控释的目的。

⑤避免药物的配伍变化。使有配伍变化的药物隔离，可将两种有化学性配伍禁忌的药物分别置于片芯和衣层，或制成多层片等，从而达到隔离的目的。

⑥改善片剂的外观，使其美观，便于识别。

用于包衣的片芯，在弧度、硬度和崩解度等方面要求与一般压制片有所不同。一般需满足如下要求。

①弧度：片芯在外形上须具有适宜的弧度，尽可能减小棱角，以利于减少片重的增加量，同时防止衣层在边缘处断裂。

②硬度：片芯的硬度较一般普通片高，应不低于 5 kg/cm^2，脆碎度应较一般压制片低，能承受包衣过程的滚动、碰撞和摩擦。

③崩解度：为满足包衣片的崩解要求，片芯常选用崩解效果好且用量少的崩解剂，如羧甲基淀粉钠等。

（2）包衣的质量要求：片剂包衣后应满足如下要求。

①衣层应均匀牢固，与主药不起任何作用。

②衣层不影响药物的溶出和吸收。

③包衣片经过长时间储存仍能保持光洁、美观、色泽均一，并无裂片。

④崩解时限应符合《中国药典（2020 年版）》规定。

（3）包衣方法及设备：常用的包衣方法有滚转包衣法、流化床包衣法和压制包衣法。

①滚转包衣法：依靠片芯和包衣材料在包衣锅中的滚转运动使片芯被覆衣层。滚转包衣法是经典且广泛使用的包衣方法，可用于包糖衣、包薄膜衣和包肠溶衣等，常用设备有包衣锅和高效包衣机。

a. 包衣锅：包衣锅的外观及结构示意图如图 2-6-8 所示，是滚转包衣最早的设备之一。一般用不锈钢或紫铜等性质稳定并有良好导热性能的材料制成，各部厚度均匀，表面光洁，常见的有荸荠形和莲蓬形。其主要结构包括动力系统、加热鼓风系统、排风或吸装粉装置系统。包衣时，锅体顺时针旋转，使糖衣片在锅内翻滚、滑移、摩擦、研磨，通过人手泼入糖衣粉末，使糖衣粉末在全部芯上均匀分布，随机附带的电热式鼓风机，出风管伸入球内可进行加热，同时鼓风机向锅内层通以热风除去片剂表层水分，从而得到糖包衣的药片。

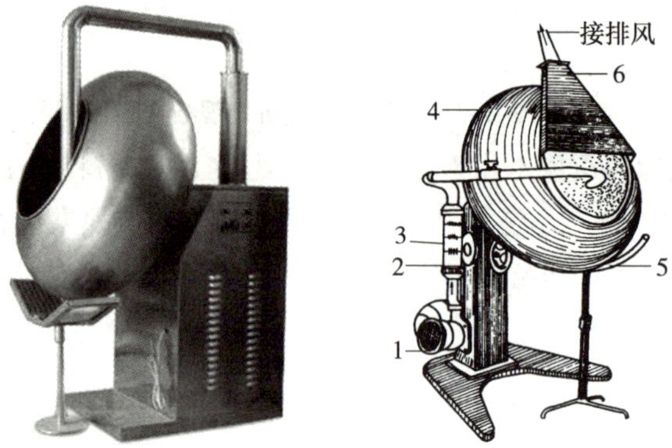

1—鼓风系统；2—衣锅角度调节器；3—电加热系统；4—包衣锅；5—辅助加热器；6—排风吸粉系统

图 2-6-8 包衣锅的外观及结构示意图

b. 高效包衣机：高效包衣机工作时，素片在洁净、密闭的旋转滚筒内在流线型导流板的作用下做复杂运动，按工艺参数自动喷洒包衣液，同时在负压状态下，热风由滚筒中心的气体分配管一侧导入，洁净的热空气通过埋入素片层中密布小孔的鸭嘴形吹入，风桨汇集到气体分配管的另一侧排出，使喷洒在素片表面的包衣介质快速、均匀地干燥，从而在素片表面形成一层坚固致密、平整光滑的包衣薄膜。高效包衣机的外观及结构如图 2-6-9 所示。

②流化床包衣法：是指将包衣液喷在悬浮于一定流速空气中的片芯表面的包衣方法。流化床包衣法的基本原理与流化床制粒相似，即将片芯置于流化床中，通入气流，使流化床内的片剂上下翻腾处于流化（沸腾）状态，悬浮于气流中，同时，喷入包衣溶液，使其均匀地分布于片剂的表面，通入热空气使溶剂迅速挥发，从而在片剂的表面干燥，留下衣层。

流化床包衣法的常用设备是流化包衣机，流化床包衣机是一种利用喷嘴将包衣液喷到悬浮于空气中的片剂表面，以达到包衣目的的设备。在工作时，经预热的空气以一定的速度经气体分布器进入包衣室，从而使药片悬浮于空气中，并上下翻动。随后，启动雾化喷嘴将包衣液喷入

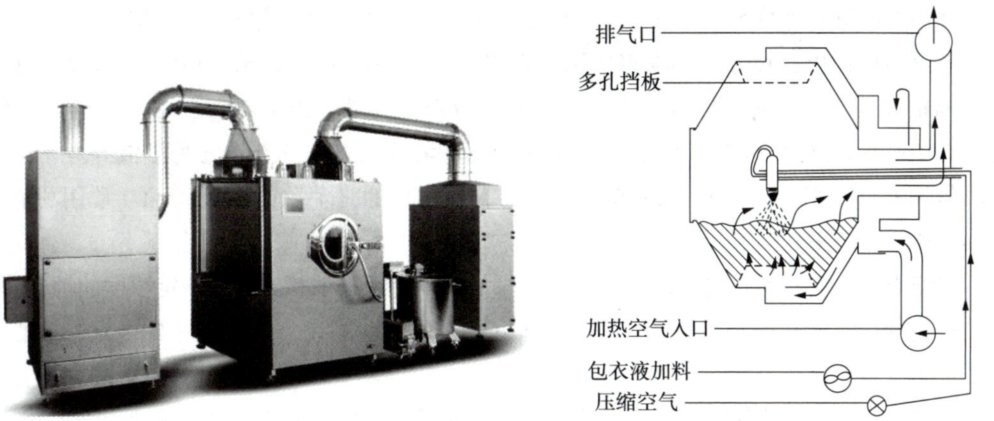

图 2-6-9　高效包衣机的外观及结构示意图

包衣室，药片表面被喷上包衣液后，周围的热空气使包衣液中的溶剂挥发，并在药品表面形成一层薄膜。控制预热空气及排气的温度和湿度可对操作进行控制。流化床包衣机的外观及结构示意图如图 2-6-10 所示。

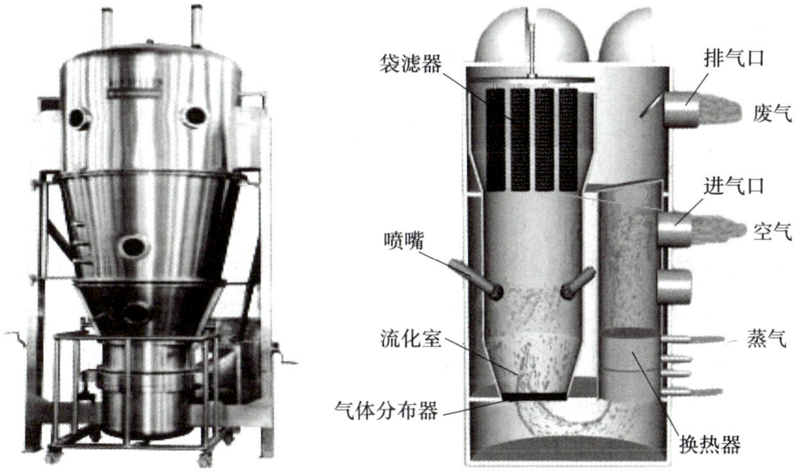

图 2-6-10　流化床包衣机的外观及结构示意图

③压制包衣法：又称为干法包衣，是用包衣材料将片芯包裹后在压片机上直接压制成形的一种包衣方法。通常是采用两台压片机联合，两台压片机以特制的传动器连接配套使用。一台压片机专门用于压制片芯，另一台压片机专门用于压制衣层。该方法可以避免水分和高温对药物的不良影响，特点是生产流程短、自动化程度高、劳动条件好，但对压片机械的精度要求较高，常见的干法包衣设备是压片机组。

（4）包衣材料及包衣过程：根据包衣材料的不同，包衣通常可分为 3 种：包糖衣、包薄膜衣和包肠溶衣。

①包糖衣：糖衣片是指以蔗糖为主要包衣材料制成的包衣片。糖衣有一定的防潮、隔绝空气的作用；可掩盖药物的不良气味，改善片剂的外观和易于吞服。糖衣层能迅速溶解，对片剂崩解影响不大。其生产工艺流程图如图 2-6-11 所示。

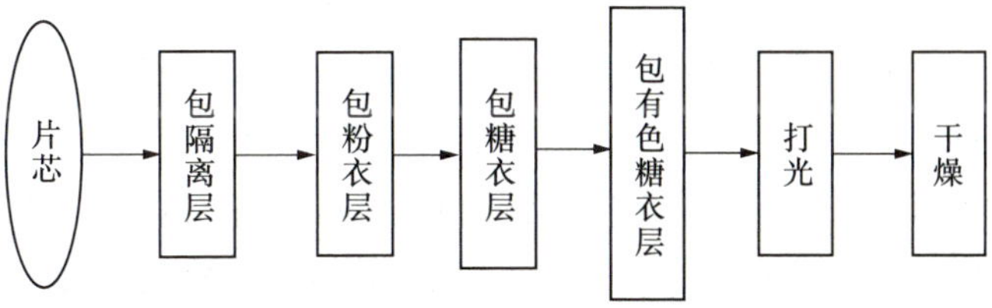

图 2-6-11　包糖衣的生产工艺流程图

片剂糖衣由里到外分5层，分别是隔离层、粉衣层、糖衣层、色糖层和蜡层。

a. 包隔离层：指在片芯外起隔离作用的衣层。一般要包3～5层，其作用是避免药物与其他包衣材料的相互作用，防止后续包衣过程中的水分浸入片芯。用于隔离层的材料是不透水材料，常见的有10%～15%明胶浆、15%～20%虫胶乙醇溶液和10%玉米朊乙醇溶液等。

b. 包粉衣层：指将片芯边缘的棱角包圆的衣层。目的是消除片芯的棱角。常用材料为浓度65%～75%（g/g）的糖浆、滑石粉、白陶土、糊精等。

c. 包糖衣层：指在粉衣层外包糖衣，使片面平整、光滑和细腻。常用一定浓度的蔗糖水溶液。

d. 包色糖层：指在糖衣层外面包裹加入适宜色素的蔗糖溶液，以增加片剂的美观，便于识别。添加的色素一般为食用色素。

e. 抛光（蜡层）：指在有色糖衣层外涂上极薄的蜡层，使药片更光滑、美观并具有防潮作用。常用的抛光材料有川蜡（四川产的米心蜡）、虫蜡等。

②包薄膜衣：薄膜衣片是指在片芯外包裹上极薄的高分子材料，形成薄膜状衣层的包衣片。包薄膜衣的优点：①包衣时间短，节省包衣材料和人力；②片重增加少；③物料和生产工艺易实现标准化，包衣操作易实现自动化，有利于GMP管理。包薄膜衣的生产工艺流程如图2-6-12所示。

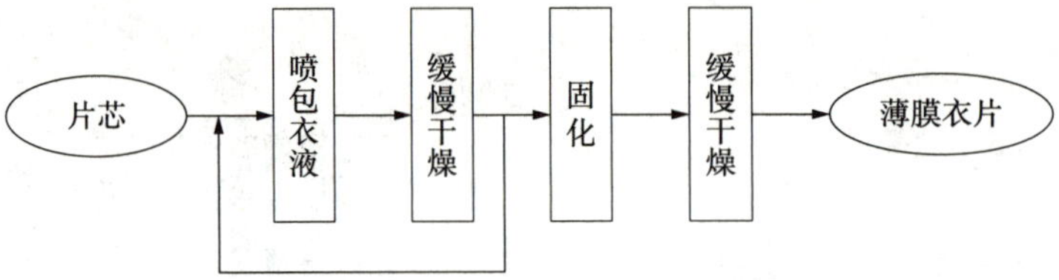

图2-6-12 包薄膜衣的生产工艺流程图

薄膜衣的包衣材料一般由薄膜衣料、溶剂、增塑剂、着色剂和遮光剂等组成。

a. 薄膜衣料：常用的薄膜衣材有纤维素衍生物类，包括羟丙基甲基纤维素（HPMC）、羟甲基纤维素（HPC）、羟乙基纤维素（HEC）、羧甲基纤维素钠（CMC-Na）、甲基纤维素（MC）、丙烯酸树脂Ⅳ、聚乙烯醇缩乙醛二乙胺等。

b. 溶剂：用来溶解、分散成膜材料，常用乙醇、丙酮等。

c. 增塑剂：能增加包衣材料塑性的添加剂。常用的水溶性增塑剂有丙二醇、甘油、PEG等；非水溶性的增塑剂有甘油三醋酸酯、邻苯二甲酸醋酸酯、蓖麻油、硅油等。

d. 着色剂：加入着色剂可使片剂美观，便于识别，常用的着色剂为食用色素。

e. 遮光剂：加入遮光剂可提高片芯对光的稳定性，常用的遮光剂为二氧化钛（钛白粉）。

③包肠溶衣：肠溶衣是指药物外层包裹的，能使药物在37℃的人工胃液中2小时以内不崩解或溶解，而在人工肠液中1小时内崩解或溶解，并释放出药物的包衣层。包肠溶衣主要是根据药物的性质和用药的目的，常用于：防止胃酸或酶对某些药物的破坏或防止药物对胃的强烈刺激；使药物定位释放，如驱虫药、肠道消毒药等在肠内发生作用；实现缓释、控释，在肠道保持较长时间以延长药物作用。包肠溶衣在生产工艺上与包薄膜衣大致相同，但包衣材料不同。常用的肠溶衣材料有：醋酸纤维素酞酸酯（CAP）；丙烯酸树脂，是甲基丙烯酸与甲基丙烯酸甲酯的共聚物，常用的是Eudragit L100和S100；羟丙甲纤维素酞酸酯（HPMCP）。

6. 包装　包装是片剂生产的最后一个环节，片剂一般应密封包装，具有防潮、隔绝空气等作用，以保障药物的稳定性并保证卫生合格。对光敏感的药品应选用遮光材料或容器，毒剧药片应有安全防偷换包装措施，儿童药品应具有儿童安全包装措施。同时，包装过程中引入了电子监管码，电子监管码也是国家对每件药品实施电子监管的措施。每件药品的电子监管码是唯一的，即“一件一码”，简称监管码。制药企业通常将电子监管码贴在药品包装侧面，各级包装都应赋码，具体按照《药品电子监管技术指导意见》中的标准执行。

1）片剂的包装。

（1）片剂按包装分：分为多剂量包装和单剂量包装两种形式。

①多剂量包装：指将几片乃至几百片药片包装在一个容器中。一般选用的容器是玻璃瓶（管）、塑料瓶等。常用的包装方法是玻璃瓶包装，即在玻璃瓶中加入药片后将玻璃瓶口用软木塞紧并用蜡封口，为避光，可选用棕色瓶的片剂包装方法。

②单剂量包装：指将片剂单个隔开，使每片分别处于密封状态。主要分为泡罩式（亦称水泡眼）包装和窄条式包装两种形式。其优点是单剂量包装既提高了对产品的保护作用，也有利于杜绝药片之间的交叉污染。

（2）片剂包装按功能不同分：可分为防湿隔气包装、遮光包装和安全包装等。

①防湿隔气包装：瓶类容器的防湿与透气主要与瓶口的密封有关，采用复合铝箔、纸塑复合材料封口，使瓶口密封质量得到很大的提高。带状包装和泡罩式包装的防湿、隔气效果与黏合材料的种类、黏合材料涂敷的均匀性、黏结密封的长度和黏结的条件等有关。

②遮光包装：为防止光敏药物受光分解，应采用遮光容器包装或在容器外加避光外包装。遮光容器可采用如铝箔等可遮光的外包装材料，也可采用加入紫外线吸收剂或遮断剂等的遮光容器。可见光遮断剂有氧化铁、氧化钛和蒽醌类等。

③安全包装：为保证药品贮运和使用的安全，药品包装必须加封口、封签、封条或使用防盗盖、瓶盖套等。其中防偷换包装是具有识别标志或保险装置的一种包装，如包装被启封过，即可从标志或保险装置的破损或脱落而识别。常见的安全包装形式有以下几种。

a. 防盗瓶盖：指经封装，开启后，连接桥断开，同时不能恢复其原包装形式。因此，可以从保险环是否脱落判断瓶盖是否被开启，起防偷换的作用。

b. 内部密封箔：在盛装固体药片的广口瓶瓶口黏接一层铝箔或纸塑膜可起到密封和显示是否被启封的作用。

c. 儿童安全包装：为了避免幼儿误服药物，专配有带保护功能的特殊包装形式。采用安全帽盖，比如，可以通过按压旋开盖和挤压旋开盖等方式进行包装；采用高韧性塑料薄膜的带状包装，比如，采用 PVC/AL/PET 复合材料撕开式的泡罩包装，取药时，需从打孔线撕开，然后从未热合的一角撕开背层材料才能取出药片。

d. 其他安全包装形式：采用单元包装、透明薄膜外包装、瓶盖套热收缩包装等进行封口。

2）片剂包装操作的步骤（以瓶装为例）：主要包括如下几步。

①容器的处理：将玻璃容器进行洗涤、干燥和消毒等处理。

②装片。

③填充：在容器空隙处填塞干燥的纸块或脱脂棉花。

④封口：封口纸粘贴瓶口，然后旋紧瓶盖以及安装保险盖。

⑤标签：必须注明生产单位、注册商标、批准文号、品名、规格、批号、装置和有效期；装盒和装箱以及加印（加贴）电子监管码。

3）常见的片剂包装设备：泡罩式包装机、铝塑热封包装机和装瓶机。

①泡罩式包装机：指将透明塑料薄膜或薄片制成泡罩，用热压封合、黏合等方法将产品封合在泡罩与底板之间的机器。由于塑料膜具有热塑性，在成形模具上使其加热变软，利用真空作用，将其吸塑成与待装药物外形相近的形状及尺寸的凹泡，再将单粒或双粒药物置于凹泡中，以铝箔覆盖后，用压辊将无药物处的塑料膜及铝箔挤压粘结成一体。在泡罩包装机上需要完成薄膜输送、加热、凹泡成形、加料、印刷、打批号、密封和压痕等工序。

②铝塑热封包装机：以塑料薄膜为包装材料，间隙投入药片，分别为双片或单片包装，具有压合可靠，花纹美观等特点，属于一种小剂量包装机。铝塑热封包装机包装过程中有理片、送片、

加热压合和剪裁4道工序。

③装瓶机：是以药片计数为核心完成片剂装瓶过程的机械设备。装瓶过程主要包括理瓶、输瓶、数片头、塞纸、理盖、旋盖、贴签和打批号等工序。

（二）片剂制备的质量控制

以普通包衣片生产为例，片剂生产的主要质量控制点如表2-6-11所示。

表2-6-11 片剂生产的主要质量控制点

工序	监控点	监控项目 质量控制项目	频次	检查方法与标准及标准规定
制水	纯化水	电导率	1次/2小时	《纯化水质量标准》
		酸碱度	1次/2小时	《纯化水质量标准》
		全项	1次/周	《纯化水质量标准》
领料	物料	所领物料品名、批号、厂家、数量、合格证明	每次或每批	按生产指令领料，交接复核
配料	投料量	计算与投料	每批	按工艺处方，有人复核
工序	监控点	监控项目 质量控制项目	频次	检查方法与标准及标准规定
配料	制颗粒	干混	每批	搅拌低速100 r/min，制粒低速800 r/min；混合6分钟
		制粒时间	每批	搅拌高速150 r/min，制粒高速1 500 r/min；2分钟
		制粒筛片	每批	18目，（960 r/min，9 mm方孔筛）
	干燥	干燥温度	随时/班	干燥40～60 ℃
		水分	每批	颗粒水分控制2.0%～3.5%
	整粒 总混	整粒筛网	每批	18目，（80 r/min，2 mm孔径）
		含量	每批	76.5%～79.5%
		总混时间	每批	8 r/min，40分钟
压片	素片	外观	每批	片子厚度一致，片面完整光洁、色泽均匀
		片重差异	每批	±3%（国控±5%）
		片厚	每批	暂定4.1～4.5 mm
		硬度	每批	暂定25～55 N
包衣	包衣片	全检	每批	符合质量标准要求
数片 贴标	瓶装	装量	随时/班	装量（48片/瓶、60片/瓶、80片/瓶、100片/瓶），不得出现多装、少装、漏装现象
		封口	随时/班	抽取样品，旋开瓶盖，检查内膜热封是否严密
		旋盖	随时/班	瓶盖应旋紧，无歪斜
	瓶签	印刷内容	随时/班	内容完整无误，字迹清晰完整，品名、规格、内容正确
		“三期”打印	随时/班	正确、清晰、完整
包装	说明书 标签印 刷内容	内容	每批	内容完整无误，字迹清晰完整，内容正确；品名、规格、批号内容正确。清晰、完整、端正，与包装产品、规格相符
		数量	每批	计数领用，有使用记录，使用量+退回量+残损量=领用量

续表

工序	监控点	监控项目 质量控制项目	频次	检查方法与标准及标准规定
	“三期”打印	内容	每批	正确、清晰、完整
	装盒	装盒质量	随时 / 班	说明书、待包品完好、数量准确，小盒封盖到位
	监管码	赋码	每批	1、2、3 级码赋码正确，与包装产品、规格一致
工序	监控点	监控项目 质量控制项目	频次	检查方法与标准及标准规定
包装	信息关联	录入	每批	监管码关联关系录入完整、正确
		上传	每批	监管码关联上传
	打包入库	数量	每箱	与包装规格规定相符
		装箱单	每箱	字迹清晰完整，内容正确
		封箱	每箱	封贴结实，不易脱落
		打包	每箱	松紧合适、不得损坏大箱、不易脱落
	入库	账物一致	每批	入库单填写准确，与实际包装数量一致
其他	1. 生产周期 2. 偏差处理 3. 物料平衡 4. 清场 5. 状态标志使用 6. 记录		每批	1. 检查生产记录 2. 检查生产记录；若有偏差，处理程序应符合“车间偏差及异常情况处理管理规程” 3. 检查生产记录；各工序物料平衡（或收得率）应符合规定 4. 现场检查人员操作及记录；各工序应执行相应清场规程 5. 现场检查；各工序各类状态标志应按规程正确使用 6. 按要求逐项及时、完整、真实填写

由于药物的性质、处方的组成、生产的工艺、制备的技术以及生产的设备等诸多影响因素，在压片过程中可能出现某些问题。

1. 裂片　是指片剂经过振动或储存时从顶、底部或腰间裂开的现象。如果裂开的位置发生在片剂的顶部或底部称为顶裂，裂开的位置发生在腰间称为腰裂。产生裂片的主要原因：①颗粒过干，含水量不足；②颗粒中细粉太多，片剂中的空气体积膨胀而导致裂片；③压片环境温度过低，相对湿度过低；④处方中黏合剂选择不当，黏性不足或用量不够；⑤处方中物料（如易脆碎、纤维或油性物料）可塑性差，结合力弱；⑥压片机压力过大或车速过快。

2. 松片　是指片剂硬度不够，在包装、运输过程中受振动即出现松散破碎的现象。造成松片的主要原因：①含纤维性药物或油类成分，使物料的结合力低，可压性差，压缩力不足而松片；②处方中黏合剂选择不当，黏性不足或用量不够；③所制备的颗粒过干，细粉过多，流动性差；④压片机的压力不够或冲头长短不齐等。生产中应根据具体原因及时处理解决。

3. 粘冲　是指冲头或冲模上黏着细粉，导致片面粗糙不平或有凹痕的现象。造成粘冲的主要原因：①冲头表面粗糙、锈蚀、不洁、刻字太深或有棱角；②颗粒粗细悬殊；③药物或辅料易吸湿；④颗粒不够干燥或吸潮；⑤润滑剂选用不当、用量不足或混合不均匀；⑥黏合剂选用不当或由于黏合剂质量原因细粉太多（超过 10%）等。可分析具体原因后调整处方或更换零部件。

4. 崩解迟缓　是指片剂不能在《中国药典（2020年版）》规定的时限内完全崩解或溶解。产生崩解迟缓的可能原因：①疏水性润滑剂用量过多；②黏合剂的黏性太强或用量太大；③崩解剂选择或用量不当；④颗粒过粗、过硬；⑤压片压力过大和片剂硬度过大等。可分析具体原因后调整处方中润滑剂、黏合剂、崩解剂的用量，适当调整压片机参数设置。

5. 片重差异超限　是指片重差异超过《中国药典（2020年版）》规定的允许范围。产生片重差异超限的可能原因：①加料斗内的颗粒时多时少；②冲头、冲模吻合度不好，下冲升降不灵活；③颗粒内的细粉太多，颗粒大小相差悬殊；④双轨压片机两个加料器不平衡；⑤颗粒流动性不好，充填前后不一致；⑥车速太快等。片重差异超限应分析具体原因后调整料斗加料量，调整机器吻合度等参数，如果是处方原因，可适当调整相应的颗粒细粉比例。

6. 变色和花斑　是指片剂表面颜色发生改变或出现色泽不一致的斑点现象，常见于有色片或中药片。产生变色和花斑的可能原因：①混料不匀；②药物引湿、氧化、变色；③有色颗粒松紧不一致；④压片机上有油污等。机器维护保养时应注意加油的位置，避免机油污染片剂。

7. 叠片　是指两个片剂叠压成一片的现象。产生叠片的主要原因：①由于粘冲或上冲卷边等致使片剂黏在上冲，同时下一片的颗粒再次填入模孔中又重复压一次；②由于下冲上升位置太低，不能及时将片剂顶出，同时下一片的颗粒再次填入模孔内重复压一次。如果是物料太黏可减少黏合剂的用量，若下冲位置不合适则应调整出片调节器。

8. 卷边　是指冲头和模圈相碰，使冲头卷边，造成片剂表面出现半圆形的刻痕。出现卷边应立即停车，检查、更换冲头以及重新调试机器。

9. 麻点　是指片剂表面产生许多小凹点。产生麻点的主要原因：①润滑剂和黏合剂用量不当；②颗粒引湿受潮；③颗粒大小不均匀；④粗粒或细粉量过多；⑤冲头表面粗糙或刻字太深等。应适当调整处方中辅料的配比或优化工艺，使物料满足要求。

片剂在包糖衣、薄膜衣、包肠溶衣时，由于衣材不同，包糖衣、色薄膜衣、包肠溶衣时常见的问题和解决措施如表2-6-12、表2-6-13、表2-6-14所示。

表2-6-12　包糖衣时常见的问题和解决措施

常见问题	原因	解决措施
糖浆不粘锅	锅壁上蜡未除尽	应洗净锅壁或再涂一层热糖浆再撒滑石粉
粘锅	糖浆过多，黏性大，搅拌不均匀	应将糖浆含量、用量控制好，锅温不宜过低
片面不平	散粉太多，温度过高，衣层未干又包第二层	应低温干燥，加料应少量多次，注意搅拌
色泽不均匀	片面粗糙，有色糖浆用量少且未混匀，温度过高，干燥过快，糖浆在片面上析出过快，有色衣层未干就加蜡打光	采用浅色糖浆，增加所包衣层数，加料时注意“少量多次”并控制温度
龟裂与爆裂	糖浆和滑石粉用量不当，片芯太松，温度太高，干燥太快	应调整糖浆和滑石粉用量，控制好干燥温度和速度，甚至更换片芯
露边与麻面	衣材用量不当，温度过高或吹风过早	应控制好糖浆和粉料用量，设置好干燥温度
膨胀磨片或剥落	片芯层与糖衣层未完全干燥，崩解剂用量过多	应控制好崩解剂、胶浆或糖浆的用量

表2-6-13　包薄膜衣时常见的问题和解决措施

常见问题	原因	解决措施
起泡	固化条件不当，干燥速度过快	应降低干燥温度和速度，控制好成膜条件
皱皮	衣材选择不当，干燥条件不当	应更换衣材，调整成膜温度

续表

常见问题	原因	解决措施
剥落	衣材不当，两次包衣间隔时间太短	应更换衣材，延长包衣间隔时间，调节干燥温度和适当降低包衣溶液的浓度
花斑	增塑剂、色素等选择或含量不当，干燥时溶剂挥发过快将可溶性成分带到衣膜表面	应调整包衣液处方，调整空气温度和流量，减慢干燥速度

表 2-6-14 包肠溶衣时常见的问题和解决措施

常见问题	原因	解决措施
不能安全通过胃部	衣材选择不当，衣层太薄，衣层机械强度不够	应选择适宜衣材，调整包衣处方，适当增加衣层厚度
肠溶衣片肠内不溶解（排片）	选择衣材不当，衣层太厚，储存变质	应更换衣材，控制好衣层厚度
片面不平，色泽不均匀，龟裂和衣层剥落等	同糖包衣	同包糖衣

四、片剂的质量检查

【重量差异】应符合《中国药典（2020 年版）》第四部制剂通则中 0101 片剂的重量差异检查要求。

具体的检查方法如下：取 20 片，精密称定总重量，并求得平均片重后，再分别精密称定每片的重量，每片片重与平均片重比较（凡无含量测定的片剂，每片重量应与标示片重比较），按表 2-6-15 中规定，超出差异限度的药片不得多于 2 片，并不得有 1 片超出限度的 1 倍。

表 2-6-15 片剂重量差异限度检查要求

平均片重或标示片重 /g	重量差异限度 /%
<0.30	± 7.5
≥ 0.30	± 5.0

如果药片间存在片重差异，意味着药片所含的主药量存在差异，因此药片就存在质量问题，并且对临床用药和治疗产生影响，所以药片在使用前必须进行重量差异检查。

糖衣片应检查片芯的重量差异并符合规定，包糖衣后不再进行重量差异检查。薄膜衣片应在包薄膜衣后进行检查重量差异并符合规定。凡规定检查含量均匀度的片剂，一般不再进行片重差异检查。

【崩解时限】崩解是指口服固体制剂在规定条件下全部崩解溶散或成碎粒，除不溶性包衣材料或破碎的胶囊壳外，应通过筛网。照《中国药典（2020 年版）》第四部制剂通则 0921 崩解时限检查法。阴道片照融变时限检查法（《中国药典（2020 年版）》第四部制剂通则 0922）检查，应符合规定。咀嚼片不进行崩解时限检查。凡规定检查溶出度、释放度的片剂，一般不再进行崩解时限检查。凡规定检查溶出度、释放度、融变时限或分散均匀性的制剂，不再进行崩解时限检查。

崩解时限常用的测定仪器装置为升降式崩解仪。其结构主要是一个可升降的吊篮，吊篮中有 6 根玻璃管（底部镶有直径 2 mm 的筛网）。测定时，吊篮往复通过 37 ℃ ±1 ℃的水，其中的 6 个药片应在规定的时间内全部崩解、溶散并通过筛网。其具体要求如表 2-6-16 所示。

表 2-6-16 片剂的崩解时限检查要求

片剂	崩解时限
普通压制片	15 分钟
糖衣片	60 分钟
薄膜衣片	30 分钟
肠溶衣片	人工胃液中 2 小时不得有裂缝、崩解或软化
	人工肠液中 1 小时全部溶散或崩解并通过五号筛网
泡腾片	5 分钟

【发泡量】阴道泡腾片按照下述方法检查，应符合相关规定。检查方法：除另有规定外，取 25 mL 具塞刻度试管（内径 1.5 cm，若片剂直径较大，可改为内径 2.0 cm）10 支，按表中规定加一定量水，置 37 ℃ ± 1 ℃水浴中 5 分钟，各管中分别投入供试品 1 片，20 分钟内观察最大发泡量的体积。平均发泡体积不得少于 6 mL，且少于 4 mL 的不得超过 2 片，其具体要求如表 2-6-17 所示。

表 2-6-17 阴道泡腾片发泡量的检查要求

平均片重 /g	加水量 / mL
≤ 1.5	2.0
> 1.5 g	4.0

【分散均匀性】分散片照下述方法检查，应符合规定。

检查法 照崩解时限检查法（《中国药典（2020 年版）》第四部制剂通则 0921）检查，不锈钢丝网的筛孔内径为 710 μm，水温为 15 ～ 25 ℃；取供试品 6 片，应在 3 分钟内全部崩解并通过筛网，如有少量不能通过筛网，但已软化成轻质上漂且无硬心者，符合要求。

【微生物限度】以动物、植物、矿物来源的非单体成分制成的片剂，生物制品片剂，以及黏膜或皮肤炎症或腔道等局部用片剂（如口腔贴片、外用可溶片、阴道片、阴道泡腾片等），照非无菌产品微生物限度检查：微生物计数法（《中国药典（2020 年版）》第四部制剂通则 1105）和控制菌检查法（《中国药典（2020 年版）》第四部制剂通则 1106）及非无菌药品微生物限度标准（《中国药典（2020 年版）》第四部制剂通则 1107）检查，应符合规定。规定检查杂菌的生物制品片剂，可不进行微生物限度检查。

五、举例

复方阿司匹林片

【处方】乙酰水杨酸（阿司匹林）268 g，对乙酰氨基酚（扑热息痛）136 g，咖啡因 33.4 g，淀粉 266 g，16% 淀粉浆 qs，轻质液状石蜡 0.25 g，滑石粉 15.0 g，共制 10 000 片。

【制法】将对乙酰氨基酚、咖啡因分别粉碎后过 100 目筛，再与 1/3 处方量的淀粉混匀，然后加入 16% 的淀粉浆制成软材（10 ～ 15 分钟），过 16 目尼龙筛网制粒，在 60 ～ 70 ℃温度下干燥，干颗粒过 12 目筛整粒，整粒后加入阿司匹林、剩余的干淀粉（预先在 100 ～ 105 ℃烘干）、吸附了液体石蜡的滑石粉进行总混，过 12 目筛备用，颗粒含量检测合格后进行压片即得。

【用途】本品用于镇痛或退烧。口服，成人 1 ～ 2 片 / 次，3 次 / 日。

处方分析：乙酰水杨酸、对乙酰氨基酚和咖啡因为主药，淀粉为填充剂，干淀粉为崩解剂，16% 淀粉浆为黏合剂，轻质液状石蜡和滑石粉为润滑剂。

【注意事项】（1）阿司匹林遇水易水解成损伤胃黏膜的水杨酸和醋酸，并在湿润状态下遇金属离子易发生催化反应，因此应避免在湿法制粒时加入阿司匹林，同时过筛时应使用尼龙筛网，并且润滑剂不得使用硬脂酸镁，而是选用滑石粉。

（2）本品 3 个主药混合制粒和干燥时易产生低共熔现象，所以应分开制粒，同时避免阿司匹林直接与水接触，保证制剂的稳定性。

（3）阿司匹林可压性极差，应采用高浓度的淀粉浆为黏合剂。

（4）处方中加入液体石蜡，可促使滑石粉更容易吸附在颗粒表面，同时压片震动时不易脱落。

（5）阿司匹林有一定的疏水性，必要时可加入适宜的表面活性剂如 0.1% 吐温 -80 等以加快片剂的润湿、崩解和溶出。

氯霉素糖衣片

【处方】氯霉素 2 500 g，淀粉 150 g，硬脂酸镁 50 g，淀粉浆（10%）300 g，明胶 11 g，蔗糖 900 g，滑石粉 1 000 g，3% 亚甲基蓝糖浆 650 g，川蜡 qs（适量），共制 10 000 片。

【制法】（1）按生产指令从原辅料仓库领取氯霉素原料药、淀粉、硬脂酸镁，经物净脱包装进入原料暂存间。

（2）称量：原辅料按工艺处方要求过 100 目筛，在称量间称取备用。

（3）黏合剂的配制：称取一定量的淀粉置配浆间，加少量纯化水使淀粉均匀混悬于不锈钢桶内，再加入处方量的沸水使之糊化后即可得黏合剂淀粉浆（约 10%），冷却至 50 ℃备用。

（4）混合制粒：在混合制粒间进行制粒，将氯霉素原料药及淀粉置于湿法混合制粒机混合 20 分钟后，加入淀粉浆，制成颗粒。湿粒要均匀、色泽一致。

（5）干燥：在干燥间进行干燥，将上述湿颗粒用流化干燥机干燥，温度为 60 ～ 70 ℃，时间约 35 分钟，水分≤ 5%。操作时应随时检查有无结料现象，干燥成的干颗粒放凉后，称重。装入洁净干燥的容器中，贴上物料标志卡，转中间站。

（6）整粒，总混：将上述干颗粒置整粒总混间，过 20 目筛网整粒，将整粒后物料及过 100 目筛的硬脂酸镁，加入混合机内混合 30 分钟后，然后装入衬有洁净塑料袋容器中，请验，密封称重，并贴上物料标示卡，送中间站。

（7）压片：在压片间进行压片，从中间站领取检验合格的干混合物，压片。压片前先试压，检查平均片重、外观、硬度及崩解度，合格后方能正式开机，开机后，每隔 15 分钟检查一次片重，并做好记录，试压中的不合格片，做废品处理。压好的素片放在洁净干燥的容器中，称重，挂上物料标志卡，送中间站。冲模大小 10 mm，转速 35 ～ 40 r/min，压力 22 ～ 27 kN，素片外观光洁、平滑、无杂点，边缘整齐，无缺角。

（8）包衣、抛光：将蔗糖、滑石粉、亚甲基蓝糖浆及明胶糖浆等包衣辅料，配制成包衣液，包糖衣，在抛光间内用虫蜡抛光后，移入晾片间，以托盘均匀摊铺，晾片 12 小时。将晾过后的药片用双层无毒塑料袋盛装，置洁净桶中，挂上状态标示，入中间站存放，请验，待分装。

【用途】本品用于伤寒及其他沙门菌属感染，耐氨苄西林及青霉素过敏的肺炎、脑膜炎、脑脓肿，严重的厌氧菌感染等。口服，成人一日 1.5 ～ 3 g，分 3 ～ 4 次服用。

【注意事项】（1）氯霉素是一种酰胺醇类抗生素，通过抑制细菌蛋白质的合成起到抑制细菌生长的作用。常用于敏感菌引起的各种感染，主要用于伤寒、副伤寒和沙门菌属感染。

（2）由于可能发生不可逆性骨髓抑制，故本品应避免重复疗程使用。

（3）肝、肾功能损害患者宜避免使用本品，如必须使用时须减量应用，有条件时进行血药浓度监测，使其峰浓度在 25 mg/L 以下，谷浓度在 5 mg/L 以下。如血药浓度超过此范围，可增加引起骨髓抑制的危险。

（4）在治疗过程中应定期检查周围血象，长程治疗者尚须查网织细胞计数，必要时作骨髓检任务6：
习题及答案

查，以便及时发现与剂量有关的可逆性骨髓抑制。

（5）对诊断的干扰：采用硫酸铜法测定尿糖时，应用氯霉素患者可产生假阳性反应。

（6）氯霉素可透过胎盘屏障，对早产儿和足月产新生儿均可能引起毒性反应，可能引发灰婴综合征。因此在妊娠期，尤其是妊娠末期或分娩期不宜使用本品。

（7）老年患者组织器官大多退化，功能减退，自身免疫功能亦降低，氯霉素可致严重不良反应，故老年患者应慎用。

任务7 丸剂的制备

一、丸剂的概述

（一）丸剂的定义与发展

丸剂是指药材细粉或药材提取物加适宜的黏合辅料制成的球形或类球形制剂。丸剂包括蜜丸、水蜜丸、水丸、糊丸、浓缩丸、滴丸和糖丸等。

中药丸剂是中华民族最古老的中药剂型之一，迄今已有2300多年历史。丸剂和滴丸剂是中国特有的剂型。传统中医药很早就有“丸者，缓也”的说法，至今，中药丸剂仍被广泛使用。作为中医药的一种传统剂型，它经过漫长的历史发展，形成了其特色。

滴丸剂是指原料药物与适宜的基质加热熔后混匀滴入不相混溶、互不作用的冷凝液中制成的球形或类球形固体制剂，主要供口服，亦可供外用和局部如眼、耳、鼻、直肠、阴道等使用。1933年，丹麦首次使用滴制法制成维生素甲丁滴丸后，相继报道了维生素A、维生素AD、苯巴比妥及酒石酸锑钾等药物制成的滴丸，但由于当时的制备工艺尚不成熟，无法保证产品质量稳定可靠。20世纪60年代末，我国药学工作者做了大量的研究工作，使滴丸剂具备了工业化生产的条件。从最先研制的灰黄霉素滴丸开始，现在已有一些药物被制成耳用滴丸、溶液滴丸、栓剂滴丸、包衣滴丸等多种形式的滴丸。复方丹参滴丸就是通过中药剂型改革，在中药丸剂基础上发展起来的滴制丸剂，1977年，我国药典开始收载滴丸剂型。

（二）丸剂的特点

正所谓“丸者，缓也”，丸剂在体内分解吸收需要一定的时间，停留时间也较长，即起效慢、持续时间长，加之储存与服用都很方便，故丸剂适用于慢性疾病须长期服药的情况。

1. 丸剂的特点

①释药缓慢，作用缓和而持久，毒副作用较小；②能容纳较多的半固体或液体药物；③可通过包衣来掩盖药物的不良嗅味，提高药物的稳定性；④制法简便，生产设备较简单。缺点是服用量大、小儿吞服困难、生物利用度低、容易受微生物污染。现在，丸剂已可以制成直径为0.25～2.5 mm的微丸，药物和功能性辅料制成丸芯，再通过包衣等技术还可以制成缓控释制剂。因此，丸剂在现代药物制剂中应用越来越广。目前在脉冲式给药系统中的应用很广泛，对许多有较强昼夜节律性的常见病尤为适宜。

2. 滴丸剂的特点

①用固体分散技术制备的丸剂疗效迅速，生物利用度高，如螺内酯及灰黄霉素滴丸的剂量只需要微粉片剂的一半；②使液体药物制成固体滴丸，便于服用和运输，如满山红油滴丸及芸香油滴丸等；③工艺条件易于控制，质量稳定，因受热时间短，能增加易氧化、易挥发性药物的稳定

性。但是，由于可供使用的基质品种少，且难滴制大丸（一般丸重不超过 100 mg）等，因此一般仅适宜于剂量小的药物，这使滴丸的发展和广泛应用受到一定限制。

（三）丸剂、滴丸剂的分类

中药丸剂因赋形剂不同，又可分为水丸、蜜丸、水蜜丸、糊丸、蜡丸等。最常见的是在蜡丸中包裹中药药丸，即传统的蜜丸，是传统中成药丸剂的一种。

1. 水丸　是指饮片细粉以水（或根据制法以黄酒、醋、稀药汁、糖液、含 5% 以下炼蜜的水溶液等）为黏合剂制成的丸剂。这类丸剂崩解、溶散较快，吸收、起效也快，且一般体积小，易吞服。如黄连上清丸（水丸）、龙胆泻肝丸（水丸）等。

2. 蜜丸　是指饮片细粉以炼蜜为黏合剂制成的丸剂。其中每丸重 0.5 g（含 0.5 g）以上的称为大蜜丸，每丸重 0.5 g 以下的称为小蜜丸。如安宫牛黄丸、琥珀抱龙丸、八珍益母丸等。

3. 水蜜丸　是指饮片细粉以炼蜜和水为黏合剂制成的丸剂。水蜜丸表面比较光滑，药粒较小，容易吞服以及储存。如补中益气丸、六味地黄丸、定坤丹水蜜丸等。

4. 糊丸　是指饮片细粉以米粉、面糊或米糊等为黏合剂制成的丸剂。如西黄丸糊丸、小金丸等。

5. 蜡丸　是指用蜂蜡熔化为黏合剂，与药料细粉混合制成的丸剂。其目的是取其迟化，使药物徐缓崩解，延长疗效，或由于方剂中含有毒性或刺激性较强的药物，蜡制丸可使药效缓慢发挥，防止中毒和减轻对胃肠的刺激。如三黄宝蜡丸等。

6. 浓缩丸　见《中国药典（2020 版）》

7. 糖丸　按制备方法不同，中药丸又可分为塑制丸、泛制丸和滴制丸。化学药丸剂主要包括滴丸、糖丸等。

（四）丸剂的质量要求

丸剂在生产与储藏期间应符合下列有关规定：

（1）供制丸剂用的原料药粉一般应为细粉或最细粉。

（2）制备时可根据品种、气候等具体情况选用适合的炼蜜。蜜丸应细腻滋润，软硬适中。

（3）滴丸基质包括水溶性基质和非水溶性基质，常用的有聚乙二醇类（如聚乙二醇 6000、聚乙二醇 4000 等）、泊洛沙姆、硬脂酸聚烃氧酯、明胶、硬脂酸、单硬脂酸甘油酯、氢化植物油等。

（4）丸剂通常采用泛制、塑制和滴制等方法制备。

（5）浓缩丸所用饮片提取物应按制法规定，采用一定的方法提取浓缩制成。

（6）蜡丸制备时，将蜂蜡加热熔化，待冷却至适宜温度后按比例加入药粉，混合均匀。

（7）水蜜丸、水丸、浓缩水蜜丸和浓缩水丸一般应在 80 ℃以下干燥；含挥发性成分或淀粉较多的丸剂（包括糊丸）一般应在 60 ℃以下干燥；不宜加热干燥的应采用其他适宜的方法进行干燥。

（8）滴丸冷凝介质应安全无害，且与原料药不发生作用。常用的冷凝介质有液状石蜡、植物油、甲基硅油和水等。

（9）糖丸在包装前一般应在适宜条件下干燥，并按丸重、要求用适宜筛号的药筛进行过筛处理。

（10）根据原料药物的性质、使用与储藏的要求，凡需包衣和抛光的丸剂，应使用规定的包衣材料进行包衣和抛光。

（11）丸剂外观一般应圆整，大小、色泽应均匀，无粘连现象。蜡丸表面应光滑无裂纹，丸内不得有蜡点和颗粒。滴丸表面应无冷凝介质黏附。

（12）根据原料药物的性质与使用、储藏的要求来选择包衣方法，供口服的滴丸可包糖衣或薄膜衣。必要时，薄膜衣包衣滴丸应检查残留溶剂。

（13）丸剂的微生物限度应符合要求。

（14）根据原料药物和制剂的特性，除来源于动植物多组分且难以建立测定方法的丸剂外，溶出度、释放度、含量均匀度等应符合要求。

（15）丸剂一般应密封储存，防止受潮、发霉、虫蛀、变质。

二、丸剂的辅料

1. 黏合剂　常用不同规格的炼蜜、饴糖、米糊或面糊等作黏合剂，也可用药材浸出液浓缩而成的清膏或浸膏兼作黏合剂。

（1）蜂蜜：蜂蜜具有滋补、润肺止咳、润肠通便、解毒调味的功效，蜂蜜中的还原糖还具有防止药物氧化的作用。但生蜂蜜中含有杂质、酶及较多的水分，黏性不足，成丸后易虫蛀和生霉变质，服用后又会产生泻下等副作用。故生蜂蜜在使用之前必须加热炼制，以除去杂质和过多的水分，提高黏性，杀死微生物，破坏生物酶。制成炼蜜有利于提高药物的稳定性及纯度。炼蜜根据炼制程度的不同可分为嫩蜜、中蜜、老蜜 3 种。

嫩蜜：将生蜜加热至沸，炼蜜温度为 105 ～ 115 ℃，色变深，有黏滞性，失水量约 3%，适用于含有较多脂肪、淀粉、黏液质、糖类及含动物组织的中药。

中蜜：将嫩蜜继续加热，炼蜜温度达 116 ～ 118 ℃，颜色呈浅红色，有光泽，用手拈之黏性较强，无白丝，失水率约 13%，用于含淀粉、黏液质、胶质、糖类及脂肪较多的药物。

老蜜：炼蜜继续加热至 118 ～ 122 ℃，颜色呈棕红色，有红色光泽，用手拈之甚黏手，能拉出白丝，适用于含大量纤维素、矿物质的中药。

（2）米糊或面糊：以黄米、糯米、小麦及神曲等的细粉制成的糊，用量为药材细粉的 40% 左右，可用调糊法、煮糊法、冲糊法制备。所制得的丸剂一般较坚硬，胃内崩解较慢，常用于含毒剧药和刺激性药物的制丸。

（3）药材清（浸）膏：植物性药材用浸出方法制备得到的清（浸）膏，大多具有较强的黏性。因此，可兼作黏合剂，与处方中其他药材细粉混合后制丸。

（4）糖浆：常用蔗糖糖浆或液状葡萄糖，既具黏性，又具有还原作用，适用于黏性弱、易氧化药物的制丸。

2. 润湿剂　药材细粉本身有黏性时，仅需用润湿剂以诱导其黏性，使之黏结成丸。常用的润湿剂有水、黄酒、醋、稀药汁以及糖液等。

3. 吸收剂　中药丸剂中，外加其他稀释剂或吸收剂的情况较少，一般是将处方中出粉率高的药材制成细粉，用作浸出物、挥发油的吸收剂，从而避免或减少其他辅料的用量，减少服药量。

4. 崩解剂　为了使中药丸剂进入人体后有效崩解和释放药物，常用适量的羧甲基纤维素（CMC）、羧甲基纤维素钠（CMC-Na）、羟丙甲纤维素（HPMC）等作为崩解剂。

三、滴丸剂的辅料

1. 基质　滴丸剂中除主药以外的赋形剂均称为基质，常用的基质有水溶性和脂溶性两大类。滴丸剂基质应具有良好的化学惰性，与主药不发生作用，也不影响主药的功效和检测，对人体无害且熔点较低，在 60 ～ 100 ℃条件下能熔化成液体，遇冷又能立即凝成固体（在室温下仍保持固体状态）。

（1）水溶性基质：聚乙二醇类、硬脂酸钠、聚氧乙烯单硬脂酸酯（S-40）、甘油明胶等。

（2）脂溶性基质：硬脂酸、单硬脂酸甘油酯、虫蜡、氢化植物油等。

2. 冷凝液　冷凝液不是滴丸剂的处方组成部分，但对于滴丸剂制备的工艺过程不可或缺，如果处理不当，还可能产生毒性，因此，冷凝液应满足下列条件：①安全无害，或虽有毒性，但易除去；②与药物和基质不混溶，不起化学反应；③有适宜的相对密度，一般略高于或略低于滴丸的相对密度，使滴丸（液滴）缓缓上浮或下沉，便于充分凝固，使丸形圆整。

常用的冷凝液有两种：

（1）水溶性基质：可用液体石蜡、植物油、甲基硅油等。

（2）非水溶性基质：可用水、不同浓度的乙醇、酸性或碱性水溶液等。

四、丸剂的制备

1. 塑制法　又称为搓丸法，是将药材细粉与适量黏合剂混合制成湿度适宜的可塑性丸块后，分剂量制成丸剂的方法。如蜜丸、糊丸、浓缩丸的制备。塑制法工艺流程图如图 2-7-1 所示。塑制法制丸机如图 2-7-2 所示。

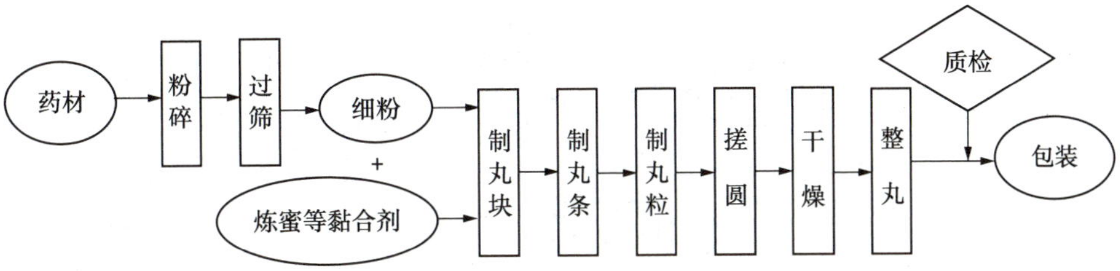

图 2-7-1　塑制法工艺流程图

（1）原辅料的准备：药材原料需经粉碎并通过五号筛或六号筛（80 ～ 100 目筛）。所用的辅料主要是黏合剂，按适当方法加以处理，备用。

（2）制丸块：将混匀的药材粉末（或加有辅料）放入捏合机中，加入黏合剂研和制成适宜的可塑性丸块。

（3）制丸条：用螺旋丸条机将丸块挤出成条。

（4）分割和搓圆：用双滚筒轧丸机将丸条按丸重等量切割成“毛丸”并搓圆。

（5）干燥和整理：根据丸剂性质选择不同温度、不同方法进行干燥。一般丸剂（如浓缩丸）可在 80 ℃以下干燥，如含有芳香挥发性成分应在 60 ℃以下干燥，蜜丸一般不干燥，直接用消毒蜡纸包装。

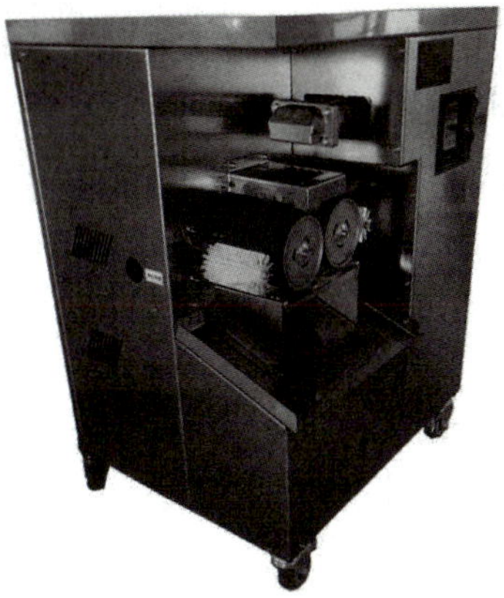

图 2-7-2　塑制法制丸机

2. 泛制法　是指将药材粉末加入润湿剂后逐渐制成适宜大小丸剂的方法。如水丸、水蜜丸、浓缩丸、微丸、糊丸等的制备。

泛制法制丸的常用设备为包衣锅，也可称为泛丸锅，主要由包衣锅、动力部分、加热器及鼓风等组成。近年来改进的包衣锅，在锅内装有特殊挡板，增加丸剂在锅内的翻动；也有在锅壁上开有数个小孔，使热量充分利用，干燥速率比传统的包衣锅法约快 10 倍。

泛丸时，先将少量药材细粉放入包衣锅内，启动包衣锅慢速转动，用喷雾器将水或其他润湿剂喷在药材细粉上，制成丸核。然后再喷水，加药粉，使丸核逐渐增大，变成丸模（起模），以此反复加水润湿和加药粉，丸模体积逐步增大，加水量与药粉量也随丸粒的增大而增加，直到制成药丸。筛选出合格的丸粒，放在包衣锅内充分滚动，加少量水润湿（亦可加极细药粉与水或其他润湿剂的混合浆），继续滚动直至丸面光洁，色泽一致，形状圆整为止（盖面）。干燥后质检，合格品包装入库。其工艺流程如图 2-7-3 所示。

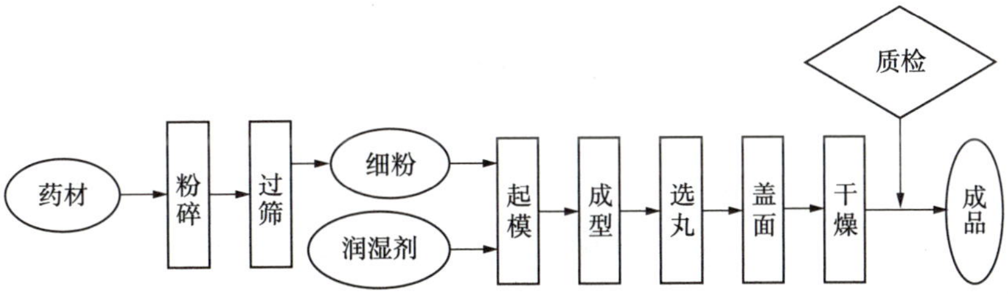

图 2-7-3　泛制法工艺流程图

五、滴丸剂的制备

滴丸剂一般采用滴制法，其生产工艺流程如图 2-7-4 所示，主要分为配料、混合、滴制成丸、清洗、干燥、选丸、质检、包装等步骤。先将主药溶解、混悬或乳化在加热熔融的基质中，保持恒定的温度（80 ～ 100 ℃），经过一定大小管径的滴头，以一定速度滴入冷凝液中，凝固形成的丸粒缓缓沉于底或浮于冷凝液的表面，取出，洗去冷凝液，干燥即成滴丸。

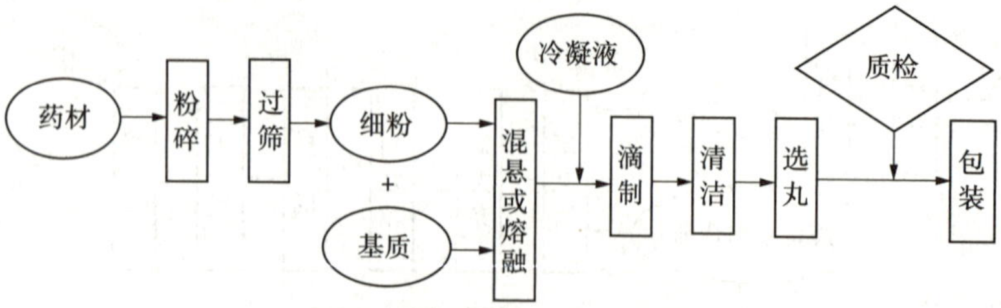

图 2-7-4　滴丸剂生产工艺流程图

滴丸机（图 2-7-5）主要由滴瓶、保温装置、冷凝装置 3 部分组成。工业上使用的滴丸设备有多种型号，按滴头数量可分为单头、双头、6 头、20 头滴丸机；按滴丸（液滴）的移行方式可分为下沉式和上浮式滴丸机。制备时可根据滴丸与冷凝液的相对密度差异、生产实际情况进行选择。

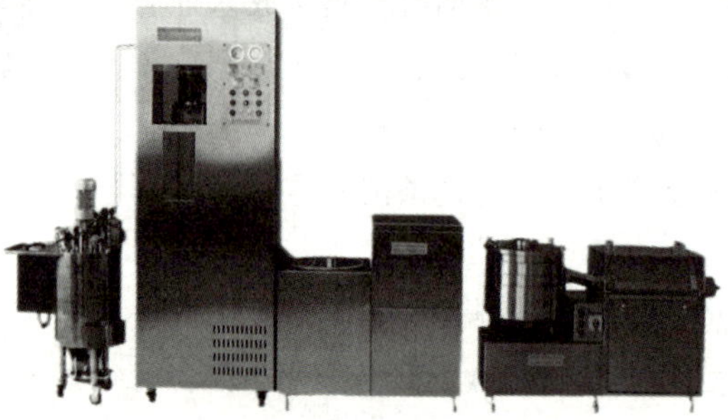

图 2-7-5　滴丸机

为保证制得的滴丸质量符合规定，在制备滴丸时，要选择适宜的基质与冷凝液，确定合适的滴管内外口径，控制滴制过程中恒温，滴制液静压恒定，滴出口与冷凝液液面之间的距离等。

六、滴丸剂的制备质量控制

以滴丸剂生产为例，滴丸剂生产的主要质量控制如表 2-7-1 所示。

表 2-7-1　滴丸剂的生产质量控制

工序	质量控制	质量控制项目	质量控制标准	频次
称量	原辅料	颜色、异物、杂质	无异物和杂质、杂色	每种每批
	称量	复核品名、规格、数量	正确无差错	每批
配料滴制	熔化混合	细度、时间、均匀度	熔化完全、混合均匀	每批
	滴丸机	滴头、滴速、滴距	ϕ2.5 ～ 2.8 mm，60 ～ 130 丸 / 分钟，5 cm	每班
	温度控制	冷却剂温度、储料罐温度	4 ～ 10 ℃、85 ℃	每班随时
		滴瓶温度	80 ～ 85 ℃	
	药丸	平均丸重	0.023 ～ 0.027 克 / 丸	每班定时
	脱油	离心转速，时间	3 500 r/min，≥ 5 分钟	每锅次
	药丸收得率	收得率（质量）	≥ 95%，≤ 105%	每批

续表

工序	质量控制	质量控制项目	质量控制标准	频次
晾丸	晾丸时间	时间	15～48 小时	每班
	晾丸厚度	摊药厚度	≤3 cm	
	晾丸温度	温度	18～40 ℃	
	晾丸相对湿度	相对湿度	≤65%	
筛丸	筛具	大筛、小筛孔径	ϕ3.7 mm、ϕ3.4 mm	每班随时
	药丸大小	丸重范围	0.025 g ± 13%	每批
	药丸形状	圆整度	药丸圆整光洁	
	药丸收得率	收得率（质量）	≥95%，≤100%	每批
	物料平衡率	平衡率（质量）	≥95%，≤100%	每批
内包	药瓶	药瓶质量	符合要求	每批
	装瓶	装瓶数量	按批包装指令要求	每班定时
		瓶盖紧固情况	内、外盖紧固	
贴签	标签	印刷内容、质量	正确	每班随时
		数量、使用记录	无偏差	每批
	贴签	贴签质量	贴正、黏牢	每班随时
外包	泡罩、喷码印字	打印、喷印内容、位置、数量	正确、准确	每批
	摆盘	数量、贴签和瓶盖情况	正确、牢固	每班
	装小盒	泡罩、说明书、标签、包装袋、数量	正确	每班随时
	覆膜	覆膜密封和外观情况	密封严密、平整	每班定时
	印货号录入追溯码	货号内容、追溯码上传	无漏印、货号正确 追溯码上传正确	每班定时
	装箱	装药数量、批号、货号、合格证	正确	每箱
洁净厂房	D 级洁净厂房	温度、相对湿度 压差	18～26 ℃、45%～65% ≥10 Pa（相对非洁净区）	每班
		风量、风速、沉降菌、尘埃粒子	D 级洁净要求	根据监测要求
人员卫生	生产区域	个人卫生、衣着、指甲长度、有无饰物、化妆品	整洁、无饰物、指甲长度符合标准，不使用化妆品	每班

七、丸剂的质量检查

根据《中国药典（2020 年版）》，除另有规定外，丸剂的质量检查项目主要有水分、重量差异、装量差异、装量、溶散时限、微生物限度检查等。

【水分】照水分测定法（《中国药典（2020年版）》四部制剂通则 0832）测定。除另有规定外，蜜丸和浓缩蜜丸所含水分不得超过 15%，水蜜丸和浓缩水蜜丸不得超过 12%，水丸、糊丸、浓缩水丸不得超过 9.0%，蜡丸不检查水分。

【重量差异】滴丸剂照一般下述方法检查，应符合规定。

检查法　取供试品 20 丸，精密称定总重量，求得平均丸重，再分别精密称定每丸的重量。按表 2-7-2 中的规定，每丸重量与标示丸重相比较（无标示丸重的，与平均丸重比较），超出重量差异限度的不得多于2丸，并不得有1丸超出限度的1倍。

表 2-7-2 滴丸剂的重量差异限度

平均重量或标示重量 /g	重量差异限度 /%
≤0.03	±15
>0.03，≤0.1	±12
>0.1，≤0.3	±10
>0.3	±7.5

（1）糖丸剂一般照下述方法检查，应符合规定。

检查法 取供试品20丸，精密称定总重量，求得平均丸重，再分别精密称定每丸的重量。按表2-7-3中的规定，每丸重量与标示丸重相比较（无标示丸重的，与平均丸重比较），超出重量差异限度的不得多于2丸，并不得有1丸超出限度的1倍。

表 2-7-3 糖丸剂的重量差异限度

平均重量或标示重量 /g	重量差异限度 /%
≤0.03	±15
>0.03，≤0.3	±10
>0.3	±7.5

（2）其他丸剂一般按下述方法检查，应符合规定。

检查法 以10丸为一份（丸重1.5 g及1.5 g以上的1丸为一份），取供试品10份，分别称定重量，再与每份标示重量（每丸标示量 × 称取丸数）相比较（无标示重量的丸剂与平均重量比较），按表2-7-4中的规定，超出重量差异限度的不得多于2份，并不得有1份超出限度的1倍。

表 2-7-4 其他丸剂的重量差异限度

平均重量或标示重量 /g	重量差异限度 /%
≤0.05	±12
>0.05，≤0.1	±11
>0.1，≤0.3	±10
>0.3，≤1.5	±9
>1.5，≤3.0	±8
>3.0，≤6.0	±7
>6.0，≤9.0	±6
>9.0	±5

包糖衣丸剂应检查丸芯的重量差异并符合规定，包糖衣后不再检查重量差异，其他包衣丸剂应在包衣后检查重量差异并符合规定。凡进行装量差异检查的单剂量包装丸剂及进行含量均匀度检查的丸剂，一般不再进行重量差异检查。

【装量差异】除糖丸剂外，单剂量包装的丸剂，按照下述方法检查装量差异应符合规定。

检查法 取供试品10袋（瓶），分别称定每袋（瓶）内容物的重量，每袋（瓶）装量与标示装量相比较，按表2–7–5中的规定，超出装量差异限度的不得多于2袋（瓶），并不得有1袋（瓶）超出限度的1倍。

表 2-7-5　其他丸剂的装量差异限度

平均装量或标示装量 /g	装量差异限度 /%
≤0.5	±12
>0.5，≤1.0	±11
>1.0，≤2.0	±10
>2.0，≤3.0	±8
>3.0，≤6.0	±6
>6.0，≤9.0	±5
>9.0	±4

【装量】装量以重量标示的多剂量包装丸剂，按照最低装量检查法（《中国药典（2020 年版）》四部制剂通则 0942）检查，应符合规定。以丸数标示的多剂量包装丸剂，不检查装量。

【溶散时限】小蜜丸、水蜜丸、水丸应在 1 小时内全部溶散；浓缩丸、糊丸应在 2 小时内全部溶散；滴丸不加挡板检查，应在 30 分钟内全部溶散；包衣滴丸应在 1 小时内溶散。如有颗粒状物料未通过筛网，但已软化且无硬心者可按符合规定论。蜡丸照崩解时限检查法（《中国药典（2020 年版）》四部制剂通则 0921）片剂项下的肠溶衣片检查法检查，应符合规定。大蜜丸以及研碎、嚼碎后或用开水、黄酒等分散后服用的丸剂一般不检查溶散时限。

【微生物限度】以动物、植物、矿物质来源非单体成分制成的丸剂，生物制品丸剂，按非无菌产品进行微生物限度检查：微生物计数法（《中国药典（2020 年版）》四部制剂通则 1105）和控制菌检查法（《中国药典（2020 年版）》四部制剂通则 1106）及非无菌药品微生物限度标准（《中国药典（2020 年版）》四部制剂通则 1107）检查，应符合规定。生物制品规定检查杂菌的，可不进行微生物限度检查。

八、举例

六味地黄丸

【处方】熟地黄 160 g，山茱萸（制）80 g，牡丹皮 60 g，山药 80 g，茯苓 60 g，泽泻 60 g。

【制法】（1）以上 6 味药，粉碎成细粉，过筛，混匀。

（2）每 100 g 粉末加炼蜜 35 ～ 50 g 与适量的水，用糖衣锅采用泛丸进行制丸。

（3）干燥，制成水蜜丸。或加炼蜜 80 ～ 110 g 制成小蜜丸或大蜜丸，即得。六味地黄丸的制药流程如图 2-7-6 所示。

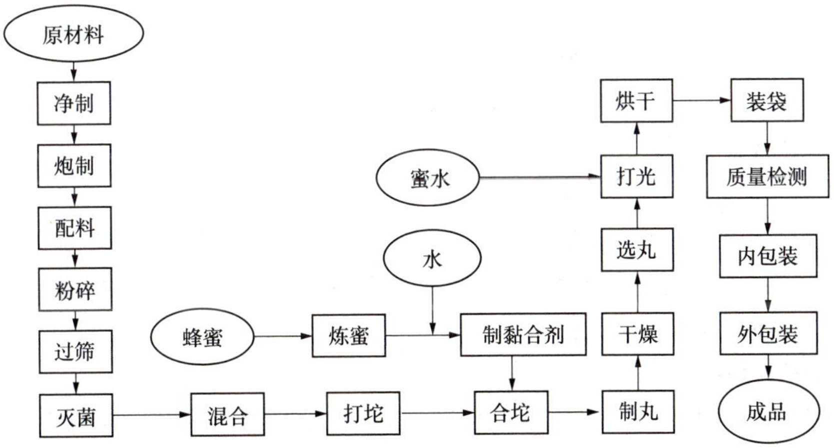

图 2-7-6　六味地黄丸的制药流程

【注意事项】（1）六味地黄丸为棕黑色的水蜜丸、黑褐色的小蜜丸或大蜜丸，味甜而酸。

（2）六味地黄丸具有滋补肾阴的功效，用于肾阴亏损、头晕耳鸣、腰膝酸软、骨蒸潮热、盗汗、遗精、消渴。

（3）该方重用熟地为君，滋阴补肾，填精益髓；配伍山茱萸养肝涩精，山药补脾固精，两药都可协助熟地以充复肾中阴精，共为臣药；又配泽泻补肾利湿，并防熟地之滋腻；丹皮清泻肝火，并制山茱萸之温涩；茯苓健脾渗湿，以助山药之补脾，共为佐药。

（4）炮制时，生地黄蒸制成熟地黄后，药性由寒转温，味由苦转甜，功能由清转补。山茱萸酒制后借酒力温通，助药势，降低其酸性，增强滋补作用。

芸香油滴丸

【处方】芸香油 835 g，硬脂酸钠 100 g，虫蜡 25 g，水 40 g。

【制法】（1）将以上 3 种药物放入烧瓶中，摇匀，加水后再摇匀。

（2）装上回流冷凝器，振摇下 100 ℃加热，全部熔化后冷至 77 ℃，移入储液器内。

（3）药液保持 65 ℃由滴管滴入含 1% 硫酸的冷却水溶液中，滴丸成形后取出。

（4）放入冷水浸洗，再倒入垫有吸水纸的盘内，吸去水迹，即得。

【注意事项】（1）药液的比重轻于冷凝液，所以应用上浮式滴制设备和方法。

（2）冷凝液中含有硫酸，能与液滴和丸粒表面的硬脂酸钠反应生成硬脂酸而附着在滴丸表层，制成肠溶性滴丸，因而避免了芸香油对胃的刺激作用，减少了它的恶心、呕吐等副作用。

任务 7：习题及答案

任务 8　膜剂的制备

思政案例：增塑剂

一、膜剂的概述

（一）膜剂的定义与发展

膜剂是指药物溶解或均匀分散于成膜材料中加工成的薄膜制剂。膜剂可供口服、口含、舌下给药，也可用于眼结膜囊内或阴道内；外用可作皮肤和黏膜创伤、烧伤或炎症表面的覆盖。膜剂根据结构类型分类，有单层膜、多层膜（复合）与夹心膜等；按给药途径可分为内服膜剂、口腔膜剂、眼用膜剂、阴道用膜剂、皮肤黏膜用膜剂等。膜剂的形状、大小和厚度等视用药部位的特点和含药量而定。一般膜剂厚度为 0.1 ～ 0.2 μm、面积为 1 cm^2 的可供口服，面积为 0.5 cm^2 的供眼用。

膜剂是一种在 20 世纪 60 年代开始研究并应用的新型制剂；70 年代国内对膜剂的研究应用已有较大发展，并投入生产。目前国内正式投入生产的膜剂有 30 余种。

（二）膜剂的特点与分类

膜剂的特点：工艺简单，生产中没有粉末飞扬；成膜材料较其他剂型用量小；含量准确；稳定性好；吸收快；膜剂体积小，质量轻，应用、携带及运输方便。采用不同的成膜材料可制成不同释药速度的膜剂，既可制备速释膜剂又可制备缓释或恒释膜剂。缺点是载药量小，只适用于小剂量的药物，在品种的选择上受到限制。

（三）膜剂的质量要求

膜剂可供口服或黏膜外用，在质量要求上，除要求主药含量合格外，应符合下列质量要求：①成膜材料及辅料应无毒、无刺激性，性质稳定，与药物不起作用；②水溶性药物应溶于成膜材料中，制成具有一定黏度的溶液；水不溶性药物应粉碎成极细粉，并与成膜材料等均匀混合。③膜剂外观应完整光洁，厚度一致，色泽均匀，无明显气泡。多剂量的膜剂，分格压痕应均匀清晰，并能按压痕撕开；④膜剂所用的包装材料应无毒性，易于防止污染，方便使用，并不能与药物或成膜材料发生理化作用；⑤除另有规定外，膜剂宜密封保存，防止受潮、发霉、变质，并应符合微生物限度检查要求；⑥膜剂的重量差异应符合要求。

二、膜剂的制备

（一）膜剂的制备工艺

1. 膜剂的一般组成

· 主药为 0 ～ 70%（*W/W*）

· 成膜材料（PVA 等）为 30% ～ 100%

· 增塑剂（甘油、山梨醇等）为 0 ～ 20%

· 表面活性剂（聚山梨酯 80、十二烷基硫酸钠、豆磷脂等）为 1% ～ 2%

· 填充剂（$CaCO_3$、SiO_2、淀粉）为 0 ～ 20%

· 着色剂（色素、TiO_2 等）为 0 ～ 2%（*W/W*）

· 脱膜剂（液体石蜡）为适量

2. 成膜材料　成膜材料的性能、质量不仅对膜剂的成形工艺有影响，而且会对膜剂的质量及药效产生重要影响。理想的成膜材料应具有下列条件：①生理惰性，无毒、无刺激；②性能稳定，不降低主药药效，不干扰含量测定，无不适臭味；③成膜、脱膜性能好，成膜后有足够的强度和柔韧性；④用于口服、腔道、眼用膜剂的成膜材料应具有良好的水溶性，能逐渐降解、吸收或排泄；外用膜剂应能迅速、完全释放药物；⑤来源丰富、价格便宜。

常用的成膜材料有以下类型。

（1）天然的高分子化合物：包括明胶、虫胶、阿拉伯胶、琼脂、淀粉、糊精等。此类成膜材料多数可降解或溶解，但成膜性能较差，故常与其他成膜材料合用。

（2）聚乙烯醇（polyvinyl alcohol，PVA）：由聚醋酸乙烯酯经醇解而成的结晶性高分子材料，为白色或黄白色粉末状颗粒。根据其聚合度和醇解度不同，有不同的规格和性质。国内采用的 PVA 有 05-88 和 17-88 等规格，平均聚合度分别为 500 ～ 600 和 1 700 ～ 1 800，分别以“05”和“17”表示。两者醇解度均为 88% ± 2%，以“88”表示。两种成膜材料均能溶于水，PVA05-88 聚合度小，水溶性大，柔韧性差；PVA17-88 聚合度大，水溶性小，柔韧性好。两者以适当比例（如 1∶3）混合使用能制得很好的膜剂。经验证明，成膜材料中在成膜性能、膜的抗拉强度、柔韧性、吸湿性和水溶性等方面均以 PVA 为最好，是目前国内最常用的成膜材料。PVA 对眼黏膜和皮肤无毒、无刺激，是一种安全的外用辅料。口服后在消化道中很少吸收，80% 的 PVA 在 48 小时内随大便排出。PVA 在载体内不分解亦无生理活性。

（3）乙烯 - 醋酸乙烯共聚物（EVA）：乙烯和醋酸乙烯在过氧化物或偶氮异丁腈引发下共聚而成的水不溶性高分子聚合物，为透明、无色粉末或颗粒。EVA 的性能与其分子量及醋酸乙烯含量有很大关系。随着分子量的增加，共聚物的玻璃化温度和机械强度均增加。在分子量相同时，醋酸乙烯比例越大，则材料溶解性、柔韧性和透明度越大。EVA 无毒、无臭、无刺激性，对人体组织有良好的相容性，不溶于水，能溶于二氯甲烷、氯仿等有机溶剂。本品成膜性能良好，膜柔软，强度大，常用于制备眼、阴道、子宫等控释膜剂。

其他的成膜材料尚有聚乙烯醇缩醛、甲基丙烯酸酯 - 甲基丙烯酸共聚物、羟丙基纤维素、羟丙甲纤维素、聚维酮等。

3. 制备方法

（1）匀浆制膜法：本法常用于以 PVA 为载体的膜剂，其工艺过程为（图 2-8-1）：将成膜材料溶解于水，趁热过滤，将主药加入，充分搅拌溶解。不溶于水的主药可以预先制成微晶或粉碎成细粉，用搅拌或研磨等方法均匀分散于浆液中，脱去气泡。小量制备时倾于平板玻璃上涂成宽厚一致的涂层，大量生产时可用涂膜机（图 2-8-2）涂膜。涂膜机料斗上有可以调节流量的流液嘴，药液通过流液嘴以恒定的流量和一定的宽度涂布在上，不锈钢循环带预先抹有少量液状石蜡或吐温 80，经热风（80 ～ 100 ℃）干燥成药膜；干药膜经冷却，从循环带上剥落（脱膜），卷在卷膜盘上，外面用聚乙烯薄膜或涂塑纸、涂塑铝箔、金属箔等包装材料烫封；根据主药含量计算单剂量膜的面积，剪切成单剂量的小格，包装于纸盒中。

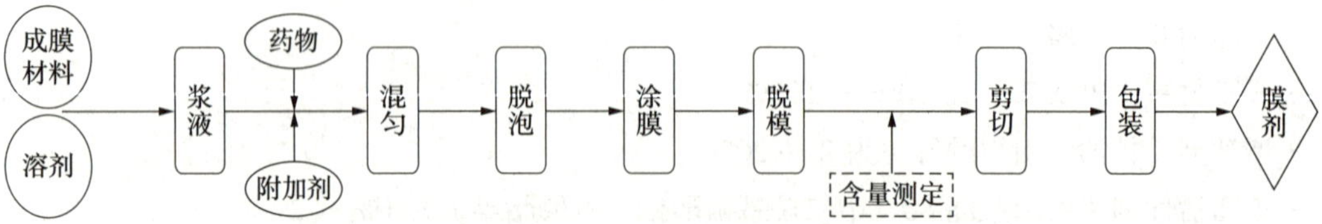

图 2-8-1　匀浆制膜法制备 PVA 膜剂的生产工艺流程

制备注意事项：①浆液驱除气泡的方法除采用静置法以外，也可用加醇消泡法、减压法、超声波法或热匀法。热匀法是采用胶浆加热搅拌，使气泡上升至液面而被驱除的方法。②脱膜常采用液体石蜡为脱膜剂，或在浆液中加入 1% 聚山梨酯 80。③干燥时过热及失水过多会造成脱膜困难、起泡、变形等。④处方中加入适量微粉硅胶有助于防止膜的粘连。

（2）热塑制膜法：将药物细粉和成膜材料，如 EVA 颗粒相混合，用橡皮滚筒混炼，热压成膜；或将热融的成膜材料，如聚乳酸、聚乙醇酸等在热熔状态下加入药物细粉，使溶入或均匀混合，在冷却过程中成膜。此法可不用或少用溶剂，故生产效率较涂膜法高，缺点是制成的膜剂厚薄差异较大。

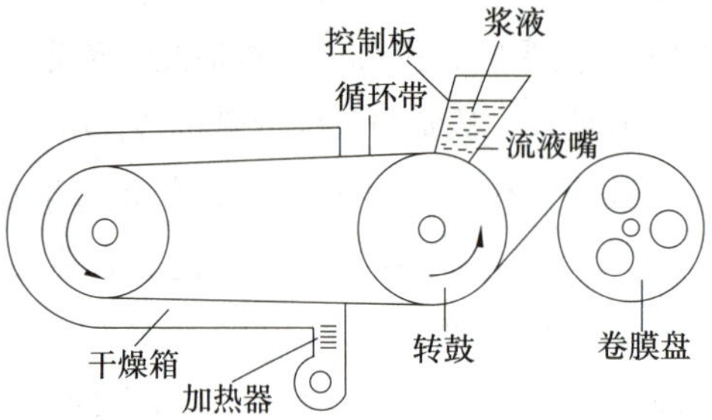

图 2-8-2　涂膜机

（3）复合制膜法：以不溶性的热塑性成膜材料（如 EVA）为外膜，分别制成具有凹穴的底外膜带和上外膜带，另用水溶性的成膜材料（如 PVA 或海藻酸钠）用匀浆制膜法制成含药的内膜带，剪切后置于底外膜带的凹穴中。也可用易挥发性溶剂制成含药匀浆，以间隙定量注入的方法注入底外膜带的凹穴中。经吹风干燥后，盖上外膜带，热封即成。这种方法一般用机械设备制作。此法一般用于缓释膜的制备，如眼用毛果芸香碱膜剂（缓释一周）在国外即用此法制成。

（二）膜剂的制备质量控制

（1）将成膜材料溶解于水（或适当溶剂）形成胶浆后，滤过。

（2）加入药物并充分搅拌使溶解。不溶于水的药物需预先制成微晶或粉碎成细粉，用搅拌或研磨等方法均匀分散于成膜材料的胶体溶液中，加入附加剂充分混合成均匀的药浆。

（3）静置以除去气泡，然后将配好的药浆置于涂膜机料斗中，经流涎嘴以所需的厚度均匀地涂布于包装纸或不锈钢钢带上。有些药膜干燥后剥离困难，铺膜前可在玻璃、钢带或塑料包装纸上加适宜的脱膜剂。常用的脱膜剂有液体石蜡、滑石粉等，但脱膜剂会影响成品的外观，应尽量避免使用。

（4）经过干燥箱或电热干燥，于 50 ～ 80 ℃烘干成膜后，覆上包装纸，根据主药配制量或取样分析主药含量后计算单剂量的面积，经烫封、打格、切割、包装即得。大量生产时涂膜机可采用制膜包装联动机或其他涂膜机。小量制备时可将配制好的药浆倾倒于平板玻璃上，用推杆涂成宽厚一致的涂层，烘干后，根据剂量切割，用纸或聚乙烯薄膜包装，即得。膜剂质量监控表如表 2-8-1。

表 2-8-1　膜剂质量监控表

工序	质量控制点	质量控制项目	标准参数	频次
配料	原料	颜色、异物、杂质	色泽均匀且无异物杂质	每批
	称量	复核品名、规格、数量	正确无差错	每批
	成膜剂溶胀	溶剂用量、搅拌时间 溶胀时间	用量准确、搅拌时间由验证确认	每批
	混合	加料顺序	原料溶液加入成膜剂溶胀液中	每批
	加热溶解	加热温度、保温搅拌时间	根据成膜剂性质决定温度、搅拌时间	每批
	冷却	冷却后温度	常温	每批
	加乙醇混合	搅拌时间	以除泡完全验证确认时间长短	每批
	酸度	pH 值	由成品质量标准确定	每批
制膜	酒精回收	药液蒸汽温度及挥发溶剂量	温度、回收量由验证确认	每批
		药液性状	药液黏稠，色泽均匀	每批
	涂布、干燥	涂布厚度	由后序生产设备匹配性能验证确认	每批
		干燥温度	由设备条件经过验证确认	1.5～2 小时
		收卷速度	由设备条件经过验证确认	每批
	干燥药膜（待切品）	性状、酸度、溶化时限、鉴别、含量测定	应符合苦参膜中间品（或待切品）质量标准中的规定	随时
切膜	切刀	刀口	平整、锋利、无缺口	每批
	分切	分切尺寸、切口位置	切口整齐、无毛边	每批
内包	铝箔	印刷内容、图案、色布	符合铝箔外观要求	每批
	分切	切割长度	根据含量计算片重，再根据片重确定切割长度	每批
	性状	性状	色均、无明显气泡、无异物	随时
	片重	片重差异	应符合质量标准中规定的要求，控制在 ±0.05	1 ～ 2 小时
	打码	内容及位置，印字质量 墨轮温度	正确，字迹清晰且无穿孔现象	随时
	封口	封口情况，热封设定温度	无烫伤、封口严密。温度由设备与包材性质验证确认	随时
外包	打码及印字	内容、位置、清晰度	正确、清晰	随时
	装小盒	内袋数量、说明书、指套	数量准确	随时
	大箱	批号及数量、生产日期、有效期、装箱单、印刷内容	准确无误	每箱
	成品	成品质量标准中全部项目	符合成品质量标准中的规定	每批

三、膜剂的质量检查

除另有规定外，膜剂应进行以下检查。

【重量差异】照下述方法检查，应符合规定。

检查法　除另有规定外，取供试品 20 片，精密称定总重量，求得平均重量，再分别精密称定各片的重量。每片重量与平均重量相比，按表2-8-2中的规定，超出重量差异限度的不得多于2片，并不得有 1 片超出限度的 1 倍。

表 2-8-2　膜剂重量差异限度表

平均重量 /g	重量差异限度 /%
≤ 0.02	± 15
0. 02 g 以上至 0.20 g	± 10
> 0.20	± 7.5

凡进行含量均匀度检查的膜剂，一般不再进行重量差异检查。

【微生物限度】除另有规定外，照非无菌产品微生物限度检查：微生物计数法（《中国药典（2020 年版）》四部制剂通则 1105）和控制菌检查法（《中国药典（2020 年版）》四部制剂通则 1106）及非无菌药品微生物限度标准（《中国药典（2020 年版）》四部制剂通则 1107）检查，应符合规定。

四、举例

硝酸甘油膜剂

【处方】硝酸甘油乙醇溶液（10%）100 mL，PVA（17-88）78 g，聚山梨酯 80 5 g，甘油 5 g，二氧化钛 3 g，纯化水 400 mL。

【制备】将 PVA 在搅拌下分次加入纯化水中分散均匀，浸泡，待充分溶胀后，于 90 ℃水浴中加热溶解，加入硝酸甘油、乙醇溶液、聚山梨酯 80、甘油、二氧化钛，趁热将溶液用 80 目筛网滤过，静置去泡，在经润滑剂处理的设备上铺膜，在 60 ～ 80 ℃干燥，分剂量即得。

【解析】主药：硝酸甘油；成膜材料：PVA；表面活性剂：聚山梨酯 80；增塑剂：甘油；遮光剂：二氧化钛。

空白膜制备

【处方】PVA 15 g，纯化水 50 mL。

【制备】将 PVA 在搅拌下分次加入纯化水中分散均匀，浸泡，待充分溶胀后，于 90 ℃水浴中加热溶解，趁热将溶液用 80 目筛网滤过，在经润滑剂处理的平整板上铺膜，在 60 ～ 80 ℃干燥，分剂量即得。

【解析】（1）PVA 的溶解要经过溶胀过程，溶胀过程包括有限溶胀和无限溶胀，无限溶胀常需加以搅拌或加热才能完成。

（2）PVA 为粉末状原料，配制时取所需水量的 1/2 ～ 3/4，置于广口容器中，将其分次撒在水面上，待充分吸水膨胀后略加振摇、搅拌或加热使溶解，加水至足量即可。也可将 PVA 置于干燥的容器内，先加少量乙醇或甘油使其均匀润湿和分散，再加入大量水搅拌使其溶解。

任务 8：
习题及答案

任务 9　栓剂的制备

一、栓剂的概述

思政案例：
检剂的储存

栓剂是古老剂型之一，不仅可以起局部作用，还可以起全身作用。近年来栓剂应用广泛，随着新制药技术和新基质的不断出现，国内外对栓剂的研究及应用也显著增加，出现了很多新型栓剂，中药栓剂也得到了一定的发展。

（一）栓剂的定义与发展

栓剂是指药物与适宜基质制成供人体腔道给药的固体制剂，亦称为“坐药”或“塞剂”。栓剂在常温下为固体，塞入人体腔道后，在体温下迅速软化、熔融或溶解于分泌液中，逐渐释放药物而产生局部或全身作用。

栓剂作为腔道给药的古老剂型之一，在公元前 1550 年的埃及《伊伯氏纸草本》中即有记载。中国使用栓剂也有悠久的历史，《史记·仓公列传》有类似栓剂的早期记载；后汉张仲景的《伤寒论》中载有蜜煎导方，就是用于通便的肛门栓；晋葛洪的《肘后备急方》中有用半夏和水为丸纳入鼻中的鼻用栓剂和用巴豆鹅脂制成的耳用栓剂等；其他如《千金方》《证治准绳》等亦载有类似栓剂的制备与应用。随着新基质的不断涌现和生产机械化程度的提高，国内外生产栓剂的品种和数量明显增多。

（二）栓剂的特点及分类

1. 栓剂的特点　栓剂最初作为肛门、阴道等部位的用药主要以局部作用为目的，通常将润滑剂、收敛剂、局部麻醉剂、甾体、激素以及抗菌药物制成栓剂，可在局部起通便、止痛、止痒、抗菌消炎等作用。例如，用于通便的甘油栓和用于治疗阴道炎的洗必泰栓等均为局部作用的栓剂。

但是后来发现通过直肠给药可以避免肝脏首过作用，而药效不受胃肠道影响，而且适合口服片剂、胶囊、散剂困难的患者用药，因此，栓剂的全身治疗作用越来越受重视。栓剂的全身作用主要是通过直肠给药，并吸收进入血循环而达到治疗作用。直肠吸收药物有 3 条途径：一是不通过门肝系统，塞入距肛门 2 cm 处，药物经中下直肠静脉进入下腔静脉，绕过肝脏直接进入血循环；二是通过门肝系统，塞入距肛门 6 cm 处，药物经上直肠静脉入门静脉，经肝脏代谢以后，再进入血循环；第三条是药物经直肠黏膜进入淋巴系统，其吸收情况与经血液吸收类似。

与口服制剂相比，全身作用的栓剂有下列特点：①药物不受胃肠 pH 或酶的破坏；②对胃有刺激的药物可经直肠给药；③药物从直肠吸收，可以避免口服时受肝脏首过作用的破坏，还可以减少药物对肝脏的毒性和副作用；④药物直接从直肠吸收比口服受干扰少；⑤栓剂的作用时间比一般口服片剂长；⑥对不能或不愿吞服药物的患者或儿童，直肠给药比较方便。

2. 栓剂的分类　栓剂因施用腔道不同，分为直肠栓、阴道栓和尿道栓。直肠栓为鱼雷形、圆锥形或圆柱形等，以鱼雷形较常用；阴道栓的形状有球形、卵形、鸭嘴形等，其中鸭嘴形较适宜；尿道栓一般为棒状。栓剂的形状如图 2-9-1 所示。

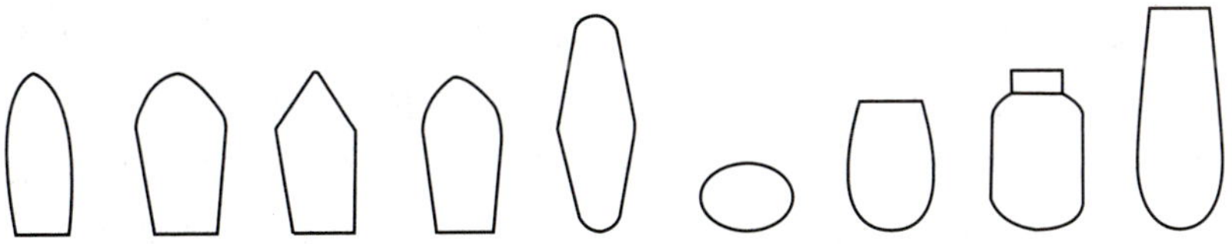

图 2-9-1　栓剂的形状

3. 质量要求　栓剂的一般质量要求：药物与基质应混合均匀，栓剂外形应完整光滑；塞入腔道后应无刺激性，应能融化、软化或熔化，并与分泌液混合，逐步释放出药物，产生局部或全身作用；有适宜的硬度，以免在包装、储藏或使用时变形。

二、栓剂的基质与附加剂

栓剂的处方设计首先要根据所选择主药的药理作用，考虑用药目的，即确定用于局部作用还是全身作用以及用于何种疾病的治疗。而且，根据体内作用特点的不同可以设计各种类型的栓剂。此外还须考虑药物的性质、基质和添加剂的性质以及对药物释放、吸收的影响。

一般情况下，对胃肠道有刺激性，在胃中不稳定或有明显肝脏首过作用的药物，可以考虑制成直肠栓，但难溶性药物和在直肠黏膜中呈离子型的药物不宜直肠给药。栓剂给药后，必须经过基质溶化，药物才能从基质中释放，并分散于直肠黏膜中，最后被吸收。因此，基质的种类和性质直接影响药物释放的速率。

（一）基质

1. 理想基质的要求　药物从基质里释放的速度会影响吸收的过程，选用易于溶解或溶化、释放速度快的基质在药物吸收中起重要作用，优良的基质应符合以下要求。

（1）体外室温时具有适宜硬度与韧性，熔点接近体温，进入腔道后能在体温和腔道体液中软化、溶化或溶解，逐渐释放出药物而产生治疗作用。

（2）能与多种药物配合，不妨碍主药的作用与含量测定，其释药速度符合医疗要求。

（3）对敏感组织和炎症、组织无刺激、无毒、无过敏性。

（4）制备、储存和使用过程中稳定，物理化学性质、释药性能均无变化，不霉变、不酸败。

（5）具有润湿或乳化能力，水值较高。

（6）不因晶型的软化而影响栓剂的成形。

（7）基质的熔点与凝固点的间距不宜过大，油脂性基质的酸价在 2.0 以下，皂化值应在 200 ～ 245，碘价低于 7。

基质不仅赋予药物成型，且影响药物的作用。局部作用要求释放缓慢而持久，全身作用要求引入腔道后迅速释药。

2. 基质的分类

基质主要分为油脂性基质和水溶性基质两大类。

（1）油脂性基质。

①可可豆脂（Cocoa butter）：由梧桐科植物可可树的种仁，经烘烤、压榨而得的固体脂肪，主要含硬脂酸、棕榈酸、油酸、亚油酸和月桂酸的甘油酯，含可可碱达 2%。常温下为黄白色固体，可塑性好，无刺激性，熔点为 30 ～ 35 ℃，加热至 25 ℃时开始软化，在体温下能迅速熔化。在 10 ～ 20 ℃时易粉碎成粉末，能与多种药物混合制成可塑性团块，若含 10% 以下羊毛脂时能增加其可塑性。

本品是天然产物，产量少，其化学组成为脂肪酸甘油酯。可可豆脂具有同质多晶的性质，有 α、β、β′、γ 4 种晶型，其中 β 型结晶最稳定，熔点为 34 ℃。当可可豆脂加热至 36 ℃，再迅速冷至 0 ℃，所形成的晶型熔点仅 24 ℃。因此制备时，应缓缓升温、加热，待熔化至 2/3 时，停止加热，让余热使其全部熔化，这样才可形成稳定的晶型。每 100 g 可可豆脂可吸收 20 ～ 30 g 水，若加入 5% ～ 10% 聚山梨酯，可增加吸水量，且有助于药物混悬于基质中。

②半合成或全合成脂肪酸甘油酯：由天然植物油经水解、分馏所得 C12 ～ C18 游离脂肪酸，部分氢化后再与甘油酯化而得到的甘油三酯、二酯、一酯混合物。这类基质化学性质稳定，成形性良好，具有适宜的熔点，不易酸败，为目前取代天然油脂的较理想的栓剂基质。常用有以下几种：

a. 椰油酯：椰子油加硬脂酸再与甘油酯化而成。本品为乳白色块状物，具有油脂臭，吸水能力小于 20%，熔点为 35.7 ～ 37.9 ℃，凝固点为 30.6 ～ 32.6 ℃，其刺激性小，抗热能力较强。

b. 棕榈酸酯：由棕榈油酸加硬脂酸与甘油酯化而成，对黏膜无不良影响，抗热能力强，酸值和碘值低。

c. 甘油酯：又称为混合脂肪酸甘油酯，规格有 34 型（33 ～ 35 ℃）、36 型（35 ～ 37 ℃）、38 型（37 ～ 39 ℃）和 40 型（39 ～ 41 ℃）等，其中 36 型和 38 型最常用。本品的主要理化性质与可可豆脂相似，为黄色或乳白色块状物，几乎不溶于水或乙醇。

d. 硬脂酸丙二醇酯：由硬脂酸和丙二醇酯化而成，为乳白色或微黄色蜡状固体，略有脂肪臭，水中不溶，遇热水可膨胀。熔点为 36 ～ 38 ℃，对腔道黏膜无明显刺激性，安全无毒。

（2）水溶性基质。

①甘油明胶：一般由明胶、甘油、水按质量比 2∶7∶1 组成，溶解速度与明胶、甘油及水 3 者用量有关，甘油与水的含量越高则越易溶解，且甘油能防止栓剂干燥变硬。本品具有弹性，不易折断，在体温下不融化，但能软化并缓慢溶于分泌液中缓慢释放药物。本品多用作阴道栓剂基质。明胶是胶原的水解产物，凡与蛋白质能产生配伍变化的药物，如鞣酸、重金属盐等均不能用甘油明胶作基质。

②聚乙二醇（PEG）：易溶于水，能缓缓溶于液体中而释放药物，多用熔融法制备。本品吸湿性较强，对黏膜有一定刺激性，加入约 20% 的水，可减轻刺激性。PEG 基质不宜与银盐、鞣酸、乙酰水杨酸、苯佐卡因、磺胺类配伍。

③聚氧乙烯（40）单硬脂酸酯类：呈白色或微黄色，无臭或稍有脂肪臭味的蜡状固体，熔点为 39 ～ 45 ℃，可溶于水、乙醇、丙酮等，不溶于液体石蜡。商品名 Myri52，商品代号为 S-40，与 PEG 混合使用，可制得崩解、释放性能较好的稳定栓剂。

④泊洛沙姆：作为栓剂基质易溶于水，能与许多药物形成空隙固溶体，能促进药物的吸收，并起到缓释与延效的作用。较常用的型号为 188 型，商品名为 pluronic F68，熔点为 52 ℃。

3. 置换价　栓剂基质的用量可以根据置换价（DV）进行计算。置换价是指药物的重量与同体积的基质重量之比。不同的栓剂处方，用同一模型所制得的栓剂容积是相同的，但其重量则随基质与药物的密度而变化。置换价的计算公式为：

$$\mathrm{DV}=\frac{W}{G-(M-W)} \tag{2-9-1}$$

式中，W 为每个栓剂的平均含药重量；G 为纯基质平均栓重；M 为含药栓的平均重量。

置换价的测定方法：取基质制作空白栓，称得平均重量为 G；另取基质与药物定量混合做成含药栓，称得平均重量为 M；每粒栓剂中药物平均重量为 W。将这些数据代入式（2-9-1），即可求得某药物对某一新基质的置换价。用测定的置换价可以方便地计算出制备这种含药栓需要基质的重量 x：

$$x=\left(G-\frac{y}{\mathrm{DV}}\right)\cdot n \tag{2-9-2}$$

式中，y 为处方中药物的剂量；n 为拟制备栓剂的枚数。

常用药物的可可豆脂置换价如表 2-9-1 所示。

表 2-9-1　常用药物的可可豆脂置换价

药物	置换价	药物	置换价
硼酸	1.5	蓖麻油	1
没食子酸	2	盐酸可卡因	1.3

续表

药物	置换价	药物	置换价
鞣酸	1.6	次碳酸铋	4.5
氨茶碱	1.1	盐酸吗啡	1.6
次没食子酸铋	2.7	薄荷油	0.7
樟脑	2	苯巴比妥	1.2

4. 基质的选择　局部作用的栓剂只在腔道局部起润滑、收敛、抗菌、杀虫、局麻等作用，应尽量减少药物的吸收，故选择融化或溶解、释药速度慢的栓剂基质。水溶性基质制成的栓剂因腔道中的液体量有限，使其溶解速度受限，释放药物缓慢，较脂肪性基质更有利于发挥局部药效。如甘油明胶基质常用于起局部杀虫、抗菌的阴道栓基质。局部作用通常在半小时内开始，持续约4小时。但液化时间不宜过长，否则会使患者感到不适，而且可能不会将药物全部释出，甚至大部分排出体外。

全身作用的栓剂一般要求迅速释放药物，特别是解热镇痛类药物宜迅速释放、吸收。应根据药物性质选择与药物溶解性相反的基质，有利于药物释放、吸收。如药物是脂溶性的则应选择水溶性基质；如药物是水溶性的则选择脂溶性基质，这样溶出速度快，体内峰值高，达峰时间短。为了提高药物在基质中的均匀性，可用适当的溶剂将药物溶解或者将药物粉碎成细粉后再与基质混合。

（二）附加剂

栓剂中除药物和基质外，根据药物性质及医疗需要，还可适当加入一些附加剂，如表面活性剂、抗氧剂、防腐剂、硬化剂、乳化剂、着色剂、增稠剂和吸收促进剂等。

1. 硬化剂　若制得的栓剂在储藏或使用时过软，则可加入适量的硬化剂，如白蜡、鲸蜡醇、硬脂酸、巴西棕榈蜡等。

2. 增稠剂　当药物与基质混合时，因机械搅拌情况不良或生理上需要时，栓剂中可酌加增稠剂，如氢化蓖麻油、单硬脂酸甘油酯、硬脂酸铝等。

3. 乳化剂　当栓剂处方中含有与基质不能相互混合的液相，特别是在此相含量较高（大于5%）时，可加入适量的乳化剂。

4. 吸收促进剂　起全身治疗作用的栓剂，为了增加全身吸收，可加入吸收促进剂以促进药物被直肠黏膜吸收，如表面活性剂、Azone、氨基酸乙胺衍生物、乙酰醋酸酯类、β-二羧酸酯、芳香族酸性化合物、脂肪族酸性化合物等。

5. 着色剂　可选用脂溶性或水溶性着色剂，加入水溶性着色剂时，必须注意加水后对pH和乳化剂乳化效率的影响，还应注意控制脂肪的水解和栓剂中的色移现象。

6. 抗氧剂　对易氧化的药物应加入抗氧剂，如叔丁基羟基茴香醚（BHA）、叔丁基对甲酚（BHT）、没食子酸酯类等。

7. 防腐剂　当栓剂中含有植物浸膏或水性溶液时，可使用防腐剂及抗菌剂，如对羟基苯甲酸酯类。

三、栓剂的制备

（一）栓剂的制备工艺

1. 药物的加入方法　药物与基质可按下列方法混合。

（1）油溶性药物可直接溶入油脂性基质中，但如加入的量较大时能降低基质的熔点或使栓剂软化，此时可加入适量石蜡或蜂蜡调节。

（2）不溶于油脂而溶于水的药物，可加入少量的水配成浓溶液，用适量羊毛脂吸收后再与基质混合。

（3）不溶于油脂、水或甘油的药物，须先研磨成细粉并全部通过 6 号筛，再与基质混匀。

2. 制备方法　栓剂的制法一般有两种：挤压成型法和模制成型法，可按基质的不同和制备的数量选择制法。其中，工业化生产多采用模制成型法；用油脂性基质可采用任何一种方法；水溶性基质多采用模制成型法。

（1）模制成型法：也叫热熔法，是将基质加热熔化，按药物性质以不同方法加入基质中，混合均匀，再倾入涂有润滑剂的模型中至稍溢出模口为度。放冷，待完全凝固后，削去溢出部分，开模取栓。此法应用最多，工艺流程如图 2-9-2 所示。

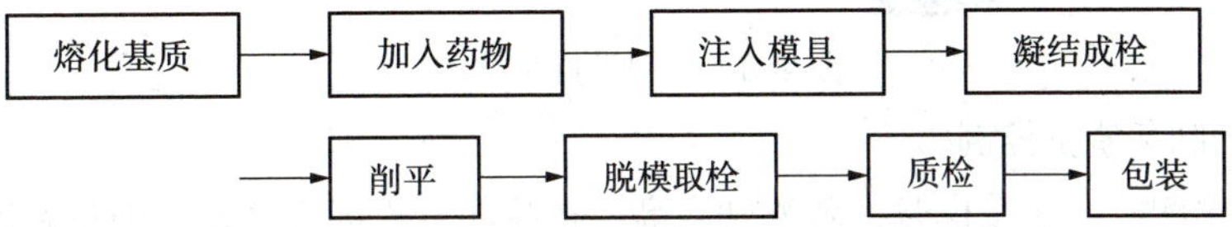

图 2-9-2　栓剂模制成型法工艺流程

生产过程应注意的问题有：

①熔化基质时一般采用水浴加热的方法熔化，为了避免过热，一般在基质熔化至 2/3 时即停止加热，适当搅拌，利用余热将剩余基质熔化。

②加入药物时按药物的性质以不同方法将药物加入接近凝固点的基质中。若加入不溶性固体药物应一直搅拌，避免下沉。

③常用的栓模如图 2-9-3 所示，为了使栓剂成型后易于取出，在熔融物注入前，应先在模具内表面涂润滑剂。常用的润滑剂有两类：脂肪性基质的栓剂常用肥皂、甘油各一份与 95% 乙醇 5 份所制成的醇溶液；水溶性基质栓剂则用液体石蜡或植物油等油性润滑剂。有的基质如可可豆脂或聚乙二醇类不粘模，可不用润滑剂。

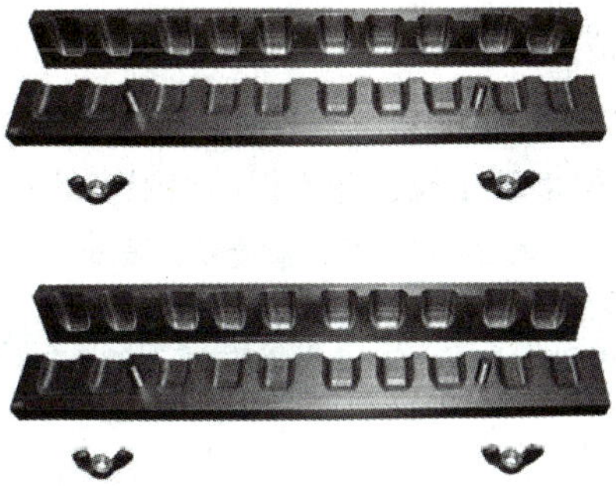
图 2-9-3　栓模外观

④待熔融的混合物温度降至 40 ℃左右，或由澄明变浑浊时，倾入栓模中，注意要一次完成，以免发生液层凝固，出现断层，倾入时应稍溢出模口，以确保凝固时栓剂的完整。

⑤注模后可将模具于室温或冰箱中冷却，待完全凝固后，削去溢出部分，然后打开模具，推出栓剂，晾干，包装即得。

（2）挤压成型法：也称冷压法，是指将药物与基质粉末置于冷容器内，混合均匀，然后装于制栓机的圆筒内，通过栓模型挤压成一定的形状。挤压成型法避免了加热对主药或基质稳定性的影响，不溶性药物也不会在基质中沉降，但生产效率不高，且成品中往往夹带空气而不易控制栓重。该法主要用于油脂性基质栓剂。

目前生产栓剂大都采用自动化生产线，如图 2-9-4 所示为 TF-188 型自动栓剂灌装机，产量为每小时 6 000 ～ 10 000 粒。操作时，成卷的塑料片材（PVC、PVC/PE）经栓剂制壳机正压吹塑成形，自动进入灌注工序，已搅拌均匀的药液通过高精度计量泵自动灌注空壳后，被剪成多条等长的片段，经过若干时间的低温定型，实现液-固态转化，变成固体栓粒，通过整形、封口、打批号和剪切工序，制成成品栓剂。

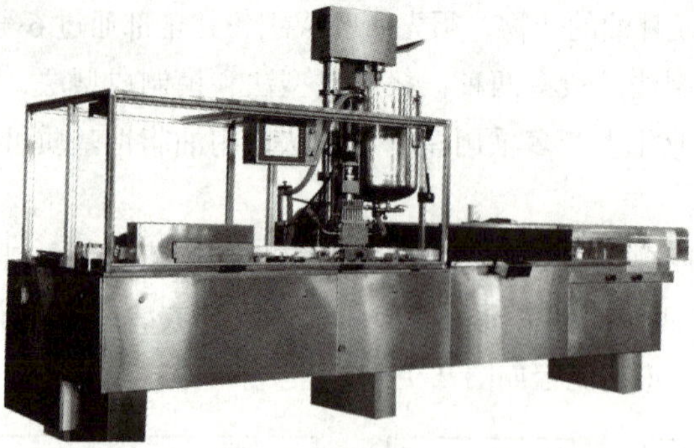

图 2-9-4 自动栓剂灌装机

（二）栓剂的制备质量控制

1. 中空和顶端凹陷 在灌模时，若温度太高，在冷却后栓剂容易发生中空和顶端凹陷的现象，因此，在灌模时应特别注意混合物的温度。

2. 含量不均匀药物混杂在基质中 若灌模温度过高则药物易于沉降，影响含量均匀度，因此，最好在混合物黏稠度较大时灌模，灌至模口稍有溢出为度，且要一次完成。

3. 黏模 灌好的模型应在适宜的温度下冷却一段时间，若冷却的温度不足或者时间过短，常发生黏模的现象。

4. 栓剂破裂 相反，灌好的模型若冷却的温度过低或时间过长，则又可产生栓剂破裂的现象。

四、栓剂的质量检查

除另有规定外，栓剂应进行以下相应检查。

【重量差异】照下述方法检查，应符合规定。

检查法 取供试品 10 粒，精密称定总重量，求得平均粒重后，再分别精密称定每粒的重量。每粒重量与平均粒重相比（有标示粒重的中药栓剂，每粒重量应与标示粒重比较），按表 2-9-2 中的规定，超出重量差异限度的不得多于 1 粒，并不得超出限度的 1 倍。

表 2-9-2 栓剂重量差异限度

平均粒重或标示粒重 /g	重量差异限度 /%
≤ 1.0	± 10
＞1.0，≤ 3.0	± 7.5
＞3.0	± 5

凡规定检查含量均匀度的栓剂，一般不再进行重量差异检查。

【融变时限】除另有规定外，照融变时限检查法（《中国药典（2020 年版）》四部制剂通则 0922）检查，应符合规定。

【膨胀值】除另有规定外，阴道膨胀栓应按照下述方法检查膨胀值，并符合规定。

检查法 取本品 3 粒，用游标卡尺测其尾部棉条直径，滚动约 90°再测一次，每粒测 2 次，求出每粒测定 2 次的平均值（R_i）；将上述 3 粒栓用于融变时限测定结束后，立即取出剩余棉条，待水断滴，均轻置于玻璃板上，用游标卡尺测定每个棉条的两端以及中间 3 个部位，滚动约 90°后再测定 3 个部位，每个棉条共获得 6 个数据，求出测定 6 次的平均值（r_i），计算每粒的膨胀值（P_i），

3 粒栓的膨胀值均应大于 1.5。

$$P_i = \frac{r_i}{R_i} \qquad (2\text{-}9\text{-}3)$$

【微生物限度】除另有规定外，照非无菌产品微生物限度检查：微生物计数法（《中国药典（2020 年版）》四部制剂通则 1105）和控制菌检查法（《中国药典（2020 年版）》四部制剂通则 1106）及非无菌药品微生物限度标准（《中国药典（2020 年版）》四部制剂通则 1107）检查，应符合规定。

五、举例

甘油栓

【处方】甘油 1 820 g，硬脂酸钠 180 g，共制 1 000 粒。

【制备】（1）取甘油，在蒸气夹层锅内加热至 120 ℃。

（2）加入干燥研细的硬脂酸钠，不断搅拌，使之溶解，继续保温在 85 ～ 95 ℃，直至溶液澄清，滤过。

（3）注模，冷却成型，削平。

（4）启模，检查，包装，即得。

【作用与用途】本品为润滑性泻药，用于便秘。

【用法与用量】直肠给药，一次 1 粒。

【分析讨论】（1）本品为无色或几乎无色的透明或半透明栓剂。

（2）本品以硬脂酸钠为基质，另加甘油混合，使之硬化呈凝胶状。由于硬脂酸钠的刺激性与甘油较高的渗透压，能增加肠的蠕动而呈现通便之效。

（3）本品制备时栓模可涂液体石蜡作为润滑剂。

（4）加热时间不宜太长，加热温度不宜过高，以免变黄或产生泡沫。

克霉唑栓

【处方】克霉唑 150 g，聚乙二醇 400 1 200 g，聚乙二醇 4000 1 200 g，共制 1 000 粒。

【制备】（1）取克霉唑粉研细，过 6 号筛，备用。

（2）另取聚乙二醇 400 和聚乙二醇 4 000 于水浴上加热熔化，加入克霉唑细粉，搅拌至溶解。

（3）迅速倾入阴道栓模内，至稍微溢出模口。

（4）冷却后削平，启模、检查、包装即得。

【作用与用途】本品具有抗真菌作用，用于念珠菌性外阴阴道炎。

【用法与用量】阴道给药，洗净后将栓剂置于阴道深处。每晚 1 次，一次 1 粒，连续 7 日为一疗程。

【分析讨论】（1）本品为乳白色或微黄色圆锥形栓剂。规格：0.15 g。

（2）处方中聚乙二醇混合物熔程为 45 ～ 50 ℃，加热时勿使温度过高，并防止混入水分。两种聚乙二醇用量可随季节、地区进行调整。

（3）此基质可溶于水，药物在基质中渗透性较强，且不污染衣物，故应用较广。

阿司匹林栓

【处方】阿司匹林 600 g，半合成脂肪酸酯适量，共制 1 000 粒。

【制备】（1）称取半合成脂肪酸酯 1 200 g 置适宜容器中，于水浴上加热，待 2/3 基质熔化时停止加热，搅拌使全熔。

（2）称取研细的阿司匹林粉末（过 6 号筛）600 g，分次加入熔化的基质中，不断搅拌使药物均匀分散，待此混合物呈黏稠状态时，灌入已涂有润滑剂（肥皂酯）的模具内。

（3）迅速冷却，凝固后削去模口溢出部分，脱模，检查，包装，即得。

【作用与用途】本品用于普通感冒或流行性感冒引起的发热；也用于缓解轻至中度疼痛，如头痛、牙痛、神经痛、肌肉痛、痛经及关节痛等。

【用法与用量】本品为直肠给药。成人一次1粒（0.3 g），若发热或疼痛持续不缓解，间隔4～6小时重复用药一次，24小时内不超过4枚。

【分析讨论】（1）本品为乳白色或微黄色的栓剂。规格：0.3 g。

（2）为了防止阿司匹林水解析出游离水杨酸，可加1.0%～1.5%的酒石酸或枸橼酸作为稳定剂。

（3）制备阿司匹林栓时，不宜接触铁、铜等金属，以免栓剂变色。

任务9：习题及答案

项目 3

液体制剂的制备

思政案例

口服液

口服液是一种以中药汤剂为基础，提取中药材内的有效成分，加入矫味剂、抑菌剂等附加剂，吸收了中药注射剂的加工工艺特点，是将汤剂进一步精制、浓缩、灌封、灭菌而得到的口服液体制剂，具有服用剂量小、味道好、吸收快、奏效迅速、质量稳定、便于携带、易于保存等优点；也具有生产设备、工艺条件要求高，因而成本较高的缺点。

约 20 世纪 60 年代初，竹沥水等液体制剂被灌于安瓿中制成口服安瓿剂。口服液剂一般供慢性疾病或久病体虚者服用，多由具有滋补强壮、增强人体抵抗力、防病治病作用的名贵药材制成，如人参蜂王浆口服液等。因口服液吸收快、奏效迅速、服用方便，故适用于急性病，如四逆汤口服液、生脉饮口服液等。

【问题】

即将成为医药工作者的我们，从汤剂发展成口服液的事例中有哪些关于我国医药事业发展的思考呢？

【反思】

我们要把中华医药优秀传统文化与人们健康的实践有机结合，形成特色鲜明的新时代中药文化。在现代医学突飞猛进的今天，把握时代机遇，守正创新，实现中华传统文化的传承与发展。

一、液体制剂的概述

（一）液体制剂的概念

液体制剂是指药物分散在适宜的分散介质中制成的液体形态的制剂，可供内服或外用。液体制剂中的药物可以分子或微粒状态分散在介质中，从而形成均相或非均相的液体制剂。液体制剂中药物粒子分散的程度与制剂的药效、稳定性和毒副作用密切相关。

（二）液体制剂的特点

液体药剂在临床上应用广泛，其优点是：①药物以分子或微粒状态分散在介质中，分散度大，吸收快，奏效迅速；②给药途径广泛，既可内服，也可外用于皮肤、黏膜和人体腔道等；③便于分取剂量，老幼服用方便；④可减少某些药物的刺激性。如溴化物、碘化物等固体药物口服后，由于局部药物浓度过高，对胃肠道有刺激性，但制成液体药剂，通过调整浓度而减少刺激性。

但液体药剂尚存在一些缺点：①药物分散度大，又受分散介质的影响，化学稳定性较差，易引起药物的分解失效；②水性液体药剂易霉败。非水性溶剂多有不良的药理作用，且药物之间较易发生配伍变化；③液体药剂的体积较大，携带、运输、储存都不方便。

（三）液体制剂的分类

1. 按分散系统分类

（1）均相液体制剂：药物以离子或分子形式分散的澄明液体制剂。根据药物离子或分子大小不同，又可分为低分子溶液剂和高分子溶液剂。

①低分子溶液剂：由离子或小分子药物分散在分散介质中形成的液体制剂。药物粒子 <1 nm，为均相澄明溶液，物理稳定性好。

②高分子溶液剂：由高分子化合物分散在分散介质中形成的液体制剂。药物粒子大小为 1 ～ 100 nm，为均相溶液。

（2）非均相液体制剂：固体或液体药物以微粒或液滴形式分散于分散介质中，为多相分散系统。根据其分散相粒子的不同，又可分为溶胶剂、混悬剂和乳剂。

①溶胶剂：由多分子聚合形成的胶体微粒分散于介质中形成的液体制剂。药物粒子大小为 1 ～ 100 nm，为多相分散系统，可聚结而具有不稳定性。

②混悬剂：由难溶性固体药物以微粒的形式分散于液体介质中形成的液体制剂。药物粒子 >500 nm，为多相分散系统，由于聚结或沉降而具有不稳定性。

③乳剂：由不溶性液体药物以液滴的形式分散于液体介质中形成的液体制剂。药物粒子 >100 nm，为多相分散系统，由于聚结或沉降而具有不稳定性。分散体系中粒子大小与特征如表 3-0-1 所示。

表 3-0-1　分散体系中粒子大小与特征

液体类型	粒子大小 /nm	特征
溶液型液体药剂	<1	以小分子或离子分散，体系稳定
高分子溶液剂	1 ～ 100	高分子化合物以分子分散，体系稳定
溶胶剂	1 ～ 100	以胶体微粒分散，有聚结不稳定性
乳剂	>100	以液体微粒分散，有聚结和重力不稳定性
混悬剂	>500	以固体微粒分散，有聚结和重力不稳定性

2. 按给药途径和应用方法分类的液体制剂按给药途径分类

（1）内服液体制剂：合剂、糖浆剂、混悬剂、乳剂、滴剂等。

（2）外用液体制剂：

①皮肤用液体制剂：洗剂、搽剂。

②腔道用液体制剂：包括耳道、鼻腔、口腔、直肠、阴道、尿道用液体制剂，如洗耳剂、滴耳剂、洗鼻剂、滴鼻剂、含漱剂、涂剂、灌肠剂、灌洗剂等。

（四）液体制剂的质量要求

（1）均相液体制剂应是澄明溶液，非均相液体制剂应使分散相粒子细小而均匀，混悬剂振摇后可均匀分散。

（2）药物稳定，制剂无刺激性。

（3）剂量准确。

（4）储存与使用期间不得发生霉变。

（5）口服液体制剂应外观良好，口感适宜。

（6）制剂包装应方便患者携带和应用，包装材料应符合有关规定。

二、常用的溶剂和附加剂

液体药剂的溶剂，对于溶液型液体药剂和高分子溶液剂来说可称为溶剂，对于溶胶剂、混悬剂、乳剂来说药物不是溶解而是分散，因此常称为分散介质。溶剂对药物溶解和分散起重要作用，并且同一药物其溶剂不同，而影响作用和用途也不同。例如，如碘的水溶液可内服用于甲亢，乙醇溶液外用消毒，甘油溶液用于黏膜。因此，要根据药物性质和医疗用途，选择适宜的溶剂。此外制备液体药剂时，应根据需要加入适宜的附加剂。

（一）常用的溶剂

液体制剂中理想溶剂应具有以下几个条件：①性质相对惰性，不与主药及附加剂发生反应，不干扰主药的含量测定和药效；②对药物应有较好的溶解性和分散性；③毒副作用小，成本低，无臭味，无刺激性；④本身无药理作用；⑤价廉易得。

实际生产中依据“相似相溶”的原理综合选择或混合使用。

药物在溶剂中的分散状态与溶剂的极性有密切的关系，溶剂按介电常数的大小可分为极性溶剂、半极性溶剂和非极性溶剂。

1. 极性溶剂

（1）水：最常用溶剂。本身无药理作用，能与乙醇、丙二醇、甘油等溶剂以任意比例混合，能溶解大多数的无机盐类，能溶解药材中的生物碱盐、苷类、糖类、树胶、黏液质、蛋白质、鞣质、酸类及色素等。有些药物在水中易水解。水性液体药剂易霉变，不宜久储。但有些药物在水中不稳定，容易发生霉变、不宜久储。配制水性液体制剂一般选用纯化水。

（2）甘油：能与水、乙醇、丙二醇等溶剂任意比例混合，黏度大，相对密度为1.2 569（25 ℃），既可内服，又可外用。甘油能溶解许多不易溶于水的药物，如苯酚、鞣质、硼酸等，常作这些药物的溶剂。无水甘油有吸水性，对皮肤黏膜有刺激性，但含水10%的甘油无刺激性，且对某些药物的刺激性具有缓和作用。甘油常用作黏膜用药剂的溶剂，如苯酚甘油、碘甘油、硼酸甘油等。在外用液体药剂中，甘油还有防止干燥（保湿剂）、滋润皮肤、延长药物局部药效等作用。在内服药剂中含甘油12%以上，可使药剂带有甜味且能防止鞣质析出。含甘油30%以上有防腐作用，但成本高。

（3）二甲基亚砜（DMSO）：溶解范围广，有“万能”溶剂之称。对皮肤和黏膜的穿透力很强，可促进药物的透皮吸收，常用作皮肤科药剂中，但对皮肤有轻度刺激性，孕妇禁用。纯DMSO的冰点是18.45 ℃，含水40%的DMSO在-60 ℃不冻，故可以作为防冻剂。

2. 半极性溶剂

（1）乙醇：为常用溶剂，可与水、甘油、丙二醇等溶剂以任意比例混合，能溶解大部分有机药物和药材中的有效成分，如生物碱及其盐类、苷类、挥发油、树脂、鞣质、有机酸和色素等。含乙醇 20% 以上具有防腐作用。但乙醇有一定药理作用，且有易挥发、易燃烧等缺点。乙醇与水混合时，由于水合作用而产生热效应，体积缩小，故在稀释乙醇时应冷至室温（20 ℃）后，再调至需要浓度。

（2）丙二醇：药用丙二醇为 1,2- 丙二醇，性质与甘油相似，但黏度较甘油小，可作为内服药剂及肌内注射液的溶剂。丙二醇毒性小，无刺激性，可与水、乙醇、甘油等溶剂以任意比例混合，能溶解许多有机药物，如磺胺类药物、局麻药、维生素 A、维生素 D 及性激素等。一定比例的丙二醇与水的混合溶剂能延缓许多药物的水解，增加制剂稳定性。

（3）聚乙二醇（PEG）类：液体药剂中常用的聚乙二醇分子量为 300 ～ 600，为无色透明液体，理化性质稳定，能与水、乙醇、丙二醇、甘油等溶剂以任意比例混合。聚乙二醇的不同浓度水溶液是一种良好溶剂，且对易水解的药物有一定的稳定作用。在外用液体药剂中能增加皮肤柔韧性，具有一定的保湿作用。

3. 非极性溶剂

（1）脂肪油：一类常用的非极性溶剂，如麻油、豆油、花生油、橄榄油等植物油，能与非极性溶剂混合。本品能溶解油溶性药物，如激素、挥发油、游离生物碱及许多芳香族化合物，多用作洗剂、搽剂、滴鼻剂等外用制剂的溶剂。本品易酸败，也易与碱性物质起皂化反应而影响制剂的质量。

（2）液状石蜡：从石油中得到的液状烃的混合物，有轻质和重质两种，前者相对密度为 0.828 ～ 0.860 g/mL，后者为 0.860 ～ 0.890 g/mL。液状石蜡为无色、无臭、澄明油状液体，化学性质稳定，能与非极性溶剂混合，能溶解生物碱、挥发油等非极性药物。液状石蜡在肠道中不分解也不吸收，有润肠通便的作用，可作口服药剂和搽剂的溶剂。

（3）醋酸乙酯：又称为乙酸乙酯，为无色或淡黄色、易燃、具有水果香味的油状液体。本品一般作为脂肪油的代用品，是甾体类化合物、挥发油及其他油溶性药物的常用溶剂，但在空气中暴露易氧化、变色，故常需加入抗氧剂，常作为搽剂的溶剂。

（二）常用附加剂

1. 防腐剂

（1）防腐的目的：药物的水溶液易被微生物污染，尤其是在含有营养性物质如糖、蛋白质及中草药的液体制剂中，更容易引起微生物的滋长和繁殖。即使是缺乏上述营养性物质的溶液，甚至有些具有抑菌作用的抗生素制剂，也可能滋长微生物。液体制剂一旦染菌长霉，就不能再供临床应用。《中国药典（2020 年版）》对口服液体制剂和外用液体制剂的微生物限度都有规定的标准。液体制剂制备时必须严格控制微生物的污染和增长，并严格执行微生物限度标准，确保药物的安全性。

（2）防腐措施：为使液体制剂达到微生物限度标准，必须严格实施药品 GMP 制度，尽量减少或防止微生物的污染。一般采取下列几方面的防腐措施。

①加强外界环境的卫生管理：包括厂区、车间及机器的清洁。

②加强对职工的卫生教育：包括人员的健康状况要求、工作服的清洗制度、个人卫生的具体标准、操作中的卫生限制事项等。

③加强生产中的卫生监督管理：包括各种设备、用具、材料等的洗涤、灭菌；尽量缩短生产周期，避免与空气接触过久；减少暴露面积，容器中少留空隙；废弃物品妥善处理；储存时的防霉措施等。

④添加防腐剂：液体制剂一般采用多剂量包装，用药时多次开启瓶塞就有可能造成污染，所以，往往从处方设计上采取添加防腐剂的方法。

（3）常用防腐剂：防腐剂又称为抑菌剂，是能抑制微生物生长、繁殖的物质。而杀菌剂则是能破坏和杀灭微生物的物质。防腐剂对微生物繁殖体有杀灭作用，对芽孢则使其不能发育为繁殖体而逐渐死亡。不同的防腐剂其作用机制不完全相同。例如，醇类能使病原微生物蛋白质变性；苯甲酸、尼泊金类能与病原微生物酶系统结合，影响和阻断其新陈代谢过程；阳离子型表面活性剂类有降低表面张力作用，增加菌体细胞膜的通透性，使细胞膜破裂、溶解。

大多数防腐剂都具有一定的毒性和异臭味，选用时应慎重，使用浓度要适当。如果防腐剂浓度太低，微生物仍可以繁殖生长，使制剂发霉变质；如浓度过大，虽有杀菌作用，但毒性增加。理想的防腐剂应符合以下要求：本身用量很小、无毒、无刺激性；抑菌范围广，抑菌效力强，在水中的溶解度能达到所需的抑菌浓度；性质稳定，不与制剂中的成分发生反应，储存期不发生变化；对大多数微生物有较强的防腐能力；不影响制剂的色、香、味等。

防腐剂品种较多，以下主要介绍药剂中常用的防腐剂。

①对羟基苯甲酸酯类：又称为尼泊金类，是一类优良的防腐剂，无毒、无味、无臭、不挥发，化学性质稳定，在酸性、中性、碱性溶液中均有效，以酸性溶液中作用最好，碱性溶液中作用减弱。本类防腐剂的抑菌作用随烃基碳原子的增加而增强，但其溶解度则减小。几种酯的合并应用有协同作用，以乙酯和丙酯（1∶1）或乙酯和丁酯（4∶1）合用者最多。各种酯类在不同溶媒中的溶解度及抑菌浓度不同（表 3-0-2）。

表 3-0-2　尼泊金类的溶解度及抑菌浓度

酯类	溶解度 /[（g · 100 mL）$^{-1}$]					抑菌浓度 /%
	水	乙醇	甘油	丙二醇	脂肪油	
甲酯	0.25	52	1.3	22	2.5	0.05 ～ 0.25
乙酯	0.16	70	—	25	—	0.05 ～ 0.15
丙酯	0.40	95	0.35	26	2.5	0.02 ～ 0.075
丁酯	0.02	210	—	110	—	0.01

在含有吐温类表面活性剂的药液中不宜采用尼泊金类作为防腐剂，如吐温 20、吐温 60 等。因为虽吐温类表面活性剂能增加尼泊金类在水中的溶解度，但因络合作用，防腐能力降低。

②苯甲酸及其盐：白色结晶或粉末，无气味或微有气味，为常用防腐剂。常用量为 0.1% ～ 0.25%。苯甲酸的防霉作用较尼泊金类弱，而防发酵能力则较尼泊金类强，0.25% 的苯甲酸和 0.05% ～ 0.1% 的羟苯乙酯（尼泊金乙酯）联合应用对防止发霉和发酵最为理想。本品的防腐作用主要是靠未解离的分子，因此，溶液的 pH 值对其抑菌作用影响很大。降低 pH 值对防腐作用有利，通常在 pH＝4 以下作用较好。苯甲酸盐必须解离成苯甲酸后才有抑菌作用，故其防腐能力不如苯甲酸。

③山梨酸及其盐：白色至黄白色结晶性粉末，无味，有微弱特殊气味。本品微溶于水，可溶于乙醇，常用浓度为 0.15% ～ 0.2%，对真菌和细菌均有较强的抑制作用。本品起防腐作用的是未解离的分子，在 pH＝4 的酸性水溶液中效果较好。山梨酸与其他防腐剂合用产生协同作用。山梨酸钾、山梨酸钙的作用与山梨酸相同，在水中溶解度更大，需在酸性溶液中使用。

④苯扎溴铵：又称为新洁尔灭，是阳离子型表面活性剂，为淡黄色黏稠液体，低温时为蜡状固体，味极苦，有特臭，无刺激性，溶于水和乙醇，水溶液呈碱性。本品在酸性、碱性溶液中稳定，耐热压，对金属、橡胶、塑料无腐蚀作用，只用于外用制剂中，使用浓度为 0.02% ～ 0.2%。

⑤其他防腐剂：醋酸氯己定（醋酸洗必泰），为广谱杀菌剂，用量为0.02%～0.05%。桉叶油，使用浓度为0.01%～0.05%，桂皮油为0.01%，薄荷油为0.05%，0.5%三氯叔丁醇等均有一定防腐作用。常用的防腐剂如表3-0-3所示。

表3-0-3　常用的防腐剂一览表

名称	主要特点	应用
羟苯酯类（尼泊金类）	羟苯甲酯、乙酯、丙酯、丁酯，抑菌作用随烷基碳原子数的增加而增强。在酸性溶液中作用较强，在弱碱性溶液中作用减弱，这是酚羟基解离所致	本类防腐剂混合使用防腐效果更好，通常是乙酯和丙酯或乙酯和丁酯合用，浓度均为0.01%～0.25%
苯甲酸及其盐类	苯甲酸、苯甲酸钠均是未解离的分子抑菌作用强，故在酸性溶液中抑菌效果较好。苯甲酸防霉作用较羟苯酯类弱，而防发酵能力较羟苯酯类强	常用浓度为0.1%～0.25%。0.25%苯甲酸和0.05%～0.1%羟苯酯类联用，尤其适用于中药水性制剂的防腐。苯甲酸钠常用浓度为0.1%～0.2%
山梨酸及其盐类	山梨酸、山梨酸钾、山梨酸钙的防腐作用均是未解离的分子，故在酸性溶液中抑菌效果较好	常用浓度为0.05%～0.2%
季铵盐类	常用的有苯扎溴铵（新洁尔灭）、苯扎氯铵（洁尔灭）和度米芬等，本类防腐剂有强烈的杀菌、防腐作用	供外用，常用浓度为0.02%～0.2%
其他防腐剂	醋酸氯己定（醋酸洗必泰）为广谱杀菌剂 邻苯基苯酚具有杀菌除霉作用	常用浓度为0.02%～0.05% 常用浓度为0.005%～0.2%

2. 矫味剂　液体药剂除保证其有效性、安全性和稳定性外，还应注意其外观和臭味。许多药物有不良的嗅味，如溴化钾、碘化钾等盐类有咸味，氯霉素、生物碱类等有苦味，鱼肝油有腥味。这些药物由于口感差而让人难以接受，勉强下咽常常引起恶心和呕吐，尤其是小儿患者往往拒绝服药，既影响了及时治疗又浪费了药物。因此，选用适宜的矫味剂能在一定程度上掩盖与矫正药物的不良嗅味，消除或减少患者对服药的厌恶，使患者愉快服药，达到应有的治疗效果。有些药物本身无色，但有时为了心理治疗的需要或强调某种用药方法而进行调色。因此，矫正药物的不良嗅味，改善液体药剂的色、香、味，提高药剂质量，使患者愿意接受与服用，提高患者的依从性。

（1）甜味剂。

①天然甜味剂：以蔗糖和单糖浆应用最广泛，具有芳香味的果汁糖浆如橙皮糖浆、枸橼糖浆等不但能矫味，也能矫臭。甜菊苷的甜度比蔗糖大约多300倍，甜味持久且不被吸收，但稍带苦味，故常与蔗糖或糖精钠合用，常用浓度为0.025%～0.05%。

②合成甜味剂：常用的是糖精钠，甜度为蔗糖的200～700倍，易溶于水，常用浓度为0.03%，但水溶液长时间放置，甜味可减低，常与其他甜味剂合用。阿司帕坦亦称蛋白糖，甜度为蔗糖的150～200倍，可用于糖尿病、肥胖患者。

（2）芳香剂：在制剂中用以改善制剂气味的香料和香精称为芳香剂。香料根据来源不同，分为天然香料和人造香料两类。天然香料有从植物中提取的芳香挥发性物质，如桂皮、茴香、薄荷油等，以及此类挥发性物质制成的芳香水剂、酊剂、醑剂等。人造香料亦称香精，是在人工香料中添加适量溶剂调配而成的，如苹果香精、橘子香精、香蕉香精、菠萝香精等。液体制剂中通常用0.06%的芳香剂即能达到要求。

（3）胶浆剂：具黏稠、缓和性质，能干扰味觉而矫味，可掩盖药物的辛辣味。常用的有淀粉、阿拉伯胶、西黄蓍胶、羧甲基纤维素钠、甲基纤维素、琼脂胶浆、海藻酸钠等。常于胶浆中加入甜味剂，增加其矫味作用。

（4）泡腾剂：用有机酸（如枸橼酸、酒石酸）、碳酸氢钠与适量香精、甜味剂等辅料制成，遇水后产生大量二氧化碳，二氧化碳溶于水呈酸性，能麻痹味蕾而矫味，对盐类的苦味、涩味、咸味有所改善，使患者乐于服用。

3. 着色剂　应用着色剂可以改变制剂的颜色，使制剂有悦目的外观而为病人乐意使用，应用时也容易鉴别。着色剂分为天然色素和人工合成色素两大类。

（1）天然色素：有植物性的和矿物性的，如焦糖（又称糖色）、叶绿素是我国传统采用的无毒天然植物性色素，氧化铁、氧化锌、氧化铁红等属矿物性色素。

（2）合成色素：目前我国允许使用的食用合成色素有以下类型。

①苋菜红：又称杨梅红，为酸性偶氮染料，溶于水，微溶于乙醇，不溶于油，1% 的溶液呈红紫色，遇碱变成暗红色。

②胭脂红：又称大红，为酸性偶氮染料，易溶于水，微溶于乙醇，不溶于油，0.1% 的水溶液呈红色，遇碱变成棕色。

③枸橼黄：又称肼黄或枸橼黄二，为酸性偶氮染料，易溶于水，微溶于乙醇，不溶于油，1% 的水溶液呈黄色，不受酸、碱、光的影响。

④靛蓝：又称水溶性靛蓝，能溶于水，微溶于乙醇，不溶于油，0.05% 的水溶液呈深蓝色，光线对颜色有影响，遇金属盐将徐徐析出沉淀。

上述着色剂在液体制剂中的用量最大不得超过万分之一，常配成 1% 的储备液供使用。外用液体制剂的着色剂品种较多，常用的有伊红（适用于中性或弱碱性溶液）、品红（适用于中性、弱酸性溶液）、亚甲蓝（适用于中性溶液）等。使用着色剂时应注意溶剂和溶液的 pH 对色调产生的影响。大多数色素会受到光照、氧化剂和还原剂的影响而褪色。

4. 增加主药溶解度的附加剂　增加药物溶解度的方法有以下几种。

（1）制成可溶性盐：一些难溶性弱酸和弱碱性药物，可加入适量的碱或酸制成盐而增加其溶解度。羧基、磺酰胺基、亚胺基等酸性基团的药物，可用碱（氢氧化钠、碳酸氢钠、乙二胺、二乙醇胺等）与其作用生成溶解度较大的盐。天然及合成的有机碱，一般都用盐酸、硫酸、硝酸、磷酸、枸橼酸、水杨酸等制成盐类。

（2）使用增溶剂：许多难溶性药物如挥发油、脂溶性维生素、甾体激素类等均可通过加入适宜增溶剂而增大其在水中的溶解度。

（3）加入助溶剂：一些难溶性药物，当加入第二种物质时，能使其在水中的溶解度增加，而不降低活性的现象，称为助溶，加入的第二种物质称为助溶剂。助溶剂多为低分子化合物，与难溶性药物形成可溶性络合物或复盐。例如，咖啡因在水中的溶解度为 1∶50，用苯甲酸钠助溶，形成安钠咖（苯甲酸钠咖啡因），溶解度可增大到 1∶1.2。

常用的助溶剂可分为 3 类：①无机化合物，如碘化钾、氯化钠等；②某些有机酸及其钠盐，如苯甲酸钠、水杨酸钠、对氨基苯甲酸钠等；③酰胺类化合物，如乌拉坦（氨基甲酸乙酯）、尿素、烟酰胺、乙酰胺、乙二胺等。常用助溶剂的应用情况如表 3-0-4 所示。

表 3-0-4　常用助溶剂的应用

难溶性药物	助溶剂
茶碱	乙二胺、水杨酸钠、苯甲酸钠
咖啡因	苯甲酸钠、水杨酸钠、枸橼酸钠、烟酰胺、乙酰胺、对氨基苯甲酸钠
氯霉素	二甲基甲酰胺、二甲基乙酰胺
安络血	水杨酸钠、烟酰胺、乙酰胺

续表

难溶性药物	助溶剂
氢化可的松	苯甲酸钠、羟基苯甲酸钠
核黄素	烟酰胺、水杨酸钠、乙酰胺
葡萄糖酸钙	乳酸钙、氯化钠、枸橼酸钠
碘	碘化钾

（4）使用潜溶剂：某些药物在单一溶剂中溶解性能差，但在混合溶剂中当各溶剂达到某一比例时，药物的溶解度出现极大值的现象称潜溶，这种混合溶剂称为潜溶剂。与水形成潜溶剂的有乙醇、丙二醇、甘油、聚乙二醇等。如氯霉素在水中的溶解度仅 0.25%，若用水中含有 25% 乙醇、55% 甘油的混合溶剂，则可制成 12.5% 氯霉素溶液。

三、表面活性剂

（一）表面活性剂的概念

一定条件下的任何液体都具有表面张力。例如，20 ℃时，水的表面张力为 72.75 mN/m，苯的表面张力为 28.88 mN/m。水溶液表面张力的大小因溶质不同而改变。如一些无机盐可以使水的表面张力略有增加，一些低级醇则使水的表面张力略有下降，但肥皂可使水的表面张力显著下降。使液体表面张力降低的性质称为表面活性。

表面活性剂是指具有很强的表面活性，能使液体的表面张力显著下降的物质。此外，表面活性剂还应具有增溶、乳化、润湿、去污、杀菌、消泡、起泡等应用性质，这是与乙醇、甘油等低级醇及无机盐等表面活性物质的重要区别。

表面活性剂分子一般由非极性烃链（疏水基）和极性基团（亲水基）组成。这种具有两亲性的物质溶解后，分子以一定方式定向排列并吸附在液体和固体的界面上，能明显降低表面张力。例如，肥皂是脂肪酸类（R—COO—）表面活性剂，其结构中的脂肪碳链（R—）为亲油基团，解离的脂肪酸根（COO—）为亲水基团。

（二）表面活性剂的分类

表面活性剂按其分子能否解离成离子，分为离子型表面活性剂和非离子型表面活性剂两大类。离子型表面活性剂又可根据解离后活性部分离子所带电荷的性质分为阴离子表面活性剂、阳离子表面活性剂和两性离子表面活性剂。

1. 阴离子表面活性剂　起表面活性作用的部分是阴离子。

（1）高级脂肪酸盐：肥皂类，通式为 $(RCOO—)_nM^{n+}$，所用的脂肪酸烃链 R 一般在 C_{11} ～ C_{17}，M 为碱金属、碱土金属或有机胺。根据 M 的不同，可分为一价金属皂（如钾皂、钠皂）、二价或多价金属皂（如钙皂、铝皂、铅皂等）及有机胺皂（如三乙醇胺皂）。这类表面活性剂都具有良好的乳化能力，但遇酸或多价阳离子易被破坏，并有一定的刺激性，常用作外用制剂的乳化剂。

（2）硫酸化物：主要有硫酸化油和高级脂肪醇硫酸酯类，通式为 $R—O—SO_3—M^+$，其中脂肪烃链 R 在 C_{12} ～ C_{18}。例如，硫酸化蓖麻油，俗称土耳其红油，在硫酸化油类中应用较为广泛；高级脂肪醇硫酸酯类中常用的有十二烷基硫酸钠（SDS，又称月桂醇硫酸钠）、十六烷基硫酸钠（又称鲸蜡醇硫酸钠）、十八烷基硫酸钠（又称硬脂醇硫酸钠）等。它们的乳化能力也很强，并比肥皂类稳定，但会与一些高分子阳离子药物发生作用而产生沉淀。在低浓度时对黏膜有一定的刺激作用，所以应用受到一定限制，主要用作外用软膏的乳化剂，有时也用于固体制剂的润湿剂或增溶剂，但不宜用于注射剂。

（3）磺酸化物：脂肪酸或脂肪醇经磺酸化后，用碱中和所得的化合物，通式为 $R—SO_3^-M^+$。常用的有二辛基琥珀酸磺酸钠（商品名阿洛索—OT）、十二烷基苯磺酸钠等。磺酸化物在酸性介质中不水解，对热较稳定，去污力强，是优良的洗涤剂。

2. 阳离子表面活性剂　起表面活性作用的部分是阳离子，因此称为阳性皂。其分子结构的主要部分是一个五价的氮原子，所以也称为季铵化物。其特点是水溶性大，碱性溶液中较稳定，表面活性较弱，毒性大，杀菌力强，所以广泛用作消毒杀菌剂。常用品种有苯扎氯铵（洁尔灭）和苯扎溴铵（新洁尔灭）等。

3. 两性离子表面活性剂　这类表面活性剂的分子结构中同时具有正、负电荷基团，在不同 pH 值的介质中表现出阳离子表面活性剂或阴离子表面活性剂的性质。

卵磷脂是天然的两性离子表面活性剂，根据不同来源又可分为豆磷脂和蛋磷脂，外观均为半透明黄褐色油脂状物质，对油脂的乳化作用很强，可制成稳定的乳剂，是制备注射用乳剂及脂质体微粒制剂的主要辅料。

两性离子表面活性剂在碱性水溶液中呈阴离子表面活性剂的性质，具有很好的起泡、去污作用，在酸性水溶液中则呈阳离子表面活性剂的性质，具有很强的杀菌能力。Tego MHG（十二烷基双氨乙基甘氨酸盐）为合成的氨基酸型两性离子表面活性剂，有很强的杀菌作用，其1%溶液的喷雾消毒能力比相同浓度的苯扎溴铵强。

4. 非离子表面活性剂　该类表面活性剂在水中不解离，分子中构成亲水基团的是甘油、聚乙二醇和山梨醇等多元醇，构成亲油基团的是长链脂肪酸或长链脂肪醇等。因其毒性及溶血作用较小，能与大多数药物配伍，故应用较广泛。非离子表面活性剂不仅可作为外用、口服制剂的表面活性剂，个别品种也可用作静脉注射剂的表面活性剂。

（1）脂肪酸山梨坦：失水山梨醇脂肪酸酯，由山梨醇与各种不同的脂肪酸反应而成的酯类化合物，商品名为司盘（spans）。根据脂肪酸的不同，可分为司盘20（月桂山梨坦）、司盘40（棕榈山梨坦）、司盘60（硬脂山梨坦）、司盘65（三硬脂山梨坦）、司盘80（油酸山梨坦）和司盘85（三油酸山梨坦）等多个品种。脂肪酸山梨坦是黏稠状、白色至黄色的油状液体或蜡状固体，不溶于水，易溶于乙醇，在酸、碱和酶的作用下容易水解，其HLB值为1.8～3.8，是常用的油包水（W/O）型乳化剂，亦可与聚山梨酯配合用作水包油型乳剂的辅助乳化剂。

（2）聚山梨酯：聚氧乙烯失水山梨醇脂肪酸酯，是由失水山梨醇脂肪酸酯与环氧乙烷反应生成的亲水性化合物，商品名为吐温（Tweens），与司盘的命名相对应。根据脂肪酸不同，有吐温20（聚山梨酯20）、吐温40（聚山梨酯40）、吐温60（聚山梨酯60）、吐温65（聚山梨酯65）、吐温80（聚山梨酯80）和吐温85（聚山梨酯85）等多个品种。聚山梨酯是黏稠的黄色液体，对热稳定，但在酸、碱和酶作用下也会水解。在水和乙醇以及多种有机溶剂中易溶，不溶于油，低浓度时在水中形成胶束，其增溶作用不受溶液pH值影响。聚山梨酯是常用的水包油（O/W）型乳化剂和增溶剂。

（3）聚氧乙烯脂肪酸酯：由聚乙二醇与长链脂肪酸缩合而成的酯，通式为 $RCOOCH_2(CH_2OCH_2)_nCH_2OH$，商品名为卖泽（Myrij）。根据聚乙二醇部分的分子量和脂肪酸品种不同而有不同品种，如卖泽45、卖泽49、卖泽51等。该类表面活性剂有较强水溶性，乳化能力强，为水包油型乳化剂。

（4）聚氧乙烯脂肪醇醚：由聚乙二醇与脂肪醇缩合而成的醚，通式为 $RCOOCH_2(CH_2OCH_2)_nCH_2OH$，商品名为苄泽（Brij）。根据聚氧乙烯基聚合度和脂肪醇的不同，产品有苄泽30和苄泽35等。西土马哥（Cetomacrogol）为聚乙二醇与十六醇的缩合物；平平加O（Perogol O）则是15个单位的氧乙烯与油醇的缩合物。以上品种均具有较强的亲水性，常用作增溶剂及水包油型乳化剂。

（5）聚氧乙烯-聚氧丙烯共聚物：又称泊洛沙姆（poloxamer），商品名为普朗尼克（Pluronic）。

根据共聚比例不同，本品有各种不同分子量的产品。随着分子量的增加，本品从液体变为固体。随着聚氧丙烯比例增加，亲油性增强；相反，随聚氧乙烯比例增加，亲水性增强。本品作为高分子非离子表面活性剂，具有乳化、润湿、分散、起泡和消泡等多种优良性能，但增溶能力较弱。Poloxamer 188（Pluronic F68）作为一种水包油型乳化剂，是目前用于静脉乳剂的首选合成乳化剂，用本品制备的乳剂能够耐受热压灭菌和低温冰冻而不改变其物理稳定性。

（三）表面活性剂的性质

1. 形成胶束　表面活性剂在水中低浓度时以单分子分散或被吸附在溶液的表面，当其浓度增加到溶液表面已饱和时，表面活性剂分子自身依赖范德华力开始相互聚集，形成亲水基向外、疏水基向内的多分子聚合体，这种聚合体称为胶束（micelle）。表面活性剂分子缔合形成胶束的最低浓度即为临界胶束浓度（critical micell concentration，CMC）。胶束的结构如图 3-0-1 所示。

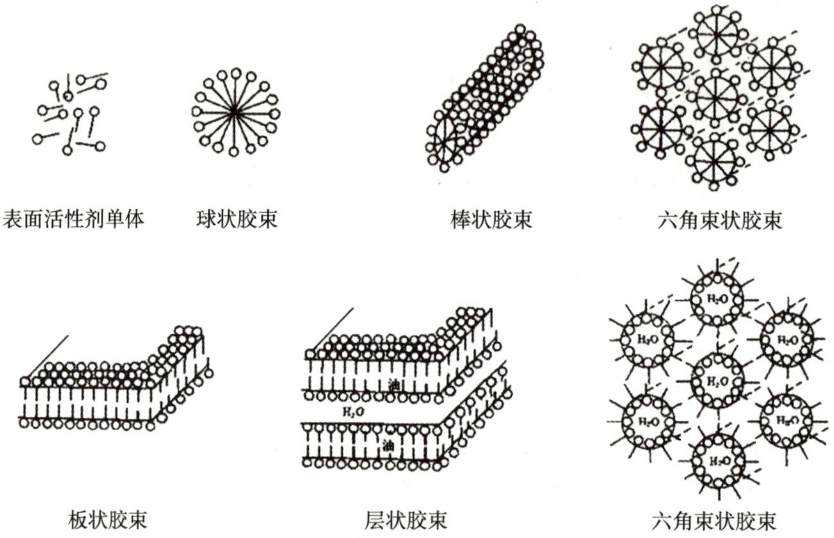

图 3-0-1　胶束的结构

每一种表面活性剂都有它自己特定的临界胶束浓度，并受溶液温度、pH 值、电解质的影响。当表面活性剂的溶液浓度达到临界胶束浓度时，溶液的多种物理性质发生急剧变化。例如，表面张力降低、增溶作用增强、起泡性能及去污力增大，渗透压、黏度等也都以此浓度为转折点而发生突变。

2. 亲水亲油平衡值

（1）亲水亲油平衡值的概念：表面活性剂分子中亲水和亲油基团对油或水的综合亲和力称为亲水亲油平衡值（hydrophile-lipophile balance value），简称为 HLB 值，表示表面活性剂亲水亲油性的强弱。1949 年，格里芬（Griffin）提出了 HLB 值的概念，他将非离子表面活性剂中亲水性最大的聚乙二醇基的 HLB 值定为 20，而将无亲水性的石蜡的 HLB 值定为 0。由此可见，HLB 值越小，亲油性越强；HLB 值越大，亲水性越强。表面活性剂的 HLB 值与其应用性质有密切关系，HLB 值在 3 ～ 6 的表面活性剂适合用作 W/O 型乳化剂，HLB 值在 8 ～ 18 的表面活性剂，适合用作 O/W 型乳化剂，如表 3-0-5 所示。

表 3-0-5　表面活性剂的 HLB 值与应用的关系

HLB 值	应用	HLB 值	应用
3 ～ 6	W/O 型乳化剂	13 ～ 19	增溶剂
7 ～ 9	润湿剂与铺展剂	1 ～ 3	消泡剂
8 ～ 18	O/W 型乳化剂	13 ～ 16	去污剂

（2）HLB 值的计算：非离子表面活性剂的 HLB 值具有加和性，例如，简单的二组分非离子表面活性剂体系的 HLB 值可按下式计算：

$$HLB_{AB}=\frac{HLB_A\times W_A+HLB_B\times W_B}{W_A+W_B} \quad (3\text{-}0\text{-}1)$$

式中，HLB_A、HLB_B分别代表 A、B 两种表面活性剂的 HLB 值；W_A、W_B分别代表 A、B 两种表面活性剂的量。

例 3-0-1：将司盘 80（HLB 4.3）与聚山梨酯 80（HLB 15.0）等量混合，问混合物的 HLB 值应为多少？

解：

$$HLB_{AB}=\frac{4.3\times1+15\times1}{1+1}=9.65$$

例 3-0-2：用聚山梨酯 20（HLB 16.7）和司盘 80（HLB 4.3）制备 HLB 为 9.5 的混合乳化剂 100 g，问两者应各用多少克？

解：设聚山梨酯 20 为 A、司盘 80 为 B，则：

$$9.5=\frac{16.7\times W_A+4.3\times(100-W_A)}{100}$$

$$W_A=42\ g,\ W_B=100-42=58\ g$$

一些常用表面活性剂的 HLB 值如表 3-0-6 所示。

表 3-0-6　常用表面活性剂的 HLB 值

表面活性剂	HLB 值	表面活性剂	HLB 值
司盘 20	8.6	吐温 20	16.7
司盘 40	6.7	吐温 21	13.3
司盘 60	4.7	吐温 40	15.6
司盘 65	2.1	吐温 60	14.9
司盘 80	4.3	吐温 61	9.6
司盘 83	3.7	吐温 65	10.5
司盘 85	1.8	吐温 80	15.0
卵磷脂	3.0	吐温 81	10.0
阿拉伯胶	8.0	吐温 85	11.0
西黄蓍胶	13.0	卖泽 45	11.1
明胶	9.8	卖泽 49	15.0
苄泽 35	16.9	卖泽 51	16.0
苄泽 30	9.5	卖泽 52	16.9

3. 起昙现象　表面活性剂的溶解度与温度有关。某些含聚氧乙烯基的非离子型表面活性剂的溶解度，开始时随温度升高而增大，当上升到某一温度后，其溶解度急剧下降，使制得的澄明溶液变得浑浊，甚至分层，可冷却后又恢复为澄明。这种因温度升高而使含表面活性剂的溶液由澄明变为浑浊的现象称为起昙（又称起浊）。出现起昙时的温度称为昙点（又称浊点）。

产生起昙的原因，主要是表面活性剂（如聚山梨酯类）的亲水基团在水中与水形成氢键而呈溶解状态。这种氢键很不稳定，当温度升高到某一点时，便会断裂使表面活性剂溶解度突然下降，出现浑浊或沉淀。在温度降到昙点以下则氢键重新形成，溶液又变澄明。

表面活性剂不同，其昙点也不同。聚氧乙烯基聚合度较低的表面活性剂与水的亲和力小，所形成的氢键也不稳定，故其昙点较低；反之，则昙点较高。通常昙点在 30 ～ 100 ℃，如聚山梨酯 20、聚山梨酯 60、聚山梨酯 80 的昙点分别为 95 ℃、76 ℃、93 ℃。某些表面活性剂的溶液具有双重昙点，这是因为所含表面活性剂不纯；也有的表面活性剂如 Pluronic F68 极易溶于水，甚至达到沸点时也不产生浑浊，没有起昙现象。

4. Krafft 点　离子型表面活性剂在水中的溶解度随着温度的不同而变化，当温度升至某一点时，离子型表面活性剂的溶解度急剧升高，该温度称为 Krafft 点。Krafft 点作为离子型表面活性剂的特征值，是表面活性剂应用温度的下限。离子型表面活性剂一般要在高于 Krafft 点的环境下使用，这样才能更好地发挥其表面活性作用。例如，十二烷基磺酸钠和十二烷基硫酸钠的 Krafft 点在 70 ℃和 8 ℃，那么前者在室温条件下的表面活性作用就不够理想。

5. 表面活性剂的毒性　一般以阳离子表面活性剂最大，其次是阴离子表面活性剂，非离子表面活性剂的毒性最小。所以，阳离子表面活性剂常用作消毒杀菌剂，阴离子表面活性剂常用作外用制剂，而非离子表面活性剂可用于口服制剂，少数品种如 Pluronic 类可用于静脉注射制剂。

阴离子及阳离子表面活性剂不仅毒性较大，而且还有较强的溶血作用。非离子表面活性剂的溶血作用较轻微，吐温类的溶血作用通常比含聚氧乙烯基的表面活性剂小，其溶血作用的顺序为：吐温 20＞吐温 60＞吐温 40＞吐温 80。因此，吐温类表面活性剂仅用于某些肌内注射液。

长期应用含表面活性剂的外用制剂，可能出现皮肤或黏膜损害。阳离子表面活性剂对皮肤的刺激最大，1% 的浓度即可对皮肤产生损伤。阴离子表面活性剂对皮肤的刺激明显小于阳离子表面活性剂，而非离子表面活性剂的刺激性与其浓度及品种有关。在同类品种中，浓度越大，刺激性越强。而在相同浓度时，聚氧乙烯的聚合度越大，亲水性越强，其刺激性越小。

（四）表面活性剂的应用

1. 增溶剂　表面活性剂在水溶液中达到临界胶束浓度后，一些水不溶性或微溶性物质在胶束溶液中的溶解度可显著增加，形成透明胶体溶液，这种作用称为增溶。例如，甲酚在水中的溶解度仅 2% 左右，但在肥皂溶液中，却能增加到 50%。具有增溶能力的表面活性剂称为增溶剂，被增溶的物质称为增溶质。在实际增溶时，增溶剂的增溶能力可因各组分的加入顺序不同而出现差别。一般认为，将增溶质与增溶剂先行混合要比增溶剂先与水混合的效果好。

用于增溶的表面活性剂最合适的 HLB 值为 15 ～ 18，如聚山梨酯类、卖泽类等亲水性较强的表面活性剂。

2. 乳化剂　具有乳化作用的物质称为乳化剂。许多表面活性剂和一些天然的两亲性物质，如阿拉伯胶、西黄蓍胶等均可作为乳化剂。乳化剂的作用是降低两种不相混溶液体的界面张力，同时，它在分散相液滴的周围形成一层保护膜，防止液滴碰撞时聚合，使乳剂易于形成并保持稳定。

表面活性剂的 HLB 值可决定乳剂的类型。通常选用 HLB 值 8 ～ 16 的表面活性剂作为 O/W 型乳化剂，选用 HLB 值 3 ～ 8 的表面活性剂作为 W/O 型乳化剂。

3. 润湿剂　润湿是指液体黏附在固体表面的现象。能促进液体在固体表面铺展和渗透的表面活性剂称为润湿剂。表面活性剂能降低疏水性药物与液体之间的界面张力，破坏固体药物表面由于吸附气体所形成的气膜，使固体药物被液体润湿。例如，硫黄是疏水性药物，在制备硫黄洗剂时，振荡操作后静置，一部分硫黄会沉降在底部，另一部分硫黄则漂浮在液面上，无法均匀分散，主要原因是水与硫黄之间存在很大的界面张力，硫黄不能被水润湿，若加入少量的润湿剂聚山梨酯 80，则可以显著地降低界面张力，获得均匀分散的硫黄混悬液。

作为润湿剂的表面活性剂，其 HLB 值一般在 7 ～ 9，并应有合适的溶解度，直链脂肪族表面活性剂的碳原子数在 8 ～ 12 最为合适。

4. 其他应用

（1）起泡剂和消泡剂：泡沫是一层很薄的液膜包围着气体，是气体分散在液体中的分散体系。一些含有表面活性剂的溶液在搅拌时，产生稳定的泡沫，这些物质称为起泡剂（foaming agent）。起泡剂通常有较强的亲水性和较高的 HLB 值。在产生稳定泡沫的情况下，加入一些 HLB 值为 1 ～ 3 的亲油性较强的表面活性剂，则可与泡沫液层争夺液膜表面而吸附在泡沫表面上，代替原来的起泡剂，而其本身并不能形成稳定的液膜，故使泡沫破坏，这种用来消除泡沫的表面活性剂称为消泡剂（antifoaming agent）。

表面活性剂作为起泡剂主要应用于腔道及皮肤用药，可使泡腾产生的气泡持久充满腔道，增加治疗效果。消泡剂常用于微生物发酵生产和中药提取液的浓缩，比用机械破泡的办法消泡效率高。

起泡现象：常见于肥皂或洗衣粉加水搅拌、啤酒冲入酒杯等情况；面包、馒头等食物中也要起泡；日常用的泡沫塑料、化妆用的摩丝就是一种泡沫；妇科用的泡沫制剂可以有效地利用泡沫的巨大表面积和扩散力而抗菌、杀虫。

消泡现象：以后学到的膜剂、栓剂、滴丸剂、软膏剂、片剂包衣液等都要消泡；内窥镜插入胃内时，会因为胃内大量泡沫的存在而影响视线，需加入硅油等消泡剂消泡。

（2）去污剂：也称洗涤剂，是用于除去污垢的表面活性剂，HLB 值一般为 13 ～ 16。常用的去污剂有油酸钠和其他脂肪酸的钠皂、钾皂、十二烷基硫酸钠等阴离子表面活性剂。

（3）消毒剂和杀菌剂：大多数阳离子表面活性剂和两性离子表面活性剂都可用作消毒剂，少数阴离子表面活性剂也有类似作用。如苯扎溴铵为一种常用的广谱杀菌剂，可用于器械消毒和环境消毒等。

四、制备液体制剂的一般原则

（1）液体制剂既有单一成分的也有复方成分的，在制备时，一般应先将药物溶于最大的可能量（约全量的 1/2 ～ 3/4）的溶媒中，必要时过滤，通过滤器加到溶媒至全量。

（2）根据药物的性质和体积，选择适当的容器量取。原则上以要取的液体量不能少于总量的 1/5 为标准。

（3）量取黏稠性液体如甘油、糖浆时，无论在注入或倾出时均须以充分时间使其按刻度流尽，以保证容量的准确。

（4）挥发性液体如芳香氨醑、氨溶液等，应于加水到全量之前加入，以免在调配过程中挥发损失。挥发性液体一般不应加于热的溶液中，应先使之冷却后再加入。

（5）糖浆或甘油与不溶性药物在同一处方中时则不要加以稀释，可将不溶性药物放在乳钵中，加入糖浆或甘油研磨，有助于粉末制成细糊而不致结块。

（6）酊剂与醑剂均是含乙醇的制剂，当溶媒改变时某些醇溶性成分可能析出，故应缓缓加入并随加搅拌，尽量使析出物溶解或分散均匀。

（7）当制剂的成分复杂时，必须在调配以前系统考虑处方中每种药物成分是否超过剂量，总剂量是否有问题（注意年龄、体重、性别等），是否含有毒剧药物或麻醉药品，有无物理、化学或疗效的配伍变化等，如上述均无问题时，再按各成分性质和处方要求确定制备方法，加以配制。

任务10　真溶液型液体制剂的制备

溶液型液体制剂是指药物以小分子或离子（直径在 1 nm 以下）状态分散在溶剂中形成的均匀分散液体制剂，可供内服、外用。溶液型液体制剂在溶液中的分散度最大，分散均匀，分剂量方便灵活，澄明并能通过半透膜，服用后与机体的接触面最大，吸收迅速而完全，作用比固体制剂快，也比同药物的混悬液或乳浊液快。常用的溶液型液体制剂有溶液剂、甘油剂、芳香水剂、酯剂等。

一、溶液剂的制备

（一）溶液剂的概述

1. 概念　溶液剂为非挥发性药物的澄清溶液（氨溶液等除外）。溶剂多为水、乙醇、油，既可内服又可外用。其中供口服的称为口服溶液剂。如以滴计量，则为滴剂。

2. 特点

（1）药物制成溶液剂后分散程度大，吸收快、起效迅速。

（2）以量代称，剂量准确；服用方便，更适于小剂量药物或毒性较大的药物。浓度有严格规定；以保证用药安全。

（3）性质稳定的常用药可制成高浓度的贮备液（又称倍液）以便供临时调配。

（4）溶液剂稳定性差，易霉变，对于化学性质不稳定的药物不宜配成溶液剂，且不宜长期储藏，同时必须根据药物的性质和临床需要采取适当措施（如加防腐剂），以保证质量。

3. 质量要求

（1）应澄清，不得有沉淀、浑浊、异物等。

（2）根据需要可加助溶剂、抗氧剂、矫味剂、着色剂等附加剂。

（3）制剂应稳定、无刺激性，不得有变色、异物、发霉、酸败、产生气体或其他变质现象。

（二）溶液剂的制备

溶液剂有 3 种制法：溶解法、稀释法、化学反应法。

1. 溶解法　是将药物直接溶于溶剂中的制备方法，适用于较稳定的化学药物，溶液剂多采用此方法制备。

（1）流程：溶解法制备溶液剂的工艺流程如图 3-10-1 所示。

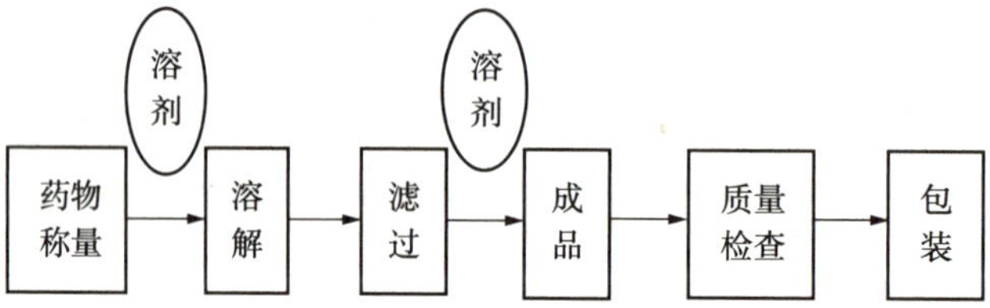

图 3-10-1　溶解法制备溶液剂的工艺流程

（2）质量控制：①取处方总量 1/2 ～ 4/5 的溶剂，加入处方规定量的固体药物，搅拌使其溶解。②必要时可将固体药物粉碎或加热促进溶解；溶解度小的药物及附加剂应先溶；难溶性药物可加入适宜助溶剂或增溶剂使其溶解；不耐热的药物宜待溶液冷却后加入。③当处方中含有甘油、糖浆等黏稠液体时，量取后应加少量水稀释，搅匀后再倾出。④溶液剂通常应滤过，滤材用溶剂润湿，并自滤器上添加溶剂至足量。⑤抽样进行含量测定。⑥溶剂为乙醇、油、液状石蜡时，所用容器与用具均应干燥，以免制品混入水而浑浊。⑦制得的溶液应及时分装于洁净的容器中，密封，粘贴瓶签，即得。

复方碘口服溶液（卢戈氏液）

【处方】碘 50 g，碘化钾 100 g，纯化水适量，共制 1 000 mL。

【制备】（1）取碘化钾加纯化水 100 mL 溶解成浓溶液。

（2）加入碘搅拌溶解。

（3）再加适量纯化水使成 1 000 mL，搅匀，即得。

【作用与用途】本品可调节甲状腺功能，主要用于甲状腺功能亢进的辅助治疗，外用作黏膜消毒药。

【用法与用量】口服：一次 0.1 ～ 0.5 mL，一日 0.3 ～ 0.8 mL。极量：一次 1 mL，一日 3 mL。本品具有刺激性，口服时宜用 5 ～ 10 倍水稀释后服用。对碘过敏者禁用。

【分析讨论】（1）因碘难溶于水（1∶2950），又具挥发性，故加碘化钾作助溶剂，与碘生成络合物易溶于水中，并能使溶液稳定。其反应式为：

$$I^2 + KI \longrightarrow KI \cdot I^2$$

（2）为加快碘的溶解速度，宜先将碘化钾（水中溶解度为 1∶0.7）加适量纯化水（1∶1）配成近饱和溶液，再加碘溶解。

（3）本品宜用玻璃塞磨口瓶盛装，不得直接与软木塞、橡胶塞接触，为避免被腐蚀，可加一层玻璃纸衬垫。

苯扎溴铵溶液

【处方】苯扎溴铵 1 g，亚硝酸钠 5 g，碳酸氢钠 0.5 g，纯化水适量，共制 1 000 mL。

【制备】取苯扎溴铵溶于 800 mL 热纯化水中，滤过，自滤器上加纯化水使成 1 000 mL，搅匀，即得。

【作用与用途】本品为消毒防腐药，主要用于手术器械的消毒。

【用法与用量】器械先用常水洗净擦干，浸泡于本消毒液中 30 分钟后方可使用。

【分析讨论】（1）亚硝酸钠在处方中起防锈作用，加入碳酸氢钠，使溶液保持碱性，防止器械锈蚀。

（2）本品为阳离子表面活性剂，肥皂等阴离子去污剂能使本品杀菌力减弱。

（3）稀释或溶解时不宜剧烈振摇，以免产生大量气泡。

（4）本品不宜久储，空气中微生物污染能使其浑浊、变质、失效。应遮光、密闭储藏。

2. 稀释法　先将药物制成高浓度溶液，再用溶剂稀释至需要浓度即得。用稀释法制备溶液剂时应注意浓度换算，在挥发性药物浓溶液的稀释过程中应注意挥发损失，以免影响浓度的准确性。该法适于高浓度溶液或易溶性药物浓储藏液。例如，工业上生产的浓过氧化氢溶液含有 H_2O_2 26.0% ～ 28.0%（g/g），医疗用途常用浓度为 2.5% ～ 3.5%（g/mL）。

10% 稀盐酸溶液

【处方】盐酸 229 mL，纯化水适量，共制 1 000 mL。

【制备】取盐酸缓缓加入适量纯化水中，不断搅拌，加纯化水至全量，搅匀，即得。

【处方分析及注意事项】

（1）操作时切忌水往酸里加，以免产生剧烈放热反应，导致溶液溅出灼伤皮肤。

（2）盐酸浓度为 36.0% ～ 37.0%（g/g），相对密度（25 ℃）约为 1.18，而所需稀盐酸浓度为 10%（g/mL）。

3. 化学反应法　本法是指将两种或两种以上的药物，通过化学反应制成新的药物溶液的方法，待化学反应完成后，滤过，自滤器上添加溶剂至全量即得。本法适用于原料药物缺乏或质量不符合要求的情况，如复方硼砂溶液等。

（三）溶液剂的质量检查

根据《中国药典（2020年版）》要求，除另有规定外，口服溶液剂应进行以下的检查。

【装量】除另有规定外，单剂量包装的口服溶液剂、口服混悬剂和口服乳剂的装量，照下述方法检查，应符合规定。

检查法　取供试品10袋（支），将内容物分别倒入经标化的量入式量筒内，检视，每支装量与标示装量相比较，均不得少于其标示量。

凡规定检查含量均匀度者，一般不再进行装量检查。

多剂量包装的口服溶液剂照最低装量检查法（《中国药典（2020年版）》四部制剂通则0942）检查，应符合规定。

【微生物限度】除另有规定外，照非无菌产品微生物限度检查：微生物计数法（《中国药典（2020年版）》四部制剂通则1105）和控制菌检查法（《中国药典（2020年版）》四部制剂通则1106）及非无菌药品微生物限度标准（《中国药典（2020年版）》四部制剂通则1107）检查，应符合规定。

二、芳香水剂的制备

（一）芳香水剂的概述

1. 概念　芳香水剂是指芳香挥发性药物（多为挥发油）的饱和或近饱和澄明水溶液。用水与乙醇的混合液作溶剂可制成挥发油含量较高的溶液，称为浓芳香水剂。芳香性药材用水蒸气蒸馏法制成的芳香水剂，称为药露。

2. 特点　芳香水剂应澄明，具有与原药物相同的气味，不得有异臭、沉淀或杂质。芳香水剂一般作矫味、矫臭和分散剂使用，有的也有治疗作用。因挥发油或挥发性物质在水中的溶解度很小（约为0.05%），故芳香水剂浓度低，服用量较大。芳香水剂不稳定，易发生氧化、分解、挥发、霉变，故不宜大量配制和久储。

3. 质量要求　芳香水剂应澄明，具有与原药物相同的气味，不得有异臭、沉淀或杂质。

（二）芳香水剂的制备

芳香水剂的制备方法依据原料的不同而不同。纯挥发油和化学药物常用溶解法和稀释法，含挥发性成分的药材常用水蒸气蒸馏法。

1. 溶解法　采用溶解法制备芳香水剂时，应使挥发性药物与水的接触面积增大，以促进其溶解。一般可采用以下两种方法。

（1）振摇溶解法：取挥发性药物置于容器中，加入纯化水，强力振摇一定时间使溶解成饱和溶液，用纯化水润湿的滤纸滤过，初滤液如浑浊，应重滤至澄清。自滤器上添加纯化水至足量即得。

（2）加分散剂溶解法：取挥发性药物置于乳钵中，加入精制滑石粉（或适量滤纸浆），混研均匀，移至容器中加入纯化水，振摇一定时间，用润湿滤纸滤至澄清。自滤器中添加纯化水至足量，即得。

其中所加入的滑石粉作为分散剂，目的是使挥发性药物被分散剂吸附，增加挥发性药物的表面积，有利于其分散与溶解，同时滤过时分散剂在滤过介质上形成滤床吸附剩余的溶质和杂质，起助滤作用，促进溶液的澄清。注意所用的滑石粉不应过细，以免通过滤材使溶解浑浊。

2. 稀释法　即浓芳香水剂加溶剂稀释成规定浓度的芳香水剂。

3. 水蒸气蒸馏法　含挥发性成分的药材常用水蒸气蒸馏法。取规定量含挥发性成分的植物药材拣洗处理，适当粉碎后，置蒸馏器中，加适量的纯化水浸泡，进行蒸馏或通入蒸气蒸馏，至馏液达到规定量。一般约为药材重的6～10倍，除去过量未溶解的挥发油，必要时滤过澄清，使成澄明溶液即得。

（三）举例

薄荷水

【处方】薄荷油2 mL，纯化水加至1 000 mL。

【制法】取薄荷油，加精制滑石粉15 g，在乳钵中研匀，加纯化水1 000 mL，振摇10分钟后用润湿的滤纸过滤，如滤液浑浊可再行过滤，待滤液澄明，由滤纸上加纯化水至1 000 mL，即得。

【处方分析及注意事项】（1）薄荷油在水中溶解度为0.05%。

（2）滑石粉作薄荷油的分散剂，使其与薄荷油共研时被吸附在滑石粉颗粒周围，加水振摇时，易使挥发油均匀分布于水中以增加溶解速度。滑石粉还具有吸附作用，过量的挥发油过滤时因吸附在滑石粉表面而被滤除，起到助滤作用。所以，滑石粉不宜过细。

（3）本品用于祛风、矫味及溶剂。常用量，口服，每次10～15 mL。

三、甘油剂的制备

甘油剂是指药物溶于甘油中制成的专供外用的溶液剂。甘油具有黏稠性、吸湿性和防腐性，对皮肤、黏膜有滋润和保护作用，黏附于皮肤、黏膜能使药物滞留患处而延长药物局部疗效。因而甘油剂常作口腔、耳鼻、喉科用药。对刺激性药物有一定的缓和作用，制成的甘油剂也较稳定。甘油吸湿性大，应密闭保存。常用的有硼酸甘油、苯酚甘油、碘甘油等。

甘油剂的制备可用溶解法，如苯酚甘油的制备；化学反应法，如硼酸甘油的制备。

酚甘油

【处方】苯酚5 g，甘油加至100 g。

【制法】取苯酚加入甘油中，搅拌、溶解，即得。

【处方分析及注意事项】（1）制备时应注意苯酚是否溶解完全。若本品需要稀释时，不能用水而须用甘油以免增加刺激性。

（2）本品应避免金属用具及器皿。甘油中可能含有微量铁，与苯酚作用使制品变色。

四、醑剂的制备

醑剂是指用挥发性药物制成的乙醇溶液，可供内服或外用。醑剂浓度一般为5%～10%，亦有20%者。乙醇的浓度一般为60%～90%。醑剂可用于治疗，也可用作芳香矫味剂。醑剂中的药物容易挥发和氧化，应储于密闭容器中，置冷暗处保存，但储存时间不宜过长。醑剂可用溶解法和蒸馏法制备。溶解法是指直接将挥发性药物溶于乙醇中即得，如樟脑醑、氯仿醑的制备。蒸馏法是将挥发性药物溶于乙醇后再进行蒸馏或将经化学反应制得的挥发性药物再经蒸馏而制得，如芳香氨醑。

樟脑醑

【处方】樟脑5 g，乙醇适量，共制50 mL。

【制法】取樟脑溶于约40 mL乙醇中，充分溶解后再添加乙醇至全量，搅匀即得。必要时可用干燥滤器和滤材过滤。

【处方分析及注意事项】（1）本品为无色液体，有樟脑的特臭，含醇量应为80%～87%。常温下易挥发，应密闭、阴凉处保存。

（2）本品遇水易析出结晶，所用器材及包装材料应干燥。

任务11 胶体型液体制剂的制备

思政案例：
乳浊液型液体制剂

一、高分子溶液剂的制备

（一）高分子溶液剂的概述

1. 概念　高分子溶液剂是指高分子化合物溶解于溶剂中形成的均匀分散的液体制剂，以水为溶剂时，称为亲水性高分子溶液，又称为亲水胶体溶液或胶浆剂。以非水溶剂制成的称为非水性高分子溶液剂。亲水性高分子溶液在制剂中应用较多，如混悬剂中的助悬剂、乳剂中的乳化剂、片剂的包衣材料、血浆代用品、微囊、缓释制剂等都涉及高分子溶液。

2. 性质

（1）带电性：高分子溶液中的高分子化合物带有电荷，其带电原因主要是高分子化合物结构中某些基团的解离。高分子化合物的种类不同，溶液中所带的电荷也不同。带正电荷的高分子水溶液（又称为正胶体）有琼脂、血红蛋白、碱性染料（亚甲蓝、甲基紫）、血浆蛋白等。带负电荷的高分子水溶液（又称为负胶体）有淀粉、阿拉伯胶、西黄蓍胶、树脂、磷脂、酸性染料（伊红、靛蓝）、海藻酸钠、纤维素及其衍生物等。有些高分子化合物所带电荷受溶液 pH 值的影响，例如，蛋白质分子中含有羧基和氨基，在水溶液中随 pH 值不同可带正电荷或负电荷；当溶液的 pH 值小于等电点时，蛋白质带正电荷；当溶液的 pH 值大于等电点时，蛋白质带负电荷；当溶液的 pH 值等于等电点时，高分子化合物不带电，此时溶液的黏度、渗透压、导电性、溶解度等都变为最小值。高分子化合物由于溶液中的荷电而具有电泳现象，因此通过电泳法可测定高分子化合物所带电荷的种类。

（2）稳定性：高分子溶液的稳定性主要取决于高分子化合物的水化作用和电荷。高分子化合物结构中有大量的亲水基团，能与水形成牢固的水化膜，水化膜能阻止高分子化合物分子间的相互凝聚，这是高分子溶液稳定的主要原因。水化膜越厚，稳定性越大。此外，一些高分子化合物带有电荷，由于同电相斥，阻止聚集，可增加其稳定性。但对高分子溶液来说，电荷对其稳定性仅起次要作用。

凡能破坏高分子化合物的水化膜及中和电荷的因素，均能使高分子溶液不稳定，出现聚结沉淀，主要有以下几类作用。

①盐析作用：向溶液中加入大量电解质，由于电解质具有比高分子化合物更强的水化作用，结合了大量的水分子而破坏了高分子化合物的水化膜，使高分子化合物聚结而沉淀，这一过程称为盐析。起盐析作用的主要是电解质的阴离子。盐析法可用于制备生化制剂、中药制剂，并用于微囊制备。

②脱水作用：向溶液中加入大量脱水剂如乙醇、丙酮等，也能破坏高分子化合物的水化膜而聚结沉淀。利用这一性质，通过控制所加入脱水剂的浓度，分离出不同分子量的高分子化合物，如羧甲基淀粉钠、右旋糖酐代血浆等的制备。

③凝聚作用：带相反电荷的两种高分子溶液混合时，由于电荷中和而凝聚沉淀。例如，复凝聚法制备微囊就是利用在等电点以下明胶带正电，而阿拉伯胶带负电，二者作用生成溶解度小的复合物而沉降形成囊膜。胃蛋白酶在等电点以下带正电荷，用润湿的带负电荷的滤纸滤过时，由于电荷中和使胃蛋白酶沉淀于滤纸上，而使制品的效价降低。

④絮凝作用：高分子溶液由于其他因素如光、热、pH 值、射线、絮凝剂等的影响，聚集成大粒子而沉淀的现象，称为絮凝。

（3）其他性质：亲水性高分子溶液具有较高的渗透压，渗透压的大小与高分子溶液的浓度有关。高分子溶液是黏稠性流动液体，常用作助悬剂。

亲水性高分子溶液在温热条件下为黏稠性流动液体，当降低至一定温度时，形成不流动的半固体凝胶，这一过程称为胶凝。如明胶水溶液、琼脂水溶液等。

（二）高分子溶液剂的制备

亲水性高分子化合物由于分子中含有大量亲水基团，与水亲和力较大，一般不需要特殊处理即能自动溶解，或搅拌、加热溶解。但与低分子溶液剂的制备不同，高分子化合物的溶解，突出的特点是要经过溶胀过程。溶胀是指开始时水分子慢慢进入高分子化合物分子间隙中，与高分子的亲水基团发生水化作用而使其体积逐渐膨胀，这个过程称为有限溶胀；由于高分子间隙中充满了水分子，从而降低了高分子化合物分子间的作用力，随着溶胀过程的继续进行，最后高分子化合物完全分散在水中形成高分子溶液，此过程称为无限溶胀。无限溶胀常需加以搅拌或加热才能完成。亲水性高分子溶液剂的制备因原料状态不同而有所差别。

1. 粉末状原料　取所需水量的 1/2 ～ 3/4，置于广口容器中，将粉末状原料分次撒在水面上，令其充分吸水膨胀，最后略加振摇或搅拌即可溶解。也可将粉末状原料置于干燥的容器内，先加少量乙醇或甘油使其均匀润湿和分散，再加入大量水搅拌使其溶解。

如直接加水到粉末中，往往黏结成团，使水很难透入团块中心，不易做成均匀的溶液。

2. 片状、块状原料　先使片（块）状成细粒，加少量水放置，使其充分吸水膨胀，然后加足量热水，并加热使其溶解。如明胶、琼脂溶液的制备。

（三）举例

胃蛋白酶合剂

【处方】胃蛋白酶 1 g，稀盐酸 1 mL，橙皮酊 1 mL，单糖浆 5 mL，羟苯乙酯溶液 0.5 mL，纯化水加至 50 mL。

【制法】取稀盐酸、单糖浆加入纯化水 35 mL 中混匀，缓缓加入橙皮酊、羟苯乙酯溶液，随加随搅拌，然后将胃蛋白酶分次缓缓撒于液面上，待其自然膨胀溶解后，再加适量的纯化水使成 50 mL，即得。

【注意事项】（1）本品为淡黄色胶体溶液，有橙皮芳香气，味酸甜。

（2）胃蛋白酶极易吸潮，随用随称，缓缓撒于液面。

（3）不可强力搅拌，不可用热水溶解，因带有电荷，不可过滤。

（4）加入橙皮酊、羟苯乙酯溶液时应以细流加入，快速搅拌。

（5）稀盐酸为 pH 调节剂，橙皮酊、单糖浆为矫味剂，羟苯乙酯溶液为防腐剂。

羧甲基纤维素钠胶浆

【处方】羧甲基纤维素钠 25 g，甘油 300 mL，5% 羟苯乙酯溶液 20 mL，香精适量，纯化水适量，共制 1 000 mL。

【制备】（1）取羧甲基纤维素钠分次加入 500 mL 热纯化水中，轻轻搅拌使其溶解。

（2）加入甘油、5% 羟苯乙酯溶液、香精。

（3）添加纯化水至 1 000 mL，搅匀，即得。

【作用与用途】本品为润滑剂，用于腔道、器械检查或查肛时起润滑作用。

【用法与用量】取本品适量涂于器械表面或顶端。

【分析讨论】（1）羧甲基纤维素钠为白色纤维状粉末或颗粒，无臭，在冷、热水中均能溶解，但在冷水中溶解缓慢。配制时，羧甲基纤维素钠如先用少量乙醇润湿，再按上法溶解则更佳。

（2）羧甲基纤维素钠遇阳离子型药物及碱土金属、重金属盐能发生沉淀，故不能采用季铵盐类和汞类防腐剂。

（3）羧甲基纤维素钠溶液在 pH 值 5 ～ 7 时黏度最高，当 pH 值低于 5 或高于 10 时黏度迅速下降，一般调节 pH 值为 6 ～ 8。

（4）甘油可起保湿、增稠和润滑作用。

二、溶胶剂的制备

溶胶剂是指固体药物以胶粒状态分散于分散介质中形成的非均匀分散的液体制剂，又称为疏水胶体溶液。溶胶剂中的胶粒为多分子聚集体，胶粒大小一般为 1 ～ 100 nm。其分散度极大，但水化作用弱，属于热力学不稳定系统。外观与溶液剂相似，透明无沉淀。

（一）溶胶剂的性质

1. 可滤过性　溶胶剂的胶粒（分散相）大小为 1 ～ 100 nm，能透过滤纸、棉花，而不能透过半透膜。这一特性与溶液不同，与粗分散体系也不同。因此，可用透析法或电渗析法除去胶体溶液中的盐类杂质。

2. 粒子具有布朗运动　溶胶的质点小，分散度大，在分散介质中存在不规则的运动，这种运动称为布朗运动。布朗运动是胶粒受分散介质水分子的不规则撞击产生的。胶粒愈小，布朗运动愈强烈，其动力学稳定性就愈大。

3. 光学效应　丁铎尔效应，由于胶粒对光线的散射作用，当一束强光通过溶胶剂时，从侧面可见到圆锥形光束，称为丁铎尔效应。这种光学性质在高分子溶液中表现不明显，因而可用于溶胶剂的鉴别。

溶胶剂的颜色与胶粒对光线的吸收和散射有关，不同溶胶剂对不同波长的光线有特定的吸收作用，使溶胶剂产生不同的颜色。如蛋白银溶胶呈棕色，碘化银溶胶呈黄色，氧化金溶胶则呈深红色。

4. 胶粒带电　溶胶剂中的固体微粒可因自身解离或吸附溶液中的某种离子而带电荷。带电的固体微粒由于电性的作用，必然吸引带相反电荷的离子，称为反离子，部分反离子密布于固体粒子的表面，并随之运动，形成胶粒。胶粒上的吸附离子与反离子构成吸附层。另一部分反离子散布于胶粒的周围，离胶粒越近，反离子越密集，形成了与吸附层电荷相反的扩散层。

ζ - 电位：带相反电荷的吸附层与扩散层构成了胶粒的双电层结构。双电层之间的电位差称为 ζ - 电位。由于胶粒可带正电或带负电，在电场作用下产生电泳现象。ζ - 电位愈高，电泳速度就愈快。

$Fe(OH)_3$ 溶胶的结构：

胶核　吸附层　扩散层

$$\{[Fe(OH)_3]_m \cdot nFeO^+ \cdot (n-x)Cl^-\}^{x+} \cdot xCl^-$$

└------ 胶　粒 ------┘

└-------- 胶　团 --------┘

5. 稳定性　溶胶剂的稳定性主要由如下几个因素决定。

①胶粒表面所带相反电荷的排斥作用。

②胶粒荷电所形成的水化膜。

③胶粒具有的布朗运动。

溶胶剂的稳定性受很多因素的影响，主要有以下 3 个作用。

（1）电解质的作用：加入电解质中和胶粒的电荷，使 ζ - 电位降低，同时由于电解质的强水溶性，水化层变薄，使溶胶剂产生凝聚而沉淀。

（2）溶胶的相互作用：将带相反电荷的溶胶剂混合，也会产生沉淀。但只有当两种溶胶的用量刚好使电荷相反的胶粒所带的电荷量相等时，才会完全沉淀，否则可能部分沉淀，甚至不会沉淀。

（3）保护胶的作用：向溶胶剂中加入亲水性高分子溶液，使溶胶剂具有亲水胶体的性质而增加稳定性。如制备氧化银胶体时，加入血浆蛋白作为保护胶而制成稳定的蛋白银溶液。

（二）溶胶剂的制备

1. 分散法　是指将药物的粗粒子分散达到溶胶粒子大小范围的制备过程。分散法主要有机械分散法、胶溶法和超声波分散法。

（1）机械分散法：多采用胶体磨进行制备。分散药物、分散介质以及稳定剂从加料口处加入胶体磨中，胶体磨以 10 000 r/min 的转速高速旋转将药物粉碎到胶体粒子范围，可以制成质量很好的溶胶剂。

（2）胶溶法：将新生的粗粒子重新分散成溶胶粒子的方法。这种把沉淀转变成胶体的方法称为胶溶法。胶溶法是把暂时聚集在一起的胶体粒子重新分开而成溶胶。许多刚形成的沉淀实际上都是刚形成的聚集体。由于制备时缺少稳定剂，故胶体质点聚集在一起而沉淀。若加入少量电解质，胶体粒子因吸附离子而带电并变得稳定，沉淀在搅拌下会重新分散成溶胶。有时质点聚成沉淀是因为电解质过多，设法洗去过量的电解质也会使沉淀转成溶胶。胶溶只发生于新鲜的沉淀，如果放置较久，小粒子经老化作用出现粒子间的连接或变成大粒子，就不能利用胶溶作用来达到重新分散的目的。

（3）超声波分散法：采用 20 000 Hz 以上超声波所产生的能量，使粗粒分散成溶胶剂的方法。

2. 凝聚法　在胶体化学中，使溶液中同种分子、原子或离子自相结合而制备疏液溶液的方法。凝聚法分为物理凝聚法和化学凝聚法两种。

（1）物理凝聚法：改变分散溶媒，使溶解的药物凝聚成溶胶剂的方法。如将硫黄溶于乙醇中制成饱和溶液，过滤，滤液细流在搅拌下流入水中。由于溶媒由乙醇改变为水，硫黄在水中的溶解度小，故能迅速析出形成胶粒而分散于水中。

（2）化学凝聚法：借助氧化、还原、水解及复分解等化学反应制备溶胶剂的方法。如硫代硫酸钠溶液与稀盐酸作用，生成新生态硫分散于水中，形成溶胶。

（三）举例

$Fe(OH)_3$ 溶胶

【处方】10% $FeCl_3$ 溶液 10 mL，纯化水 200 mL。

【制法】在 250 mL 烧杯中，加入 200 mL 纯化水，加热至沸，慢慢滴入 10 mL 10%$FeCl_3$ 溶液，并不断搅拌，加完继续保持沸腾 5 分钟，即可得到红棕色的 $Fe(OH)_3$ 溶胶。

【注意事项】（1）$FeCl_3$ 一定要逐滴加入并不断搅拌。

（2）在胶体体系中存在过量的 H^+ 和 Cl^- 要除去。

任务 12　粗分散型液体制剂的制备

思政案例：
混悬型液体制剂

一、混悬剂的制备

（一）混悬剂的概述

1. 概念　混悬剂是指难溶性固体药物的微粒分散在液体分散介质中形成的非均匀分散体系，也包括用难溶性固体药物与适宜辅料制成的口服型干混悬剂，其在临用时加水振摇即可分散成混悬剂使用。干混悬剂提高了药剂的稳定性并便于包装、储藏和携带。混悬微粒分散相质点一般在 0.1 ～ 10 μm，凝聚体可达 50 μm 或更大。

混悬剂的分散介质多为水，也可用植物油。混悬剂在临床上应用很多，既可直接用于临床，也可在其他剂型中体现，如合剂、洗剂、搽剂等都有应用。混悬剂一般为液体制剂，也包括干混悬剂。干混悬剂是指将难溶性药物与适宜辅料制成粉末状或颗粒状制剂，临用前加水振摇即可分散成混悬液。其主要作用是有利于提高混悬剂在保存过程中的稳定性，并可简化包装，便于储藏和携带。混悬剂一般在包装瓶标签上应注明“用前摇匀”。

下列情况一般可制成混悬剂：①不溶性药物又需制成液体药剂使用；②药物剂量超过了其溶解度；③处方中两种药液混合时溶解度降低析出或产生难溶性物质；④为使药剂达长效作用。但毒性药物或剂量小药效强的药物不宜制成混悬剂应用，以防止因药物分布不均而产生用药不安全性。

不适宜制成混悬剂的药物：毒剧药或剂量太小的药物，为了保证用药的安全性，则不宜制成混悬剂应用。

2. 混悬剂的质量要求

（1）混悬微粒细微均匀，微粒大小应符合该剂型的要求。

（2）药物本身化学性质应稳定，有效期内药物含量符合要求。

（3）微粒沉降缓慢，口服混悬剂沉降体积比应不低于 0.90，沉降后不结块，轻摇后应能迅速分散。

（4）混悬剂的黏度应适宜，倾倒时不沾瓶壁；外用混悬剂应易于涂布，不易流散。

（5）不得有发霉、酸败、变色、异臭、异物、产生气体或其他变质现象；标签上应注明“用前摇匀”。

（二）混悬剂的稳定性

混悬剂中药物微粒与分散介质之间存在着固液界面，微粒的分散度较大，使混悬微粒具有较高的表面自由能，故处于不稳定状态。尤其是疏水性药物的混悬剂，更不稳定。下面讨论混悬剂的稳定性问题和提高稳定性可以采取的措施。

1. 混悬微粒的沉降　混悬剂中的微粒由于受重力作用，静置后会自然沉降，其沉降速度服从 Stokes 公式：

$$V=\frac{2r^2(\rho_1-\rho_2)g}{9\eta} \tag{3-12-1}$$

式中　V——沉降速度，cm/s；

r——微粒半径，cm；

ρ_1 和 ρ_2——微粒和介质的密度，g/mL；

g——重力加速度，cm/s^2；

η——分散介质的黏度，Pa·s。

Stokes 公式是根据理想状态推导出来的，即微粒是大小均匀的球体，混悬剂中所含的固体一般在 2% 以内，微粒下沉时不发生湍流，各不相扰，也不受器壁影响，在这样的条件下微粒下沉的速度才符合 Stokes 公式。

按 Stokes 定律要求，混悬剂中微粒浓度应在 2% 以下。但实际上常用的混悬剂浓度均在 2% 以上。此外，在沉降过程中微粒电荷的相互排斥作用，阻碍了微粒沉降，故实际沉降速度要比计算得出的速度小得多。因此，不能用 Stokes 公式来准确计算常用混悬剂的微粒沉降速度。公式的基本概念能合理地说明影响微粒沉降速度的因素，并为寻求减慢微粒沉降速度的方法提供理论依据。

由 Stokes 定律可见，混悬微粒沉降速度与微粒半径平方、微粒与分散介质密度差成正比，与分散介质的黏度成反比。混悬微粒沉降速度越大，混悬剂的动力学稳定性就越小。

为了使微粒沉降速度减小，增加混悬剂的稳定性，可采用以下措施：

（1）尽可能减小微粒半径，采用适当方法将药物粉碎得越细越好，这是最有效的方法。

（2）加入高分子助悬剂，既增加了分散介质的黏度，又减少了微粒与分散介质之间的密度差，同时助悬剂被吸附于微粒的表面，形成保护膜，增加微粒的亲水性。

（3）混悬剂中加入低分子助悬剂如糖浆、甘油等，减少了微粒与分散介质之间的密度差，同时也增加了混悬剂的黏度。

这些措施可使混悬微粒沉降速度大为降低，有效地增加了混悬剂的稳定性。但混悬剂中的微粒最终总是要沉降的，只是大的微粒沉降稍快，细小微粒沉降速度较慢，更细小的微粒由于布朗运动可长时间混悬在介质中。

2. 混悬微粒的荷电与水化　混悬微粒也可因某些基团的解离或吸附分散介质中的离子而荷电，具有双电层结构，产生 ζ - 电位。又因微粒表面荷电，水分子在微粒周围定向排列形成水化膜，这种水化作用随着双电层的厚薄而改变。微粒带相同电荷的排斥作用和水化膜的存在，阻碍了微粒的合并，增加了混悬剂的稳定性。当向混悬剂中加入少量电解质，则可改变双电层的结构和厚度，使混悬粒子聚结而产生絮凝。亲水性药物微粒除带电外，本身具有较强的水化作用，受电解质的影响较小，而疏水性药物混悬剂则不同，微粒的水化作用很弱，对电解质更为敏感。

3. 混悬微粒的润湿　固体药物的亲水性强弱，能否被水润湿，与混悬剂制备的易难、质量好坏及稳定性大小关系密切。若为亲水性药物，制备时则易被水润湿，易于分散，并且制成的混悬剂较稳定。若为疏水性药物，不能为水润湿，较难分散，可加入润湿剂改善疏水性药物的润湿性，从而使混悬剂易于制备并增加其稳定性。甘油常作为润湿剂，在疏水性药物中加入甘油研磨制得的微粒，不仅能使微粒充分润湿，而且还易于均匀混悬于分散介质中。

4. 絮凝与反絮凝　混悬剂中的微粒分散度较大，具有较大的界面自由能，界面自由能都有趋于最小的倾向，因而微粒易于聚集。为了使混悬剂处于稳定状态，可以使混悬微粒在介质中形成疏松的絮状聚集体。

混悬微粒的絮凝与反絮凝现象，实质是微粒间的引力和斥力平衡发生变化所致，一般当斥力大于引力时，微粒单个分散，呈反絮凝状态；当斥力小于引力时，微粒以簇状形式存在，呈絮凝态。而引力、斥力大小的变化受微粒 ζ - 电位的影响，ζ - 的电位大小与双电层结构中扩散层的厚度即所载电荷密切相关，若所加电解质能中和电荷，使扩散层变薄，ζ - 电位降低，则该电解质起到了絮凝作用。若所加电解质增加电荷，扩散层变厚，ζ - 电位增加，则该电解质起到了反絮凝作用。

絮凝：在混悬剂中加入适量的电解质，使 ζ - 电位降低至一定数值（一般应控制 ζ - 电位在

20 ～ 25 mV 范围内），混悬微粒形成絮状聚集体，此过程称为絮凝。为此目的而加入的电解质称为絮凝剂。絮凝状态下的混悬微粒沉降虽快，但沉降体积大。沉降物不易结块，振摇后又能迅速恢复均匀的混悬状态。

反絮凝：向絮凝状态的混悬剂中加入电解质，使絮凝状态变为非絮凝状态的过程称为反絮凝。为此目的而加入的电解质称为反絮凝剂，反絮凝剂可增加混悬剂流动性，使之易于倾倒，方便应用。

注意：若电解质使用不当，使 ζ - 电位降为零时，微粒会因吸附作用而紧密结合成大粒子沉降并成饼状。同一电解质可由于量的不同而既可作絮凝剂也可作反絮凝剂。

5. 分散相的浓度和温度

（1）分散相的浓度：在相同的分散介质中分散相浓度增大，微粒碰撞聚集机会增加，混悬剂的稳定性降低。

（2）温度：温度变化不仅能改变药物的溶解度和化学稳定性，还能改变混悬剂黏度、沉降速度、絮凝速度、沉降容积，从而改变混悬剂的稳定性。冷冻可破坏混悬剂的网状结构，影响混悬剂的稳定性。

6. 结晶增大与转型

（1）结晶增大：混悬剂中存在溶质不断溶解与结晶的动态过程。混悬剂中固体药物微粒大小不可能完全一致，小微粒由于表面积大，在溶液中的溶解速度快而不断溶解，而大微粒则不断结晶而增大，结果是小微粒数目不断减少，大微粒不断增多，使混悬微粒沉降速度加快，从而影响混悬剂的稳定性。此时必须加入抑制剂，以阻止结晶的溶解与增大，来保持混悬剂的稳定性。

（2）转型：很多药物具有同质多晶型现象，其中稳定型的溶解度小，稳定性好；亚稳定型的溶解度大，但稳定性稍差。若制备时使用了亚稳定型结晶药物，在制备和储存过程中亚稳定型可转化为稳定型，亚稳定型比稳定型具有更大的溶解度，故可改变药物微粒沉降速度或结块。从而影响制剂的稳定性和生物利用度。

（三）混悬剂中的稳定剂

为了增加混悬剂的稳定性，可加入适当的稳定剂。常用的稳定剂有助悬剂、润湿剂、絮凝剂与反絮凝剂。

1. 助悬剂　助悬剂增加混悬剂稳定性的主要作用是：①可增加分散介质黏度而降低微粒沉降速度；②能被微粒表面吸附形成机械性或电性保护膜；③防止微粒聚集或结晶转型；④能使混悬剂具有触变性，阻止微粒下沉。这些均能增加混悬剂的稳定性。

常用的助悬剂类型包括：①高分子助悬剂：高分子助悬剂分为天然和合成或半合成两类。天然的有阿拉伯胶粉末（一般用量为 5% ～ 15%），西黄蓍胶（用量为 0.5% ～ 1%），琼脂（用量为 0.35% ～ 0.5%），以及海藻酸钠等；合成或半合成的有甲基纤维素、羧甲基纤维素钠、聚维酮等，一般用量为 0.1% ～ 1%；②低分子助悬剂：如甘油、糖浆等；③触变胶：如 2% 硬脂酸铝；④硅酸类：如硅皂土是胶体水合硅酸铝，能吸收大量的水形成高黏度液体，有润湿性、可塑性和触变性。常用量为 2%，当含 5% 时有触变性。

2. 润湿剂　能降低药物微粒与分散介质间的界面张力，增加它们之间的润湿性，主要用于疏水性药物的混悬剂制备。润湿剂一般为表面活性剂，其 HLB 值为 7 ～ 9。常用的有聚山梨酯类、肥皂类等。此外，甘油、乙醇等也有一定的润湿作用。

3. 絮凝剂与反絮凝剂　可以是不同的电解质，也可以是同一电解质由于用量不同而起絮凝或反絮凝作用。常用的絮凝剂与反絮凝剂可分为有机酸盐与无机酸盐两大类，如枸橼酸盐、酒石酸盐、酸性酒石酸盐、磷酸盐、氯化铝等。阳离子、非离子表面活性剂等也在混悬液中起絮凝与反絮凝作用。

（四）混悬剂的制备

混悬剂的制备应使固体药物有适当的分散度，微粒分散均匀，有利于混悬剂稳定。

1. 分散法　将固体药物粉碎、研磨成符合混悬剂要求的微粒，再分散于分散介质中制成混悬剂。小量制备时可用研钵，大量生产时可用乳匀机、胶体磨等机械。分散法制备混悬剂的工艺流程如图 3-12-1 所示。

药物称量 → 粉碎 → 药物润湿与分散 → 混悬剂

图 3-12-1　分散法制备混悬剂的工艺流程

分散法制备混悬剂要考虑药物的亲水性。对于亲水性药物如氧化锌、炉甘石等，一般可先将药物粉碎至一定细度，再采用加液研磨法制备，即 1 份药物加入 0.4 ～ 0.6 份的液体，研磨至适宜的分散度，最后加入处方中的剩余液体使成全量。加液研磨可用处方中的液体。此法可使药物更容易粉碎，得到的混悬微粒可达到 0.1 ～ 0.5 μm。

疏水性药物制备混悬剂时，可加入润湿剂与药物共研，改善疏水性药物的润湿性。助悬剂、防腐剂、矫味剂等附加剂可先用溶剂制成溶液，制备混悬剂时作液体使用。

现代粉碎技术，如药物微粉化技术，应用于混悬剂的制备，可使混悬微粒更细小、更均匀，混悬剂的稳定性更好，生物利用度更高。如应用胶体磨能将药物粉碎至小于 1 μm 的微粉，达到胶体粒径的范围。

水飞法是将难溶性药物置于研钵中加水研磨，使得细粉漂浮或者悬浮在水中，将悬浮液倾倒出来，剩余的药物再加水反复研磨，直至全部粉碎完毕。将获得的悬浮液沉降，细粉干燥后即可获得粒径较小的产品。水飞法在矿物类中药中的应用较多，如水飞法制朱砂、雄黄。

水飞法可以洁净药物，去除可溶于水的杂质，防止在研磨过程中粉尘飞扬，获得质地细腻的药物粉末。

2. 凝聚法　是借助物理或化学方法将离子或分子状态的药物在分散介质中凝集成不溶性的药物微粒，混悬在分散介质中而制成混悬剂。凝聚法分类物理凝聚法和化学凝聚法。

（1）物理凝聚法：利用改变溶剂的方法而使得药物的溶解度降低，凝聚析出。

此法一般是选择适当溶剂将药物制成过饱和溶液，在急速搅拌下加至另一种不同性质的溶剂中，使药物快速结晶，可得到 10 μm 以下（占 80% ～ 90%）微粒，再将微粒分散于适宜介质中制成混悬剂。如醋酸可的松滴眼剂就是采用物理凝聚法制成的。

酊剂、流浸膏剂、酯剂等醇性制剂与水混合时，由于乙醇浓度降低，原来醇溶性成分析出而形成混悬剂。配制时必须将醇性制剂缓缓注入或滴加至水中，边加边搅拌，不可将水加至醇性药液中。

（2）化学凝聚法：将两种药物的稀溶液，在低温下相互混合，使之发生化学反应生成不溶性药物微粒混悬于分散介质中制成混悬剂。用于胃肠道透视的 $BaSO_4$ 就是用此法制成的。化学凝聚法现已少用。

（五）举例

炉甘石洗剂

【处方】炉甘石 150 g，氧化锌 50 g，甘油 50 mL，羧甲基纤维素钠 2.5 g，纯化水加至 1 000 mL。

【制法】取炉甘石、氧化锌研细过筛后，加甘油及适量纯化水研磨成糊状，另取羧甲基纤维素钠加纯化水溶解后，分次加入上述糊状液中，随加随研磨，再加纯化水使成 1 000 mL，搅匀，即得。

【注意事项】（1）本品具有保护皮肤、收敛、消炎作用，可用于皮肤炎症、湿疹、荨麻疹等。应用前摇匀，涂抹于皮肤患处。

（2）氧化锌有重质和轻质两种，以选用轻质为好。

（3）炉甘石与氧化锌均为不溶于水的亲水性药物，能被水润湿，故先加入甘油和少量水研磨成糊状，再与羧甲基纤维素钠水溶液混合，使粉末周围形成水化膜，以阻碍微粒的聚合，振摇时易再分散。

复方硫洗剂

【处方】硫酸锌 30 g，沉降硫 30 g，樟脑醑 250 mL，甘油 100 mL，羧甲基纤维素钠 5 g，纯化水加至 1 000 mL。

【制法】取羧甲基纤维素钠，加适量的纯化水，根据高分子化合物的特性，使其溶解；另取沉降硫分次加甘油研至细腻后，与前者混合。另取硫酸锌溶于 200 mL 纯化水中，过滤，将滤液缓缓加入上述混合液中，然后再缓缓加入樟脑醑，随加随研磨，最后加纯化水至 1 000 mL，搅匀，即得。

【注意事项】（1）本品具有保护皮肤，抑制皮脂分泌，轻度杀菌与收敛的作用。可用于干性皮肤溢出症、痤疮等。用前摇匀，涂抹于患处。

（2）药用硫由于加工生产方法不同，分为精制硫、沉降硫、升华硫。沉降硫的颗粒最细，易制得细腻混悬液，故本品采用沉降硫。

（3）硫为强疏水性药物，颗粒表面易吸附空气而形成气膜，故易聚集浮于液面，所以先以甘油润湿研磨。

（4）樟脑醑应以细流加入混合液中，并急速搅拌使樟脑不致析出较大颗粒。

（5）羧甲基纤维素钠作助悬剂，可增加分散介质的黏度，并能吸附在微粒周围。

（六）混悬剂的质量控制

根据《中国药典（2020 年版）》，除另有规定外，口服混悬剂应进行以下相应的检查。

【装量】除另有规定外，单剂量包装的口服溶液剂、口服混悬剂和口服乳剂的装量，照下述方法检查，应符合规定。

检查法　取供试品 10 袋（支），将内容物分别倒入经标化的量入式量筒内，检视，每支装量与标示装量相比较，均不得少于其标示量。

凡规定检查含量均匀度者，一般不再进行装量检查。

多剂量包装的口服溶液剂、口服混悬剂、口服乳剂和干混悬剂照最低装量检查法（《中国药典（2020 年版）》四部制剂通则 0942）检查，应符合规定。

【装量差异】除另有规定外，单剂量包装的干混悬剂照下述方法检查，应符合规定。

检查法　取供试品 20 袋（支），分别精密称定内容物，计算平均装量，每袋（支）装量与平均装量相比较，装量差异限度应在平均装量的 ±10% 以内，超出装量差异限度的不得多于 2 袋（支），并不得有 1 袋（支）超出限度的 1 倍。

凡规定检查含量均匀度者，一般不再进行装量差异检查。

【干燥失重】除另有规定外，干混悬剂照干燥失重测定法（《中国药典（2020 年版）》四部制剂通则 0831）检查，减失重量不得过 2.0%。

【沉降体积比】口服混悬剂照下述方法检查，沉降体积比应不低于 0.90。

检查法　除另有规定外，用具塞量筒量取供试品 50 mL，密塞，用力振摇 1 分钟，记下混悬物的开始高度 H_0，静置 3 小时，记下混悬物的最终高度 H，按下式计算：

$$沉降体积比 = \frac{H}{H_0}$$

干混悬剂按各品种项下规定的比例加水振摇，应均匀分散，并照上法检查沉降体积比，应符合规定。

【微生物限度】除另有规定外，照非无菌产品微生物限度检查：微生物计数法（《中国药典

（2020 年版）》四部制剂通则 1105）和控制菌检查法（《中国药典（2020 年版）》四部制剂通则 1106）及非无菌药品微生物限度标准（《中国药典（2020 年版）》四部制剂通则 1107）检查，应符合规定。

二、乳剂的制备

（一）乳剂的概述

乳剂也称为乳状液，是指两种互不相溶的液体混合，其中一种液体以液滴状态分散于另一种液体中形成的非均相液体制剂。分散成液滴的一相称为分散相、内相或不连续相；而包在液粒外面的一相则称为分散介质、外相或连续相。一般分散相液粒直径在 0.1 ～ 10 μm，但大的可达到 50 ～ 100 μm。

乳剂在应用时有以下特点：吸收快生物利用度高；可掩盖药物不良气味；油性药物制成乳剂后分剂量更准确；注射用乳剂有的具有靶向性；外用乳剂可改善药物对皮肤、黏膜的渗透性和刺激性；并可提高一些药物（如易氧化药物）的稳定性。

根据分散相不同，乳剂分为水包油型（O/W 型）和油包水型（W/O 型），此外还有复合乳剂或称多重乳剂，可用 W/O/W 型或 O/W/O 型表示。乳粒直径在 0.1 μm 以下的乳剂称为微乳，也叫纳米乳；微乳一般是透明的。乳滴直径在 0.1 ～ 0.5 μm 的乳剂称为亚微乳。乳剂类型的鉴别如表 3-12-1 所示。

表 3-12-1　乳剂类型的鉴别

鉴别方法	O/W 型	W/O 型
外观	乳白色	与油色近
$CoCl_2$ 试纸	粉红色	不变色
稀释法	被水稀释	被油稀释
导电法	导电	不导电
加入水性染料	外相染色	内相染色
加入油性染料	内相染色	外相染色

乳剂应用广泛，不仅液体制剂中有乳剂类型，注射剂、滴眼剂、软膏剂、栓剂、气雾剂等都有乳剂型制剂存在。故乳剂的理论和制备方法对其他剂型具有指导意义。

（二）乳剂形成的条件

乳剂是由水相、油相、乳化剂组成的液体制剂，要制成质量符合要求的乳剂，必须提供乳剂形成和保持稳定的如下几个条件。

1. 提供乳化所需的能量　乳化包括两个过程，即分散过程和稳定过程。分散过程即液体分散相形成液滴均匀分散于分散介质中。此过程是借助乳化机械做功，使液体被切割成小液滴而增大表面积和界面自由能，其实质是将机械能部分地转化成液滴的界面自由能，故必须提供足够的能量，使分散相能够分散成微细的液滴。液滴越细，需要的能量越多。

2. 加入适宜的乳化剂　乳化剂是乳剂的重要组成部分，是乳剂形成与稳定的必要条件，其作用为：

（1）降低两相的界面张力：油水两相形成乳剂的过程，也是不相溶的两液相界面增大的过程。液滴越细，新增加的表面积就越大，界面自由能也越大，界面自由能有趋于最小的倾向，液滴有合并的倾向，乳化剂是能急剧降低界面张力的两亲性物质，使其吸附在液滴的周围，使液滴在形成过程中有效地降低界面张力，有利于液滴分散得更细，使乳剂保持一定的分散度和稳定性。同时在乳剂的制备过程中也不必消耗较大的能量，用简单的振摇或搅拌的方法就能制成稳定的乳剂。

（2）形成牢固的乳化膜：乳化剂被吸附在油、水界面上，能在液滴的周围有规律地定向排列，乳化剂的亲水基团转向水，亲油基团转向油，形成乳化膜。乳化剂在液滴表面上排列越整齐，乳化膜就越牢固，乳剂也越稳定。乳化膜有 4 种类型。

①单层膜：表面活性剂类乳化剂被吸附在液滴表面，有规律地定向排列成单分子乳化剂层，形成阻碍液滴合并的屏障。如果乳化剂为离子表面活性剂，则形成的单分子乳化膜由于离子化而带电，电荷的互相排斥作用，阻止液滴的合并，使乳剂更稳定。

②高分子膜：亲水性高分子化合物类乳化剂被吸附在液滴的表面，形成高分子乳化剂层。高分子乳化膜不但能阻止液滴合并，而且能增加分散介质的黏度，使乳剂更稳定。这种膜不仅具有空间位阻作用和耐压缩能力，而且具有一定的扩张性，在界面膜受损时产生修复作用。如阿拉伯胶、西黄蓍胶作乳化剂时，就是形成高分子膜。

③固体微粒乳化膜：固体微粒乳化剂被吸附在液滴表面排列成固体微粒乳化膜，起阻止液滴合并而增加乳剂稳定性的作用。

④复合凝聚膜：由两种或两种以上的乳化剂组成的密集的界面膜，这两种乳化剂可以分别处于界面的两边，也可混合排列组成界面膜。

3. 具有适当的相比　相比：乳剂中油、水两相的容积比简称为相比。

制备乳剂时，分散相浓度一般在 10% ～ 50%，相容积比在 25% ～ 50% 时乳剂稳定性好。若分散相浓度超过 50%，由于乳滴之间的距离很近，乳滴易发生碰撞而合并或引起转相，使乳剂不稳定。故制备乳剂时，应考虑油、水两相的相比，以利于乳剂的形成和稳定。

4. 影响形成乳剂的类型的因素　决定乳剂类型的因素有多种，最主要的是乳化剂的性质和乳化剂的 HLB 值。乳化剂分子结构中有亲水基团和亲油基团，形成乳剂时，亲水基团伸向水相，亲油基团则伸向油相，若亲水基团大于亲油基团，HLB 值越大，则乳化剂伸向水相的部分较大而使水的界面张力降低很大，可形成 O/W 型乳剂，HLB 值一般为 8 ～ 18。如亲油基团大于亲水基团，HLB 值越小，则恰好相反，形成 W/O 型乳剂，HLB 值一般为 3 ～ 6。

不同种类的乳化剂，具有不同的亲水亲油性。天然和合成的高分子乳化剂，亲水基团特别大，能降低水的界面张力，故形成 O/W 型乳剂。固体微粒乳化剂若亲水性大，则可形成 O/W 型乳剂，若亲油性大，则可形成 W/O 型乳剂。因此，乳化剂的亲水亲油性大小是决定乳剂类型的主要因素。

（三）乳化剂

乳化剂是为了使乳剂易于形成和稳定而加入的第三种物质，是乳剂的重要组成部分。

1. 乳化剂的基本要求　优良的乳化剂应具备以下基本条件。

（1）乳化能力强。乳化能力是指能显著降低油水两相之间的界面张力，并能在液滴周围形成牢固的乳化膜。

（2）乳化剂本身应稳定，对不同的 pH 值、电解质、温度的变化等应具有一定的耐受性。对微生物的稳定性也是考虑的因素。

（3）对人体无害，不应对机体产生近期和远期的毒副作用，无刺激性。

（4）来源广、价廉。

2. 乳化剂的种类　根据来源和性质不同，乳化剂可分为天然乳化剂、合成乳化剂、固体粉末类乳化剂等。

（1）天然乳化剂：一般为高分子化合物，其亲水性较强，有较大黏度，属 O/W 型乳化剂。但天然乳化剂容易霉败，使用时应新鲜配制，注意防腐。常用的有以下几种：①阿拉伯胶：主要含有阿拉伯酸的钾、钙、镁盐，水中带负电，乳化能力弱，黏度较小，常与西黄蓍胶等合用，含阿拉伯胶的乳剂在 pH 值 2 ～ 10 均较稳定；②西黄蓍胶：乳化能力弱，但其水液黏度大，常作辅助乳化剂；③磷脂：乳化能力强，一般用量为 1% ～ 3%，其制备的乳剂可供内服、外用及注射用；④明胶：为两性化合物，用量为油的 1% ～ 2%，其可在油水界面产生多分子膜，但易霉败；⑤其他天然乳化剂：杏树胶、胆固醇、白芨胶、海藻酸钠、琼脂等均可用作乳化剂。

（2）合成类乳化剂：合成的表面活性剂和半合成的高分子化合物。前者常用的是聚山梨酯类（为 O/W 型乳化剂）、脂肪酸山梨坦类（为 W/O 型乳化剂）和肥皂类，它们乳化能力强，性质稳定，但有毒性；后者有甲基纤维素、羧甲基纤维素钠等，它们的乳化能力较弱，但水液黏性大，一般只作辅助乳化剂。

（3）固体粉末类乳化剂：O/W 型乳化剂有氢氧化镁、氢氧化铝、二氧化硅和硅皂土等；W/O 型乳化剂有氢氧化钙、氢氧化锌、硬脂酸镁等。这类乳化剂可被油水两相润湿，在两相间形成固体微粒膜防止分散相液滴合并而起乳化作用，且不受电解质影响。若与非离子性表面活性剂合用效果更好。

（4）辅助乳化剂：一般乳化能力很弱或无乳化能力，但能提高乳剂黏度，并能使乳化膜强度增大，防止乳剂合并，提高稳定性。①增加水相黏度的辅助乳化剂有甲基纤维素、羧甲基纤维素钠、羟丙基纤维素、海藻酸钠、琼脂、西黄蓍胶、阿拉伯胶、果胶、黄原胶等。②增加油相黏度的辅助乳化剂有鲸蜡醇、蜂蜡、单硬脂酸甘油酯、硬脂酸、硬脂醇等。

3. 乳化剂的选用　乳化剂的类型很多，选用时主要考虑以下几个方面：乳剂的使用目的，处方药物的性质，处方的组成，预制备乳剂的类型，乳化方法和器械等。要尽量选用毒性小、乳化力强、稳定性高、价廉来源广的最适宜乳化剂，并通过科学实验，做出最佳的选择。

（1）根据乳剂的类型选择：要制备 O/W 型乳剂应选择 O/W 型乳化剂，W/O 型乳剂则选择 W/O 型乳化剂。乳化剂的 HLB 值为选择乳化剂提供了依据。

（2）根据乳剂的给药途径选择：主要考虑乳化剂的毒性、刺激性，如为口服乳剂应选择无毒性的天然乳化剂或某些亲水性非离子型乳化剂。外用乳剂应选择无刺激性乳化剂，并要求长期应用无毒性。注射用乳剂则应选择磷脂、泊洛沙姆等乳化剂为宜。

（3）根据乳化剂性能选择：各种乳化剂的性能不同，应选择乳化能力强、性质稳定、受外界各种因素影响小、无毒、无刺激性的乳化剂。

（4）混合乳化剂的选择：将乳化剂混合使用可改变 HLB 值，使乳化剂的适应性增大，形成更为牢固的乳化膜，并增加乳剂的黏度，从而增加乳剂的稳定性。各种油的介电常数不同，形成稳定乳剂所需要的 HLB 值也不同。

（四）乳剂的制备

1. 制备方法

（1）干胶法：先将油与胶粉同置于干燥乳钵中研匀，然后一次加入比例量的水迅速沿同一方向旋转研磨，至稠厚的乳白色初乳形成为止，再逐渐加水稀释至全量，研匀，即得。

本法的特点是先制备初乳。在初乳中油、水、胶三者要有一定比例，若用植物油其比例为 4∶2∶1；若用挥发油其比例为 2∶2∶1；液体石蜡比例为 3∶2∶1。所用胶粉通常为阿拉伯胶或阿拉伯胶与西黄蓍胶的混合胶。干胶法制备乳剂的工艺流程如图 3-12-2 所示。

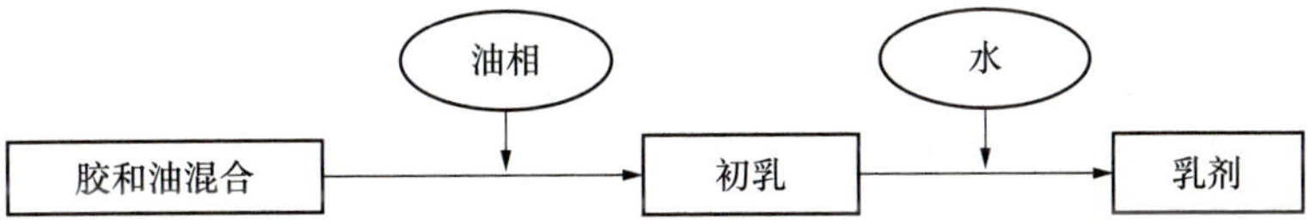

图 3-12-2　干胶法制备乳剂的工艺流程

（2）湿胶法：本法是将油相加到含乳化剂的水相中。制备时先将胶（乳化剂）溶于水中，制成胶浆作为水相，再将油相缓缓加于水相中，边加边研磨，直到初乳生成，再加水至全量研匀，即得。湿胶法制备初乳时油、水、胶的比例与干胶法相同。湿胶法制备乳剂的工艺流程如图 3-12-3 所示。

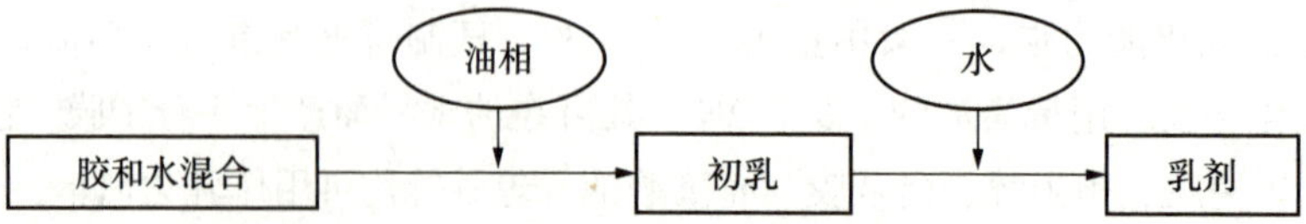

图 3-12-3　湿胶法制备乳剂的工艺流程

（3）新生皂法：本法是利用植物油所含的硬脂酸、油酸等有机酸与加入的氢氧化钠、氢氧化钙、三乙醇胺等，在加热（70 ℃以上）条件下生成新生皂作为乳化剂，经搅拌或振摇即制成乳剂。若生成钠皂、有机胺皂则为 O/W 型乳化剂，生成钙皂则为 W/O 型乳化剂。本法多用于乳膏剂的制备。新生皂法制备乳剂的工艺流程如图 3-12-4 所示。

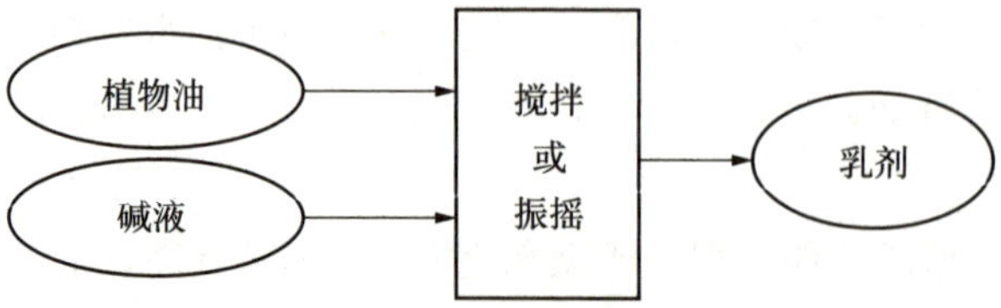

图 3-12-4　新生皂法制备乳剂的工艺流程

（4）两相交替加入法：向乳化剂中每次少量交替地加入水或油，边加边搅拌或研磨，即可形成乳剂。天然胶类、固体微粒乳化剂等可用本法制备乳剂。当乳化剂用量较多时本法是一个很好的方法。

（5）机械法：本法是将油相、水相、乳化剂混合后用乳化机械制备乳剂。机械法制备乳剂可不考虑混合顺序而借助机械提供的强大能量制成乳剂。乳化机械主要有电动搅拌器、乳匀机、胶体磨、超声波乳化器、高速搅拌机、高压乳匀机等。机械法制备乳剂的工艺流程如图 3-12-5 所示。

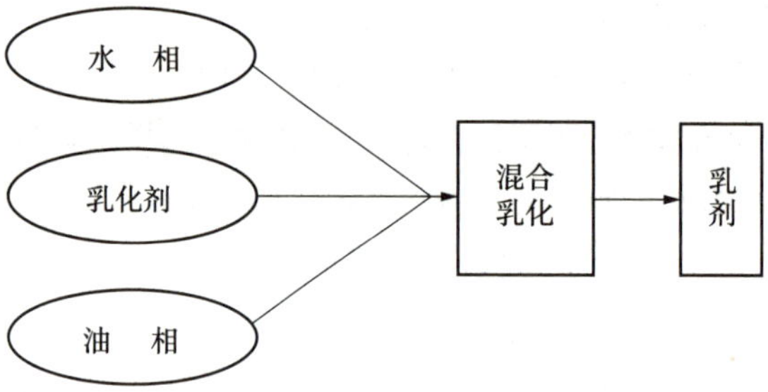

图 3-12-5　机械法制备乳剂的工艺流程

（6）微乳的制备：微乳除含油、水两相和乳化剂外，还含有辅助乳化剂。乳化剂和助乳化剂应占乳剂的 12% ～ 25%。乳化剂主要是界面活性剂，不同的油对乳化剂的 HLB 值有不同的要求。制备 W/O 型微乳时，大体要求其 HLB 值应在 3 ～ 6 范围内；制备 O/W 型微乳时，则其 HLB 值应在 15 ～ 18 范围内。辅助乳化剂一般选择链长为乳化剂链长的 1/2 的烷烃或醇等，如正丁烷、正戊烷、正己烷、5 ～ 8 个碳原子的直链醇等。

（7）复合乳剂的制备：用二步乳化法制备，即先将油、水、乳化剂制成一级乳，再以一级乳为分散相与含有乳化剂的分散介质（水或油）再乳化制成二级乳剂。

2. 乳剂中药物的加入方法　乳剂是药物良好的载体，加入各种药物使其具有治疗作用。药物的加入方法如下：

（1）水溶性药物先制成水溶液，可在初乳制成后加入。

（2）油溶性药物先溶于油，再制成乳剂。

（3）在油、水两相中均不溶的药物，可用亲和性大的液相研磨药物，再制成乳剂。或制成细粉后加入乳剂中。

（4）大量生产时，药物能溶于油的先溶于油，可溶于水的先溶于水，然后将乳化剂以及油水两相混合进行乳化。

3. 影响乳化的因素

（1）温度：温度与乳剂的形成、制备的难易有关，升高温度不仅能降低黏度，而且能降低界面张力，有利于乳剂的形成。但温度升高同时也增加液滴的动能，可使液滴聚集甚至破裂，故乳化温度一般不宜超过 70 ℃。

（2）乳化时间：乳化时间对乳化过程的影响较为复杂。在乳化的开始阶段，外加的机械力作用可促使液滴的形成。但液滴形成后继续长时间地施加机械力，又会使液滴之间的碰撞概率增加，导致液滴合并增大，稳定性降低。因此，乳化时间应适当。

（五）乳剂容易产生的问题和处理

乳剂属于热力学不稳定的非均相粗分散体系，其不稳定现象主要表现在以下几个方面。

1. 分层　乳剂分层又称为乳析，是指乳剂放置过程中出现分散相液滴上浮或下沉的现象。分层的主要原因是分散相和分散介质之间存在密度差。尽量减小液滴半径、减少分散相与分散介质之间的密度差、增加分散介质的黏度等均是减少乳剂分层的有效途径。乳剂分层也与分散相的相容积大小有关，当分散相的相容积低于 25% 时乳剂容易分层，达 50% 时分层速度明显减慢。分层现象是可逆的，此时乳剂并未完全破坏，经振摇后仍能恢复成均匀的乳剂。但分层后的乳剂外观较粗糙，也容易引起絮凝甚至破坏。优良的乳剂分层过程应十分缓慢。口服乳剂，以 4 000 r/min 的转速离心 15 分钟，不应观察到分层现象。

2. 絮凝　乳剂中分散相液滴集中在一起成疏松团块的现象称为絮凝。分散相液滴电荷减少，ζ - 电位降低，液滴产生聚集而絮凝。乳剂中的电解质和离子型乳化剂的存在是产生絮凝的主要原因，同时絮凝与乳剂的黏度等因素有关。絮凝状态仍保持液滴及其乳化膜的完整性，与液滴的合并是不同的，是可逆的聚集。但絮凝的出现表明乳剂稳定性降低，通常是乳剂破坏的前奏。

3. 转相　乳剂由于某些条件的变化而引起乳剂类型的改变称为转相。如由 O/W 型转变为 W/O 型或由 W/O 型转变为 O/W 型。转相主要是由于乳化剂的性质改变而引起，例如，以 O/W 型乳化剂油酸钠制成的乳剂，遇到氯化钙后生成油酸钙，变为 W/O 型乳化剂，乳剂可由 O/W 型变为 W/O。向乳剂中添加相反类型的乳化剂也可引起乳剂转相。乳剂的转相还受相容积比的影响。

4. 合并与破坏　乳剂中液滴周围的乳化膜破坏导致液滴变大，称为合并。合并的液滴进一步分成油水两层，称为乳剂破坏。破坏后液滴界面消失，虽经振摇也不可能恢复到原来的分散状态，故破坏是不可逆的变化。影响乳剂稳定性的因素中，最重要的是乳化剂的理化性质，乳化剂形成的乳化膜越牢固，就能越有效地防止液滴的合并和破坏。乳剂的稳定性也与液滴大小有较大的关系，液滴越小乳剂越稳定。乳剂中液滴大小是不一致的，小液滴常填充于大液滴之间，使液滴合并可能性增大。故为了保证乳剂的稳定，制备时应尽可能使液滴大小均匀一致。另外，增加分散介质的黏度，也可使液滴合并速度减慢。

乳剂的合并和破坏还受多种外界因素的影响，如温度过高过低、加入相反类型乳化剂、添加电解质、离心力的作用、微生物的增殖、油的酸败等均可导致乳剂的合并和破坏。

（六）乳剂的质量控制

根据《中国药典（2020 年版）》，除另有规定外，口服乳剂应进行以下相应的检查。

【装量】除另有规定外，单剂量包装的口服乳剂的装量，照下述方法检查，应符合规定。

检查法　取供试品 10 袋（支），将内容物分别倒入经标化的量入式量筒内，检视，每支装量与标示装量相比较，均不得少于其标示量。

凡规定检查含量均匀度者，一般不再进行装量检查。

多剂量包装的口服乳剂照最低装量检查法（《中国药典（2020 年版）》四部制剂通则 0942）检查，应符合规定。

【微生物限度】除另有规定外，照非无菌产品微生物限度检查：微生物计数法（《中国药典（2020

年版）》四部制剂通则 1105）和控制菌检查法（《中国药典（2020 年版）》四部制剂通则 1106）及非无菌药品微生物限度标准（《中国药典（2020 年版）》四部制剂通则 1107）检查，应符合规定。

（七）举例

鱼肝油乳

【处方】 鱼肝油 368 mL，吐温 80 12.5 g，西黄蓍胶 9 g，甘油 19 g，苯甲酸 1.5 g，糖精 0.3 g，杏仁油香精 2.8 g，香蕉油香精 0.9 g，纯化水加至 1 000 mL。

【制法】 将水、甘油、糖精混合，投入粗乳机搅拌 5 分钟，用少量的鱼肝油润匀苯甲酸、西黄蓍胶，投入粗乳机，搅拌 5 分钟，投入吐温 80，搅拌 20 分钟，缓慢均匀地投入鱼肝油，搅拌 80 ~ 90 分钟，将杏仁油香精、香蕉油香精投入搅拌 10 分钟后粗乳液即成。将粗乳液缓慢、均匀地投入胶体磨中研磨，重复研磨 2 ~ 3 次，用二层纱布过滤，并静置脱泡，即得。

【注意事项】（1）本品用作治疗维生素 A 与维生素 D 缺乏的辅助剂。口服，每次 3 ~ 8 mL，每日 3 次。

（2）本品采用吐温 80 为乳化剂，西黄蓍胶是辅助乳化剂，苯甲酸为防腐剂，糖精为甜味剂，杏仁油香精、香蕉油香精为矫味剂。

（3）本品是 O/W 型乳剂，可用阿拉伯胶为乳化剂，采用干胶法或湿胶法制成。

（4）本品采用机械法制备。

石灰搽剂

【处方】 氢氧化钙溶液 50 mL，植物油 50 mL。

【制法】 取氢氧化钙溶液与花生油混合，用力振摇，使成乳浊液，即得。

【注意事项】（1）本品外用于烫伤。

（2）本品为 W/O 型乳剂，乳化剂是氢氧化钙与油中游离脂肪酸反应生成的钙皂。

任务 13　其他液体药剂的制备

思政案例：芳香水剂

本项目前面介绍的液体制剂是按分散系统进行分类的，在临床工作中常常根据需要按照不同给药途径进行分类，这样更贴近实际。

一、搽剂的制备

搽剂是指药物用乙醇、油或适宜的溶剂制成的溶液、乳状液或混悬液，供无破损皮肤揉搽用，有镇痛、收敛、保护、消炎、引赤、抗刺激等作用。起保护作用的搽剂多以油、液状石蜡为分散剂；起镇痛、抗刺激作用的多以乙醇为分散剂，如酮洛芬搽剂、硝酸咪康唑搽剂等。

搽剂在储存时，乳状液若出现油相与水相分离，经振摇后应能重新形成乳状液；混悬液若出现沉淀物，经振摇应易分散，并具有足够的稳定性，以确保给药剂量的准确。易变质的搽剂应在临用前配制。搽剂用时可加在绒布或其他柔软物料上，轻轻涂裹患处，所用的绒布或其他柔软物料须洁净。

生发搽剂

【处方】 闹羊花 60 g，补骨脂 60 g，生姜 30 g。

【制法】 以上 3 味，闹羊花、补骨脂粉碎成粗粉，生姜切为薄片，照酊剂项下的浸渍法，用 75% 乙醇作溶剂，密盖，时加搅拌，浸渍 7 日，取上清液，滤过，压榨药渣，榨出液与滤液合并，加 75% 乙醇至 1 000 mL，搅匀，静置 24 小时，滤过，分装，即得。

【功能与主治】温经通脉。用于经络阻隔、气血不畅所致的油风，症见头部毛发成片脱落、头皮光亮、无痛痒；斑秃见上述证候者。

【用法与用量】外用。涂搽患处，一日 2～3 次。

【注意】局部皮肤破损处禁用；切忌口服及入眼；发生过敏反应时停用；不可大剂量或长期使用。

【规格】每瓶装 20 mL。

【储藏】密封，置阴凉处。

二、涂剂的制备

涂剂是指含原料药物的水性或油性溶液、乳状液、混悬液，供临用前用消毒纱布或棉球等柔软物料蘸取涂于皮肤或口腔与喉部黏膜的液体制剂；也可为临用前用无菌溶剂制成溶液的无菌冻干制剂，供创伤面涂抹治疗用。多为消毒、消炎药物的甘油溶液，也有用其他溶剂者。甘油可使药物滞留于局部，并且有滋润作用，对喉头炎、扁桃体炎等均能起辅助治疗作用。

涂剂在储存时，乳状液若出现油相与水相分离，经振摇后应能重新形成乳状液；混悬液若出现沉淀物，经振摇应易分散，并具有足够的稳定性，以确保给药剂量的准确。易变质的涂剂应在临用前配制。可采用非渗透性容器或包装避免溶剂蒸发。根据需要可加入抑菌剂或抗氧剂来提高涂剂稳定。

碘甘油

【处方】碘 20 g，碘化钾 20 g，纯化水 20 mL，甘油加至 1 000 mL。

【制法】取碘化钾加水溶解后，加碘搅拌使其溶解，再加入甘油使成 1 000 mL；搅匀即得。

【分析】固体碘对黏膜有刺激性，本品中碘化钾为助溶剂，以保证碘完全溶解。

三、洗剂和冲洗剂的制备

洗剂是指用于清洗无破损皮肤或腔道的液体制剂，包括溶液型、乳状液型和混悬型洗剂，有消毒、消炎、止痒、收敛、保护等局部作用。其分散介质为水和乙醇。应用时一般轻轻涂于皮肤或用纱布蘸取敷于皮肤上应用，如二硫化硒洗剂、复方间苯二酚洗剂等。

溶液型、乳状液型和混悬型洗剂可采用溶解、乳化、分散等工艺制备。洗剂在储藏时，乳状液若出现油相与水相分离，经振摇后应易重新形成乳状液；混悬液若出现沉淀物，经振摇应易分散，并具有足够的稳定性，以确保给药剂量的准确。易变质的洗剂应于临用前配制。

冲洗剂是指用于冲洗开放性伤口或腔体的无菌溶液，如甘氨酸冲洗液等。

冲洗剂可由原料药物、电解质或等渗调节剂按无菌制剂制备。冲洗剂也可以是注射用水，但在标签中应注明供冲洗用。通常冲洗剂应调节至等渗；冲洗剂在适宜条件下目测应澄清，可见异物应符合规定；冲洗剂的容器应符合注射剂容器的规定。

苯甲酸苄酯洗剂

【处方】苯甲酸苄酯 250 mL，三乙醇胺 2～5 g，硬脂酸 20 g，纯化水加至 1 000 mL。

【制法】取硬脂酸加适量水加热溶化，趁热缓缓加入三乙醇胺搅匀，再缓缓加入苯甲酸苄酯，随加搅拌，加纯化水搅匀，即得。

【分析】三乙醇胺与硬脂酸作用生成胺肥皂，将苯甲酸苄酯乳化成 O/W 型乳剂。

四、滴鼻剂的制备

滴鼻剂是指药物与适宜辅料制成的澄明溶液、混悬液或乳状液，供滴入鼻腔使用，也可将药物以粉末、颗粒等形式包装，另备溶剂，临用前配成澄明溶液或混悬液使用，一般以水、丙二醇、液状石蜡、植物油为溶剂。

滴鼻剂应与鼻黏液等渗，不改变鼻黏液的正常黏度，不影响纤毛运动和分泌液离子组成，pH 值应为 5.5 ～ 7.5。如利巴韦林滴鼻液、盐酸麻黄碱滴鼻液、复方薄荷脑滴鼻液等。

盐酸麻黄碱滴鼻剂

【处方】盐酸麻黄碱 10 g，氯化钠 6 g，纯化水加至 1 000 mL。

【制法】取盐酸麻黄碱与氯化钠，溶于 900 mL 纯化水中，过滤，自滤器上添加纯化水至 1 000 mL，混匀，即得。

【分析】本品具有收缩血管作用，用于鼻黏膜充血、急性鼻炎、鼻窦炎及慢性肥大性鼻炎等。

五、耳用液体制剂（滴耳剂、洗耳剂等）的制备

滴耳剂是指由原料药物与适宜辅料制成的水溶液，或由甘油或其他适宜溶剂制成的澄明溶液、混悬液或乳状液，供滴入外耳道用的液体制剂。耳用液体制剂也可以固态形式包装，另备溶剂，在临用前配成溶液或混悬液。

洗耳剂是指由原料药物与适宜辅料制成的澄明水溶液，用于清洁外耳道的液体制剂。通常是符合生理 pH 值范围的水溶液，用于伤口或手术前使用者应无菌。

耳用制剂通常含有调节张力或黏度、控制 pH 值、增加药物溶解度、提高制剂稳定性或提供足够抗菌性能的辅料，辅料应不影响制剂的药效，并应无毒性或局部刺激性。溶剂（如水、甘油、脂肪油等）不应对耳膜产生不利的压迫。多剂量包装的水性耳用制剂，可含有适宜浓度的抑菌剂，加入的抑菌剂，在制剂确定处方时，该处方的抑菌效力应符合抑菌效力检查法（《中国药典（2020 年版）》四部制剂通则 1121）的规定。单剂量包装的洗耳剂，应能保证从容器中可倾倒出足够的体积。耳用制剂多剂量包装容器应配有完整的滴管或适宜材料组合成套，一般应配有橡胶乳头或塑料乳头的螺旋盖滴管。

耳用溶液剂应澄清，不得有沉淀和异物；耳用混悬液若出现沉淀物，经振摇应易分散；耳用乳状液若出现油相与水相分离，振摇应易恢复成乳状液。多剂量耳用制剂在开启后使用期最多不超过 4 周。用于伤口或手术前使用的耳用制剂应无菌，应不含抑菌剂，并以单剂量包装。

制剂有氯霉素滴耳液、水杨酸滴耳液、碳酸氢钠滴耳液等。

复方硼酸滴耳剂

【处方】硼酸 9 g，乙醇 25 mL，冰片 0.9 g，甘油加至 100 mL。

【制法】取冰片加乙醇搅拌溶解，再取甘油适量加热约 100 ℃，缓缓加入研细的硼酸粉，随加随搅拌使溶解，放冷，将两液合并，再加甘油至 100 mL 即得。

【分析】（1）本品有消炎、止痛作用，用于治疗中耳炎。

（2）因冰片和乙醇都易挥发，所以应将溶液放冷后，再混合，以免损失。

六、灌肠剂的制备

项目 3：习题及答案

灌肠剂是指以治疗、诊断或提供营养为目的供直肠灌注用液体制剂，包括水性或油性溶液、乳剂和混悬液。

灌肠剂溶液型、乳状液型和混悬型灌肠剂可采用溶解、乳化、分散等工艺制备。储藏时，乳剂若出现油水相分离，经振摇后应重新形成乳剂；混悬液放置若产生沉淀，经振摇应易分散。

项目 4
浸出制剂的制备

思政案例

浸出制剂

浸出制剂是传统给药剂型之一，具有悠久的历史。目前，浸出制剂主要有合剂、口服液、糖浆、煎膏剂、酒剂、酊剂等。由宋《太平惠民和剂局方》中藿香正气散剂改进而来的藿香正气水则是酊剂的典型代表。除此之外，现已有藿香正气合剂、藿香正气口服液等浸出制剂产品，供患者选择。党的二十大报告指出，“促进中医药传承创新发展，健全公共卫生体系”，“传承创新”或将是未来一定时期内中医药产业发展的主旋律。对应于市场角度，在利好政策的带动下，各老字号品牌中药企业，将从中获得主要收益，迎来新一轮的业绩增长。

【问题】

1. 请列举常见的浸出制剂产品。
2. 请谈谈药剂学在中医药传承发展中发挥的重要作用?

【反思】

在我国商汤时期出现了汤剂，后来很多剂型，如颗粒剂、口服液等都是基于汤剂研发的，既保留了传统汤剂的特点，又适应了现代化生产的要求。药剂学的发展离不开一代代药学人的努力，为了更好地实现中药现代化，需要每一位医药人继续努力。所以同学们要努力学习专业知识，培养创新意识，做到“传承有特色，创新有基础”，使中医药创造更大的经济价值和社会价值。

一、浸出制剂的含义

浸出制剂是指用适宜的浸提溶剂和浸提方法浸出中药材、饮片中的药效成分，直接制得或再经精制、浓缩等加工处理制成的供内服或外用的一类中药制剂。通常将浸出物直接制得的制剂称为浸出制剂，包括汤剂、合剂、糖浆剂、酒剂、酊剂、煎膏剂、流浸膏剂与浸膏剂等。而以浸出物为原料，再经制备工艺技术制得的制剂，也属于广义范围的浸出制剂，包括注射剂、颗粒剂、胶囊剂、片剂、浓缩丸剂、栓剂、软膏剂、气雾剂等。浸出制剂不仅广泛应用于中医临床，更是中药各类新剂型的基础。

本项目重点介绍合剂、口服液、糖浆剂、酒剂、酊剂、煎膏剂、流浸膏剂及浸膏剂等剂型的制备。

二、浸出制剂的发展

浸出制剂在我国有着悠久的历史。最早的记载是在公元前1766年商汤的伊尹“首创汤液”，继汤剂后又有酒剂、煎膏剂、流浸膏剂、浸膏剂等。近年来，随着新辅料、新设备、新技术、新工艺的应用及中药制剂质量标准等方面的深入研究，在中药浸出提取物的基础上，开发出许多安全有效的新剂型与新品种。如合剂、口服液等，既传承了中药多成分发挥药效的优势，又改善了中药汤剂服用量大、味苦的缺点。又比如以药材浸出物为原料进一步精制而成的中药颗粒剂、片剂、膜剂、气雾剂、注射剂、滴丸剂等，提高了疗效，降低了毒副作用，为我国医药学的发展提供了新思路。

三、浸出制剂的特点

（1）浸出制剂能体现中医药多成分的综合疗效，符合中医药理论。浸出提取物成分复杂，性质各异，其成分数量可多达数百个，各成分是发挥疗效的物质基础，其疗效体现中药多成分、多途径、多靶点的综合作用，这是有别于西药的独到之处。例如，从阿片粉中提取的吗啡，具较强的镇痛作用，但阿片酊中的多种生物碱，除具有镇痛作用外，还有止泻功效。

（2）药效缓和、持久，副作用小。对于中药复方制剂而言，由于多种成分的相辅相成或相互制约，不仅可以增强疗效，有的还可降低毒性。例如，四逆汤的强心升压效应优于方中各单味药，且能减慢窦性心律，避免单味药附子所产生的异位心律失常。这也体现了“附子无干姜不热，得甘草则性缓”的论述。

（3）服用剂量较小。浸出制剂由于在浸出过程中去除了部分无效成分和组织物质，提高了有效成分的浓度，故与原方药相比，服用剂量减少。

（4）部分浸出药剂可用作其他制剂的原料。流浸膏、浸膏等浸出制剂可作为制备其他制剂（如中药注射剂、片剂、胶囊剂、气雾剂等）的原料。

（5）部分浸出制剂的稳定性较差，从而影响浸出制剂的质量和疗效。例如，固体浸出制剂易吸湿结块，甚至液化，崩解时限、溶散时限延长；液体浸出制剂易长霉发酵，产生沉淀或浑浊，甚至水解等。因此，应有针对性地采取防范措施。

四、浸出制剂的分类

浸出制剂按提取溶剂和制备方法不同可分为以下几类。

1. 水浸出制剂　水浸出制剂是指以水为主要溶剂，在一定的加热条件下浸出药材、饮片中的药效成分制成制剂，如合剂等。

2. 含醇浸出制剂　含醇浸出制剂是指在一定条件下，用适宜浓度的乙醇或蒸馏酒为溶剂提取饮片中的药用成分制成的制剂，如酒剂、酊剂、流浸膏剂等。有少数流浸膏剂虽用水为溶剂提取，但成品中仍需加适量乙醇调节浓度，所以也属于含醇浸出制剂。

3. 含糖浸出制剂　含糖浸出制剂是指在水或含醇浸出制剂的基础上，通过浓缩等处理，加入适量蔗糖或蜂蜜制成的制剂，如糖浆剂、煎膏剂等。

4. 其他浸出制剂　除上述各种浸提制剂外，还有以水或含醇浸出制剂为原料，制备的颗粒剂、片剂、浓缩丸剂、软膏剂、栓剂、气雾剂等。

任务 14　合剂和口服液的制备

一、合剂和口服液的概述

（一）合剂和口服液的定义与发展

合剂是指药材饮片用水或其他溶剂，采用适宜方法提取制成的口服液体制剂；单剂量灌装的合剂称为口服液。

合剂是在传统汤剂基础上，经浓缩或用乙醇纯化或渗漉制备而成，属于汤剂改革的新剂型。汤剂广泛应用于中医临床，它占整个中医处方数的一半以上，汤剂适应中医辨证施治需要，可随证加减处方，灵活性大。但在汤剂的制备过程中，由于有些药用成分会被药渣再吸附，挥发性成分挥散，不耐热成分分解以及某些药用成分沉淀等，汤剂存在一定不足，如使用不便，久置易发霉变质，携带不方便，药用成分中特别是脂溶性和难溶性成分提取不完全等。中药合剂克服了汤剂临用时煎煮服用的麻烦，体积缩小，携带、储存和服用方便。口服液是单剂量包装的合剂，也是近年来迅速发展起来的一种剂型，其剂量准确、携带方便、口感好，深受广大消费者欢迎。随着中医临床实践和制剂研究工作的发展，中药合剂及口服液的研究也取得了一定的成效。如将小青龙汤、小建中汤、桂枝汤改成合剂；将四逆汤改成口服液等。

（二）合剂和口服液的特点

1. 剂量小，疗效好。合剂和口服液是在汤剂基础上改进的剂型，既是汤剂的浓缩品，能保证制剂的综合疗效，又能根据药材有效成分的性质，选择合适的浸出溶剂和方法，最大限度地提取药效成分，故其服用剂量较汤剂小，疗效好。

2. 奏效快，易被吸收。合剂与口服液均为液体制剂，起效迅速，易被人体吸收。

3. 可批量生产，携带、储存、应用方便。合剂和口服液克服了汤剂临时煎煮的缺点，并在制备时，可加入适量矫味剂和防腐剂，能改善口感，并能长时间储存。

4. 合剂、口服液不能随症加减，不能代替汤剂；且合剂常用乙醇纯化处理，该法耗醇量较高，易造成醇不溶性成分的丢失。

5. 成品生产和储存不当时易产生沉淀或霉变。

6. 目前多数合剂尚缺乏科学的质量检测方法和标准，有待于进一步研究，积累经验，使合剂质量更加完善和提高。

二、合剂和口服液的制备

（一）制备工艺流程

合剂、口服液制备的一般工艺流程如图 4-14-1 所示。

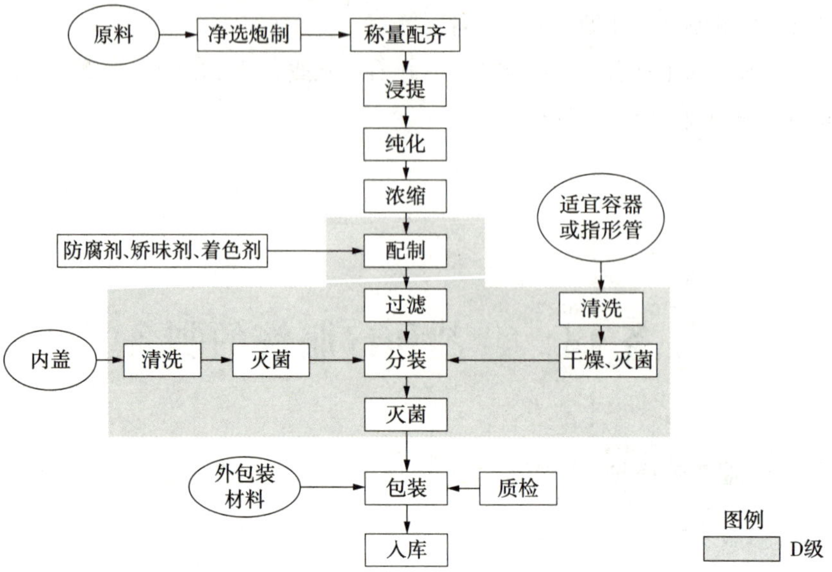

图 4-14-1 合剂、口服液制备的一般工艺流程

1. 浸提　通常采用煎煮法，按汤剂的煎煮法要求进行浸提。煎煮用中药饮片应符合《中国药典（2020 年版）》要求，准确称量配齐。煎煮前，加冷水浸泡 30 分钟以提高煎出率（含酶类的药材不宜用冷水浸泡）；普通处方需要煎煮 2 ～ 3 次；煎煮用水一般为纯化水；用水量一般控制在第一次煎煮加水量为药材量的 8 ～ 10 倍，第二次煎煮加水量为药材量的 6 ～ 8 倍；煎煮过程应注意控制火候，一般以武火煎煮至沸，文火保持微沸；煎煮时间应根据处方用途、饮片性质而定；还有些需要特殊处理的饮片药应按要求进行处理，如先煎、后下、包煎、烊化、另煎等；煎煮至规定时间后应及时进行固液分离，弃去药渣，合并药液。若处方中有含挥发性成分的中药，可采用“双提法”，即先用水蒸气蒸馏法提取挥发性成分，药渣再与其他中药一起煎煮。此外，也可根据药材有效成分的特性，选用不同浓度的乙醇或其他溶剂，采用渗漉法、回流法等方法浸提。

2. 纯化　多数采用水提醇沉法纯化处理，以除去煎煮液中的淀粉、黏液质、蛋白质、果胶等；也可采用高速离心法、吸附澄清法等纯化技术。

3. 浓缩　所得滤液浓缩至规定的相对密度，浓缩程度一般以每日服用量 30 ～ 60 mL 为宜。经醇沉纯化处理的合剂，应先回收乙醇，再浓缩，每日服用量控制在 20 ～ 40 mL。在汤剂基础上制成的合剂，其浓缩程度原则上与每日服用剂量相等。必要时，可加入防腐剂、矫味剂、着色剂。

4. 分装　将配制好的药液经粗滤、精滤后，灌装于无菌洁净干燥的容器中（合剂），或者按单剂量灌装于指形管或适宜容器中（口服液），密封。

5. 灭菌　采用煮沸灭菌法、流通蒸气灭菌法或热压灭菌法。选择灭菌的方法应充分考虑制剂的耐热性、包装容量大小、生产中主要存在的微生物种类等因素。

（二）质量控制

合剂在生产与储藏期间的质量控制如下。

1. 饮片应符合药典质量要求，依照生产指令，准确称取处理好的饮片。投料时按照饮片性质确定投料顺序，一般轻质先投，重质后投。

2. 应按工艺规定的方法提取、纯化、浓缩至一定体积，一般浓缩至 1∶（1 ～ 2），回收乙醇时注意安全。除另有规定外，含有挥发性成分的饮片宜先提取挥发性成分，再与余药共同煎煮。

3. 根据需要可加入适宜的附加剂，如加入防腐剂，山梨酸和苯甲酸的用量不得超过 0.3%（其钾盐、钠盐的用量分别按酸计），羟苯酯类的用量不得超过 0.05%。如加入其他附加剂，其品种与用量应符合国家标准有关规定，不影响成品的稳定性，并应避免对检验产生干扰。必要时可加入适量乙醇。

4. 合剂若加蔗糖，除另有规定外，含蔗糖量应不高于 20%（g/mL）。

5. 除另有规定外，合剂应澄清。储存期间不得有发霉、酸败、异物、变色、产生气体或其他变质现象，允许有少量摇之易散的沉淀。

6. 一般应检查相对密度、pH 值。

7. 除另有规定外，合剂应密封，置阴凉处储存。

8. 生产过程中物料应有标识。

9. 操作完毕按 GMP 要求进行清场处理。

三、合剂和口服液的质量检查

按照《中国药典（2020 年版）》四部制剂通则 0181 合剂相关项检查合剂的相对密度、pH 值、装量及微生物限度等，应符合规定。

【装量】单剂量灌装的合剂，照下述方法检查，应符合规定。

检查法 取供试品 5 支，将内容物分别倒入经标化的量入式量筒内，在室温下检视，每支装量与标示装量相比较，少于标示装量的不得多于 1 支，并不得少于标示装量的 95%。

多剂量灌装的合剂，照《中国药典（2020 年版）》四部制剂通则 0942 最低装量检查法检查，应符合规定。

检查法（1）重量法，（适用于标示装量以重量计的制剂）除另有规定外，取供试品 5 个（50 g 以上者 3 个），除去外盖和标签，容器外壁用适宜的方法清洁并干燥，分别精密称定重量，除去内容物，容器用适宜的溶剂洗净并干燥，再分别精密称定空容器的重量，求出每个容器内容物的装量与平均装量，均应符合下表的有关规定。如有 1 个容器装量不符合规定，则另取 5 个（50 g 以上者 3 个）复试，应全部符合规定。

（2）容量法，（适用于标示装量以容量计的制剂）除另有规定外，取供试品 5 个（50 mL 以上者 3 个），开启时注意避免损失，将内容物转移至预经标化的干燥量入式量筒中（量具的大小应使待测体积至少占其额定体积的 40%），黏稠液体倾出后，除另有规定外，将容器倒置 15 分钟，尽量倾净。2 mL 及以下者用预经标化的干燥量入式注射器抽尽。读出每个容器内容物的装量，并求其平均装量，均应符合下表的有关规定。如有 1 个容器装量不符合规定，则另取 5 个（50 mL 以上者 3 个）复试，应全部符合规定。

【微生物限度】除另有规定外，照非无菌产品微生物限度检查：微生物计数法（《中国药典（2020 年版）》四部制剂通则 1105）和控制菌检查法（《中国药典（2020 年版）》四部制剂通则 1106）及非无菌药品微生物限度标准（《中国药典（2020 年版）》四部制剂通则 1107）检查，应符合规定。

四、举例

小青龙合剂

【处方】麻黄 125 g，桂枝 125 g，白芍 125 g，干姜 125 g，细辛 62 g，炙甘草 125 g，法半夏 188 g，五味子 125 g。

【制法】以上 8 味，细辛、桂枝蒸馏提取挥发油，蒸馏后的水溶液另器收集；药渣与白芍、麻黄、五味子、炙甘草加水煎煮两次，第一次 2 小时，第二次 1.5 小时，合并煎液，滤过，滤液和蒸馏后的水溶液合并，浓缩至约1 000 mL。法半夏、干姜用70%乙醇作溶剂，浸渍24小时后进行渗漉，收集渗漉液回收乙醇并浓缩至适量，与上述药液合并，静置，滤过，滤液浓缩至1 000 mL，加入苯甲酸钠3 g与细辛和桂枝的挥发油，搅匀，即得。

【功能与主治】解表化饮，止咳平喘。用于风寒水饮，恶寒发热，无汗，喘咳痰稀。

小儿咳喘灵口服液

【处方】麻黄12.5 g，金银花125 g，苦杏仁62.5 g，板蓝根125 g，石膏187.5 g，甘草62.5 g，瓜蒌62.5 g。

【制法】以上7味，苦杏仁、石膏、板蓝根、甘草、瓜蒌加水煎煮1小时，滤过，滤液备用；药渣与麻黄、金银花加水煎煮1小时，滤过，合并滤液，静置，取上清液，浓缩至流浸膏，加入乙醇使含醇量为65%，搅匀，静置冷藏；取上清液，滤过，滤液回收乙醇，浓缩至适量，加入甜菊素1 g及苯甲酸钠1.5 g，搅拌均匀，滤过，滤液加水至500 mL，灌封，灭菌，即得。

【功能与主治】宣肺、清热，止咳、祛痰，用于上呼吸道感染引起的咳嗽。

任务15　糖浆剂的制备

一、糖浆剂的概述

（一）糖浆剂的定义

糖浆剂是指含有原料药物的浓蔗糖水溶液。糖浆剂含蔗糖量应不低于45%（g/mL）。根据组成和用途的不同，糖浆剂可分为药用糖浆、芳香糖浆和单糖浆。

1. 药用糖浆　为含药物或中药提取物的浓蔗糖水溶液，具有相应的治疗作用。如急支糖浆，具有清热化痰、宣肺止咳的作用。

2. 芳香糖浆　为含芳香性物质或果汁的浓蔗糖水溶液，主要用作液体制剂的矫味剂，如橙皮糖浆等。

3. 单糖浆　单糖浆为蔗糖的近饱和水溶液，蔗糖浓度为85%（g/mL）或64.72%（g/g），可用于制备糖浆剂，也可用作矫味剂、黏合剂、助悬剂。

（二）糖浆剂的发展

糖浆剂是中药药剂的一种常用剂型，糖浆剂的应用在我国有悠久的历史，《本草纲目拾遗》中即有以“里木子榨水煎糖，蒙古人称舍里别”的记载。糖浆具有生产工艺简单，能改变药物不良嗅味等优势，许多药厂和医院制剂室都在大量生产这种制剂。目前，《中国药典（2020年版）》共收载了29种中药糖浆制剂，主要以儿科用药为主，也有部分具有止咳功效的糖浆。中药糖浆剂由于含糖等营养成分，较易被微生物污染，出现霉变、产气、产酸等质量问题，因此，在糖浆剂生产中应特别注意操作规范。

（三）糖浆剂的特点

糖浆剂工艺简单，生产周期短，疗效确切，在保持原有汤剂疗效的基础上，其含糖量高，有些又含有芳香剂（香料），可以掩盖某些药物的不良嗅味，具有口感好，患者乐于服用的优点，尤其深受儿童欢迎。

糖浆剂制备时通常需加入防腐剂。糖浆剂在制备和储藏过程中极易被微生物污染，导致长霉和发酵，这主要是原料（蔗糖和药材）不洁净，用具处理和车间空气中的霉菌、酵母菌及其他微生物进入制剂中所致。微生物在糖浆中，特别在含糖浓度较低的制剂中更容易生长和繁殖，并能使糖浆逐渐分解，酸败浑浊，使药物变质。一般可加适当的防腐剂，或适当浓度的乙醇、甘油或焦糖进行防腐处理；某些挥发油在糖浆中除有矫味作用外，也有一定的防腐作用，如桂皮醛、橘子油、八角茴香油等，同时，几种挥发油混合使用亦能增强防腐作用。但应注意，糖浆剂的 pH 值会影响防腐效果。

二、糖浆剂的制备

（一）制备工艺流程

糖浆剂的制备工艺流程如图 4-15-1 所示。

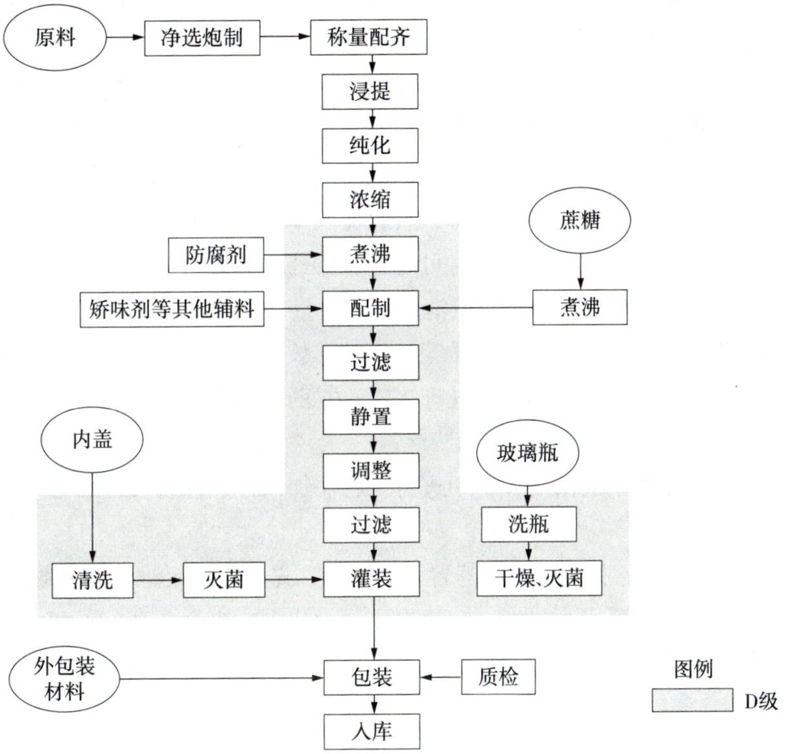

图 4-15-1　糖浆剂的制备工艺流程

1. 备料

（1）饮片的准备：按处方要求将饮片炮制合格，准确称量配齐；根据不同的浸出方法，将饮片制成粗末或粗粉，备用。

（2）蔗糖的处理：若是未经提纯的蔗糖应先精制才能使用，若用糖浆进行配制，则应将蔗糖配制成单糖浆。制备糖浆所用的蔗糖应是经精制得到的无色或白色干燥的结晶品。蔗糖极易溶于水，且在水溶液中较稳定。但在加热时，尤其是在酸性条件下，易水解转化为葡萄糖和果糖，这两种单糖的等分子混合物称为转化糖，其甜度比蔗糖高，具有抗氧性，可以延缓某些易氧化药物的变质。较高浓度的转化糖在糖浆中还能防止在低温中析出蔗糖结晶。但果糖易使制剂的颜色变深变暗，微生物在单糖中也比在双糖中易生长。

（3）其他附加剂的准备：一般情况下，糖浆剂需加入防腐剂，山梨酸和苯甲酸的用量不得超过 0.3%（其钾盐和钠盐的用量分别按酸计），羟苯酯类的用量不得超过 0.05%。如需加入其他附加剂，其品种与用量应符合国家标准的相关规定，不得影响产品的稳定性，并应避免对检验产生干扰。必要时可加入适量乙醇、甘油或其他多元醇。

2. 提取、纯化、浓缩　选择合适的提取、纯化、浓缩技术处理饮片，使产品达到工艺要求。

3. 配制方法　根据药物的性质，配制方法分为 3 种。

（1）热溶法：将蔗糖加入沸纯化水或中药浸提浓缩液中，加热溶解，再加入可溶性药物及附加剂，混合溶解后，滤过，从滤器上加纯化水至规定容量，即得。

热溶法的优点是蔗糖易溶解，糖浆易滤过，因蔗糖中所含少量蛋白质可被加热凝固而滤除，同时，可杀死微生物，使糖浆利于保存。但加热时间不宜太长（一般沸后 5 分钟），温度不宜超过 100 ℃，否则，转化糖的含量过高，制品的颜色容易变深。最好在水浴或蒸汽浴上进行，溶解后即趁热保温滤过。

热溶法适用于单糖浆、不含挥发性成分的糖浆、受热较稳定的药物糖浆和有色糖浆的制备。

（2）冷溶法：在室温下将蔗糖溶解于纯化水或含药物的溶液中，待完全溶解后，滤过，即得。

冷溶法的优点是制得的糖浆色泽较浅或呈无色、转化糖较少。因糖溶解时间较长，生产过程中容易受微生物污染，故可用密闭容器或渗漉筒溶解。

冷溶法适用于单糖浆的制备，对热不稳定或挥发性药物制备糖浆较适宜。

（3）混合法：将药物与单糖浆直接混合而制得。根据药物的状态和性质，混合方式有：①药物为水溶性固体，可先用少量纯化水制成浓溶液后再与单糖浆混匀；②在水中溶解度较小的药物，可酌情加少量其他适宜的溶剂使其溶解，然后加入单糖浆中混匀；③药物为可溶性液体或液体制剂，可直接加入单糖浆中混匀，必要时可滤过；④药物为含乙醇的制剂（如酊剂、流浸膏剂等）与单糖浆混合时往往发生浑浊而不易澄清，可加适量甘油助溶，或加滑石粉等作助滤剂滤净；⑤药物为水浸出制剂，因含蛋白质、黏液质等易发酵，长霉变质，可先加热至沸腾后 5 分钟使其凝固变性后滤除，必要时可浓缩后加乙醇处理一次；⑥药物为干浸膏，应先粉碎后加少量甘油或其他适宜稀释剂，在研钵中研匀后再与单糖浆混匀。

糖浆剂的配制均应在清洁避菌的环境中进行。若需加入挥发性物质，则糖浆剂应冷至适当温度时加入。

4. 滤过　糖浆配制好后，按规定方法静置一定时间，先用筛网粗滤，再用微孔滤膜进行精滤。必要时应加入澄清剂加速沉降以利过滤。饮片提取液中或多或少存在高分子和小颗粒物质，因此糖浆剂在储存一段时间后会产生沉淀。《中国药典（2020 年版）》规定糖浆剂在储存期间允许有少量摇之易散的沉淀。研究发现，糖浆剂产生沉淀的原因可能有：①中药中的细小颗粒或杂质，净化处理不够；②提取液中所含高分子物质，在储存过程中胶态粒子“陈化”聚集沉淀析出；③提取液中有些成分在加热时溶于水，但冷却后则逐渐沉淀析出；④糖浆剂的 pH 值发生改变，某些物质沉淀析出。对沉淀物要进行具体分析，若为杂质或中药细小颗粒，则应强化净化措施，予以去除；而对于提取液中的高分子物质和热溶冷沉类物质不能一概视为“杂质”。但糖浆剂中，应尽可能减少沉淀，可采取加入乙醇沉淀。热处理冷藏滤过。加表面活性剂增溶。离心分离。超滤等方法加以处理；亦可采用明胶、羧甲基纤维素、聚乙烯吡咯烷酮、琼脂、阿拉伯胶等作助悬剂，将糖浆剂制成混悬液。

5. 灌装　过滤后的澄清糖浆应及时地灌装于灭菌洁净干燥且有刻度的玻璃瓶或塑料瓶中，立即将瓶盖塞紧盖严，贴上标签，原则上是当天配制的糖浆液要当天灌装完毕。若糖浆剂是趁热分装的，应将瓶倒立放置，冷却后再放正，贴上标签。

6. 包装储存　除另有规定外，糖浆剂应密封，置阴凉处储存。

（二）质量控制

糖浆剂在生产与储藏期间的质量控制点如下。

1. 依照生产指令准确称取净物料，并按生产工艺要求进行适当粉碎，分出粗细粉，分别放置备用。

2. 投料后，严格按工艺规程所规定的加水量、煎煮时间与煎煮次数、渗漉时间与渗漉温度（压力）、渗漉次数进行操作。浓缩时应注意控制好火力大小，防止焦煳。

3. 精制操作应注意选择适宜的方法与设备。

4. 防腐剂及其他附加剂，其品种与用量应符合国家标准的有关规定，不影响成品的稳定性，并应避免对检验产生干扰。必要时可加入适量的乙醇、甘油或其他多元醇。

5. 除另有规定外，糖浆剂应澄清。在储存期间不得有发霉、酸败、产生气体或其他变质现象。允许有少量摇之易散的沉淀。

6. 糖浆剂含蔗糖量应不低于 45%（g/mL），应检查相对密度、pH 值等。除另有规定外，糖浆剂应密封，置阴凉处储存。

7. 生产过程中的物料应有标识。

8. 操作完毕应按 CMP 要求进行清场处理。

三、糖浆剂的质量检查

按照《中国药典（2020 年版）》四部制剂通则 0116 相关项检查糖浆剂的 pH 值、相对密度、装量及微生物限度等，应符合规定。

【外观性状】除另有规定外，糖浆剂应澄清。在储存期间不得有发霉、酸败、产生气体或其他变质现象，允许有少量摇之易散的沉淀。

【蔗糖含量】除另有规定外，含蔗糖量应不低于 45%（g/mL）。

【装量】单剂量灌装的糖浆剂，照《中国药典（2020 年版）》四部制剂通则最低装量检查法检查，应符合规定。

检查法：取供试品 5 支，将内容物分别倒入经标准化的量入式量筒内，尽量倾净。在室温下检视，每支装量与标示装量相比较，少于标示装量的不得多于 1 支，并不得少于标示装量的 95%。

多剂量灌装的糖浆剂，按照《中国药典（2020 年版）》四部制剂通则 0942 最低装量检查法检查，应符合规定。

【微生物限度】具体按照《中国药典（2020 年版）》四部制剂通则 1105、通则 1106 及通则 1 107 微生物限度检查法检查，应符合规定。

四、举例

单糖浆

本品为蔗糖的近饱和水溶液。

【处方】蔗糖 850 g，水适量，共制 1 000 mL。

【制法】取水 450 mL，煮沸，加蔗糖，搅拌使溶解；继续加热至 100 ℃，用脱脂棉滤过，自滤器上添加适量的热水，使其冷至室温时为 1 000 mL，搅匀，即得。

川贝枇杷糖浆

【处方】川贝母流浸膏 45 mL，桔梗 45 g，枇杷叶 300 g，薄荷脑 0.34 g。

【制法】以上 4 味，川贝母流浸膏系取川贝母 45 g，粉碎成粗粉，用 70% 乙醇作溶剂，浸渍 5 天后，缓缓渗漉，收集初渗漉液 38 mL，另器保存，继续渗漉，至可溶性成分完全漉出，续渗漉液浓缩至适量，与初渗漉液混合，继续浓缩至 45 mL，滤过。桔梗和枇杷叶加水煎煮两次，第一次 2.5 小时，第二次 2 小时，合并煎液，滤过，滤液浓缩至适量，加蔗糖 400 g 及防腐剂适量，煮沸使溶解，滤过，滤液与川贝母流浸膏混合，放冷，加薄荷脑和含适量杏仁香精的乙醇溶液，加水至 1 000 mL，搅匀，即得。

【功能与主治】清热宣肺，化痰止咳，用于风热犯肺、痰热内阻所致的咳嗽痰黄或咯痰不爽、咽喉肿痛、胸脘胀痛；感冒、支气管炎见上述证候者。

任务16 酒剂、酊剂的制备

一、酒剂、酊剂的概述

（一）酒剂、酊剂的定义

酒剂与酊剂均是含醇液体制剂。

酒剂是指饮片用蒸馏酒提取制成的澄清液体制剂，又称为药酒，可供内服、外用或内外兼用，必要时加糖或蜂蜜矫味和着色。酒剂应澄清，但在储藏期间允许有少量轻摇易散的沉淀。生产酒剂所用的蒸馏酒（白酒）的浓度和用量应符合具体品种项下的要求，内服酒剂应以谷类酒为原料。酒的浓度一般以乙醇的百分含量（体积比）来表示，通常用“度”来代替，如含乙醇50%（mL/mL）的酒，即为50度（50°）的酒。

酊剂是指饮片用规定浓度的乙醇提取或溶解而制成的澄清液体制剂，也可用流浸膏稀释制成。供口服或外用。酊剂因服用量较小，故一般不加糖或蜂蜜矫味和着色。酊剂应为澄清液体且有一定的乙醇量和药物浓度。

（二）酒剂、酊剂的发展

酒剂为传统剂型，历史悠久，我国最早的医药典籍《黄帝内经素问·汤液醪醴论》中记有汤液醪醴的制法和作用：“自古圣人之作汤液醪醴者，以为备耳”及“经络不通，病生于不仁，治之以按摩醪药”。“醪醴”“醪药”即为药酒。李时珍在《本草纲目》中对酒剂的制备有这样的叙述：“凡渍药酒，皆须细切，生绢袋盛，入酒密封，随寒暑日数漉出”及“别有酿酒者，或以药煮汁和饭，或以药袋安置酒中，或煮物和饭同酿，皆随方法。又有煮酒者，以生绢袋药入坛密封，置大锅中，水煮一日，埋土中七日，出火毒乃饮。”宋代以前酒剂用酿造法制备，宋代以后因蒸馏酒的出现则改用浸渍法制备，现在多用渗漉法制备。药酒的酿制，不仅继承了传统的经验，更吸收了现代先进技术，使药酒的发展到现在已经较为成熟，其中，风湿药酒、跌打损伤药酒以及养生保健类药酒已融入人们的日常生活。

（三）酒剂、酊剂的特点

1. 酒剂的特点

（1）酒剂具有“药辅合一”的特点，酒是制剂辅料，同时也与药物协同起效，起到通血脉、行药势、行血活络的功效，因此，在风寒湿痹、止痛散瘀等疾病治疗方面有其独特的优势。

（2）处方多数是由中医成方或民间验方经长期医疗实践逐渐修改而成的复方，药味繁多。

（3）多数酒剂含有一定的糖或蜂蜜。

（4）酒剂因含醇量高，具有不易变质的优点。

（5）酒精有一定的生理作用，儿童、孕妇、心脏病及高血压患者不宜服用酒剂。

2. 酊剂的特点

（1）用药剂量小，服用方便，不易变质。由于乙醇对中药成分的溶解能力有一定的选择性，故用适宜浓度的乙醇浸出的药液内杂质较少，有效成分含量较高，剂量缩小，服用方便，且不易生霉。

（2）乙醇有一定的药理作用，因此，酊剂的应用也受到一定的限制。

（3）酊剂用水稀释时，因溶剂改变，可导致沉淀产生。

3. 酊剂与酒剂的异同点

（1）相同点：酒剂与酊剂均为含醇制剂，有效成分均能被迅速吸收而发挥疗效，且都具有防腐作用，易于保存。但因醇有一定的药理作用，故两者在应用上都受到限制。两者均需检查甲醇量和乙醇量。

（2）不同点：①酊剂的浓度有一定规定，有的可以按照含量测定来控制，多数是按药材比量法表示含量；而酒剂一般多按验方或秘方制成，没有一定的浓度规定，其标准因品种、因地而异。②酒剂一般多用浸渍法制备，少数采用渗漉法；而酊剂除采用渗漉法、浸渍法制备外，还可采用稀释法或溶解法制备。③酊剂以规定浓度的乙醇为溶剂，酒剂则以蒸馏酒为溶剂，内服酒剂中大多添加糖和蜂蜜矫味，而酊剂则不加矫味剂。

二、酒剂、酊剂的制备

（一）制备工艺流程

1. 酒剂制备工艺流程如图 4-16-1 所示。

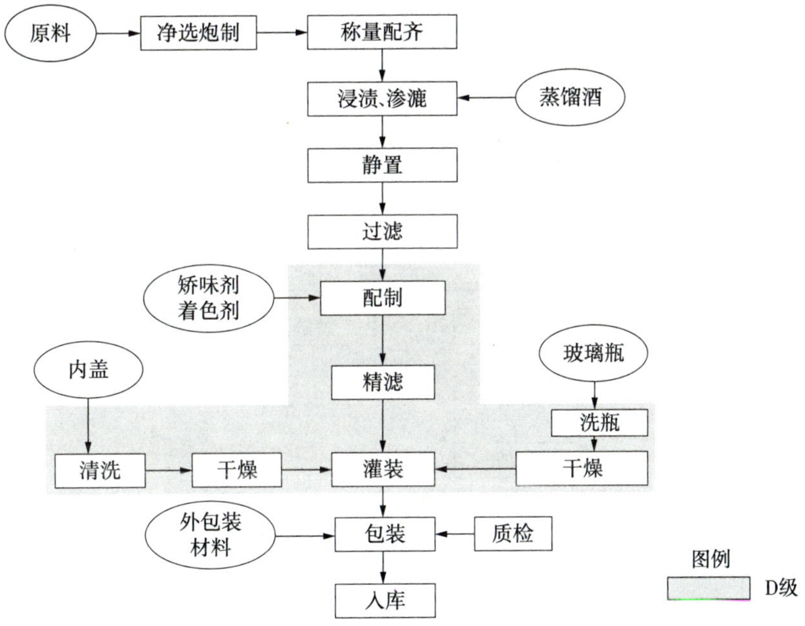

图 4-16-1　酒剂制备工艺流程图

（1）备料。

①原料的处理：按处方要求将原料加工炮制合格，一般应适当加工成片、段，块、丝或粗粉。

②酒的选用：酒剂用酒应符合食品卫生国家标准关于蒸馏酒质量标准的规定，生产内服酒应用谷类酒为原料。蒸馏酒的浓度和用量均应符合各品种制法项下的规定。一般祛风湿类酒剂所用的酒浓度可高些，而滋补类酒剂的酒浓度可低些。

③矫味剂与着色剂：为了增加酒剂的色香味，掩盖某些药物的不良嗅味，可在酒剂中加入矫味剂与着色剂。常用的有：a. 矫味剂，用于酒剂的矫味剂有糖或蜂蜜，糖有冰糖、蔗糖、红糖等。用糖作酒剂的矫味剂成本低，澄明度好。蜂蜜具有矫味及治疗功能，多用于滋补类酒剂，但制成品的澄明度较差，一般使用炼蜜。b. 着色剂，酒剂多数为红棕色，可用选用焦糖调色或应用处方中的有色饮片，如红花、栀子、姜黄、紫草、红曲等增色。

（2）浸出：酒剂的浸出方法可用浸渍法、渗漉法或其他适宜方法制备。

①浸渍法：分为冷浸法和热浸法两种。a. 冷浸法，即在常温条件下进行浸渍的方法。将饮片加工炮制合格后，置适宜的容器中，加入规定量的蒸馏酒，密闭浸渍，每日搅拌 1 ～ 2 次，一周后改为每周搅拌 1 次，除另有规定外，浸渍 30 天以上。取上清液，压榨药渣，榨出液与上清液合并。此法制得的成品澄明度较好，但浸渍时间较长。b. 热浸法，在 40 ～ 60 ℃的条件下进行浸渍的方法，适宜于耐热药物制备酒剂。将饮片加工炮制合格后，置适宜的容器中，加入规定量蒸馏酒，搅匀密闭，水浴或蒸气加热至微沸后立即取下，倾入另一有盖容器中，浸泡 30 天以上，每日搅拌 1 ～ 2 次，滤过，压透药渣，榨出液与滤液合并。本法温度高，药用成分浸出完全，时间短，但澄明度较差，且酒与挥发性成分易挥发损失。

②渗漉法：以蒸馏酒为溶剂，按照渗漉法操作，收集渗漉液。

③其他方法：可以白酒为溶剂，用回流法等方法进行浸出。

（3）静置、过滤：将上述方法制得的浸出液密闭静置，待杂质充分沉淀后取上清液，滤过。

制备酒剂时，药渣中吸收的酒浸液一般应压榨回收，静置，过滤后合并到浸出液中。需加矫味剂或着色剂的酒剂，应在浸出完毕后加入，一般用处方酒量 4/5 浸出饮片，制备浓浸液；将糖等加等量的热酒溶解后加入浓浸液中混匀，必要时静置过滤。

（4）包装与储存：将检验合格的酒剂灌装于洁净的细口中性玻璃瓶内，密封，置阴凉处储存。

2. 酊剂制备工艺流程　酊剂制备工艺流程同酒剂，浸出方法略有不同。酊剂除采用渗漉法、浸渍法制备外，还可采用稀释法或溶解法制备。酊剂制备工艺流程如图 4-16-2 所示。

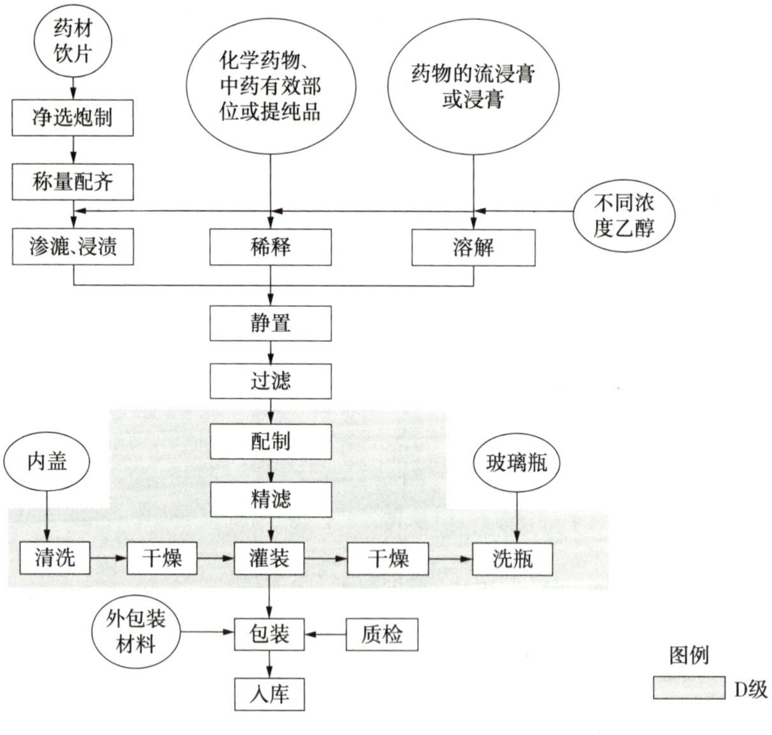

图 4-16-2　酊剂制备工艺流程

（1）渗漉法：酊剂多采用渗漉法制备。以规定浓度的乙醇为溶剂，按渗漉法操作，在多数情况下，收集渗漉液达到酊剂全量的 3/4 时，应停止渗漉。压药渣、压榨液与渗漉液合并，添加适量溶剂至所需量，静置一定时间，分取上清液，下层液滤过，合并即得。若原料为毒性药时，收集渗漉液后应测定其有效成分的含量，再加适量溶剂使符合规定的含量标准，如颠茄酊等的制备。

（2）浸渍法：取适当粉碎的饮片，置有盖容器中，加入规定浓度的乙醇适量，密闭，搅拌或振摇，浸渍规定的时间，倾取上清液，再加入溶剂适量，浸渍至有效成分充分浸出，合并浸出液，自滤器上添加浸渍时所用乙醇至规定量，静置 24 小时，滤过，即得。如十滴水等的制备。

（3）溶解法：将处方中药物直接加入规定浓度的乙醇溶解至需要量，即得。溶解法适用于化学药物及中药有效部位或提纯品酊剂的制备。

（4）稀释法：以药物的流浸膏或浸膏为原料，加入规定浓度的乙醇稀释至需要量、混合后，静置至澄清，虹吸上清液，残渣滤过，合并上清液及滤液，即得。

酊剂久置产生沉淀时，在乙醇量和有效成分含量符合各品种项规定的情况下，可滤过除去沉淀。除另有规定外，酊剂应置遮光容器内密封，置阴凉处储存。

（二）质量控制

酒剂与酊剂在生产与储藏期间的质量控制如下：

（1）依照生产指令准确称取净物料；生产酒剂所用的原料，一般应适当加工成片、段、块、丝或粗粉，或进行适当粉碎，分出粗细粉，分别放置备用。生产内服酒剂应以谷类酒为原料。

（2）投料后，严格按工艺规程所规定的加醇量、醇流量、浸渍次数；渗漉时间与渗漉温度（压力）、渗漉次数进行操作。

（3）酒剂可加入适量的糖或蜂蜜调味。配制后的酒剂须澄清，滤过后分装于洁净的容器中。在储存期间允许有少量摇之易散的沉淀。

（4）酒剂应检查含醇量，除另有规定外，酒剂应密封、置阴凉处储存。酊剂应检查乙醇量。除另有规定外，酊剂应置遮光容器内密封，置阴凉处储存。

（5）除另有规定外，含有毒性药的酊剂，每 100 mL 应相当于原饮片 10 g；其有效成分明确者，应根据其半成品的含量加以调整，使符合各酊剂项下的规定。其他酊剂，每 100 mL 相当于原饮片 20 g。

（6）酊剂久置产生沉淀时，在乙醇量和有效成分含量符合各品种项下规定的情况下，可滤过除去沉淀。

（7）生产过程中的物料应有标识。

（8）注意生产过程的安全操作，严防明火。

（9）操作完毕应按 GMP 要求进行清场处理。

浸渍法制备酊剂质量控制见表 4-16-1。

表 4-16-1　浸渍法制备酊剂质量控制一览表

工序	监控点	中间控制项目	频次	检查方法与标准及标准规定
制水	纯化水	电导率	每 2 小时 1 次	≤ 4.3 μs/cm
		酸碱度	每 2 小时 1 次	《中国药典（2020 年版）》；应符合规定
		全项	1 次 / 周	《中国药典（2020 年版）》；应符合规定
前处理	拣选切制粉碎	外观、切制长度	每批	均应无霉变、虫蛀品、无泥沙尘土、非药用部位等杂质，切制长度符合规定
		粉碎粒度	每批	最粗粉（过 10 目筛）
浸渍	领料	原辅料品名、批号、生产厂商、数量、合格证	每批	按生产指令领料，有人复核
	开工检查	设备、容器具	开始生产前检查	设备容器状态标志
	投料	计算与投料	每批	按处方，有人复核
	溶媒	乙醇浓度及用量	每批	2 倍量 50% 的乙醇
	生产周期	浸渍时间及搅拌次数	每批	浸渍 10 天，搅拌 2 次，5 天 / 次

续表

工序	监控点	中间控制项目	频次	检查方法与标准及标准规定
调配	设备	清洁度	开始生产前检查	设备有清洁、状态标志（已清洁、完好）
	药液	艾片	每批	艾片完全溶解，艾片含量不得低于 0.55%
		乙醇含量	每批	控制在 47% ～ 53%
		循环搅拌时间	每批	15 分钟
		调配时间	每批	不得超过 3 小时
		0. 22 μm 微孔滤膜过滤	每批	过滤时间≤3 小时
灌装	灌装后半成品	装量差异	每次 30 分钟	平均装量不得低于标示装量，每瓶装量不得低于标示装量的 97%
		外观	随时 / 班	瓶子应整洁，瓶盖不得有未旋紧或破裂现象
		灌封时限	每批	药液从开始灌装到灌装结束时间不超过 55 小时
外包装	说明书	1. 内容 2. 使用记录	每批	1. 内容完整无误，字迹清晰完整，内容正确；品名、规格、内容正确，清晰、完整、端正， 2. 有使用记录，“使用量 + 退回量 + 残损量 = 领用量”
	药　盒	1. 内容 2. 使用记录	每批	1. 应正确与产品相符 2. 应有使用记录，使用量 + 退回量 + 残损量 = 领用量 3. 批号、生产日期、有效期正确，内外包装一致
	装　箱	1. 数量 2. 装箱单 3. 印刷 4. 批号、有效期	每箱	1. 与包装规格规定相符 2. 内容完整无误，不漏放 3. 字迹清晰完整，内容正确 4. 批号、生产日期、有效期正确，内外装一致
其他	1. 生产周期 2. 偏差处理 3. 物料平衡 4. 清场 5. 状态标志使用 6. 记录		每批	1. 检查生产记录 2. 检查生产记录；若有偏差，处理程序应符合“车间偏差及异常情况处理管理规程” 3. 检查生产记录；各工序物料平衡（或收得率）应符合规定 4. 现场检查人员操作及记录；各工序应执行相应清场规程 5. 现场检查；各工序各类状态标志应按规程正确使用 6. 按要求逐项及时、完整、真实填写

三、酒剂、酊剂的质量检查

1. 酒剂的质量检查　按照《中国药典（2020 年版）》四部制剂通则 0185 相关项检查酒剂的乙醇量、总固体量、甲醇量、装量及微生物限度，应符合规定。

（1）外观：酒剂应澄清，在储存期间允许有少量摇之易散的沉淀。

（2）总固体量：含糖、蜂蜜的酒剂按照第一法检查，不含糖、蜂蜜的酒剂按照第二法检查，应符合规定。

第一法： 精密量取供试品上清液 50 mL，置蒸发皿中，水浴上蒸至稠膏状。除另有规定外，加无水乙醇搅拌提取 4 次，每次 10 mL，滤过，合并滤液，置已干燥至恒重的蒸发皿中，蒸至近干，精密加入硅藻土 1 g（经 105 ℃干燥 3 小时、移置干燥器中冷却 30 分钟），搅匀，在 105 ℃干燥 3 小时，移置干燥器中，冷却 30 分钟，迅速精密称定重量，扣除加入的硅藻土量，遗留残渣应符合各品种项下的有关规定。

第二法： 精密量取供试品上清液 50 mL，置已干燥至恒重的蒸发皿中，水浴上蒸干，在 105 ℃干燥 3 小时，移置干燥器中，冷却 30 分钟，迅速精密称定重量，遗留残渣应符合各品种项下的有关规定。

（3）乙醇量：具体按照《中国药典（2020 年版）》四部制剂通则 0711 乙醇量检查法检查，应符合规定。

（4）甲醇量：具体按照《中国药典（2020 年版）》四部制剂通则 0871 甲醇量检查法检查，应符合规定。

（5）装量：具体按照《中国药典（2020 年版）》四部制剂通则 0942 最低装量检查法检查，应符合规定。

（6）微生物限度：具体按照《中国药典（2020 年版）》四部制剂通则 1105、通则 1106 及通则 1107 制剂微生物限度检查法检查，除需氧菌总数每 1 mL 不得超过 500 cfu，霉菌和酵母菌数每 1 mL 不得超过 100 cfu 外，其他应符合规定。

2. 酊剂的质量检查　按照《中国药典（2020 年版）》四部制剂通则 0120 相关项检查酊剂的乙醇量、甲醇量、装量及微生物限度，应符合规定。

（1）外观：酊剂应为澄清液体，久置产生沉淀时，在乙醇量和有效成分含量符合各品种项下规定的情况下，可滤过除去沉淀。

（2）乙醇量：口服酊剂按照《中国药典（2020 年版）》四部制剂通则 0711 甲醇量检查法检查，应符合规定。

（3）甲醇量：口服酊剂按照《中国药典（2020 年版）》四部制剂通则 0871 甲醇量检查法检查，应符合规定。

（4）装量：具体按照《中国药典（2020 年版）》四部制剂通则 0942 最低装量检查法检查，应符合规定。

（5）微生物限度：除另有规定外，照非无菌产品微生物限度检查，具体按照《中国药典（2020 年版）》四部制剂通则 1105、通则 1106 及通则 1107 检查，应符合规定。

四、举例

寄生追风酒

【处方】独活 108 g，白芍 92 g，槲寄生 108 g，熟地黄 92 g，杜仲（炒）108 g，牛膝 92 g，秦艽 92 g，桂枝 77 g，防风 92 g，细辛 46 g，党参 92 g，甘草 46 g，当归 92 g，川芎 46 g，茯苓 92 g。

【制法】以上 15 味，粉碎成粗粉，用白酒适量作溶剂，浸渍 10 ～ 15 天后，缓缓渗漉，收集渗漉液。另取蔗糖 3 877 g 制成糖浆，放至室温，加入上述渗漉液，搅匀，静置，滤过，制成 10 000 mL，即得。

【检查】乙醇量应为 28% ～ 33%《中国药典（2020 年版）》四部制剂通则 0711。

【功能与主治】补肝肾，祛风湿，止痹痛，用于肝肾两亏，风寒湿痹，腰膝冷痛，屈伸不利；风湿性关节炎、腰肌劳损、跌打损伤后期见上述证候者。

【注意】湿热痹阻、关节红肿热痛者不宜。

【储藏】密封，置阴凉处。

骨痛灵酊

【处方】雪上一枝蒿 80 g，干姜 110 g，龙血竭 1 g，乳香 5 g，没药 5 g，冰片 1.5 g。

【制法】以上 6 味，将雪上一枝蒿、干姜、没药、乳香粉碎成粗粉，混匀，用 50% 的乙醇作溶剂，浸渍，渗漉，收集渗漉液 950 mL；另将龙血竭、冰片溶于 50 mL 乙醇中，与上述渗漉液合并，用水和（或）乙醇调至 1 000 mL，混匀，静置 48 小时，滤过，即得。

【检查】乙醇量应为 45% ～ 55%《中国药典（2020 年版）》四部制剂通则 0711。

【功能与主治】温经散寒，祛风活血，通络止痛，用于腰、颈椎骨质增生，骨性关节炎，肩周炎，风湿性关节炎。

【注意】妇及皮肤破损处禁用；本品只供外用，不可内服；用药后 3 小时内用药部位不得吹风，不接触冷水。

【储藏】密封，避光。

十滴水

【处方】樟脑 25 g，干姜 25 g，大黄 20 g，小茴香 10 g，肉桂 10 g，辣椒 5 g，桉油 12.5 mL。

【制法】以上 7 味，除樟脑和桉油外，其余干姜等 5 味粉碎成粗粉，混匀，用 70% 乙醇作溶剂，浸渍 24 小时后进行渗漉，收集渗漉液约 750 mL，加入樟脑和桉油，搅拌使完全溶解，再继续收集渗漉液至 1 000 mL，搅匀，即得。

【检查】乙醇量应为 60% ～ 70%《中国药典（2020 年版）》四部制剂通则 0711。

【功能与主治】健胃，祛暑，用于因中暑而引起的头晕、恶心、腹痛、胃肠不适。

【注意】孕妇忌服。驾驶员和高空作业者慎用。

【储藏】遮光，密封。

任务 17　煎膏剂的制备

一、煎膏剂的概述

（一）煎膏剂的定义与发展

煎膏剂是指饮片用水煎煮，取煎煮液浓缩，加炼蜜或糖（或转化糖）制成的半流体制剂，主要供内服。煎膏剂俗称膏滋，有的将加糖的煎膏称为糖膏，加蜂蜜的称为蜜膏。

膏剂起源于药物熬制。我国现存最早的医方书《五十二病方》中就有药物熬制的记载。药学专著《神农本草经》指出，“药性有宜丸者，宜散者，宜水煎者，宜酒渍者，宜煎膏者，亦有一物兼宜者，亦有不可入汤酒者，并随药性，不得违越”，其中有“煎膏”的论述。清代时期，膏方已成为临床治疗疾病的常用手段，用膏方补养之风盛行于世，广泛应用于内、外、妇、儿科等，许多膏方沿用至今，如《本草纲目》中的益母草膏，《寿世保元》中的茯苓膏等。近代名医秦伯未曾谓：“膏方者，盖煎熬药汁成脂液，而所以营养五脏六腑之枯燥虚弱者，故俗亦称膏滋药。”21 世纪开始后，膏方进入了全国繁荣发展阶段，河南、河北、北京、广州、佛山、深圳的中医院陆续推出膏方门诊服务。国家中医药管理局医政司于 2010 年立项编写《中医养生保健技术操作规范·膏方》，该操作规范成为膏方制作的标准操作规程，其在制作和质量控制方面引入了现代先进技术，如机械搅拌、离心、薄层色谱等。2013 年，国家中医药管理局办公室印发了《国家中医药管理局关于加强对医疗机构膏方推广应用管理的通知》，要求对医疗机构人员进行膏方使用和膏方制备培训，极大地推进了膏方的传承与发展。膏方作为中医传统剂型，是中医治疗中具有鲜明特色的组成部分，它既可用于体虚之人，也可依据辨证论治原则遣方择药制方疗疾，近年来随着现代人们生活水平不断提高，养生观念逐步加强，以及“冬令进补”在国内外不断普及，膏方将在治未病方面发挥出重要作用。

（二）煎膏剂的特点

（1）由于煎膏剂经浓缩并含有较多的糖或蜂蜜等辅料，故具有药物浓度高，体积小，稳定性好，口感好，服用方便，渗透压大，微生物不易生长等优点。

（2）含热敏性及挥发性成分的中药不宜制成煎膏剂。

（3）煎膏剂多以滋补为主，兼有缓和的治疗作用，多用于慢性疾病或体质虚弱的患者，也适用于儿童。临床上常将止咳、活血通经、滋补性方剂制备成煎膏应用，是中药传统剂型之一。如益母草膏多用于妇女活血调经；养阴清肺膏多用于阴虚肺燥，干咳少痰等症。

糖浆剂与煎膏剂均是含糖浸出制剂，糖浆剂属于液体分散体系，而煎膏剂呈稠厚半流体状态，二者在制备方法及质量控制等方面各有不同。

二、煎膏剂的制备

（一）制备工艺流程

煎膏剂的制备一般工艺流程如图 4-17-1 所示。

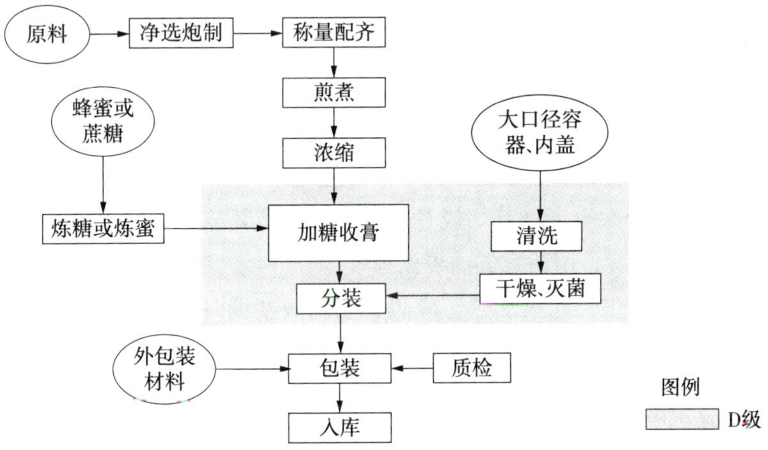

图 4-17-1　煎膏剂的制备一般工艺流程

1. 备料

（1）饮片的处理：按处方要求将加工炮制合格的饮片准确称量配齐；若为新鲜果品类如桑椹、雪梨等应先去果核和腐烂部分，洗净后压取汁备用，果渣加水煎煮浓缩；胶类饮片如阿胶、鹿角胶等应采用氧化的方法制成胶液，在收膏时加入到清膏中；细料药粉碎成细粉，收膏后放冷加入到煎膏中搅匀。

（2）辅料：煎膏剂中常用蜂蜜、蔗糖、冰糖、红糖、饴糖作辅料。无论选用何种辅料，在加入清膏前均应炼制，其目的在于除去杂质及部分水分，杀死微生物及酶，防止返砂。煎膏剂的“返砂”：有些煎膏剂在储藏一定的时间后，常有糖的结晶析出，俗称“返砂”。返砂的原因与煎膏剂所含总糖量和转化糖量有关。研究认为，总糖量超过单糖浆的浓度，因过饱和度大，结晶核生成的速度和结晶长大速度快，一般控制总糖含量在 85% 以下为宜。糖的转化程度并非越高越好，在以等量的葡萄糖和果糖作为转化糖的糖液，转化率在 10% ～ 35% 范围内，有蔗糖晶体析出，转化率在 60% ～ 90%，显微镜或肉眼可见葡萄糖晶体，而转化率在 40% ～ 50% 时未检出蔗糖和葡萄糖结晶。蔗糖在酸性或高温条件下转化时，果糖的损失较葡萄糖大，为防止收膏时蔗糖的进一步转化和果糖的损失，应尽量缩短加热时间，降低加热温度，还可适当调高 pH 值。此外，有采用在转化糖液中加入饴糖或用高果糖浆代替转化糖液生产煎膏剂的做法。

蜂蜜：制备煎膏剂所用的蜂蜜须经炼制处理。

蜂蜜的炼制：将生蜂蜜处理，加热熬炼至适宜程度的操作。蜂蜜炼制的目的是除去杂质，杀灭微生物，破坏酶类，除去部分水分以增加黏性。炼蜜的规格有 3 种：嫩蜜、中蜜、老蜜。嫩蜜：炼蜜温度在 105 ～ 115 ℃，含水量为 17% ～ 20%，相对密度为 1.35 左右，色泽无明显变化，略有黏性。中蜜：炼蜜温度在 116 ～ 118 ℃，含水量为 14% ～ 16%，相对密度为 1.37 左右，出现浅黄色细气泡。老蜜：炼蜜温度在 119 ～ 122 ℃，含水量为 10% 以下，相对密度为 1.40 左右，出现红棕色大气泡，用手指捻之能拉出白丝，滴入水中呈珠状。

蔗糖：制备煎膏剂所用的糖，除另有规定外，应使用药品标准收载的蔗糖。糖的品质不同，煎膏剂的质量和效用也有差别。常用的有冰糖、白糖、红糖、饴糖等。冰糖系结晶型蔗糖，质量优于白砂糖。白糖味甘、性寒，有润肺生津、和中益肺、舒缓肝气的功效。红糖是一种未经提纯的糖，其营养价值比白糖高，具有补血、破瘀、舒肝、祛寒等功效，尤其适用于产妇、儿童及贫血者食用，起矫味、营养和辅助治疗作用，故常以红糖制煎膏剂。饴糖也称为麦芽糖，是由淀粉或谷物经大麦芽作催化剂，使淀粉水解、转化、浓缩后而制得的一种稠厚液态糖。各种糖在有水分存在时，都有不同程度的发酵变质特性，其中尤以饴糖为甚，在使用前应加以炼制。

糖的炼制：取蔗糖适量，加水 50% 和适量枸橼酸或酒石酸（一般为蔗糖量的 0.1% ～ 0.3%），用高压蒸气或直火加热熬炼，不断搅拌，保持微沸，炼至“滴水成珠，脆不黏牙，色泽金黄”，使糖转化率达 40% ～ 50%，取出冷却至 70 ℃时，加碳酸氢钠中和后，备用。由于各种糖的水分含量不相同，故炼糖时应根据实际情况掌握时间和温度。一般冰糖的含水量较少，炼制时间宜短，且应在开始炼制时加适量水，以免引起焦煳；饴糖含水量较多，炼制时可不加水，炼制时间较长；红糖含杂质较多，转化后一般加糖量 2 倍水稀释，静置适当时间，除去沉淀备用。

2. 煎煮　根据方中饮片性质，将其切成片、段或粉碎成粉末，加水煎煮，滤取煎液，压榨药渣，压榨液与滤液合并，静置，用适宜的滤器滤净。

3. 浓缩　滤液置蒸发锅中，武火加热至沸腾，当药液变稠时改用文火，不断搅拌，继续浓缩至规定的相对密度；或取少许浓缩液滴于桑皮纸上以液滴周围不渗水为度，即得“清膏”。

4. 收膏　取清膏，加规定量的炼糖或炼蜜，继续加热熬炼，收膏时随着稠度的增加，加热温度可相应降低，并需不断搅拌和捞除液面上的浮沫，稠度较大时，尤其应注意防止焦化。

（1）炼糖（炼蜜或转化糖）的用量：除另有规定外，一般加入炼糖（炼蜜或转化糖）的量不超过清膏量的 3 倍。

（2）收膏标准：收膏时随着稠度增加，加热温度可相应降低。收膏稠度视各品种而定，一般是夏天宜老、冬天宜嫩。收膏的标准经验判定：夏天挂旗、冬天挂丝；手捻现筋丝；滴于冷水中不散但不呈珠状；滴于桑皮纸上周围不现水迹即可。收膏稠度视品种而定，一般相对密度在 1.4 左右，相对密度按照《中国药典（2020 年版）》四部制剂通则 0601 方法测定，但此方法较费时间。在实际生产中，通常用波美计测量相对密度，以判断正在加热的清膏及成品膏是否达到规定。

（3）药粉加入：如需加入饮片药粉，除另有规定外，一般应加入细粉，且应在煎膏相对密度和不溶物检查符合规定，并待稍冷后加入，搅拌混匀。

5. 分装与储存　待煎膏充分冷却后，再分装于洗净（或灭菌）干燥的大口径容器中，加盖密闭，以免水蒸气冷凝后在煎膏表面产生霉败变质，并置阴凉处储存。

（二）质量控制

煎膏剂在生产与储藏期间的质量控制如下。

1. 依照生产指令准确称取净物料，特殊饮片按各品种项下规定进行处理，其余饮片按生产工艺要求进行适当粉碎，分出粗细粉，分别放置备用。

2. 投料后，严格按照工艺规程所规定的煎煮方法、加水量、煎煮时间与煎煮次数进行操作。浓缩时注意空中火力大小，防止焦煳。

3. 如需加入药粉，除另有规定外，一般应加入细粉。

4. 清膏按规定量加入炼蜜或糖（或转化糖）收膏；或需加饮片细粉，待冷却后加入，搅拌混匀。除另有规定外，加炼蜜或糖（或转化糖）的量，一般不超过清膏量的 3 倍。

5. 煎膏剂应无焦臭、异味，无糖的结晶析出。

6. 除另有规定外，煎膏剂应密封，置阴凉处储存。

7. 生产过程中的物料应有标示。

8. 操作完毕应按 GMP 要求进行清场处理。

三、煎膏剂的质量检查

按照《中国药典（2020 年版）》四部制剂通则 0183 相关项检查煎膏剂的相对密度、不溶物、装量及微生物限度，应符合规定。

【外观】煎膏剂应无焦臭、异味，无糖的结晶析出；应密封，置阴凉处储存。

【相对密度】取供试品适量，精密称定，加水约 2 倍，精密称定，混匀，作为供试品溶液。《中国药典（2020 年版）》四部制剂通则 0601 相对密度测定法测定，应符合有关规定。凡加饮片细粉的煎膏剂，不检查相对密度。

【不溶物】取供试品 5 g，加热水 200 mL，搅拌使溶化，放置 3 分钟后观察，不得有焦屑等异物。加饮片细粉的煎膏剂，应在未加入细粉前检查，符合规定后方可加入细粉。加入药粉后不再检查不溶物。

【装量】《中国药典（2020 年版）》四部制剂通则 0942 照最低装量检查法检查，应符合规定。

【微生物限度】照非无菌产品微生物限度检查：微生物计数法（《中国药典（2020 年版）》四部制剂通则 1105）和控制菌检查法（《中国药典（2020 年版）》四部制剂通则 1106）及非无菌药品微生物限度标准（《中国药典（2020 年版）》四部制剂通则 1107）检查，应符合规定。

四、举例

枇杷叶膏

【处方】枇杷叶 5 000 g。

【制法】取枇杷叶，加水煎煮 3 次，煎液滤过，滤液合并，浓缩成相对密度为 1.21 ～ 1.25（80 ℃）的清膏。每 100 g 清膏加炼蜜 200 g 或蔗糖 200 g，加热使溶化，混匀，浓缩至规定的相对密度，即得。

【性状】本品为黑褐色稠厚的半流体；味甜、微涩。

【检查】相对密度应为 1.42 ～ 1.46（《中国药典（2020 年版）》四部制剂通则 0183）。

【功能与主治】清肺润燥，止咳化痰，用于肺热燥咳，痰少咽干。

【储藏】密封，置阴凉处。

任务 18　流浸膏剂、浸膏剂的制备

一、流浸膏剂、浸膏剂的概述

（一）流浸膏剂、浸膏剂的定义与发展

流浸膏剂、浸膏剂是指饮片用适宜的溶剂提取，蒸去部分或全部溶剂，调整至规定浓度而成的制剂。蒸去部分溶剂者为流浸膏剂，蒸去全部溶剂者为浸膏剂。浸膏剂又分稠浸膏剂与干浸膏剂。稠浸膏为半固体状，具有黏性，呈膏状，一般含水量为 15% ～ 20%；干浸膏为粉末状或干燥块状，含水量约为 5%。

膏剂伴随着中医药的发展，有着悠久的历史。膏剂起源于外用膏剂，早在先秦古籍《山海经》中就记载有一种羊脂类药物，用于涂搽皮肤防治皲裂，这应该说是早期膏药的雏形。汉代《金匮·腹满寒疝宿食病》中记载的大乌头煎是内服膏剂的最早记录，东汉张仲景所著的《伤寒杂病论》中，记载了汤剂、丸剂、散剂、膏剂、酒剂、浸膏剂、糖浆剂、含化剂、粥剂、滴耳剂、洗剂等 10 多种剂型，可见汉代以前已经有了膏剂，并且给后世用作内服或外敷的膏剂的产生与发展奠定了良好的基础。随着现代制剂工业的发展，流浸膏剂和浸膏剂除少数品种直接用于临床外，大多数用作制备合剂、糖浆剂、酊剂、颗粒剂、胶囊剂、片剂、丸剂等其他剂型的原料，是重要的制剂中间体，其对制剂的质量有着重要影响。

（二）流浸膏剂、浸膏剂的特点

1. 对热敏性药物不适用　流浸膏剂与浸膏剂在制备时都要经过加热浓缩处理，因此对热敏性药物不适用。

2. 除少数品种直接用于临床外，大多数用作制备其他剂型的原料　流浸膏剂一般多用于配制合剂、糖浆剂、酊剂等；浸膏剂一般多用于配制颗粒剂、胶囊剂、片剂、丸剂等。

3. 流浸膏剂与浸膏剂大多以不同浓度的乙醇为溶剂，也有以水为溶剂者　以水为溶剂的流浸膏剂中应酌加 20% ～ 25% 的乙醇为防腐剂，以利储存。浸膏剂不含或含极少量溶剂，有效成分较稳定，可久储。

4. 有效成分明确的流浸膏剂、浸膏剂，经含量测定后，用溶剂稀释剂调至规定的规格标准　流浸膏剂每 1 mL 相当于原饮片 1 g；浸膏剂每 1 g 相当于原饮片 2 ～ 5 g。

5. 流浸膏剂应至少含 20% 的乙醇，且外观澄清。

6. 流浸膏应置遮光容器中密封，阴凉处储存　浸膏剂应在遮光容器中密闭储存，特别是干浸膏剂极易吸湿，更应密封，置阴凉处储存。

二、流浸膏剂、浸膏剂的制备

（一）制备工艺流程

除另有规定外，流浸膏剂用渗漉法制备，也可用浸膏剂稀释制成，此外，某些以水为溶剂的流浸膏也可以用煎煮法制备。流浸膏剂（以渗漉法为例）的制备工艺流程如图 4-18-1 所示。

渗漉时应先收集饮片量的 85% 的初漉液另器保存，续漉液经低温浓缩后与初漉液合并，调整浓度至规定，静置，取上清液分装即得；若药用成分明确者，应作含量测定。若溶剂为水，且药用成分又耐热，可不必收集初漉液，将全部漉液常压或减压浓缩后，加适量乙醇作防腐剂。流浸

膏剂制备时所用的溶剂量一般为饮片量的 4 ～ 8 倍。富含油脂的饮片在制成流浸膏时应先脱脂后再提取。

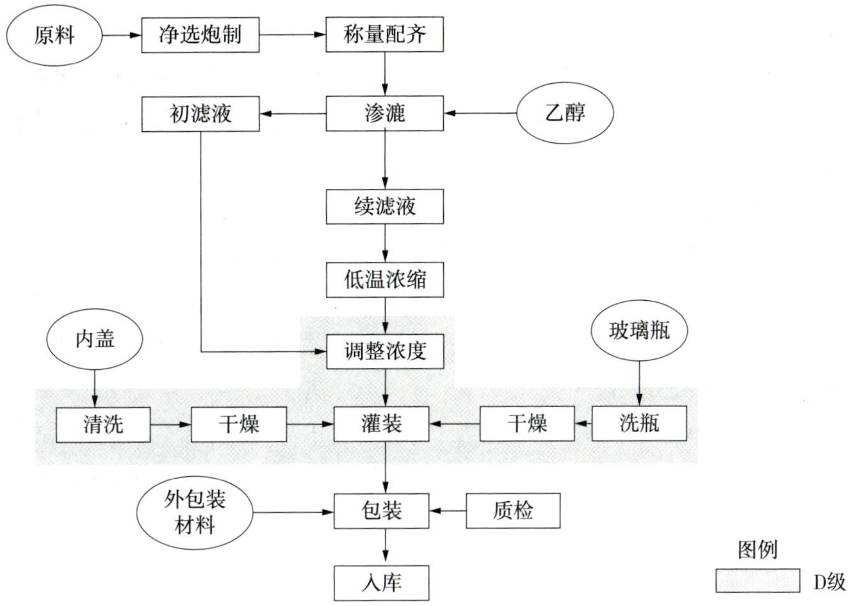

图 4-18-1　渗漉法制备流浸膏剂的工艺流程

浸膏剂的制备工艺流程如图 4-18-2 所示。

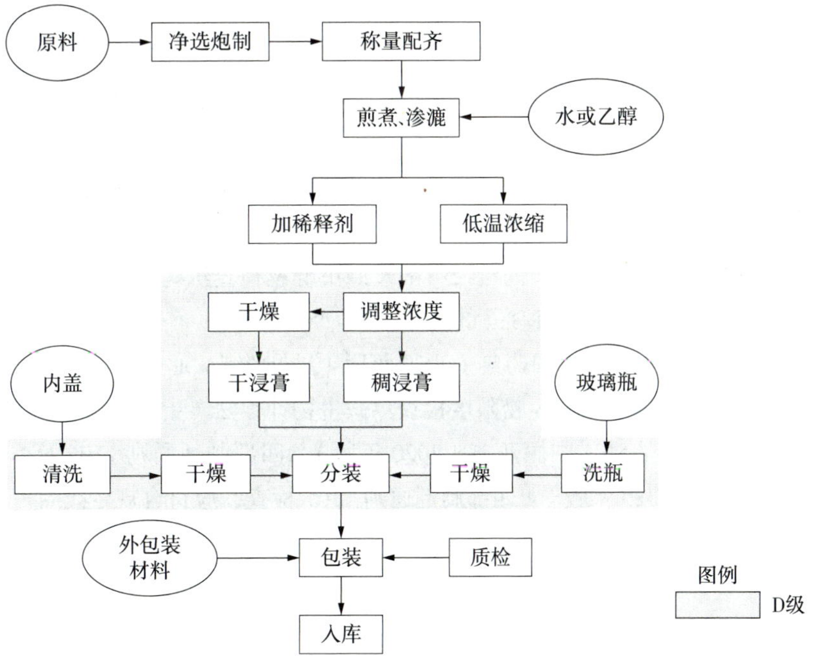

图 4-18-2　浸膏剂的制备工艺流程

浸膏剂一般采用煎煮法或渗漉法制备，全部煎煮液或渗漉液应低温浓缩至稠膏，加稀释剂或继续浓缩至规定的量。稠浸膏稀释剂主要有甘油、液状葡萄糖，干浸膏稀释剂为淀粉、乳糖、蔗糖、氧化镁、磷酸钙、药粉等。制备干浸膏时，应注意干燥方法的选择。生产中可将浸膏摊铺在涂油或撒布一层药粉或淀粉的烘盘内，在 80 ℃以下抽真空干燥，制成薄片状物；也可在浸膏中掺入适量淀粉、药粉等稀释剂调整含量，稀释后再干燥；若要直接将其制成干浸膏粉，可采用喷雾干燥法干燥，既能缩短干燥时间，又能防止药用成分分解或失效。

（二）质量控制

流浸膏剂与浸膏剂在生产与储藏期间的质量控制如下：

（1）依照生产指令准确称取净物料，并按生产工艺要求进行适当粉碎，分出粗细粉，分别放置备用。

（2）投料后，严格按工艺规程进行操作。除另有规定外，流浸膏剂用渗漉法制备，也可用浸膏剂稀释制成；浸膏剂用煎煮法或渗漉法制备，全部煎煮液或渗漉液应低温浓缩至稠膏状，加稀释剂或继续浓缩至规定的量。

（3）根据饮片的性质可选用圆柱形或圆锥形的渗漉器。饮片须适当粉碎后，加规定的溶剂均匀湿润，密闭放置一定时间，再装入渗漉器内。饮片装入渗漉器时应均匀，松紧一致，加入溶剂时应尽量排除饮片间隙中的空气，溶剂应高出药面，浸渍适当时间后进行渗漉。渗漉速度应符合各品种项下的规定。收集 85% 饮片量的初漉液另器保存，续漉液经低温浓缩后与初漉液合并，调整至规定量，静置，取上清液分装。

（4）除另有规定外，流浸膏剂每 1 mL 相当于原饮片 1 g，浸膏剂每 1 g 相当于原饮片 2 ～ 5 g。

（5）流浸膏剂久置若产生沉淀时，在乙醇和有效成分含量符合各品种项下规定的情况下，可滤过除去沉淀。

（6）除另有规定外，应置遮光容器内密封，流浸膏剂应置阴凉处储存。

（7）药液浓缩时应注意控制好火力，防止焦煳。

（8）生产过程中的物料应有标识。

（9）操作完毕应按 GMP 要求进行清场处理。

三、流浸膏剂、浸膏剂的质量检查

按照《中国药典（2020 年版）》四部制剂通则 0189 相关项检查流浸膏剂、浸膏剂的乙醇量、甲醇量、装量、微生物限度，应符合规定。

【乙醇量】除另有规定外，含乙醇的流浸膏剂按照乙醇量测定法《中国药典（2020 年版）》四部制剂通则 0711 测定，应符合规定。

【甲醇量】除另有规定外，含乙醇的流浸膏剂按照甲醇量检查法《中国药典（2020 年版）》四部制剂通则 0871 检查，应符合各品种项下的规定。

【装量】照最低装量检查法《中国药典（2020 年版）》四部制剂通则 0942 检查，应符合规定。

【微生物限度】照非无菌产品微生物限度检查：微生物计数法《中国药典（2020 年版）》四部制剂通则 1105 和控制菌检查法《中国药典（2020 年版）》四部制剂通则 1106 及非无菌药品微生物限度标准《中国药典（2020 年版）》四部制剂通则 1107 检查，应符合规定。

四、举例

浙贝流浸膏

本品为百合科植物浙贝母的干燥鳞茎经加工制成的流浸膏。

【制法】取浙贝母 1 000 g，粉碎成粗粉，用 70% 乙醇作溶剂，浸渍 18 小时后进行渗漉，收集初漉液 850 mL，另器保存，继续渗漉，待可溶性成分完全漉出，续漉液在 60 ℃以下浓缩至稠膏状，加入初漉液，混匀，加 70% 乙醇稀释至 1 000 mL，静置，滤过，即得。

【性状】本品为棕黄色至棕褐色的液体；味苦。

【检查】乙醇量应为 50% ～ 70%《中国药典（2020 年版）》四部制剂通则 0711。

【储藏】密封，置阴凉干燥处。

刺五加浸膏

本品为刺五加经加工制成的浸膏。

【制法】取刺五加 1 000 g，粉碎成粗粉，加水煎煮两次，每次 3 小时，合并煎液，滤过，滤液浓缩成浸膏 50 g（水浸膏），即得；或取刺五加 1 000 g，粉碎成粗粉，加 75% 乙醇，回流提取 12 小时，滤过，滤液回收乙醇至无醇味，浓缩成浸膏 40 g（醇浸膏），即得。

【性状】本品为黑褐色的稠膏状物；气香，味微苦、涩。

【检查】水分：水浸膏剂不得过 30.0%；醇浸膏剂不得过 20.0%《中国药典（2020 年版）》四部制剂通则 0832 第二法。

【储藏】密封。

【制剂】刺五加片、刺五加胶囊、刺五加脑灵合剂等。

项目 4：
习题及答案

项目 5
半固体制剂的制备

思政案例

外用膏剂

早在东汉时期的《神农本草经》中就有记载："药性有宜丸者，有宜散者，宜水煮者，宜膏煎者，并随药性，不得违越。"中药剂型的研发就是为了发挥中药的最好疗效，减少毒副作用，便于临床应用及储藏、运输，根据中药的性质、用药目的及给药途径。外用膏剂在我国应用历史悠久。在《黄帝内经》《肘后备急方》等文献中，就有用动物脂肪、羊脂油、蜂蜡等作为基质制备膏剂的记载。清代吴师机在所著的《理瀹骈文》中，从方药、应用和制备工艺等方面进行了较完整的总结与提高，创制了白膏药、松香膏药等膏药类型。

近年来，透皮治疗系统（transdermal drug delivery system，TDDS）的研究发展迅猛，外用膏剂的质量不断提高，应用更为广泛，特别是透皮贴剂已成为目前国内外重点开发的剂型之一。中药 TDDS 制剂目前尚处于研究开发阶段，很少有成品上市，但通过借鉴现代透皮吸收研究手段和方法，对传统中医药透皮给药的整体系统已有比较全面、系统的研究，展示了中药 TDDS 制剂强大的生命力和广阔的发展前景。

【问题】

1. 同学们都见过哪些外用膏剂？
2. 空白的乳膏剂与我们平时用的润肤霜一样吗？

【反思】

传承创新发展中医药是新时代中国特色社会主义事业的重要内容。传统中药制剂作为中医药的重要组成部分，是中医药丰富临床实践的结晶。发挥中医药原创优势，促进传统中药制剂创新发展，既可以丰富治疗疾病、保障公众健康的医学手段，又可以为中药新药开发提供有价值的路径。

一、外用膏剂的含义、特点与分类

（一）外用膏剂的含义

外用膏剂是指将药物与适宜的基质混合制成专供外用的半固体或近似固体的一类外用剂型。外用膏剂具有保护、润滑、局部治疗作用，也可以透过皮肤和黏膜起全身治疗作用，广泛应用于皮肤科、外科等。外用膏剂使用时，主要是涂布或粘贴在皮肤、黏膜或创面上。

外用膏剂在我国应用历史悠久。在《黄帝内经》《肘后备急方》等文献中，就有用动物脂肪、羊脂油、蜂蜡等作为基质制备膏剂的记载。在清代吴师机所著的《理瀹骈文》，从方药、应用和制备工艺等方面进行了较完整的总结并得到提高，创制了白膏药、松香膏药等膏药类型。近年来，透皮治疗系统的研究发展迅猛，外用膏剂的质量不断提高，应用更为广泛，特别是透皮贴剂已成为目前国内外重点开发的剂型之一。在中药 TDDS 制剂开发方面，目前尚处于研究开发阶段，很少有成品上市，但通过借鉴现代透皮吸收研究手段和方法，对传统中医药透皮给药的整体系统已有比较全面、系统的研究，展示了中药 TDDS 制剂强大的生命力和广阔的发展前景。

（二）外用膏剂的特点

外用膏剂目前在临床应用得越来越普遍，主要因其具有以下优点：

（1）避免了肝脏的首过效应，药物有效成分利用率高，减少药物的使用剂量。

（2）药物不受胃肠 pH 值或酶的破坏而失去活性。

（3）对胃黏膜有刺激性的药物可用涂布或粘贴方式免受刺激。

（4）释药速度缓慢，延长作用时间，减少用药次数。

（5）可自主用药，减少个体间、个体内差异。

但外用膏剂也有一定的局限性，给药后起效慢；不少外用膏剂载药量小，如橡胶贴膏、透皮贴剂等；对皮肤有刺激性的药物和过敏性药物不宜制成外用膏剂；使用不注意对衣物有污染。

（三）外用膏剂的分类

外用膏剂可分为软膏剂、乳膏剂、膏药（黑膏药和白膏药）、贴膏剂（橡胶贴膏、凝胶贴膏）、凝胶剂等。

二、外用膏剂的透皮吸收

（一）外用膏剂的透皮吸收机制

外用膏剂在我国很早就有应用，对其作用机理，古代医学书籍中早有详细的记载："今所用之膏药，古人谓之薄贴，其用大端有二：一以治表；一以治里。治表者，或呼脓去腐，止痛生肌，并遮风护肉之类，其膏宜轻薄而日换；治里者，或驱风寒，或和气血，或消痰痞，或壮筋骨，其方甚多，药亦随病加减，其膏宜厚而久贴，闭塞其气，使药性从毛孔而入其理，通经贯络，或提而出之，或攻而散之，较之服药更有力，此至妙之法也。"

现代研究表明，外用膏剂的透皮吸收包括释放、穿透及吸收 3 个阶段。释放是指药物从基质中分离出来并扩散到皮肤或黏膜表面；穿透是指药物通过表皮进入真皮、皮下组织，对局部组织起治疗作用；吸收是指药物透过皮肤或黏膜通过血管或淋巴管进入血液循环起全身治疗作用的过程。

（二）外用膏剂透皮吸收途径

1. 完整表皮　药物可穿过角质层细胞或细胞间隙和表皮进入真皮而被吸收，这是透皮吸收的主要途径。由于角质层细胞阻力大，所以药物分子主要经角质层细胞间隙扩散而被吸收。因为表皮具有类脂膜的特性，只允许脂溶性非解离型药物透入皮肤，而解离型难以透皮吸收。

2. 毛囊、皮脂腺　药物进入毛囊口，就有希望通过毛干与毛囊壁间空隙或皮脂腺进入角质层以下部位，再经毛囊壁上皮细胞进入真皮或皮下组织。皮脂腺分泌物是油脂性的，有利于脂溶性药物的穿透。

3. 汗腺　是一些解离型药物或水溶性大分子药物透过皮肤的重要途径，但当药物经皮渗透达稳态平衡后，这种吸收途径的作用基本可被忽略。分子量小的药物，能向吸收的最大屏障角质层中扩散，尽管数量上很有限，但其扩散速度越往里越大；分子量较大的药物则以毛孔及汗腺为途径的比例增大，后者是一种“旁路”吸收途径。在药物吸收达到平衡状态前，这种“旁路”吸收占相当重要的地位。当达到平衡后，强极性药物主要以与组织蛋白水合的水等为介质进行扩散。极性低的药物则通过脂溶性较大的部分扩散。

（三）影响药物透皮吸收的因素

药物透皮吸收过程很复杂，影响药物透皮吸收的因素主要有皮肤条件、药物性质、基质性质、附加剂及其他因素。

1. 皮肤条件

（1）应用部位：表皮各层的厚薄、毛孔的多少都会影响药物的透皮吸收。一般皮肤渗透性大小为：阴囊 > 耳后 > 腹股沟 > 头皮 > 脚背 > 前下臂 > 足底。

（2）病变皮肤：若皮肤受损、病变如烧伤、湿疹、糜烂等导致其屏障作用减弱，从而加快药物的穿透和吸收，但同时会导致一些不良反应的增加，如过敏、疼痛、中毒等。

（3）皮肤的温度与湿度：温度升高，皮脂黏度降低，皮下血管扩张，血流量增加，加速药物的吸收；皮肤潮湿时，角质层更易形成水合作用，水合作用越强，角质层膨胀越厉害，结构变得越疏松而有利于药物的穿透。

（4）皮肤清洁：皮肤清洗之后，角质层上的黏附物及毛囊、皮脂腺、汗腺的堵塞物被除去，穿透途径变得更加畅通，有助于药物的吸收。

2. 药物性质　皮肤表皮是类脂质结构，非极性较强，脂溶性药物比较易于吸收，而体液大部分成分是水，药物穿透进入皮肤组织后，水溶性成分容易溶解，因此，既具有脂溶性又具有水溶性的药物容易穿透皮肤而被吸收，即药物必须具有适宜的油水分配系数。药物分子大小也会影响外用膏剂在皮肤角质层的扩散，一般情况下扩散系数与药物分子半径成反比，通常相对分子质量愈大，吸收愈慢，宜选用相对分子质量小，药理作用强的药物。

3. 基质的组成与性质

（1）基质的种类：乳剂基质能使药物较易透皮吸收，以 O/W 型为最好，W/O 型次之，而烃类基质最差。

（2）基质的 pH 值：基质的 pH 值影响弱酸性与弱碱性药物穿透吸收。当基质 pH 值小于弱酸性药物的 pK_a 或大于弱碱性药物的 pK_a 时，这些药物的分子形式显著增加，脂溶性增大而利于穿透。一般亲水性基质的 pH 值接近皮肤的 pH 值（5 ～ 6），对药物的吸收有利。

（3）基质对皮肤的水合作用：皮肤外层中的角蛋白或其降解产物，具有与水结合的能力称为水合作用。角质层吸水后引起角质层细胞膨胀、结构疏松，可增加皮肤的通透性。积聚 50% 的水的组织，其渗透性可增加 5 ～ 10 倍。不同的基质水合作用不同，依次是：油脂性基质 >W/O 型乳剂基质 >O/W 型乳剂基质 > 水溶性基质。

4. 附加剂　为提高外用膏剂中药物的穿透吸收作用，通常加入一定量的表面活性剂起增溶、乳化、湿润的作用，其中作用最强的是阴离子表面活性剂，阳离子表面活性剂次之，非离子表面活性剂最弱。其中应用最多的是十二烷基硫酸钠。

为促进药物的穿透，还可在外用膏剂中加入一定量的渗透促进剂。常用的渗透促进剂有氮酮（azone）、二甲基甲酰胺、甘油、二甲基乙酰胺、丙二醇及中药挥发油如樟脑、薄荷脑等。

5. 其他因素　除上述影响因素外，药物透皮吸收还与药物浓度、使用次数、使用面积、应用时间等因素密切相关。此外，与种族、性别、年龄等也有一定的关系。

任务 19　软膏剂、乳膏剂、糊剂的制备

19.1　软膏剂的制备

一、软膏剂的概述

（一）软膏剂的定义

软膏剂是指原料药物与油脂性或水溶性基质混合制成的均匀的半固体外用制剂。因原料药物在基质中分散状态不同，分为溶液型软膏剂和混悬型软膏剂。溶液型软膏剂为原料药物溶解（或共熔）于基质或基质组分中制成的软膏剂；混悬型软膏剂为原料药物细粉均匀分散于基质中制成的软膏剂。

（二）软膏剂的特点

软膏剂除具有一般外用膏剂的特点外，还具有其自身的特点。

1. 优点

（1）细腻、均匀、无粗糙感。

（2）黏稠度适宜，易于涂布。

（3）性质稳定，长期储存无酸臭、异味、变色等变质现象产生。

（4）一般有比较好的吸水性，所含药物的释放、穿透能力比较强。

（5）无不良刺激性、过敏性，不良反应小。

（6）生产工艺简单，使用、携带、储存比较方便。

2. 缺点

（1）某些油脂型基质使用不恰当会污染衣物。

（2）某些软膏基质可能会妨碍皮肤的正常功能。

（三）软膏剂的质量要求

优良的软膏剂应满足以下质量要求：均匀、细腻，具适当的黏稠度，易涂布于皮肤或黏膜上，不融化，黏稠度随季节变化应很小；涂于皮肤或黏膜上应无刺激性、过敏性等不良反应；无酸败、异臭、变色、变硬现象；用于创面（如大面积烧伤、严重损伤等）的软膏剂应无菌。

二、软膏剂的基质

软膏剂由药物、基质和附加剂组成。基质是药物的赋形剂和载体，对药物的释放与吸收有重要的影响。理想型基质应满足如下要求：润滑无刺激、稠度合适、易于涂布；性质稳定，不与主药及其他组分发生配伍反应；具吸水性；不妨碍肌肤的正常功能，具良好的释药性；易除去，不污染衣物。

在实际应用与生产中，满足上述全部条件的单一理想型基质很少。一般可根据所制备软膏剂的要求，将几种基质混合来使用，保证制剂的质量以适应治疗要求。

常用的基质有油脂性基质、水溶性基质两类。

（一）油脂性基质

此类基质是一类强疏水性物质，其特点有润滑、无刺激性，涂于皮肤上能形成封闭性油膜，促进皮肤水合作用，对皮肤有保护、软化作用，不易长菌，适用于表皮增厚、角化、皲裂等慢性皮损和某些感染性皮肤病的早期。但是吸水性较差，又由于其油腻性及疏水性大，造成药物释放性能差，不易用水洗涤等缺点，故不适用于有渗出液的皮肤损伤（如溃疡、湿疹等），主要用于遇水不稳定的药物，一般不单独使用。

常用的油脂性基质根据来源，可分为油脂类基质、类脂类基质、烃类基质。

1. 油脂类基质　是指从动物或植物中取得的，其化学组成为高级脂肪酸的甘油酯及其混合物。因含有不饱和双键结构，易氧化酸败，有刺激性，不及烃类基质稳定，可选择性加入抗氧剂和防腐剂。

（1）动物油：熔点适合、易酸败，加油溶性抗氧剂可防止酸败，如 2% 的安息香和 6% 的干燥亚硫酸钠。

（2）植物油：常用麻油、棉籽油、花生油等，常温下多为液体，可加蜂蜡调节其稠度。因其易酸败，可使之饱，或加入抗氧剂改善。

（3）单软膏：以花生油（或棉籽油）670 g 与蜂蜡 330 g 加热熔合而成。

（4）氢化植物油：植物油经氢化反应后得到的饱和脂肪酸甘油酯。

2. 类脂类基质　多是由高级脂肪酸（C16 以上）与高级一元醇（二元醇）化合而成的酯类，其性质与油脂类相似，化学性质较油脂类稳定，由于具有一定的表面活性而有一定的吸水性能，常与油脂类基质合用。

（1）羊毛脂：又称无水羊毛脂，为淡棕黄色半固体，主要成分为胆固醇类及其酯类，有良好的吸水性，一般可吸水 150%、甘油 140% 及 70% 的乙醇 40%。其性质接近皮脂，有利于药物的透皮吸收，但因其过于黏稠不宜单独使用，常与凡士林合用，以改善凡士林的吸水性和渗透性。

（2）蜂蜡：又称为黄蜡（白蜡由黄蜡漂白精制而成）。其主要成分为棕榈酸蜂蜡醇酯，性质稳定，有乳化作用，不易酸败，皂化后的生成物亲油性强，吸水性较弱，亦可作为辅助乳化剂制 W/O 型乳剂。蜂蜡常用于调节其他基质的稠度。

3. 烃类基质　是石油经分馏得到的多种高级烃的混合物。其特点为性质稳定，很少与主药发生作用，不易酸败，不易被皮肤吸收，适用于保护性软膏的制备；不溶于水和醇，可溶于大多数的脂肪油或挥发油。

（1）凡士林：有黄凡士林和白凡士林两种，其中，白凡士林是黄凡士林漂白而得。熔点为 38 ～ 60 ℃，化学性质稳定，不易酸败，能与大多数药物配伍，特别适用于遇水不稳定的药物。吸水性较低（大约 5%），故不宜用于有多量渗出液的伤口处。与适量的羊毛脂或胆固醇合用，可增加其吸水性。本品对药物的释放与穿透较差，加入适量的表面活性剂如聚山梨酯类等可改善药物的释放与穿透。

（2）固体石蜡：各种固体烃的混合物，分为轻质和重质两种，主要用于调节软膏的稠度。

（3）液体石蜡：各种液体烃的混合物，分为轻质和重质两种，主要用于调节软膏的稠度。液体石蜡在制备过程中可与药物同时研磨成糊状，有利于药物与基质混合均匀。

（4）硅酮类：俗称硅油，是指有机硅氧化物的聚合物，为无色无味的透明油状液体，黏度随分子量的增大而增加。常用的是二甲聚硅与甲苯聚硅。本品性质稳定，对皮肤无刺激性，润滑性好，易于涂布，且不污染衣物，也不妨碍皮肤的正常功能。硅油可与油脂性基质相互混合制成防护性软膏；也可作为乳剂型基质制备乳膏剂，对眼有刺激性，不宜作眼膏基质。

（二）水溶性基质

水溶性基质系由天然或合成高分子水溶性物质制成，其特点是无油腻性，易洗除，能与水性液体混合（包括组织分泌物），大多数药物在该基质中释放较快，但润滑性差，易霉败，水分易蒸发，常需加入保湿剂与防腐剂。常用的水溶性基质有聚乙二醇类、纤维素类等。

1. 聚乙二醇类　为乙二醇的高分子聚合物，平均分子量为 200 ～ 700 时为液体，1 000 以上为固体。分子量在 300 ～ 6 000 较为常用。常用的有聚乙二醇 1 500 与 300 等量的混合物及聚乙二醇 4 000 与 400 等量的混合物。本品长期使用可致皮肤干燥，与苯甲酸、苯酚等混合可使基质过度软化同时降低酚类防腐剂的防腐能力。其不宜用于制备遇水不稳定的药物软膏。

2. 纤维素衍生物　常用的有甲基纤维素、甲基纤维素钠等。甲基纤维素能与冷水形成复合物而胶溶。甲基纤维素钠在冷、热水中均能溶解，浓度较高时呈凝胶状。

3. 卡波姆（carbomer）是丙烯酸与丙烯基蔗糖交联的高分子聚合物，又称为聚丙烯酸。因黏度不同卡波姆有多种规格。以它作基质做成的软膏涂用舒适，尤其适用于脂溢性皮炎的治疗，还具有透皮促进作用。

4. 其他　其他类型的水溶性基质有海藻酸钠、甘油明胶等。

三、软膏剂的附加剂

软膏剂根据需要常加入适宜的附加剂来改善其性能、增加稳定性或改善药物的透皮吸收，常用的附加剂有抗氧剂、抑菌剂（防腐剂）、保湿剂、增稠剂和皮肤渗透促进剂等。

1. 抗氧剂　在软膏剂的储藏过程中，微量的氧就会使某些活性成分氧化而变质。因此，常加入一些抗氧剂来保护软膏剂的化学稳定性，如维生素 C、维生素 E、依地酸二钠等。

2. 抑菌剂　软膏剂的基质中通常有水性、油性物质，甚至蛋白质，这些基质易受细菌和真菌的侵袭，微生物的滋生不仅可以污染制剂，而且有潜在毒性。对于破损及炎症皮肤，局部外用制剂不含微生物尤为重要。抑菌剂的一般要求是：①与处方中组成物没有配伍禁忌；②抑菌剂对热应稳定；③在较长的储藏时间及使用环境中稳定；④对皮肤组织无刺激性，无毒性，无过敏性。软膏剂中常用的抑菌剂有醇类、酚类等。

3. 保湿剂　保湿剂是一类具有强吸湿性的物质，其与水强力结合而达到阻止水分蒸发的效果，常用的有甘油、丙二醇、山梨醇等。

4. 增稠剂　增稠剂是一类能提高软膏剂产品黏度或稠度，改善稳定性和改变流变形态的物质。常用的有月桂醇、肉豆蔻醇、鲸蜡醇、硬脂醇、山梨醇、月桂酸、亚油酸、亚麻酸、肉豆蔻酸、硬脂酸、纤维素及其衍生物、海藻酸及其（铵、钙、钾）盐、果胶、透明质酸钠、黄蓍胶、PVP（聚乙烯吡咯烷酮）等。

5. 皮肤渗透促进剂　在外用软膏剂中加入皮肤渗透促进剂可明显增加药物的释放、渗透和吸收。常用的有表面活性剂，氮酮，丙二醇、甘油、聚乙二醇等多元醇，油酸、亚油酸、月桂酸，角质保湿剂如尿素、水杨酸等，萜烯类的挥发油如薄荷油、桉叶油等。另外，氨基酸及一些水溶性蛋白质也能通过增加角质层脂质的流动性促进药物的透皮吸收。

四、软膏剂的制备

软膏剂分为溶液型软膏和混悬型软膏，其制备按照形成的软膏类型、制备量及设备条件不同，采用的方法也不同，常采用研磨法或熔融法。

（一）软膏剂的制备工艺流程

软膏剂的制备工艺流程如图 5-19-1 所示。

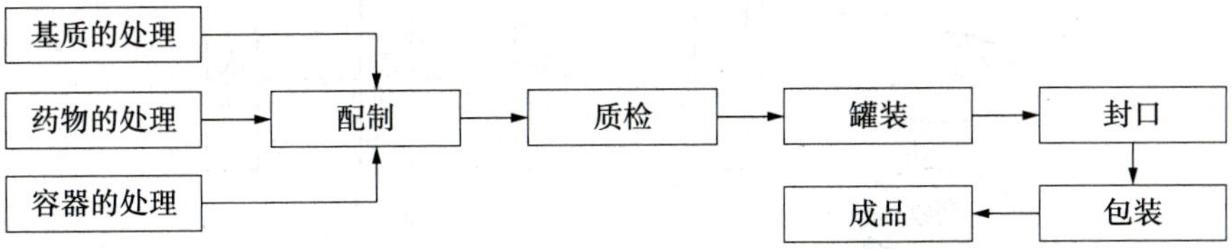

图 5-19-1　软膏剂的制备工艺流程图

（二）软膏剂中药物和基质的处理

1. 药物的处理

（1）可在基质中溶解药物，则用熔化的基质将药物溶解，制成溶液型软膏。

（2）在某种溶剂中可溶解的药物，根据溶解性质，选择合适的溶剂溶解，加入溶剂的量要尽量少。例如，水溶性药物可先用少量水溶解，以羊毛脂吸收后，再与油脂性基质混合；当水溶性药物与水溶性基质混合时，则可直接将药物的水溶液加入混合；油溶性药物可先用少量有机溶剂溶解，再与脂溶性基质混合。

（3）不溶性固体药物，应先用适宜方法磨成最细粉或极细粉，过九号筛，然后加入半固体基质或熔融的基质中，在加入时必须不断搅拌至冷凝。

（4）中药提取液，含水量较大，应先浓缩至稠膏状，有时根据需要可加入一定量的吸水剂、防腐剂、增溶剂等，然后再与基质混合。

（5）挥发性或易升华的药物或遇热易结块的树脂类药物，应使基质降温至 40 ℃左右后再与药物混合；若组分中有药物能形成低共熔，应先使之形成低共熔物。

2. 基质的处理　油脂性基质如凡士林、固体石蜡等须先加热熔融，然后趁热用多层织物滤材或 120 目钢丝网滤过，除去杂质；如需灭菌，则采用干热灭菌，150 ℃灭菌 1 小时以上，同时去除水分。灭菌宜用蒸气加热，忌用直火。高分子水溶性基质应充分溶胀、溶解制成溶液或胶性物，备用。

（三）软膏剂的制法

1. 研合法　是指先将药物细粉加少量基质或用适宜溶剂研成糊状，再递加其余基质研磨混匀的制备方法。小量生产时，在软膏板或玻璃板上用软膏刀进行调和混匀，或在乳钵中研磨混匀。大量生产时可用电动研钵进行。该法适用于基质中各组分及药物在常温下能均匀混合的软膏。本法不加热，也适用于不耐热的药物。该法生产效率不如熔融法。研合法制备软膏的制备工艺流程如图 5-19-2 所示。

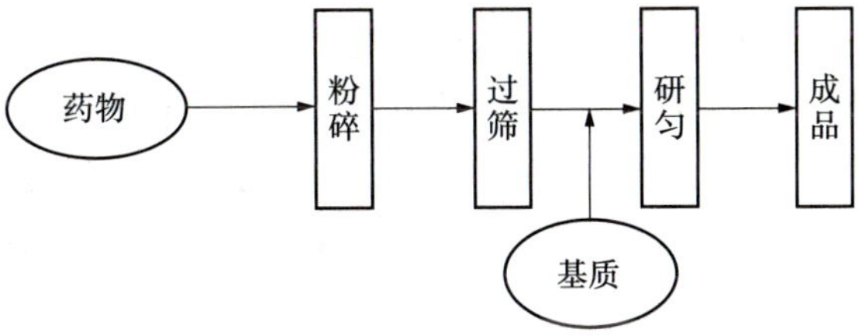

图 5-19-2　研合法制备软膏剂的制备工艺流程

2. 熔融法　是指先将软膏基质加热熔化，然后将药物细粉分次加入，不断搅拌至冷凝的制备方法。软膏剂中含有不同熔点的基质，在常温下不能混合均匀；或主药可溶于基质者；或饮片中有效成分需用基质进行浸提，一般可采用此法。生产时先加热熔点高的，后加热熔点低的，不溶性药物细粉加入熔融或软化的基质中，应搅拌至冷凝，否则因药粉下沉而致分散不匀，凝固后则停止搅拌以免搅入空气而影响质量。熔融法制备软膏剂的制备工艺流程如图 5-19-3 所示。

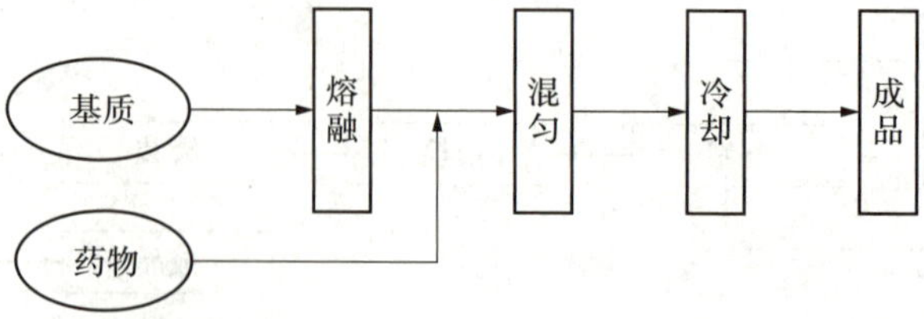

图 5-19-3　熔融法制备软膏剂的制备工艺流程

（四）常见问题及处理方法

1. 主药含量低　某些药物在高温下不稳定，易分解，在配制时需要根据主药的理化性质控制过程温度，以防止温度过高药物发生分解。

2. 主药含量不均匀　在制备软膏剂时，应考虑主药的性质，根据主药的溶解性，将主药与油或水相混合，或先将主药溶于少量有机溶剂后再与少量基质混合，最后加入大量基质中。

3. 不溶性药物　应先研磨成细粉，过 100 目～ 120 目筛，再与基质混合，以免成品中药物粒度过大。

4. 软膏剂不够细腻　需通过胶体磨或研磨机继续研磨，使得软膏剂细腻均匀。

（五）软膏剂的常用设备及使用

1. 真空均质制膏机

（1）结构：主要包括三组搅拌装置（主搅拌、溶解搅拌及均质搅拌）、转子、定子、压力表、电器控制箱、真空泵、电器系统等，如图 5-19-4 所示。

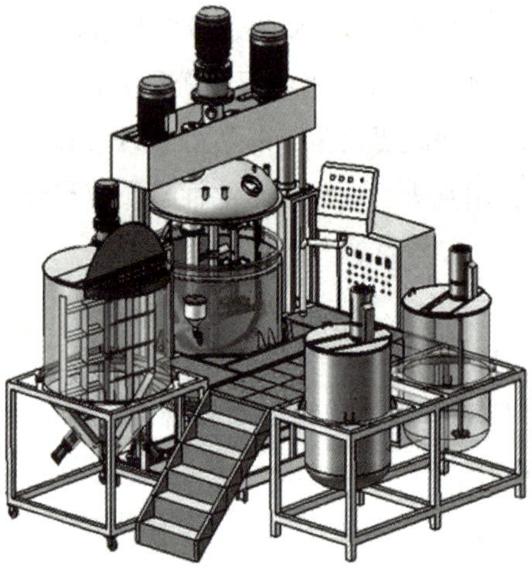

图 5-19-4　真空均质制膏机外形图

（2）原理及特点：真空均质制膏机的主搅拌是刮板式搅拌器，搅拌速度较慢，可混合软膏剂的各种成分。溶解搅拌速度较快，能快速将各种成分搅匀，有利于固体物料的溶解。均质搅拌高速转动，内设的转子和定子起胶体磨作用，在搅拌叶的带动下，膏体在罐内上下翻动，把膏体中的颗粒打得更细，搅拌得更均匀。整机附有真空泵，膏体经真空脱气后，可消除膏体中的微小气泡，香料更易渗入膏体内部。

2. 三滚筒软膏研磨机

（1）结构：主要由 3 个水平方向而平行设置的滚筒和传动装置、加料斗、电动装置等组成，如图 5-19-5 所示。

（2）原理及特点：三滚筒软膏研磨机在第一与第二滚筒上装有加料斗，两边两个滚筒之间以及与中间一个滚筒之间的距离可以调整，3 个滚筒的转动速度不同。操作时将软膏装入滚筒中，开动后滚筒按图 5-19-6 所示的方向转动，转动较慢的滚筒 1 上的软膏能被速度较快的中间滚筒 2 带过来，接着被转速更快的滚筒 3 卷过去，然后经过刮板转入接收器中，由于滚筒的转速不同，软膏受到两个滚筒的碾压和研磨，从而使基质与药物混合均匀。

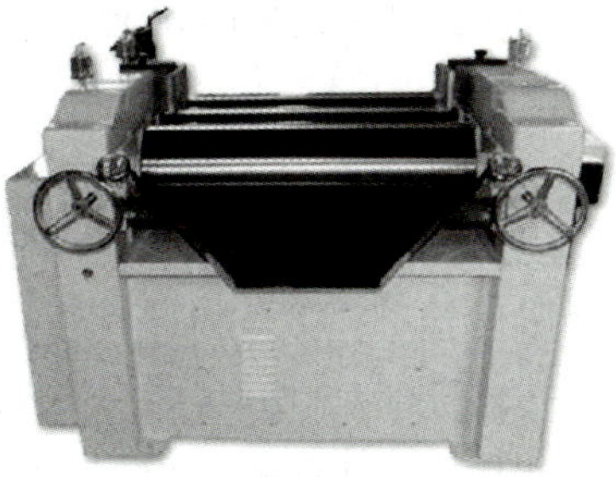
图 5-19-5　三滚筒软膏研磨机

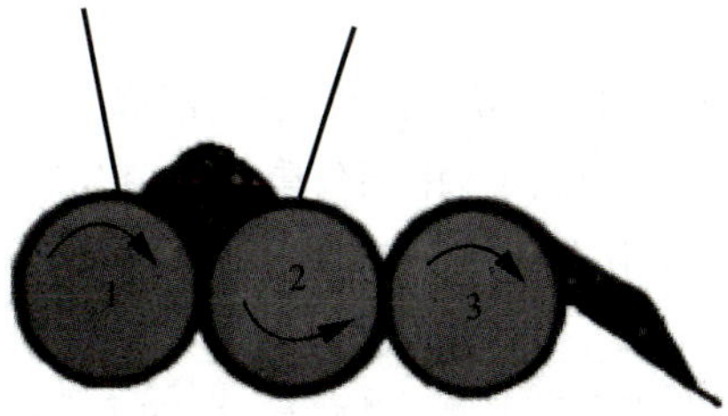

图 5-19-6　滚筒旋转方向示意图

（六）软膏剂生产过程的质量控制

（1）软膏剂配制前要对净化间的操作台、墙壁、地面、工具及设备进行清洁。操作人员要严格遵守无菌概念，操作前应洗手，更衣、更鞋，并用 75% 乙醇擦拭手及工具、容器、设备，并于操作前用紫外灯照射净化间 1 小时。

（2）根据处方药物的性质选取不同的基质。在使用基质前应观察基质的外观、状态、色泽、软硬度是否符合要求。基质熔融后应趁热过滤，应通过多层织物滤材或 120 目筛，保证基质的均匀细腻。

（3）软膏剂生产车间洁净度应达到大于 D 级洁净度要求。软膏剂岗位操作室要求室内压大于室外压力、温度 18 ～ 26 ℃、相对湿度 45% ～ 65%。

（4）软膏剂所用内包装材料，不应与原料药物或基质发生物理、化学反应，无菌产品的内包装材料应无菌，分装时要随时检查装量差异。

（5）软膏剂用于烧伤治疗如为非无菌制剂的，应在标签上标明“非无菌制剂”；产品说明书中应注明“本品为非无菌制剂”，同时在适应证下应明确“用于程度较轻的烧伤（Ⅰ度或浅Ⅱ度）”；注意事项下规定“应遵医嘱使用”。

（6）供制各软膏剂用的固体药物，除能溶解或相互共熔于某一组分者外，应预先用适宜的方法制成细粉。

（7）基质灭菌若采用蒸汽加热时，一般蒸汽压力要达到 441 ～ 490 kPa 时，锅内温度才能达到 150 ℃。水性液体与油溶性基质混合时，可先将其与少量亲水性基质混合，然后加入油溶性基质中，但应考虑基质的载水量，一般通过水值计算，以免超过限度，造成软膏剂太软或变成半流体。

（8）水性液体与油溶性基质混合时，可先将其与少量亲水性基质混合，然后加入油溶性基质中，但应考虑基质的载水量，一般通过水值计算，以免超过限度，造成软膏剂太软或变成半流体。

（9）为增加软膏剂的稳定性，防止其在储藏过程中发生酸败、变质、失水、分离、变色等现象，制备时可适当加入抗氧剂、防腐剂和保湿剂等。灌装于避光密闭容器中，储藏在阴凉干燥处，储藏温度不宜过高或过低，以免基质分层或影响软膏的均匀性。

五、软膏剂的质量检查

按照《中国药典（2020 年版）》对软膏剂质量检查有关规定，软膏剂需要进行如下方面的质量检查。

【外观形状】软膏剂应具有适当的黏稠度，应易涂布于皮肤或黏膜上，不融化，黏稠度随季节变化应很小。应无酸败、变色、变硬、融化、油水分离等变质现象。

【粒度】除另有规定外，混悬型软膏剂、含饮片细粉的软膏剂照下述方法检查，应符合规定。

【检查法】取供试品适量，置于载玻片上涂成薄层，薄层面积相当于盖玻片面积，共涂 3 片，照粒度和粒度分布测定法（《中国药典（2020 年版）》四部制剂通则 0982 第一法）测定，均不得检出大于 180 μm 的粒子。

【装量】按照最低装量检查法（《中国药典（2020 年版）》四部制剂通则 0942）检查，应符合规定。

【无菌】用于烧伤。除程度较轻的烧伤（Ⅰ度或浅Ⅱ度）外，严重创伤或临床必须无菌的软膏剂，照无菌检查法（《中国药典（2020 年版）》四部制剂通则 1101）检查，应符合规定。

【微生物限度】除另有规定外，照非无菌产品微生物限度检查：微生物计数法（《中国药典（2020 年版）》四部制剂通则 1105）和控制菌检查法（《中国药典（2020 年版）》四部制剂通则 1106）及非无菌药品微生物限度标准（《中国药典（2020 年版）》四部制剂通则 1107）检查，应符合规定。

六、举例

紫草软膏

【处方】紫草 500 g，当归 150 g，防风 150 g，地黄 150 g，白芷 150 g，乳香 150 g，没药 150 g。

【制法】以上 7 味，除紫草外，乳香、没药粉碎成细粉，过筛；其余 4 味酌予碎断，另取食用麻油 6 000 g，同置锅内炸枯，去渣；将紫草用水湿润，置锅内炸至油呈紫红色，去渣，滤过。另加蜂蜡适量（每 10 g 麻油加蜂蜡 2 ～ 4 g）熔化，待温，加入上述粉末，搅匀，即得。

【性状】本品为紫红色的软膏；具特殊的香气。

【功能与主治】化腐生肌，解毒止痛，用于热毒蕴结所致溃疡，症见疮面疼痛、疮色鲜活、脓腐将尽。

【用法用量】外用，摊于纱布上贴患处，每隔 1 ～ 2 日换药一次。

【处方分析】该制剂所用的是油脂性基质，处方中乳香、没药为细料药，故粉碎成细粉；紫草为全草类饮片，容易炸枯，故后炸，而干燥之后的紫草易碎，因而炸前用水湿润。

【注意事项】在制备过程中应注意生产环境；特殊处理的药物应另外放置，对热稳定性差，须在低温的条件下加入膏中。

复方十一烯酸锌软膏

【处方】十一烯酸锌 200 g，十一烯酸 50 g，聚乙二醇 4000 375 g，聚乙二醇 400 375 g。

【制法】取十一烯酸锌细粉，加十一烯酸，混匀；将聚乙二醇 4 000 和聚乙二醇 400 水浴加热熔合后，加入药物粉末，不断搅拌直至冷凝，即得。

【性状】本品为白色至淡黄色软膏。

【功能与主治】抗真菌药，主要用于治疗皮肤真菌病。

【用法用量】外用，适量涂布于患处。

【处方分析】该制剂所用的是水溶性基质，十一烯酸锌是化学药品，可直接粉碎，而十一烯酸是化学试剂、液态的，可直接与十一烯酸锌细粉研磨混合均匀；聚乙二醇 4 000 是固体状态的，需加热使之熔融与聚乙二醇 400 混合均匀；药物与基质难以混合均匀、易沉于底部，故混合之后须不断搅拌至冷凝。

【注意事项】在制备过程中应注意生产环境的温度、湿度；固体基质须加热熔融之后与其他基质混合均匀再在热的作用下加入药物，药物加入时搅拌速度不宜过慢或过快；药物加入基质之后应搅拌至冷凝。

19.2 乳膏剂的制备

一、乳膏剂的概述

（一）乳膏剂的定义

乳膏剂是指原料药物溶解或分散于乳状液型基质中形成的均匀半固体制剂。乳膏剂由于基质不同，可分为水包油（W/O）型乳膏剂和油包水（O/W）型乳膏剂。

（二）乳膏剂的特点

乳膏剂除具有一般外用膏剂的特点外，还具有其自身的特点。

O/W 型乳剂型基质又称为雪花膏，雪白色，能与水混合，不油腻，易涂布和清洗，药物的释放和透皮吸收较快。在储存过程中易霉变，水分也易蒸发而使乳膏变硬，常需添加防腐剂和保湿剂。O/W 型乳剂型基质制成的乳膏在用于分泌物较多的皮肤病如湿疹时，其吸收的分泌物可重新透入皮肤（反向吸收）而使炎症恶化，故需使用时正确选择适应证。通常乳膏剂用于亚急性、慢性、无渗出的皮损和皮肤瘙痒症，忌用于糜烂、溃疡、水泡及化脓性创面。遇水不稳定的药物不宜用乳膏剂。

W/O 型乳膏比不含水的油脂性基质油腻性小，易涂布，由于水分的慢慢蒸发而具有冷却作用，故有“冷霜”之称。

（三）乳膏剂的质量要求

优良的乳膏剂应满足以下要求：均匀、细腻，涂于皮肤或黏膜上无刺激性；根据需要可加入保湿剂、防腐剂、增稠剂、抗氧剂和皮肤渗透促进剂等附加剂；应具有适当的黏稠性，易涂布于皮肤或黏膜上，不融化，黏稠度随季节变化应很小；性质稳定，无酸败、异臭、变色、变硬，不得有油水分离及胀气现象；遮光密闭储存，置于 25 ℃以下，不得冷冻。

二、乳膏剂的基质

乳膏剂的基质是指将固体的油相加热熔化后与水相借乳化剂的作用在一定温度下混合乳化，最后在室温下形成半固体的基质。乳剂型基质常用的乳化剂有以下几种类型。

1. 皂类

（1）一价皂：常为一价金属离子钠、钾、铵的氢氧化物、硼酸盐或三乙醇胺、三异丙胺等的有机碱与脂肪酸（如硬脂酸或油酸）作用生成的新生皂，HLB 值一般在 15 ～ 18，降低水相表面张力强于降低油相的表面张力，则易形成 O/W 型的乳剂型基质，但若处方中含过多的油相时能转相为 W/O 型的乳剂型基质。

新生皂作乳化剂形成的基质应避免用于酸、碱类药物制备软膏，忌与含钙、镁离子类药物配方。

（2）多价皂：由二、三价的金属（钙、镁、锌、铝）氧化物与脂肪酸作用形成的多价皂。由于此类多价皂在水中解离度小，亲水基的亲水性小于一价皂，而亲油基为双链或三链碳氢化物，亲油性强于亲水端，其 HLB 值 <6 形成 W/O 型乳剂型基质。新生多价皂较易形成，且油相的比例大，黏滞度较水相高，因此，形成的乳剂型基质（W/O 型）较一价皂为乳化剂形成的 O/W 型乳剂型基质稳定。

2. 脂肪醇硫酸（酯）钠类　常用的有十二烷基硫酸（酯）钠是阴离子型表面活性剂，常与其他 W/O 型乳化剂合用调整适当 HLB 值，以达到油相所需范围，常用的辅助 W/O 型乳化剂有十六醇或十八醇、硬脂酸甘油酯、脂肪酸山梨坦类等。本品的常用量为 0.5% ～ 2%。本品与阳离子型表面活性剂作用形成沉淀并失效，加入 1.5% ～ 2% 氯化钠可使之丧失乳化作用，其乳化作用的适宜 pH 值应为 6 ～ 7，不应小于 4 或大于 8。

3. 高级脂肪酸及多元醇酯类

（1）十六醇及十八醇：十六醇即鲸蜡醇，熔点为 45 ～ 50 ℃；十八醇即硬脂醇，熔点为 56 ～ 60 ℃；均不溶于水，但有一定的吸水能力，吸水后可形成 W/O 型乳剂型基质的油相，可增加乳剂的稳定性和稠度。新生皂为乳化剂的乳剂基质中，用十六醇和十八醇取代部分硬脂酸形成的基质则较细腻光亮。

（2）硬脂酸甘油酯：即单、双硬脂酸甘油酯的混合物，不溶于水，溶于热乙醇及乳剂型基质的油相中，本品分子的甘油基上有羟基存在，有一定的亲水性，但十八碳链的亲油性强于羟基的亲水性，是一种较弱的 W/O 型乳化剂，与较强的 O/W 型乳化剂合用时，制得的乳剂型基质稳定，且产品细腻润滑，用量为 15% 左右。

（3）脂肪酸山梨坦与聚山梨酯类：均为非离子型表面活性剂，脂肪酸山梨坦，即司盘类 HLB 值在 4.3 ～ 8.6，为 W/O 型乳化剂。聚山梨酯，即吐温类 HLB 值在 10.5 ～ 16.7，为 O/W 型乳化剂。各种非离子型乳化剂均可单独制成乳剂型基质，但为调节 HLB 值而常与其他乳化剂合用，非离子型表面活性剂无毒性，中性，对热稳定，对黏膜与皮肤比离子型乳化剂刺激性小，并能与酸性盐、电解质配伍，但与碱类、重金属盐、酚类物质均有配伍变化。

4. 聚氧乙烯基的衍生物类

（1）平平加 O：非离子型表面活性剂，其 HLB 值为 15.9，属 O/W 型乳化剂。单用本品不能制成乳剂型基质，为提高其乳化效率，增加基质稳定性，可用不同的辅助乳化剂，按不同配比制成乳剂型基质。

（2）乳化剂 OP：非离子 O/W 型乳化剂，HLB 值为 14.5，可溶于水，1% 水溶液的 pH 值为 5.7，对皮肤无刺激性。本品耐酸、碱、还原剂及氧化剂，性质稳定。常与其他乳化剂合用。本品不宜与酚羟基类化合物如苯酚、间苯二酚、麝香草酚、水杨酸等配伍，以免形成络合物，破坏乳剂型基质。

三、乳膏剂的制备

（一）乳膏剂的制备工艺流程

乳膏剂的制备采用乳化法，乳化法通常包括熔化过程和乳化过程。

将处方中的油脂性和油溶性组分一起加热至 80 ℃左右成油溶液（油相），另将水溶性组分溶于水后一起加热至 80 ℃成水溶液（水相），使温度略高于油相温度，然后将水相逐渐加入油相中，边加边搅至冷凝，最后加入水、油均不溶解的组分，搅匀即得。大量生产时由于油相温度不易控制均匀冷却，或二相混合时搅拌不匀而使形成的基质不够细腻，因此，在温度降至 30 ℃时再通过胶体磨或软膏研磨机等使其更加细腻均匀。乳膏剂的制备工艺流程如图 5-19-7 所示。

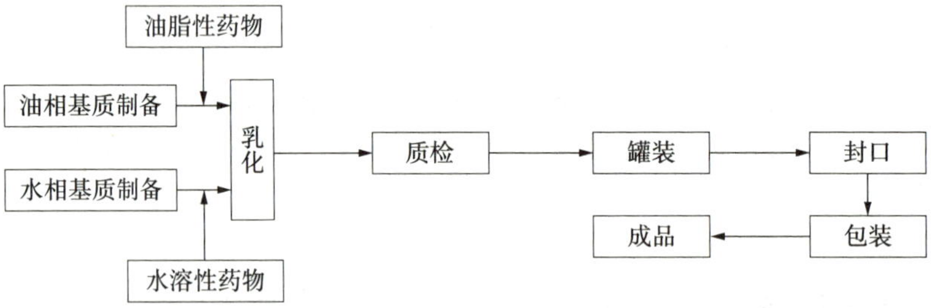

图 5-19-7　乳膏剂的制备工艺流程

（二）乳膏剂制备过程中的注意事项

（1）油相基质制备应随时检查搅拌温度控制在80 ℃；控制搅拌时间为10分钟，并按班次进行随机抽查。

（2）水相基质制备应随时检查搅拌温度控制在80 ℃；控制搅拌时间为10分钟，并按班次进行随机抽查。

（3）乳化过程中应随时检查乳化温度控制在80 ℃；冷却口出料温度控制不高于40 ℃；搅拌时间15分钟，乳化时间20分钟，并按班次随机抽查。

（4）灌装过程中应按班次随机抽查并控制封口温度，封尾1∶135±5 ℃，封尾2∶145±10 ℃。随时检查装量并控制每支装量不得低于标示量的102%。灌装过程中随时检查并控制抽查频次：30分钟/次。

（5）包装时应随时检查乳膏剂的整体外观美观、整洁，打码清晰、内容完整、正确。按班次抽查包装规格与批包装指令一致，包材文字内容与批件一致。

四、乳膏剂的常用设备及使用

同软膏剂设备。

五、乳膏剂的质量检查

按照《中国药典（2020年版）》对乳膏剂质量检查有关规定，乳膏剂需要进行如下方面的质量检查。

【外观形状】乳膏剂应具有适当的黏稠度，应易涂布于皮肤或黏膜上，不融化，黏稠度随季节变化应很小，应无酸败、变色、变硬、融化、油水分离等变质现象。

【粒度】除另有规定外，应符合规定。

【装量】照最低装量检查法（《中国药典（2020年版）》四部制剂通则0942）检查，应符合规定。

【无菌】用于烧伤，除程度较轻的烧伤（Ⅰ度或浅Ⅱ度）外，严重创伤或临床必须无菌的乳膏剂，照无菌检查法（《中国药典（2020年版）》四部制剂通则1101）检查，应符合规定。

【微生物限度】除另有规定外，照非无菌产品微生物限度检查：微生物计数法（《中国药典（2020年版）》四部制剂通则1105）和控制菌检查法（《中国药典（2020年版）》四部制剂通则1106）及非无菌药品微生物限度标准（《中国药典（2020年版）》四部制剂通则1107）检查，应符合规定。

六、举例

水包油W/O型乳膏剂

例：以硬脂酸钾肥皂为乳化剂制成的基质。

【处方】硬脂酸200 g，氢氧化钾14 g，甘油50 g，纯化水加至1 000 mL。

【制法】取硬脂酸于水浴上加热熔融，冷却至80 ℃时，边搅拌边加入同温的氢氧化钾水溶液及甘油，继续搅拌至冷凝，即得。

【处方分析】处方中的乳化剂是一部分硬脂酸与氢氧化钾反应生成的新生皂，剩余的硬脂酸作为油相，甘油为保湿剂；也可用氢氧化钠、三乙醇胺等代替处方中的氢氧化钾，分别制成硬脂酸钠皂与铵皂为乳化剂，但其用量应预先计算。一般钾皂为乳化剂制成的基质较软，钠皂为乳化剂制成的基质较硬，铵皂为乳化剂制成的基质则较为细腻、光亮。以新生皂为乳化剂制成的基质避免用于酸、碱类药物制备软膏，一般在pH值5～6以下容易水解。忌与含钙、镁离子类药物配伍。

例：以月桂醇硫酸钠为乳化剂制成的基质。

【处方】硬脂酸250 g，白凡士林250 g，丙二醇120 g，月桂醇硫酸钠10 g，尼泊金甲酯0.25 g，尼泊金丙酯0.15 g，纯化水370 mL。

【制法】取硬脂酸和白凡士林在75 ℃左右熔化，将丙二醇、月桂醇硫酸钠、尼泊金甲酯、尼泊金丙酯溶于纯化水中，加热至75 ℃左右，边搅拌边加入到已熔化的油相中，继续搅拌至冷凝，即得。

【处方分析】处方中的乳化剂是月桂醇硫酸钠，硬脂酸与白凡士林为油相，丙二醇作为保湿剂，尼泊金甲酯与尼泊金丙酯为防腐剂。可加入适量W/O型乳化剂如高级醇、硬脂酸甘油酯等，以保证基质的稳定性。使用月桂醇硫酸钠为乳化剂的pH值范围为4～8，以pH值6～7为宜。

油包水（O/W）型乳膏剂

例：以多价钙皂为乳化剂的基质。

【处方】硬脂酸12.5 g，单硬脂酸甘油酯17.0 g，白凡士林67.0 g，蜂蜡5.0 g，地蜡75.0 g，液体石蜡410.0 mL，双硬脂酸铝10.0 g，氢氧化钙1.0 g，纯化水401.5 mL。

【制法】取硬脂酸、单硬脂酸甘油酯、蜂蜡、地蜡，于水浴上加热熔化，再加入白凡士林、液体石蜡、双硬脂酸铝，加热至85 ℃；另将氢氧化钙、尼泊金乙酯溶于纯化水中，加热至85 ℃，逐渐加入油相中，不断搅拌至冷凝，即得。

【处方分析】处方中氢氧化钙与部分硬脂酸作用形成的钙皂，以及处方中的双硬脂酸铝（即铝皂）均为W/O型乳化剂，水相中氢氧化钙为过饱和状态，应取上清液加至油相中。

例：以蜂蜡、胆固醇、硬脂醇为乳化剂制成的基质。

【处方】硬脂醇30 g，胆固醇30 g，蜂蜡80 g，白凡士林860 g。

【制法】取硬脂醇和蜂蜡在水浴中熔化，再加入胆固醇搅拌溶解，最后加入白凡士林，搅拌至冷凝，制成1 000 g，即得。

【处方分析】处方中白凡士林可吸收1～3倍量的水。与药物水溶液配伍，制成W/O型软膏，可吸收分泌液。遇水不稳定的药物制备软膏可用该基质。

19.3 糊剂的制备

一、糊剂的概述

（一）定义

糊剂是指大量的原料药物固体粉末（一般在25%以上）均匀地分散在适宜的基质中所组成的半固体外用制剂。

（二）特点

糊剂因含有大量的粉末，吸水性和吸湿性均好，可吸收创面上的脓性分泌物和渗出液，适用于亚急性皮炎、湿疹等慢性皮肤病，尤其对结痂成疱、轻度渗出病变更为适宜。由于大量粉末在基质中形成相当的孔隙，可透气或散热，一般不妨碍皮肤的正常功能。两种类型的糊剂可交替使用，水溶性基质的糊剂可在油脂性基质糊剂不适时使用，且洁净易于洗去。

（三）质量要求

糊剂基质应均匀、细腻，涂于皮肤或黏膜上应无刺激性；糊剂应无酸败、异臭、变色与变硬现象；除另有规定外，糊剂应避光密闭储存；置 25 ℃以下储存，不得冷冻。

二、糊剂的基质

糊剂的基质应根据剂型的特点、原料药物的性质、制剂的疗效和产品的稳定性选用。

根据基质组成的不同，糊剂可分成两种类型：一种是油脂性基质，如凡士林、羊毛脂、蜂蜡、豚脂等，含粉末量在 25% ～ 70%；另一种是水溶性凝胶基质，如甘油明胶、淀粉、甘油、西黄蓍胶等，含粉末量在 25% ～ 30%。

三、糊剂的制备

通常将药物粉碎成细粉，或将药物按所含有效成分以渗漉法或其他方法制得浸膏，再粉碎成细粉，加入适量黏合剂或湿润剂，搅拌均匀，调成糊状，即得。

应用时，取适量涂敷于患处的皮肤或黏膜上，隔一定时间更换，以保证药效。

四、糊剂的质量检查

按照《中国药典（2020 年版）》对糊剂质量检查有关规定，需要进行如下方面的质量检查。

【装量】照最低装量检查法（《中国药典（2020 年版）》四部制剂通则 0942）检查，应符合规定。

【微生物限度】除另有规定外，照非无菌产品微生物限度检查：微生物计数法（《中国药典（2020 年版）》四部制剂通则 1105）和控制菌检查法（《中国药典（2020 年版）》四部制剂通则 1106）及非无菌药品微生物限度标准（《中国药典（2020 年版）》四部制剂通则 1107）检查，应符合规定。

五、举例

氨来呫诺糊剂

【处方】氨来呫诺，黏合剂或润湿剂。

【制法】取氨来呫诺细粉，加入适量黏合剂或湿润剂，搅拌均匀，调成糊状，即得。

【性状】本品为类白色糊膏。

【功能与主治】适用于免疫系统正常的阿弗他口腔溃疡。

【用法用量】局部外用，取适量本品涂于口腔溃疡处，每日 4 次。

【储藏】密闭，在干燥阴凉处保存。

任务 20　凝胶剂的制备

一、凝胶剂的概述

（一）凝胶剂的定义

凝胶剂是指原料药物与能形成凝胶的辅料制成的具有凝胶特性的稠厚液体或半固体制剂。除另有规定外，凝胶剂限局部用于皮肤及体腔，如鼻腔、阴道和直肠等。乳液型凝胶剂又称为乳胶剂。由天然高分子基质如西黄蓍胶制成的凝胶剂也可称为胶浆剂。

凝胶剂有单相凝胶与两相凝胶之分。两相凝胶，亦称为混悬型凝胶，是由小分子药物胶体小粒子以网状结构存在于液体中，具有触变性，如氢氧化铝凝胶剂。单相凝胶是由有机化合物形成的凝胶剂，又分为水性凝胶和油性凝胶。水性凝胶的基质一般由西黄蓍胶、明胶、淀粉、纤维素衍生物、聚乙烯、卡波姆和海藻酸钠等加水、甘油或丙二醇等制成；油性凝胶的基质常由液状石蜡与聚氧乙烯或脂肪油与胶体硅或铝皂、锌皂构成。在临床上应用较多的是水性凝胶，为基质的凝胶剂。

（二）凝胶剂的特点

水性凝胶剂是近年来发展较快的剂型，具有美观、易涂展、不油腻、生物利用度高、易洗除、不污染衣着等许多优点。其缺点是易失水和霉变，常需添加保湿剂和防腐剂，且用量较大。另外可根据需要加入抗氧剂、增溶剂、透皮促进剂等附加剂。

二、凝胶剂的基质

凝胶剂的基质属单相分散系统，有水性与油性之分。在临床上应用较多的是水性凝胶，为基质的凝胶剂，这里重点介绍水性凝胶基质。

水性凝胶基质大多在水中溶胀成水性凝胶而不溶解。一般易涂展和洗除，无油腻感，能吸收组织渗出液，不妨碍皮肤正常功能。还由于黏滞度较小而利于药物，特别是水溶性药物的释放。缺点是润滑作用较差，易失水和霉变，常需添加保湿剂和防腐剂，且用量较其他基质大。

（一）卡波姆

卡波姆是丙烯酸与丙烯基蔗糖交联的高分子聚合物，商品名为卡波普，按黏度不同常分为卡波姆 934、卡波姆 940、卡波姆 941 等。本品是一种引湿性很强的白色松散粉末。由于分子中存在大量的磷酸基团，与聚丙烯酸有非常类似的理化性质，可以在水中迅速溶胀，但不溶解。其分子结构中的羧酸基团使其水分散液呈酸性，1% 水分散液的 pH 值约为 3.11，黏性较低。当用碱中和时，随大分子逐渐溶解，黏度也逐渐上升，在低浓度时形成澄明溶液，在浓度较大时形成半透明状的凝胶。在 pH 值为 6 ～ 11 时有最大的黏度和稠度，中和使用的碱以及卡波姆的浓度不同，其溶液的黏度变化也有所区别。一般情况下，中和 1 g 卡波姆约消耗 1.35 g 三乙醇胺或 400 mg 氢氧化钠。本品制成的基质无油腻感，涂用润滑、舒适，特别适用于治疗脂溢性皮肤病。与聚丙烯酸相似，盐类电解质可使卡波普凝胶的黏性下降，碱土金属离子以及阳离子聚合物等均可与之结合成不溶性盐，强酸也可使卡波普失去黏性，在配伍时必须避免。

卡波姆基质处方

【处方】卡波姆 940 10 g，乙醇 50 g，甘油 50 g，聚山梨酯 802 g，羟苯乙酯 1 g，氢氧化钠 4 g，纯化水加至 1 000 mL。

【制法】将卡波姆与聚山梨酯 80 及 300 mL 纯化水混合，氢氧化钠溶于 100 mL 水后加入上液搅匀，再将羟苯乙酯溶于乙醇后逐渐加入搅匀，即得透明凝胶。

【处方分析】氢氧化钠为 pH 值调节剂，使形成凝胶；甘油为保湿剂；羟苯乙酯为防腐剂。

（二）纤维素衍生物

纤维素衍生物是指纤维素经衍生化后成为在水中可溶胀或溶解的胶性物，将其调节至适宜的稠度可形成水溶性软膏基质。此类基质有一定的黏度，随着分子量、取代度和介质的不同而具不同的稠度。因此，取用量也应根据上述不同规格和具体条件来进行调整。常用的品种有甲基纤维素和甲基纤维素钠，两者常用的浓度为 2% ～ 6%。本类基质涂布于皮肤时有较强的黏附性，较易失水，干燥而有不适感，常需加入 10% ～ 15% 的甘油调节。制成的基质中均需加入防腐剂，常用 0.2% ～ 0.5% 的羟苯乙酯。在 CMC-Na 基质中不宜加硝（醋）酸苯汞或其他重金属盐作防腐剂，也不宜与阳离子型药物配伍，否则会与 CMC-Na 形成不溶性沉淀物，从而影响防腐效果或药效，对基质稠度也会有影响。

三、凝胶剂的制备

（一）凝胶剂的制备

水性凝胶剂的制备一般分为两种情况：①处方中药物溶于水者，常先将其溶于部分水或甘油中，必要时加热，其余处方成分按基质配制方法制成水凝胶基质，再与药物溶液混匀加水至足量搅匀即得。②药物不溶于水者，可先用少量水或甘油研细，分散，再混于基质中搅匀即得。

（二）凝胶剂的质量控制

（1）药物前处理与加入方法应按照处方中所含成分性质分别提取，固体药物须先粉碎并溶于适宜溶剂中；药物在基质混合均匀后温度低于 60 ℃时加入。若药料仅为水提液，则可用来溶胀、溶解明胶。

（2）药物与基质混合搅拌的速度与时间不宜太快，也不宜太慢，应适中；搅拌炼合时间要合适。

（3）制备时，中药饮片应按各品种项下规定的方法进行提取、纯化，以半成品投料制备成品。

（4）注意各基质组分的添加顺序。

（5）所用内包装材料不应与药物或基质发生理化作用。

（6）凝胶剂用于烧伤治疗如为非无菌制剂的，应在标签上标明“非无菌制剂”；产品说明书中应注明“本品为非无菌制剂”，同时在适应证下应明确“用于程度较轻的烧伤（Ⅰ度或浅Ⅱ度）”；注意事项下规定“应遵医嘱使用”。

（7）根据需要可加入保湿剂、抑菌剂、抗氧剂、乳化剂、增稠剂和透皮促进剂等。

四、凝胶剂的质量检查

按照《中国药典（2020 年版）》对凝胶剂质量检查有关规定，需要进行如下方面的质量检查。

【粒度】除另有规定外，混悬型凝胶剂照下述方法检查，应符合规定。

【检查法】取供试品适量，置于载玻片上，涂成薄层，薄层面积相当于盖玻片面积，共涂 3 片，照粒度和粒度分布测定法（《中国药典（2020 年版）》四部制剂通则 0982 第一法）测定，均不得检出大于 180 μm 的粒子。

【装量】照最低装量检查法（《中国药典（2020 年版）》四部制剂通则 0942）检查，应符合规定。

【无菌】除另有规定外，用于烧伤，除程度较轻的烧伤（Ⅰ度或浅Ⅱ度）外，严重创伤或临床必须无菌的照无菌检查法（《中国药典（2020 年版）》四部制剂通则 1101）检查，应符合规定。

【微生物限度】除另有规定外，照非无菌产品微生物限度检查：微生物计数法（《中国药典（2020 年版）》四部制剂通则 1105）和控制菌检查法（《中国药典（2020 年版）》四部制剂通则 1106）及非无菌药品微生物限度标准（《中国药典（2020 年版）》四部制剂通则 1107）检查，应符合规定。

五、举例

双氯芬酸钠凝胶剂

【处方】 双氯芬酸钠 5 g，卡波姆 940 5 g，丙二醇 50 g，三乙醇胺 7.5 g，乙醇 150 mL，羟苯乙酯 0.5 g，纯化水加至 1 000 mL。

【制法】将卡波姆 940 加入适量纯化水中，放置过夜，使其充分溶胀，加入三乙醇胺，边加边搅拌，使其成为凝胶基质。另取双氯芬酸钠、羟苯乙酯溶于丙二醇及乙醇中，在搅拌下加入凝胶基质中，再加纯化水至足量，搅匀，即得。

【功能与主治】本品用于缓解肌肉、软组织和关节的轻到中度疼痛，也可用于关节炎的对症治疗。

【处方分析】双氯芬酸钠为主药；三乙醇胺为 pH 值调节剂，卡波姆为凝胶基质；羟苯乙酯为防腐剂。

任务 21　硬膏剂的制备

21.1　贴膏剂

贴膏剂是指将原料药物与适宜的基质制成膏状物，涂布于背衬材料上供皮肤贴敷，可产生全身性或局部作用的一种薄片状柔性制剂。

贴膏剂包括凝胶贴膏（原巴布膏剂或凝胶膏剂）和橡胶贴膏（原橡胶膏剂）。

一、贴膏剂的概述

（一）橡胶贴膏

1. 橡胶贴膏的含义、特点与组成

（1）含义：橡胶贴膏是指原料药物与橡胶等基质混合均匀后，涂布于背衬材料上制成的贴膏剂。橡胶贴膏有两种类型：含药的如伤湿止痛膏等，不含药的如胶布等。

（2）特点：橡胶贴膏的优点主要有黏着力很强，携带、运输、储存及使用方便，可直接粘贴于患处，对机体几乎无损害；缺点为膏层薄，载药量少，药效维持时间较短。

（3）组成：①膏料层，由药物和基质组成，为橡胶贴膏的主要部分；②背衬材料，一般采用漂白细布；③盖衬材料，多用防黏纸、塑料薄膜、铝箔 - 聚乙烯复合膜、硬质纱布等，以避免膏片互相黏着，防止挥发性成分的挥散。

2. 橡胶贴膏的常用基质

（1）生橡胶：一种弹性极强的高分子化合物，是橡胶贴膏基质的主要原料，不透气、不透水、传热性能差，也可用合成橡胶代替。

（2）增黏剂：过去常用松香（软化点 70 ～ 75 ℃，酸值 170 ～ 175）增加橡胶贴膏的黏性，但松香酸会加速橡胶贴膏的老化，现多采用甘油松香酯、氢化松香、β - 蒎烯等新型材料代替，可提高橡胶贴膏的稳定性。

（3）软化剂：用于软化生胶，增加膏体的可塑性及成品的耐寒性，改善膏浆的黏性。常用的有植物油、凡士林、羊毛脂、液体石蜡、邻苯二甲酸二丁酯等。中药挥发性成分也具有一定的软化作用，处方中若含有较多挥发性成分，可酌情减少软化剂的用量，但挥发性成分易挥发散失，储存过程中易致膏面干燥而失黏，故不宜过多使用。

（4）填充剂：常用氧化锌、锌白（俗称“立德粉”）。氧化锌具有缓和的收敛作用，其与松香酸生成的松香酸锌盐，既可增加膏料的黏性，又可减少橡胶贴膏对皮肤的刺激性。锌白常用于热压法制备橡胶贴膏的填充剂，其特点是遮盖力强、胶料硬度大。

（二）凝胶贴膏

1. 凝胶贴膏的含义、特点与组成

（1）含义：凝胶贴膏是指原料药物与适宜的亲水性基质混合均匀后，涂布于裱褙材料上制成的贴膏剂。

（2）特点：载药量大，尤其适用于中药浸膏；与皮肤生物相容性好，透气、耐汗，无致敏、刺激性；药物释放性能好，能提高皮肤的水化作用，有利于药物透皮吸收；使用方便，不污染衣物，反复黏敷，仍能保持原有黏性。

（3）组成：①褙衬层，为基质的载体，一般选用无纺布、人造棉布等；②防黏层，起保护膏体的作用，一般选用聚丙烯及聚乙烯薄膜、聚酯及玻璃纸等；③膏体，由基质和药物构成，应有适当的黏性，能与皮肤紧密接触以发挥治疗作用。

2. 凝胶贴膏的基质

（1）黏合剂：多为天然、半合成和合成高分子聚合物，如丙烯酸或甲基丙烯酸的共聚物、聚乙烯吡咯烷酮和马来酸酐-乙烯基甲醚共聚物的交联产物、各种胶类、海藻酸钠、甲壳素、纤维素衍生物及其钠盐、聚乙烯醇、丙烯酸酯类聚合物、聚丙烯酸及其钠盐等。

（2）保湿剂：常用甘油、丙二醇、聚乙二醇、山梨醇等。

（3）填充剂：常用微粉硅胶、钛白、碳酸钙、氧化锌粉、白陶土等。

（4）渗透促进剂：常用氮酮，中药挥发性成分如薄荷油、桉叶油、冰片等。

二、贴膏剂的制备

（一）贴膏剂的制备流程

1. 橡胶贴膏的制备　橡胶贴膏常用的制备方法有溶剂法和热压法两种。

（1）溶剂法：将生橡胶洗净，低温加热干燥或晾干，切成适宜大小的条块，在炼胶机中压成网状，消除静电18～24小时后，浸入适量汽油中，浸泡至充分溶胀或成凝胶状，再移入打胶机中搅匀，依次加入增黏剂、软化剂、填充剂等制成均匀的混合物，再加入药物或饮片提取物，不断继续搅拌制成均匀膏浆，过七号筛，即得膏料。将膏料涂于细白布上，回收汽油，盖衬，切割，包装，即得。溶胶法制备橡胶膏的工艺流程如图5-21-1所示。

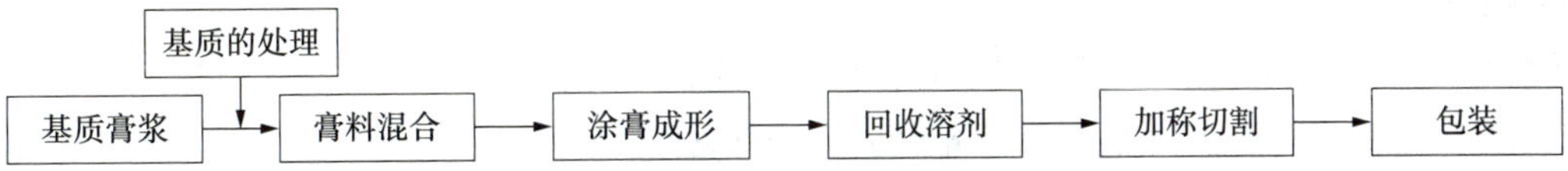

图5-21-1　溶剂法制备橡胶膏的工艺流程

（2）热压法：橡胶膏剂的基质为热可塑性橡胶时宜采用此法。热压法与溶剂法相同，生橡胶在炼胶机中压成网状，消除静电18～24小时后，加入油脂性药物浸泡，待充分溶胀后再加入其他药物和增黏剂、软化剂、填充剂等，炼压均匀，涂膏，切割，盖衬，包装，即得。本法不需用汽油，但成品光滑性差。

2. 凝胶贴膏的制备　由于中药大多用的是复方，成分复杂，而基质所用的种类和规格繁多，与不同的药物配伍配比不一样，致使凝胶贴膏的制备工艺至今尚难统一。目前，凝胶贴膏的制备工艺流程如图5-21-2所示。

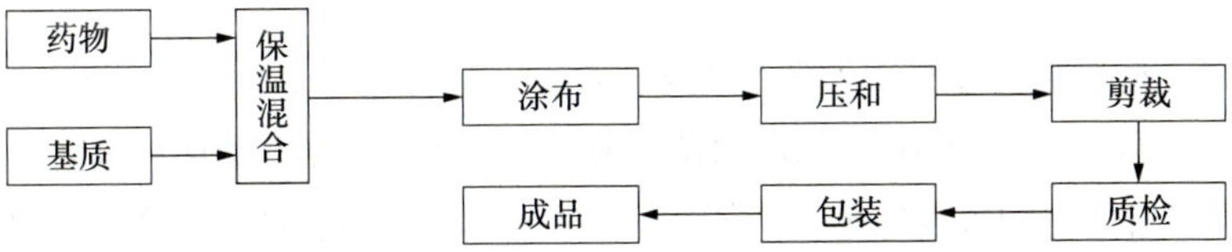

图5-21-2　凝胶膏剂的制备工艺流程

（二）贴膏剂生产过程的质量控制

（1）药物前处理与加入方法应按照处方中所含成分性质分别提取，固体药物须先粉碎并溶于适宜溶剂中；药物在基质混合均匀后温度低于60 ℃时加入。若药料为水提液，则可用来溶胀、溶解基质。

（2）膏料的搅拌速度与时间搅拌速度不宜太快，也不宜太慢，应适中；搅拌炼合时间要合适。

（3）生橡胶一般在50～60 ℃条件下干燥或晾干。

（4）搅拌炼合温度一般以50 ℃为宜，温度太高，易使膏体黏性下降。

（5）贴膏剂必要时可加入乳化剂、表面活性剂、保湿剂、防腐剂或抗氧剂等。

（6）注意各基质组分的添加顺序。

（7）采用乙醇等溶剂应在标签中注明过敏者慎用。

三、贴膏剂的质量检查

按照《中国药典（2020年版）》对贴膏剂质量检查的有关规定，贴膏剂需进行如下方面的质量检查。

【外观性状】膏料应涂布均匀，膏面应光洁，色泽一致，无脱膏、失黏现象；褙衬面应平整、洁净，无漏膏现象。

【残留溶剂】制备时涂布中若使用有机溶剂的，必要时应检查残留溶剂。

【含膏量】橡胶贴膏照第一法检查，凝胶贴膏照第二法检查。

第一法 取供试品2片（每片面积大于35 cm^{2}的应切取35 cm^2），除去盖衬，精密称定，置于有盖玻璃容器中，加适量有机溶剂（如三氯甲烷、乙醚等）浸渍，并时时振摇，待褙衬与膏料分离后，将褙衬取出，用上述溶剂洗涤至褙衬无残附膏料，挥去溶剂，在105 ℃干燥30分钟，移至干燥器中，冷却30分钟，精密称定，减失重量即为膏重，按标示面积换算成100 cm^{2}的含膏量，应符合各品种项下的规定。

第二法 取供试品1片，除去盖衬，精密称定，置烧杯中，加适量水，加热煮沸至褙衬与膏料分离后，将褙衬取出，用水洗涤至背衬无残留膏体，晾干，在105 ℃干燥30分钟，移至干燥器中，冷却30分钟，精密称定，减失重量即为膏重，按标示面积换算成100 cm^{2}的含膏量，应符合各品种项下的规定。

【耐热性】橡胶贴膏除另有规定外，取供试品2片，除去盖衬，60 ℃加热2小时，放冷，膏背面应无渗油现象；膏面应有光泽，用手触膏面应仍有黏性。

【赋形性】取凝胶贴膏供试品1片，置37 ℃、相对湿度64%的恒温恒湿箱中30分钟，取出，用夹子将供试品固定在一平整钢板上，钢板与水平面的倾斜角为60°，放置24小时，膏面应无流淌现象。

【黏附力】除另有规定外，凝胶贴膏照黏附力测定法（《中国药典（2020年版）》四部制剂通则0952第一法）测定、橡胶贴膏照黏附力测定法（《中国药典（2020年版）》四部制剂通则0952第二法）测定，均应符合各品种项下的有关规定。

【含量均匀度】除另有规定外，凝胶贴膏（除来源于动、植物多组分且难以建立测定方法的凝胶贴膏外）按照含量均匀度检查法（《中国药典（2020年版）》四部制剂通则0941）测定，应符合规定。

【微生物限度】除另有规定外，按照非无菌产品微生物限度检查：微生物计数法（《中国药典（2020年版）》四部制剂通则1105）和控制菌检查法（《中国药典（2020年版）》四部制剂通则1106）及非无菌药品微生物限度标准（《中国药典（2020年版）》四部制剂通则1107）检查，凝胶贴膏应符合规定，橡胶贴膏每10 cm^{2}不得检出金黄色葡萄球菌和铜绿假单胞菌。

四、举例

伤湿止痛膏

【处方】伤湿止痛流浸膏 50 g，水杨酸甲酯 15 g，薄荷脑 10 g，冰片 10 g，樟脑 20 g，芸香浸膏 12.5 g，颠茄流浸膏 30 g。

【制法】以上 7 味，伤湿止痛流浸膏取生草乌、生川乌、乳香、没药、生马钱子、丁香各 1 份，肉桂、荆芥、防风、老鹳草、香加皮、积雪草、骨碎补各 2 份，白芷、山柰、干姜各 3 份，粉碎成粗粉，用 90% 乙醇制成相对密度约为 1.05 的流浸膏；另取薄荷脑、樟脑、冰片研磨成细粉；按处方量称取各药，另加 3.7 ～ 4.0 倍重的由橡胶、松香等制成的基质，再加入药物细粉、水杨酸甲酯，混匀，制成涂料，进行涂膏，切段，盖衬，切成小块，即得。

【功能与主治】祛风湿，活血止痛，用于风湿性关节炎、肌肉疼痛，关节肿痛。

【用法用量】外用，贴于患处，每日更换 1 ～ 2 次。

【处方分析】处方中生草乌、生川乌、乳香、没药、生马钱子、丁香、肉桂、荆芥、防风、老鹳草、香加皮、积雪草、骨碎补、白芷、山柰、干姜先用乙醇渗流提取，提取时渗漉液分步收集，后收集的渗漉液回收溶剂后先浓缩，浓缩一定程度再加入初漉液；薄荷脑、樟脑、冰片对热不稳定，直接粉碎加入基质中；橡胶是基质的主要原料，需先溶胀、溶解，而松香能增加橡皮膏剂的黏性，橡胶溶解后加入；水杨酸甲酯是一种有效成分，涂膏前直接加入混合物中混匀即可。

【注意事项】在制备过程中首先要注意生产环境必须满足橡皮膏剂的生产要求；用渗漉法提取饮片中的成分时，渗漉液一定要分步收集；薄荷脑、樟脑、冰片为挥发性成分，不宜加热；橡胶须充分溶胀后才能进一步操作。

21.2 膏药

一、膏药的概述

（一）膏药的定义

膏药是指饮片、食用植物油与红丹（铅丹）或官粉（铅粉）炼制成膏料，摊涂于裱褙材料上制成的供皮肤贴敷的外用制剂。前者称为黑膏药，后者称为白膏药。

中药膏药外治可消肿、拔毒、生肌，主治肌肤红肿、痈、疮疡等症。黑膏药为黑色油润固体，用前须烘软，一般贴于患处，亦可贴于经络穴位，局部起到保护、封闭、拔毒生肌、收口及消肿止痛等作用；全身则通过经皮吸收系统进入血循环起到祛风散寒、行滞祛瘀、通经活络、强筋健骨等作用，用于治疗跌打损伤、风湿痹痛等病症。

（二）膏药的特点

膏药除具有一般外用膏剂的特点之外，还具有如下的特点。

1. 膏药的优点

（1）作用持久，疗效可靠。

（2）价廉易得。

（3）携带、运输、储存及使用比较方便。

2. 膏药的缺点

（1）制备过程中污染比较大，对周围环境影响大，产生的气体对空气有污染性、对人体具有损害性。

（2）释药速度缓慢，显效慢。

（3）易污染衣物及皮肤，撕扯性能差。

（4）含有一定量的重金属离子，使用具有局限性。

二、原辅料的选择与药料的处理

1. 植物油　以麻油为最好，其优点是熬炼时泡沫少，有利于操作，其制成的膏药色泽光亮，黏性好，产品质量优；碘值在 100～130、皂化值在 185～206 的棉籽油、豆油、花生油、菜油等亦可用，但炼油时一般较易产生泡沫，应多加注意。

2. 红丹　又称为章丹、铅丹、黄丹、东丹、陶丹等，为橘红色粉末，主要成分为四氧化三铅（Pb_3O_4），纯度大于95%，为干燥细粉。红丹如果湿润易相互聚集而沉于锅底，不易与油发生反应，故在使用前应炒去水分，过 80 目筛后使用。

3. 药物的选择与处理　在生产时应选择质量合格的药物，根据性质的不同分为一般性药物与贵重细料药，一般性药物经适当粉碎；贵重细料药、挥发性药物及矿物药等，如乳香、没药、麝香、樟脑、冰片、雄黄、朱砂等，则粉碎成细粉，然后摊膏前直接加入到温度不超过 70 ℃的熔化膏药中，混匀或在摊涂时撒布于膏药表面。

三、膏药的制备

（一）黑膏药的制备工艺流程

由于目前白膏药在临床上应用较少，所以重点介绍黑膏药的生产技术。黑膏药的制备工艺流程如图 5-21-3 所示。

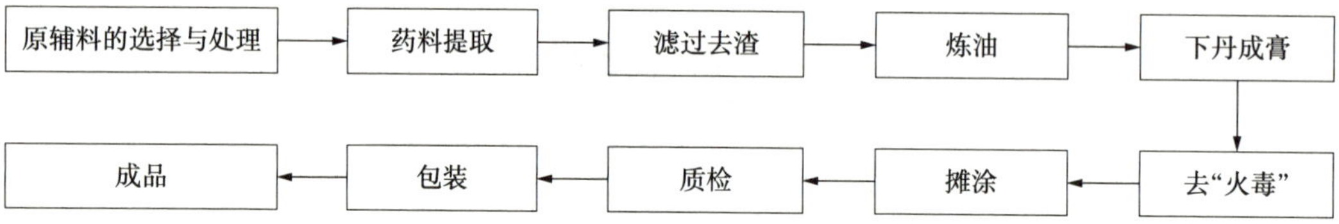

图 5-21-3　黑膏药的制备工艺流程

1. 药料的提取（炸料）　药物经过适当处理后，依据性质的不同分为先炸和后炸。一般新鲜的、质地肥厚的或坚硬的应先炸，而质地疏松的花类、叶类、全草类及皮类等不耐热的宜在先炸的药料炸至枯黄后加入。操作时，一般油与药物同时加入，以免飞溅（有的地区先将药料于油内浸泡一定时间后再炸料）。开始时火力可稍大，待油液沸腾后则使用文火，控制油温在 200～220 ℃。炸料过程中应不断搅拌，炸至药料外表深褐色、内部焦黄色即可。

2. 滤过去渣　药物炸到需要的程度后用钢丝筛滤除药渣，去渣后即得药油。

3. 炼油　去渣之后药油继续加热熬炼，使其在高温条件下发生氧化、聚合反应及增稠现象，以适应下丹的需要。一般以炼至“滴水成珠”为度，即取少许油液滴入冷水中成珠状，吹之不散或散而复聚。此时的炼油老嫩适宜。

炼油是制备膏药的关键，炼油的稠度贵在适中。“太老”“太嫩”都不符合要求，熬炼过“老”，则膏药松脆，黏附力小，易脱落；如过“嫩”，则质软，黏性强而不易脱落，贴于皮肤上易移位。老嫩适宜，则贴之即着，揭之即落。常用以下标准来判断炼油程度：一是看油烟，青→黑→白；二是看油花，沸腾开始时，油花多在锅壁周边，以油花向锅中央集聚时为度；三是看滴水成珠，沾取药油少许滴于水中，待油滴散开后又集聚时为度。炼油时还应注意：①应不断撩油，当药油即将炼成时，撩油速度要快；②撩油时不要触及锅底，以防着火；③起火后，要用锅盖灭火，切忌用水；④炼油太老，加嫩油调节，切忌用生油。

4. 下丹成膏　是指在高温条件下将红丹加入炼好的药油中，使之发生化学反应生成脂肪酸铅盐，并促使油脂进一步氧化、聚合、增稠而成膏。下丹的方式有火上下丹法和离火下丹法两种。火上下丹法是指将药油微炼后，边加热边下丹；而离火下丹法是将炼好的药油连锅离开火源，趁热加入红丹。

油与丹的比例各地不同。一般 500 g 油用 150 ～ 210 g 红丹，冬季略减，夏季酌增。待加热至油温约 320 ～ 330 ℃时，将红丹均匀撒布于锅中，并不停地沿同一方向搅拌，红丹加完之后需进一步加热，使其充分反应。直至反应物由棕褐色变为黑褐色时，检查成膏程度：取少量滴入冷水中，数秒钟后取出，膏不黏手，稠度适宜者，即为合格。如黏手，撕之带丝，表示膏药过嫩，应继续加热熬炼；如撕之发脆，表示膏药过老，可加炼制的嫩油调节。由于下丹时的油液温度高，同时会有大量丙烯酸等刺激性浓烟，故应注意防火、通风。

5. 去“火毒”　以上制成的膏药若直接应用于皮肤，会对局部产生一定的刺激性，轻则出现瘙痒、红斑，重则发疱、发生溃疡，这些刺激性产生的因素俗称“火毒”。产生的原因是油在高温条件下可氧化分解有刺激性的低级分解产物如醛、酮、低级脂肪酸等，这些分解产物对机体具有损害性，但具有水溶性、挥发性或不稳定性。因此，用水漂、水浸或长期置于阴凉处的方法可去除“火毒”。操作时，将炼好的膏药以细流状倒入冷水中，并不断搅拌，使成带状，待膏药冷凝后即取出反复捏压成团块，于冷水中浸泡至少 1 天，每天换水一次，使“火毒”去净，挤净膏药内部水分，即可摊涂。

6. 摊涂　膏药团块置水浴上加热熔化，于 60 ～ 70 ℃温度条件下兑入细料药，搅匀，按规定量摊涂于纸或布等裱材料上，摊涂面积一般圆形者约占膏药壳的 1/3，长方形者约占 3/5；膏面上覆盖衬纸，折叠，包装，置阴凉处储藏。膏药摊涂所用的裱褙材料，通称为“膏药壳”。

（二）黑膏药生产过程的质量控制

1. 黑膏药生产的车间要求通风效果良好，要有一定的防火设施。

2. 饮片应适当碎断，按各品种项下规定的方法加食用植物油炸枯；质地松泡不耐油炸的饮片，宜待其他饮片炸至枯黄后再加入。含挥发性成分的饮片、矿物药及贵重细料药应粉碎成细粉，于摊涂前加入，温度应不超过 70 ℃。

3. 制备用红丹、官粉均应干燥，无吸潮结块。

4. 炸过药的油炼至“滴水成珠”，加入红丹或宫粉，搅拌使充分混合，喷淋清水，膏药成坨，置清水中浸渍。

四、黑膏药的质量检查

按照《中国药典（2020 年版）》对黑膏药质量检查的有关规定，黑膏药需要进行如下方面的质量检查。

【外观性状】膏药的膏体应油润细腻、光亮、老嫩适度、摊涂均匀、无飞边缺口，加温后能粘贴于皮肤上且不脱落不移动。黑膏药应乌黑、无红斑；白膏药应无白点。

【重量差异】取供试品 5 张，分别称定每张总重量；剪取单位面积（cm^2）的裱褙，称定重量，换算出裱褙重量，总重量减去裱褙重量，即为膏药重量，与标示重量相比较，应符合表 5-21-1 的规定。

【软化点】照膏药软化点测定法（《中国药典（2020 年版）》四部制剂通则 2102）测定，应符合各品种项下的有关规定。

表 5-21-1　黑膏药重量差异限度

标示重量 /g	重量差异限度 /%
≤ 3.0	± 10
> 3.0, ≤ 12.0	± 7
> 12.0, < 30.0	± 6
≥ 30.0	± 5

五、举例

狗皮膏

【处方】生川乌 80 g，生草乌 40 g，羌活 20 g，独活 20 g，青风藤 30 g，香加皮 30 g，防风 30 g，铁丝威灵仙 30 g，苍术 20 g，蛇床子 20 g，麻黄 30 g，高良姜 9 g，小茴香 20 g，官桂 10 g，当归 20 g，赤芍 30 g，木瓜 30 g，苏木 30 g，大黄 30 g，油松节 30 g，续断 40 g，川芎 30 g，白芷 30 g，乳香 34 g，没药 34 g，冰片 17 g，樟脑 34 g，肉桂 11 g，丁香 17 g。

【制法】以上 29 味，乳香、没药、丁香、肉桂分别粉碎成粉末，与樟脑、冰片粉末配研，过筛，混匀；其余生川乌等 23 味酌予碎断，与食用植物油 3 495 g 同置锅内炸枯，去渣，滤过，炼至滴水成珠。另取红丹 1 040 ～ 1 140 g，加入油内，搅匀，收膏，将膏浸泡于水中。取膏，用文火熔化，加入上述粉末，搅匀，分摊于兽皮或布上，即得。

【功能与主治】祛风散寒，活血止痛。用于风寒湿邪、气血瘀滞所致的痹病，症见四肢麻木、腰腿疼痛、筋脉拘挛，或跌打损伤、闪腰岔气、局部肿痛；或寒湿瘀滞所致的脘腹冷痛、行经腹痛、寒湿带下、积聚痞块。

【用法用量】外用，用生姜搽净患处皮肤，将膏药加温软化，贴于患处或穴位。

【处方分析】方中乳香、没药、丁香、肉桂为贵重细料药，故应粉碎成细粉；樟脑、冰片能产生低共熔又具有挥发性，须与其他粉配研；剩余的药物用油炸取时油温比较高，只需稍加粉碎；炼好的膏有一定的毒性，而此毒可溶于水，故用水浸泡去掉“火毒”；去了“火毒”的膏老嫩适宜但不宜摊涂，所以需文火加热使之熔化；在低于 70 ℃的条件下加入药物的细粉，这样便可得到高质量的黑膏药。

项目 5：习题及答案

【注意事项】在制备时操作的环境通风设备要好、运转良好；炼油时要不断搅拌，注意炼制的程度；处理好的药物细粉在摊涂之前加入或撒在摊涂好的膏面上；去“火毒”的时间要控制好。

项目 6

无菌制剂的制备

思政案例

输液剂滥用的危害

输液从配制到使用，任何一个环节不达标都可能引起输液反应。输液反应是临床采用输液疗法治疗疾病时引起的相关不良反应，是一种医源性不良反应。临床症状主要表现为发热（体温＞39 ℃甚至高热达 41 ℃）、发冷、寒战、皮肤苍白、瞳孔散大、血压升高、白细胞减少，严重者伴有恶心、呕吐、脉速、头痛、周身不适等症状，更严重者出现昏迷、休克甚至死亡。引起输液反应的原因很多，常见的有输注液体或输液用具被致热源或其他物质污染；输注液体过多或输注速度过快；输液环境温度过高、湿度过大、易使液体被微生物污染；气温寒冷时，机体调节不及会使血管收缩、血压升高；输注溶液的溶解度和酸碱度不达标或输液放置时间过长；个别患者的自身因素，例如高龄或体质虚弱者较易发生输液反应。除输液反应外，输液时若药液渗出血管会引起注射部位局部肿痛；长期注射浓度过高或刺激性较强的药物则易引起血栓性静脉炎。

【问题】

1. 输液剂滥用的危害有哪些?
2. 即将成为医药工作者的同学们，如何预防输液剂的滥用?

【反思】

为保证广大患者的生命安全，作为以治病救人为目的的医师，在医疗工作中不应掺杂其他目的和行为，应严格、认真掌握静脉给药的适应证。能口服者不用肌内注射，能肌内注射者不用静点或静注。尽量减少输液剂的不合理使用，促进合理使用输液剂。作为患者，不应在无医师处方和用药指导的情况下自行到药店购买输液剂后在自家静点用药。作为药店服务人员，也应负起责任，不应把处方药卖给毫无医药知识又无医师处方的患者。

发挥药师在合理用药中的作用。药师们应利用自身对药物理化性质、配伍禁忌以及药物的稳定性、溶解性、规格剂量、用法用量等方面的了解，配合、协助临床医师参与临床用药。医院药师还要做好统计工作，定期统计本医院静脉输注的药品品种、数量等，根据统计的资料进行分析总结，以此督促输液剂在医院的更合理使用。作为一名合格的药学工作者，应以患者为中心，以提高药物的有效性、安全性、经济性为目的，促进合理使用药物。

任务 22　注射剂的制备

一、注射剂的概述

（一）注射剂的定义

注射剂是指原料药物或与适宜的辅料制成的供注入体内的无菌制剂。

注射剂作用迅速可靠，不受 pH 值、酶、食物等影响，无首过效应，可发挥全身或局部定位作用，适用于不宜口服的药物和不能口服的病人，但注射剂的研制和生产过程复杂，安全性及机体适应性差，成本较高。

（二）注射剂的发展

在 17 世纪 Chrisher Wren 爵士采用羽毛管、动物的静脉和膀胱进行治疗。Wren 爵士的粗糙器具，后来被金属针，橡皮管、金属管、玻璃容器取代，一直沿用到 19 世纪。19 世纪初，人们确定了微生物的致病作用，并发现了灭菌方法。1852 年发明了注射器；此后，注射给药在临床上逐渐开始应用，至今已有一百多年的历史。随着药剂学、微生物学和材料学等学科的发展，注射剂的相关研究与应用也日趋完善。《中国药典（2020 年版）》共收载注射剂 331 个，注射用无菌粉末 167 个。

中药传统剂型中没有注射剂，中药注射剂的研制与发展是传统中药给药途径的重大突破，是对中药剂型的补充与完善，扩大了中药应用的范围。在中医药理论指导下，以中药为原料，经提取纯化而成的中药注射剂，融合了注射剂独特的剂型优点，适应了中医临床危急重症治疗用药的要求，为更好地发挥中药疗效提供了有效的手段，受到了医药学界广泛的关注。目前，中药注射剂有溶液型及固体粉末等形式，给药途径以肌内注射、静脉注射和穴位注射为主。

中药注射剂最早出现在 20 世纪 30 年代末，由医务人员首创试制成功的柴胡注射剂，对流行性感冒治疗效果良好，受到患者的欢迎。该制剂首先由武汉制药厂批量生产，成为国内工业化生产的第一个中药注射剂品种。

中华人民共和国成立后，各级政府和卫生管理部门十分注重中药注射剂的研究与开发，20 世纪 50 年代中期至 60 年代初期，先后有“板蓝根注射液”等 20 多个品种研制成功，并用于临床治疗，开拓了中药注射剂发展的新局面。20 世纪 70 年代，全国各地试制并用于临床的中药注射剂品种数量骤增，仅《中国药典（1977 年版）》一部就收载 23 个品种。20 世纪 80 年代，中药注射剂在急症治疗方面发挥了较大的作用，适用于急症治疗的中药制剂，注射剂占有很大比例，如抗休克的生脉注射液、参麦注射液、参附注射液；治疗冠心病、心绞痛的丹参注射液、冠宁注射液、万年青注射液、脉络宁注射液；具有镇惊、开窍功效的牛黄醒脑静脉注射液、清开灵注射液；具有止痛作用的颅痛宁注射液；有抗菌消炎作用的茵栀黄注射液等逐步被广大医务人员与患者所接受。《中国药典（2020 年版）》一部收载的注射剂品种有止喘灵注射液、清开灵注射液、灯盏细辛注射液、注射用双黄连（冻干）、注射用灯盏花素 5 种。

由于中药及其复方原料的成分比较复杂，大多数中药注射剂采用水醇法或醇水法制备，其药液中往往多种成分并存，杂质难以除尽，缺乏严格的质量控制标准和可靠的质量控制方法，对注射液的澄明度、稳定性和临床疗效均有很大影响。改进中药注射剂的制备工艺，提高中药注射剂的质量及其标准，确保中药注射剂的有效、安全稳定，成为 20 世纪 90 年代以来中药注射剂研究开发的重点。

为了完善中药注射剂的质量保证体系，根据国家药品监督管理部门的有关要求，采用先进的制剂工艺技术、洁净技术，以及先进的测试分析方法以控制其质量，例如，①以中药有效成分和有效部位为物质基础研究制备中药注射剂，使注射剂中所含药物成分同同其疗效的相关性进一步明确，从而显著提高了中药注射剂的有效性。②以应用新工艺新技术为手段生产中药注射剂（如将罐组式逆流提取工艺、超临界流体萃取工艺、大孔树脂吸附技术、超滤技术、喷雾干燥与冷冻干燥技术等用于中药注射剂的提取、纯化、干燥过程），有效地改善了注射液的澄明度，减少了刺激性，提高了稳定性。同时研制成供静脉注射的中药脂质体乳剂、毫微球和粉针剂等新剂型，不仅提高了中药注射剂的疗效，扩大了适用范围，而且为制备缓释、控释制剂和靶向给药系统奠定了基础。③以现代分析技术和方法（如紫外分光光度法、薄层扫描法、气相色谱法、高效液相色潜法、高效毛细管电泳法，以及气相色谱 - 质谱联用和高效液相色谱 - 质谱联用等现代分析技术）控制中药注射剂的质量，显著提高了注射剂质量控制的水平，还尝试采用指纹图谱进行中药注射剂质量检测的研究。

临床治疗用药水平的提高给中药注射剂的发展提出了更高、更迫切的要求，中药注射剂的研究与开发，作为中药实现现代化的重要内容之一，发展潜力巨大，应当给予充分的重视。

依靠现代科学技术手段，从整体上推动中药注射剂的进步，使之提高到一个新的水平已成为当务之急。

（三）注射剂的特点

注射剂的应用迄今已有一百多年的历史，由于它可在皮内、皮下、肌内、静脉、脊椎腔及穴位等部位给药，为药物作用的发挥和疾病的诊疗提供了可靠的有效途径，因而品种和使用数量都有很大发展，成为当前临床尤其是急救诊疗应用最广泛的剂型。其主要特点如下。

1. 药效迅速，作用可靠　注射给药可直接以液体形式进入人体血管组织或器官内，药物吸收快，作用迅速。尤其是静脉注射，药液直接进入血液循环，不存在吸收过程，更适用于抢救危重病人。由于注射给药不经胃肠道，可免受消化道众多因素对药物作用的影响，因此剂量准确，作用可靠。

2. 适用于不宜口服给药的药物　某些药物由于本身的性质，有的不易被胃肠道吸收，有的具有刺激性，有的则易被消化液破坏，如制成注射剂可解决，其中中药天花粉的结晶蛋白制成粉针剂便是一例。可使个别药物发挥定位药效，如盐酸普鲁卡因注射液可用于局部麻醉，消痔灵注射液等可用于痔核注射。可以穴位注射发挥特有的疗效，如当归注射液等。

3. 适用于不能口服给药的病人　在临床上常遇到神昏、抽搐、痉厥等状态的病人，或消化系统障碍的患者均不能口服给药，采用注射剂则是有效的给药途径。

4. 可使药物发挥定位定向的局部作用　注射剂可通过关节腔、穴位等部位的注射给药，使药物产生局部作用，达到预期的治疗目的。

此外，某些药物制成注射剂能产生延长药效的作用，有些注射剂还可用于临床疾病的诊断。但是注射剂也存在不足之处：其质量要求高，制备过程需要特定的条件与设备，生产费用较大，价格较高；使用不便，注射时疼痛；一旦注入机体，其对机体的作用难以逆转，若使用不当易发生危险。

（四）注射剂的分类

1. 按物态分类

（1）注射液：俗称为“水针”，包括溶液型、乳状液型或混悬型等，主要根据药物的性质与医疗的要求来决定。一般水溶性药物要求在注射后达到速效，故多配成水溶液或水的复合溶液（如水溶液中另加乙醇、丙二醇、甘油等）。有些药物不宜制成水溶液，如在水中难溶或为注射后能延长药效等，可制成油溶液、水或油混悬液、乳浊液，但这些注射液一般仅供肌内注射用。

液体注射剂按容量分为小容量注射剂（20 mL 以下，常规为 1，2，5，10，20 mL）。

（2）注射用无菌粉末：系指原料药物或与适宜辅料制成的供临用前用无菌溶液配制成注射液的无菌粉末或无菌块状物，可用适宜的注射用溶剂配制后注射，也可用静脉输液配制后静脉滴注。以冷冻干燥法制备的注射用无菌粉末，也可称为注射用冻干制剂。注射用无菌粉末配制成注射液后应符合注射剂的要求。如中药双黄连、灯盏药素可制成注射用无菌粉末；化学药门冬氨酸鸟氨酸、乌司他丁也根据临床需要制成注射用无菌粉末。

（3）注射用浓溶液：原料药物与适宜辅料制成供临用前稀释后静脉滴注用的无菌浓溶液。注射用浓溶液稀释后应符合注射剂的要求。

（4）注射用片剂：药物用无菌操作法制成的模印片或机压片，临用时用注射用水溶解，供皮下或肌内注射之用，如盐酸吗啡注射用片。但此类制剂目前应用极少。

2. 按分散系统

（1）溶液型注射剂：对于易溶于水且在水中稳定的药物，可制成水溶液型注射剂，如氯化钠注射液、葡萄糖注射液等。有些在水溶液中不稳定的药物，若溶于油，可制成油溶液型注射液，如黄体酮注射液。根据分子量的大小又可将其分为低分子溶液型注射剂和高分子溶液型注射剂。

（2）混悬型注射剂：水难溶性药物或注射后要求延长药效的药物，可制成水或油混悬液，如醋酸可的松注射液。这类注射剂一般仅供肌内注射。溶剂可以是水，也可以是油或其他非水溶剂。

（3）乳剂型注射剂：水不溶性液体药物或油性液体药物，根据医疗需要可以制成乳剂型注射剂，如静脉注射脂肪乳剂等。

（4）注射用无菌粉末：亦称为粉针，是将供注射用的无菌粉末状药物装入安瓿或其他适宜容器中，临用前加入适当的溶剂（通常为灭菌注射用水）溶解或混悬而成的制剂。例如，遇水不稳定的药物如青霉素 G 的钠盐和钾盐的无菌粉末。

（五）注射剂的给药途径

（1）皮内注射：注射于表皮与真皮之间，一般注射部位在前臂。一次注射剂量在 0.2 mL 以下，常用于过敏性试验或疾病诊断，如青霉素皮试液、白喉诊断毒素等。

（2）皮下注射：注射于真皮与肌肉之间的松软组织内，注射部位多在上臂外侧，一般用量为 1 ～ 2 mL。皮下注射剂主要是水溶液，但药物吸收速度稍慢。由于人的皮下感觉比肌肉敏感，故具有刺激性的药物及油或水的混悬液，一般不宜作皮下注射。有时病人血管不易找到或其他原因，大剂量输液也可皮下滴注。

（3）肌内注射：注射于肌肉组织中，注射部位大都在臀大肌、臀中肌、臀小肌或上臂三角肌。肌内注射较皮下注射刺激小，注射剂量一般为 1 ～ 5 mL。肌内注射除水溶液外，尚可注射油溶液、混悬液及乳浊液。油注射液在肌肉中吸收缓慢而均匀，可起延效作用，乳浊液有一定的淋巴靶向性。

（4）静脉注射剂：注入静脉使药物直接进入血液，因此药效最快，常作急救、补充体液和供营养之用。由于血管内容量大，大剂量的静脉注射剂又称为“输液剂”。一次剂量自几毫升至几千毫升，且多为水溶液。油溶液和一般混悬液或乳浊液能引起毛细血管栓塞，故不能做静脉注射。但近年来研究表明，某些营养性药物与药用油类制成的乳浊液，作静脉注射可加速药物的吸收，这些乳浊液的油滴应小于红细胞，其平均直径在 1 μm。由于血液具有缓冲作用，所以小量缓慢注射时对血液的 pH 值与渗透压无多大影响，若注入大量的注射液则须考虑 pH 值及渗透压。静脉注射较皮下或肌内注射的作用为多，凡能导致红细胞溶解或使蛋白质沉淀的药液，均不宜静脉给药。故静脉注射剂一般不应加入抑菌剂。

（5）脊椎腔注射剂：注入脊椎四周蛛网膜下腔内。由于神经组织比较敏感，且脊髓液循环较慢，故注入一次剂量不得超过 10 mL，而且要求使用最纯净的水溶液，其 pH 值为 5.0 ～ 8.0，渗透压亦应与脊髓液相等。否则由于渗透压紊乱或其他作用，很快会引起患者头痛和呕吐等不良反应。总之对脊椎腔注射剂的制备与应用应严格要求。

（六）热原

1. 热原的定义　热原是指能引起恒温动物体温异常升高的致热物质。广义的热原包括细菌性热原、内源性高分子热原、内源性低分子热原及化学性热原等。药剂学上的"热原"通常是指细菌性热原，是微生物的代谢产物或尸体，注射后能引起特殊的致热反应。大多数细菌和霉菌甚至病毒都能产生热原，致热能力最强的是革兰氏阴性杆菌的代谢产物。

微生物代谢产物中内毒素是产生热原反应的最主要致热物质。内毒素是由磷脂、脂多糖和蛋白质所组成的复合物，存在于细菌的细胞膜与固体膜之间，其中脂多糖是内毒素的主要成分，量越大其致热作用也越强。

含有热原的注射剂，特别是输液剂注入人体时，有 30～90 分钟的潜伏期，然后就会出现发冷、寒颤、体温升高、身痛、发汗、恶心呕吐等不良反应，有时体温可升至 40 ℃左右，严重者还会出现昏迷、虚脱，甚至危及生命，临床上称上述现象为"热原反应"。

热原反应的强弱同恒温动物的体温变化有关。热原反应的温度变化曲线，因热原种类不同而有差异，一般先经过一个短暂的潜伏期，温度略微上升，然后略微下降，接着又很快上升，并出现一个高峰。热原的致热量又同菌种的类别有关，注射剂注射的方式不同，引起热原反应的程度也有差异。

2. 热原的基本性质

（1）水溶性：热原含有磷脂、脂多糖和蛋白质，能溶于水，其浓缩的水溶液往往带有乳光。

（2）耐热性：热原的耐热性较强，一般经 60 ℃加热 1 小时不受影响，100 ℃也不会发生热解。但在 180 ℃ 3～4 小时，250 ℃ 30～45 分钟或 650 ℃ 1 分钟可使热原彻底破坏。虽然现已发现某些热原也具有热不稳定性，但必须注意，在通常采用的注射剂灭菌条件下，热原不能被破坏。

（3）滤过性：热原体积较小，为 1～5 nm，一般滤器均可通过，不能截留去除，但活性炭可吸附热原，纸浆滤饼对热原也有一定的吸附作用。有报道，采用膜分离技术，选择适宜的超滤膜对溶液进行超滤处理，可有效去除溶液中的热原。

（4）不挥发性：热原本身不挥发，但因溶于水，在蒸馏时，可随水蒸气雾滴进入蒸馏水中，故蒸馏水器均应有完好的隔沫装置，以防止热原污染。

（5）其他性质：热原能被强酸、强碱、强氧化剂如高锰酸钾、过氧化氢以及超声波破坏。热原在水溶液带中带有电荷，也可被某些离子交换树脂所吸附。

3. 注射剂污染热原的途径　热原是微生物的代谢产物，注射剂中污染热原的途径与微生物的污染直接相关。

（1）由溶剂带入：这是注射剂出现热原的主要原因。注射剂的溶剂主要是注射用水及注射用油。如注射用水制备时操作不当或蒸馏水器结构不合理，都有可能使蒸馏水中带有热原。即使原有的注射用水或注射用油不带有热原，但如果储存时间较长或存放容器不洁，也有可能由于污染微生物而产生大量热原。因此，注射剂的配制，要注意溶剂的质量，最好是新鲜制备的溶剂。

（2）由原辅料带入：原辅料本身质量不佳、储藏时间过长或包装不符合要求甚至破损均能受到微生物污染而导致热原产生。有些以中药为原料的制剂，原料中带有大量微生物，提取处理的条件不当以及用微生物方法制造的药品如右旋糖酐、水解蛋白、抗生素等，都容易产生热原，应用时更应当加以注意。

（3）由容器或用具带入：注射剂制备时所用的用具、管道、装置、灌装注射剂的容器在使用前如没有按规定严格清洗和灭菌，均易使药液污染而导致热原产生。因此，注射剂制备时，在相关工艺过程中涉及的用具、器皿、管道以及容器，均应按规定的操作规程做清洁或灭菌处理，符合要求后方能使用。

（4）由制备过程带入：注射剂制备过程中由于生产环境达不到规定要求，工作人员未能严格执行操作规程，产品原料投入到成品产出的时间过长，产品灌封后没有及时灭菌或灭菌不彻底，这些原因都会增加微生物的污染机会而产生热原。因此，在注射剂制备的各个环节，都必须注意避菌操作，并尽可能缩短生产周期。

（5）由使用过程带入：有时注射剂本身不含热原，但使用后仍出现有热原反应，这往往是注射器具污染造成的不良后果。注射剂尤其是输液剂在临床使用时所用的相关器具，必须做到无菌、无热原，这也是防止热原反应不能忽视的措施。

4. 除去注射剂中热原的方法　根据热原的基本性质和注射剂制备过程中可能被热原污染的途径，除去注射剂中的热原可从以下两个方面着手。

（1）除去药液或溶剂中热原的方法。

①吸附法：活性炭是常用的吸附剂，用量一般为溶液体积的 0.1% ～ 0.5%。使用时，将一定量的针用活性炭加入溶液中，煮沸，搅拌 15 分钟即能除去液体中大部分热原。活性炭的吸附作用强，除吸附热原外，还有脱色、助滤作用。但由于用活性炭处理吸附热原，也会吸附溶液中的药物成分，如生物碱、黄酮等，故应注意控制使用量。此外，也有活性炭与硅藻土配合应用者，吸附除去热原的效果良好。

②离子交换法：热原分子上含有磷酸根与羧酸根，带有负电荷，因而可以被碱性阴离子交换树脂吸附。用离子交换树脂吸附除去注射剂中热原，已有成功应用的报道，并在大生产中采用。

③凝胶滤过法：也称为分子筛滤过法，是利用凝胶物质作为滤过介质，当溶液通过凝胶柱时，分子量较小的成分渗入到凝胶颗粒内部而被阻滞，分子量较大的成分则沿凝胶颗粒间随溶剂流出。制备的注射剂，其药物分子量明显大于热原分子时，可用此法除去热原。国内有用二乙氨基乙基葡聚糖凝胶 A-25（分子筛）制备无热原去离子水的报道。

④超滤法：利用高分子薄膜的选择性与渗透性，在常温条件下，依靠一定的压力的分子和流速，达到除去溶液中热原的目的。用于超滤的高分子薄膜孔径可控制在 50 nm 以下，其滤过速度快，除热原效果明显。国内报道，采用醋酸纤维素超滤膜处理含有热原的溶液，结果显示，除去热原的效果可靠。

⑤反渗透法：通过三醋酸纤维素膜或聚酰胺膜除去热原，效果好，具有较高的实用价值。

（2）除去容器或用具上热原的方法。

①高温法：对于耐高温的容器或用具，如注射用针筒及其他玻璃器皿，在洗涤干燥后，经 180 ℃加热 2 小时或 250 ℃加热 30 分钟，可以破坏热原。

②酸碱法：对于耐酸碱的玻璃容器、瓷器或塑料制品，用强酸强碱溶液处理，可有效地破坏热原，常用的酸碱液为重铬酸钾硫酸洗液、硝酸硫酸洗液或稀氢氧化钠溶液。

上述方法可分别除去注射剂溶液、溶剂中或容器、用具上的热原，应根据实际情况合理选用。尤其应当在注射剂制备过程中，采取有效的综合措施，从预防热原的污染着手，以真正确保临床用药的安全。

5. 热原与细菌内毒素的检查方法　静脉注射剂等应按各品种项下的规定，照《中国药典（2020 年版）》附录中规定的热原检查法或细菌内毒素检查法检查。

①热原检查法：本法系将一定剂量的供试品，静脉注入家兔体内，在规定的时间内，观察家兔体温升高的情况，以判定供试品中所含热原限度是否符合规定。具体实验方法和结果判断标准

见《中国药典（2020 年版）》四部制剂通则 1142。

为使实验结果正确，避免其他因素的影响或干扰，对供试验用家兔的筛选、实验操作室的环境条件以及试验操作方法均应有严格要求。试验所用的注射器具和与供试品溶液接触的器皿，应在 250 ℃加热 30 分钟，也可采用其他适宜的方法除去热原。

为了提高家兔热原测定法的精确度和效率，国产 RY 型热原测试仪，采用直肠热电偶代直肠温度计，同时测量 16 只动物，在实验中将热电偶固定于家兔肛门内，其温度可在仪表中显示，具有分辨率高，数据准确的特点，可提高检测效率。

②细菌内毒素检查方法：本法系利用鲎试剂来检测或量化由革兰阴性菌产生的细菌内毒素，以判断供试品中细菌内毒素的限量是否符合规定的一种方法。由于某些药物品种如放射性药剂、肿瘤抑制剂不宜用家兔进行热原检测，因此，细菌内毒素检查法，也在制剂成品检验或制剂生产过程中用来检查细菌。

细菌内毒素是药物所含热原的主要来源，细菌内毒素检查法利用鲎试剂与细菌内毒素产生凝集反应的原理，来判断供试品细菌内毒素的限量是否符合规定。鲎试剂为鲎科动物东方鲎的血液变形细胞溶解物的无菌冷冻干燥品。鲎试剂中含有能被微量细菌内毒素激活的凝固酶原和凝固蛋白原。凝固酶原经内毒素激活转化成具有活性的凝固酶，进一步促使凝固蛋白原转变为凝固蛋白而形成凝胶。

细菌内毒素检查包括两种方法，即凝胶测定法和光度测定法，后者包括浊度法和显色基质法。供试品检测时，可使用其中任何一种方法进行试验。当测定结果有争议时，除另有规定外，以凝胶法结果为准。具体实验方法和结果判断见《中国药典（2020 年版）》四部制剂通则 1143。

细菌内毒素检查法灵敏度高，操作简单，试验费用少，尤其适用于生产过程中热原的检测控制，可迅速获得结果。但容易出现“假阳性”，且对革兰阴性菌产生的细菌内毒素不够灵敏，故不能取代家兔的热原试验法。

二、注射剂的溶剂和附加剂

（一）注射剂的溶剂

注射剂的溶剂有水性溶剂和非水溶剂两大类。水性溶剂主要为注射用水；非水溶剂又分为注射用植物油及其他非水性溶剂。

1. 注射用水

（1）注射用水的质量要求：《中国药典（2020 年版）》规定：注射用水为纯化水经蒸馏所得的蒸馏水，故又称为重蒸馏水；灭菌注射用水为注射用水照注射剂生产工艺制备所得。

（2）原水的预处理与净化：为保证注射用水的质量，制备时水源的选择十分重要。应根据不同水源的实际情况，采取有效的方法和措施，有针对性地进行预处理。

一般原水中含有悬浮物、无机盐、有机物、细菌及热原等杂质，首先应将这些原水预处理，使之成为具有一定澄清度的常水，然后再进行净化处理，进一步成为具有相当洁净度的纯水。原水只有经过预处理与净化处理后，方可用来制备注射用水。常用滤过吸附法、凝聚澄清法、石灰高锰酸钾法。

①滤过吸附法：原水中含有悬浮物较多时可采用本法。一般直接将原水通过砂滤桶、沙滤缸和沙滤池，滤层通常由碎石、粗沙、硼砂、活性炭（粒状活性炭或质地较好的木炭）等组成，经过滤过吸附，可有效除去原水中悬浮的粒子，得到澄清的水。当原水的处理量较少或原水中只含少量有机物、细菌及其他杂质时，预处理也可直接用砂滤棒滤过吸附。

②凝聚澄清法：原水中加入凝聚剂，使水中的悬浮物等杂质加速凝聚成絮状沉淀而被除去。常用的凝聚剂有明矾，用量一般为 0.1 ～ 2.0 g/10 L；硫酸铝，用量一般为 0.075 ～ 1.5 g/10 L；碱

式氯化铝，用量一般为 0.5 ～ 1.0 g/10 L。

③石灰高锰酸钾法：当原水质量差、污染严重时，采用滤过吸附法、凝聚澄清法处理不能满足要求时，可采用本法处理。具体操作是，首先在原水中加入少量石灰水至 pH 值为 8（对酚酞指示剂显粉红色），然后加入 1% 高锰酸钾溶液（一般用量为 1 ～ 5 mL/10 L），使水呈淡紫色，以 15 分钟内不褪色为度，再加入 1% ～ 2% 硫酸锰溶液适量，使高锰酸钾紫色褪去，滤过澄清即可。本法可除去原水中存在的一些离子，有效降低水的硬度，在处理过程中产生的新生态氧，对微生物和热原也有破坏作用。

经过预处理的原水应进行检查，检查内容包括色度、浊度、臭气、pH 值、氨、易氧化物、比电阻、细菌总数、大肠杆菌指数等。具体标准和检查方法可参照有关文献。

（3）净化处理：预处理后经检查符合要求的原水，可采用离子交换法或电渗析法进一步进行净化处理。离子交换法制得的离子交换水主要供蒸馏法制备注射用水使用，也可用来洗涤制备注射剂所用的器皿及容器，但不能用来配制注射液。电渗析法处理所得的净化水常供离子交换法使用，以减轻离子交换树脂的负担，延长其使用周期。净化处理常用方法如下。

①离子交换法：原水净化处理的基本方法之一，主要特点是制得的水化学纯度高，设备简单，节约燃料和冷却水，成本低。

②电渗析法：电渗析净化处理原水是一种制备初级纯水的技术。电渗析法对原水的净化处理较离子交换法经济，节约酸碱，特别是当原水中含盐量较高（≥ 300 mg/L）时，离子交换法已不适用，而电渗析法仍然有效。但本法制得的水比电阻较低，一般在 5 万～ 10 万 Ω · cm，因此常与离子交换法联用，以提高净化处理原水的效率。

③综合法制备注射用水：为了提高注射用水的质量，现普遍采用综合法制备注射用水。综合法的具体工艺组合有多种，常见的工艺流程如下：

常水→电渗析装置→离子交换树脂系统→多效蒸馏水器→注射用水

注射用水的储存应采用密闭收集系统，防止空气中灰尘或其他杂质污染。注射用水的储存采用不锈钢密闭容器，容器的排气口应装有无菌滤过器。

配制注射剂，应采用新鲜制备的注射用水，一般在无菌条件下保存，并在 12 小时内使用。

2. 注射用非水溶剂　对于不溶或难溶于水，或在水溶液中不稳定或有特殊用途（如水溶性药物制备混悬型注射液等）的药物，可选用非水溶剂制备注射剂，常用的有以下几种。

（1）常用注射用油：本品为注射用大豆油、玉米油、橄榄油等，注射用油的质量要求：《中国药典（2020 年版）》规定，注射用大豆油应为浅黄色的澄明液体，无臭或几乎无臭；相对密度为 0.916 ～ 0.922，折光率为 1.472 ～ 1.476；皂化值为 188 ～ 195，碘值为 126 ～ 140，酸值不大于 0.1，且吸光度、过氧化物、不皂化物、棉籽油、碱性杂质、水分、重金属、钾盐、脂肪酸组成、微生物限度等各项指标均符合规定，方可用于注射剂的生产。

（2）乙醇：本品与水、甘油、挥发油等可任意混合，毒性较小，对小白鼠的 LD_{50} 静脉注射为 1.973 g/kg，皮下注射为 8.285 g/kg。采用乙醇为注射溶剂时，浓度可高达 50%，多少供肌内注射或静脉注射，但当浓度超过 10% 时，肌内注射就有疼痛感。

（3）甘油：本品可与水、乙醇、丙二醇等任意混合。由于甘油的黏度、刺激性等，不能单独作为注射剂的溶剂，常与乙醇、水等组成复合溶剂应用。甘油对许多药物具有较大的溶解度，可供肌内注射或静脉注射，常用浓度为 15% ～ 20%，某些注射剂可高达 55%。其毒性，对小白鼠 LD_{50} 皮下注射为 10 mL/kg，肌内注射为 6 mL/kg，对大白鼠的 LD_{50} 静脉注射为 5 ～ 6 g/kg。

（4）丙二醇：1, 2- 丙二醇，本品与水、乙醇、甘油相混溶。丙二醇性质稳定，能溶解多种挥发油及多种类型药物，广泛用作注射剂的溶剂，可供肌内注射或静脉注射。其毒性，对小白鼠的 LD_{50} 腹腔注射为 9.7 g/kg，皮下注射为 18.5 g/kg，静脉注射为 5 ～ 8 g/kg。此外，不同浓度的丙二醇水溶液有冰点下降的特点，可用以制备各种防冻注制剂。

（5）聚乙二醇（PEG）：本品为环氧乙烷的聚合物，分子量200～700为液体，1 000以上为固体。PEG 300和PEG 400能与水、乙醇、甘油、丙二醇混溶，可用作注射剂的溶剂，在注射液中最大浓度为30%，超过40%则产生溶血作用。其毒性，PEG 300对大白鼠的LD_{50}腔注射为19.125 g/kg，静脉注射为7.979 g/kg。PEG 400对小白鼠的LD_{50}腹腔注射为4.1 g/kg。

此外，还有油酸乙酯、苯甲酸苄酯、二甲基乙酰胺、肉豆蔻异丙基酯、乳酸乙酯等可选作注射剂的混合溶剂。

（二）注射剂的附加剂

为了确保注射剂的有效、安全与稳定，注射剂中除主药以外，根据药品的性质还可以加入其他适宜的物质，这些物质统称为附加剂。

1. 增溶剂与助溶剂　添加的目的是增加主药在溶剂中的溶解度，以达到治疗所需的目的。常用的品种如下。

（1）聚山梨酯80（吐温80）：本品为中药注射剂常用的增溶剂，肌内注射液中应用较多，因有降压作用与轻微的溶血作用，在静脉注射液中应慎用。常用量为0.5%～1%。

含鞣质或酚性成分的注射液，若溶液偏酸性，加入聚山梨酯80后可致溶液变浊；含酚性成分的注射剂，加入聚山梨酯80，可降低杀菌效果；聚山梨酯80也能使注射液中苯甲醇、三氯叔丁醇等抑菌剂的作用减弱。此外，含有聚山梨酯80的注射液，在灭菌程中会出现起浊现象，必须趁热振摇才能保持注射剂的澄明。上述情况，应在制备中药射剂时充分注意，要合理拟定配方和确定配制工艺流程。

使用聚山梨酯80时，一般先将其与被增溶物混匀，然后加入其他溶剂或药液稀释，可提高增溶效果。聚山梨酯类的其他品种在注射剂中也有作为增溶剂使用的报道。

（2）胆汁：动物胆汁所含主要成分是胆酸类的钠盐，具有较强的界面活性，常用量为0.5%～1.0%。常用的胆汁有牛胆汁、猪胆汁、羊胆汁等。胆汁除含胆酸盐类外，还含有胆色素、胆固醇及其他杂质成分，故不能直接用来作为注射剂的增溶剂，通常要经过加工处理成胆汁浸膏后才能应用。

应用胆汁为增溶剂，要注意药液的pH值。一般溶液pH值在6.9以上时，性质稳定；而溶液pH值在6.0以下时，胆酸易析出，不仅降低增溶效果，同时也影响注射剂的澄明度。

（3）甘油：鞣质和酚性物质良好的溶剂，一些以鞣质为主要成分的中药注射剂，用适当浓度的甘油作溶剂，可有效提高溶解度，保持药液的澄明度，用量一般为15%～20%。

（4）其他：一些助溶剂也可用于中药注射剂的配制，以提高药物的溶解度，如有机酸及其钠盐、酰胺与胺类。也有通过复合溶剂系统的应用，达到提高药物的浓度、确保注射剂澄明度的目的。

2. 助悬剂和乳化剂　添加的目的是使注射用混悬剂和注射用乳状液具有足够的稳定性，保证临床用药的安全有效。

用于注射剂的助悬剂或乳化剂，应具备的基本条件包括：①无抗原性、无热原、无毒性、无刺激性、不溶血；②有高度的分散性和稳定性，使用剂量小；③能耐热，在灭菌条件下不改变助悬和乳化功能；④粒径小，不妨碍正常注射给药。常用于注射剂的助悬剂有明胶、聚维酮、羧甲基纤维素钠及甲基纤维素等。常用于注射剂的乳化剂有聚山梨酯80、油酸山梨坦（司盘80）、普罗尼克（pluronic）F-68、卵磷脂、豆磷脂等，后3种还可用于静脉注射用乳状液的制备。

3. 抗氧剂　包括溶液型抗氧剂、惰性气体和金属络合剂，添加的目的是防止注射剂中由于主药的氧化产生的不稳定现象。

（1）抗氧剂：一类易氧化的还原剂。当抗氧剂与药物同时存在时，抗氧剂首先与氧发生反应，从而保护药物免遭氧化，保证药品的稳定，注射剂常用抗氧剂及适用范围如表 6-22-1 所示。

表 6-22-1 注射剂常用抗氧剂及适用范围

名称	溶解性	常用量	适用范围
亚硫酸钠	水溶性	0.1% ～ 0.2%	水溶性偏碱性，常用于偏碱性药液
亚硫酸氢钠	水溶性	0.1% ～ 0.2%	水溶性偏酸性，常用于偏酸性药液
焦亚硫酸钠	水溶性	0.1% ～ 0.2%	水溶性偏酸性，常用于偏酸性药液
硫代硫酸钠	水溶性	0.1%	水溶性呈中性或微碱性，常用于偏碱性药液
硫脲	水溶性	0.05% ～ 0.2%	水溶性呈中性，常用于中性或偏碱性药液
维生素 C	水溶性	0.1% ～ 0.2%	水溶性呈中性，常用于偏酸性或微碱性药液
丁二基苯酚	油溶性	0.005% ～ 0.02%	油性药液
叔丁基对羟基茴香醚	油溶性	0.005% ～ 0.02%	油性药液
维生素 E	油溶性	0.05% ～ 0.075%	油性药液，对热和碱稳定

（2）惰性气体：注射液生产设备过程中常用高纯度的 N_2 或 CO_2 置换药液和容器中的空气，可避免主药的氧化，统称为惰性气体。惰性气体可在配液时直接通入药液，或在灌注时通入容器中。

供注射剂用的 N_2 或 CO_2，必须经过预处理。一般 N_2 的含量在 99.9% 以上时，通过注射用水洗涤即可；当 N_2 的含量低于 99.5% 时，需通过浓硫酸、碱式焦性没食子酸、1% 高锰酸钾和注射用水洗涤后方可使用。而 CO_2 使用前应通过浓硫酸、硫酸铜、高锰酸钾溶液的洗涤处理，以除去其中含有的硫化物、水分、氧及细菌、热原等杂质。同时，还应注意 CO_2 对药液 pH 值的改变可能产生的影响。

（3）金属络合剂：药液中由于微量金属离子的存在，往往会加速其中某些化学成分的氧化分解，导致制剂变质。加入金属络合剂，使之与金属离子生成稳定的络合物，避免金属离子对药物成分氧化的催化作用，从而产生抗氧化的效果。注射剂中常用的金属络合剂有乙二胺四乙酸（EDTA）、乙二胺四乙酸二钠（EDTA-Na_2）等，常用量为 0.03% ～ 0.05%。

当然，控制注射剂中金属离子的存在，首先应注意杜绝注射液生产过程中金属离子的带入。

4. 抑菌剂　添加的目的是防止注射剂制备或多次使用过程中微生物的污染和生长繁殖。一般多剂量注射剂、滤过除菌或无菌操作法制备的单剂量注射剂，均可加入一定量的抑菌剂，以确保用药安全。静脉给药与脑池内、硬膜外、椎管内用的注射液均不得添加抑菌剂。剂量超过 5 mL 的注射液在选用添加多种抑菌剂时，应当特别审慎。添加抑菌剂的注射剂一般都为肌内注射或皮下注射。

抑菌剂的作用易受溶液的 pH 值及温度等影响，如酚类抑菌剂在酸性溶液中比在碱性溶液中抑菌效能强，在油溶液中抑菌效果比在水中弱。常用的抑菌剂如表 6-22-2 所示。

表 6-22-2 常用的抑菌剂

抑菌剂	应用范围
苯酚	适用于偏酸性药液
甲酚	适用于偏酸性药液
三氯叔丁醇	适用于偏酸性药液
羟苯酯类	在酸性药液中作用强，在碱性药液中作用弱

5. 调整 pH 值的附加剂　这类附加剂包括酸、碱和缓冲剂，添加的目的是减少注射剂由于 pH 值不当而对机体造成局部刺激，增加药液的稳定性以及加快药液的吸收。

调整注射剂的 pH 值，应根据药物的性质和临床用药的要求，结合药物的溶解度、稳定性、人体生理的耐受性以及局部刺激性等多方面因素综合考虑，原则上尽可能使药液接近中性，一般应控制在 pH 值 4.0 ～ 9.0。注射剂中常用的 pH 值调整剂有盐酸、枸橼酸、氢氧化钾（钠）、枸橼酸钠及缓冲剂磷酸二氢钠和磷酸氢二钠等。

6. 减轻疼痛的附加剂　这类附加剂也称为止痛剂，添加的目的是减轻使用注射剂时由于药物本身对机体产生的刺激或其他原因引起的疼痛。

注射剂使用时产生的刺激性疼痛是由多种因素造成的，添加减轻疼痛的附加剂不能从根本上解决问题，因而要针对产生问题的原因，采取针对性的有效措施，才能真正消除或减少药物注射带来的疼痛或刺激。

目前，注射剂中常用的减轻疼痛的附加剂有以下几种。

（1）苯甲醇：常用量为 1% ～ 2%，注射时吸收差，连续注射可使局部产生硬块，同时也会影响药物的吸收。

（2）盐酸普鲁卡因：常用量为 0.2% ～ 1%，使用时作用时间较短，一般可维持 1 ～ 2 小时，在碱性溶液中易析出沉淀。个别患者注射时可出现过敏反应，应予以注意。

（3）三氯叔丁醇：常用量为 0.3% ～ 1%，既有止痛作用，又有抑菌作用。

（4）盐酸利多卡因：常用量为 0.2% ～ 0.5%，止痛作用比普鲁卡因强，作用也较持久，而且过敏反应的发生率低。

7. 渗透压调节剂　正常人的血浆有一定的渗透压，平均值约为 750 kPa。渗透压与血浆渗透压相等的溶液称为等渗溶液，如 0.9% 的氯化钠溶液和 5% 的葡萄糖溶液。高于或低于血浆渗透压的溶液相应地称为高渗溶液或低渗溶液。无论是高渗溶液还是低渗溶液注入人体时都会对机体产生影响。肌内注射时，人体可耐受的渗透压的范围相当于 0.45% ～ 2.7% 氯化钠溶液所产生的渗透压，即相当于 0.5 ～ 3 个等渗浓度。在静脉注射时当大量低渗溶液注入血液后，水分子穿过细胞膜进入红细胞内，使红细胞胀破，造成溶血现象，这将使人感到头胀、胸闷，严重的可发生麻木、寒战、高烧、尿中出现血红蛋白。一般正常人的红细胞在 0.45% 氯化钠溶液中就会发生溶血，在 0.35% 氯化钠溶液中可完全溶血。而当静脉注入高渗溶液时，红细胞内水分因渗出而发生细胞萎缩，尽管只要注射速度缓慢，机体血液可自行调节使渗透压恢复正常，但在一定时间内也会影响正常的红细胞功能。因而静脉注射也必须注意渗透压的调整。至于脊椎腔内注射，由于脊髓液量少，循环缓慢，渗透压的紊乱很快就会引起头痛、呕吐等不良反应，所以必须使用等渗溶液。

常用的渗透压调节剂有氯化钠、葡萄糖等。渗透压的调节方法有冰点降低数据法和氯化钠等渗当量法。

（1）冰点降低数据法：依据是冰点相同的稀溶液具有相等的渗透压。人的血浆冰点值为 −0.52 ℃，任何溶液只要将其冰点调整为 −0.52 ℃时，即与血浆等渗，成为等渗溶液。

表 6-22-3 列出一些药物的 1% 水溶液冰点降低值，可以计算出该药物配成等渗溶液时的浓度。

表 6-22-3　一些药物水溶液的冰点降低值与氯化钠等渗当量

药物名称	1% 水溶液的冰点降低值 / ($g \cdot mL^{-1}$)	1 g 药物的氯化钠等渗当量 E
硼酸	0.28	0.47
盐酸乙基吗啡	0.19	0.16

续表

药物名称	1% 水溶液的冰点降低值 / (g·mL^{-1})	1 g 药物的氯化钠等渗当量 E
硫酸阿托品	0.08	0.10
盐酸可卡因	0.09	0.14
氯霉素	0.06	—
依地酸钙钠	0.15	0.21
盐酸麻黄碱	0.16	0.28
无水葡萄糖	0.10	0.18
葡萄糖(H_2O)	0.091	0.16
氢溴酸后马托品	0.097	0.17
盐酸吗啡	0.086	0.15
碳酸氢钠	0.381	0.65
氯化钠	0.578	—
青霉素钾	—	0.16
硝酸毛果芸香碱	0.133	0.22
聚山梨酯 80	0.01	0.02
盐酸普鲁卡因	0.122	0.18
盐酸丁卡因	0.109	0.18
尿素	0.341	0.55
维生素 C	0.105	0.18
枸橼酸钠	0.185	0.30
苯甲酸钠咖啡因	0.15	0.27
甘露醇	0.10	0.18
硫酸锌($7H_2O$)	0.085	0.12

当低渗溶液需加等渗调节剂调整渗透压时，其用量可按下列公式计算：

$$W=\frac{0.52-a}{b} \quad (6\text{-}22\text{-}1)$$

式中，W 为配制 100 mL 等渗溶液加入等渗调节剂的克数；a 为调节前药物溶液的冰点降低值，若溶液中含有两种或两种以上的物质，则 a 为各物质冰点降低值的总和；b 为 1%（g/mL）等渗调节剂的冰点降低值。

例如，配制 2% 盐酸普鲁卡因注射液 100 mL，使其成等渗溶液需要加多少克氯化钠？

查表可知：1% 盐酸普鲁卡因冰点降低值为 0.122，所以，2% 盐酸普鲁卡因冰点降低值 $a=0.122\times2$；1% 氯化钠冰点降低值 $b=0.58$，代入公式：

$$W=\frac{0.52-0.122\times2}{0.58}=0.48\ \text{g}$$

即加入 0.48 g 的氯化钠，可使 2% 的盐酸普鲁卡因注射液 100 mL 成为等渗溶液。

（2）氯化钠等渗当量法：能与该药物 1 g 呈现等渗效应的氯化钠的量，一般用 E 表示。例如，从表6-22-3查出硼酸的氯化钠等渗当量为0.47，即1 g硼酸在溶液中能产生与0.47 g氯化钠相等渗透压。因此，查出药物的氯化钠等渗当量后，可计算出氯化钠作等渗调节剂的用量。公式如下：

$$X=0.009V-EW \tag{6-22-2}$$

式中，X为配成V mL等渗溶液需加入的氯化钠的克数，E为药物的氯化钠等渗当量，W为药物的克数，0.009为每1 mL等渗氯化钠溶液中所含氯化钠的克数。

例如，欲配制2%盐酸普鲁卡因注射液150 mL。应加入多少氯化钠，使其成为等渗溶液？

已知：$E=0.18$，$W=2\%\times150$，代入公式：

$$X=0.009\times150-0.18\times2\%\times150=0.81\ \text{g}$$

即配制2%盐酸普鲁卡因注射液150 mL，加入0.81 g氯化钠可成为等渗溶液。

三、注射剂的制备

（一）注射剂的制备工艺流程

注射剂的制备工艺流程如图6-22-1所示。

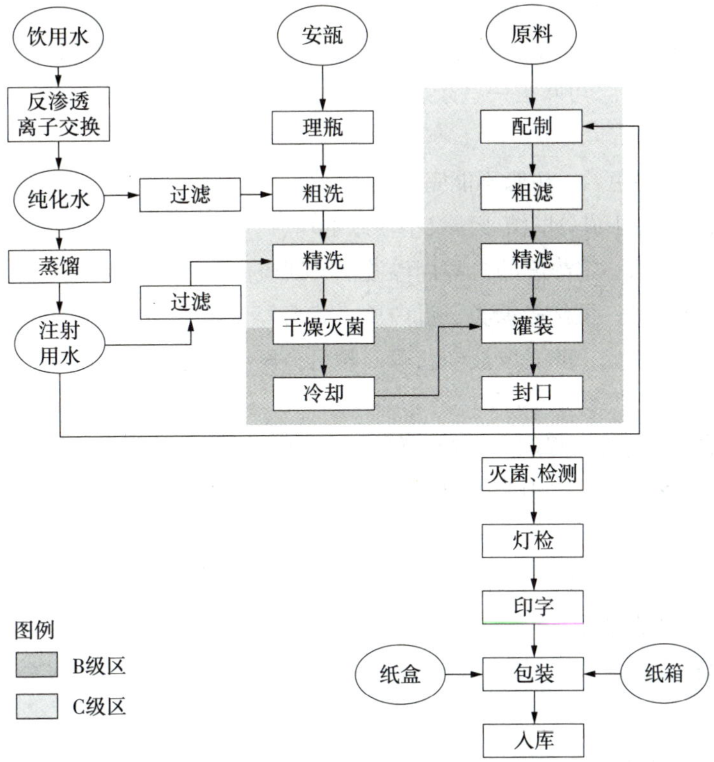

图6-22-1　注射剂的制备工艺流程

以中药注射剂为例。

1. 中药注射剂原料的准备

（1）配制原料的形式：①以中药中提取的单体有效成分为原料。②以中药中提取的有效部位为原料。③以中药中提取的总提取物为原料（现状）。

（2）中药材的预处理：中药材原料必须确定品种与来源，鉴定符合要求后，进行预处理（挑选、洗涤、切制、干燥、粉碎、灭菌）。

①蒸馏法：本法提取挥发性成分，如柴胡、野菊花、鱼腥草、艾叶、徐长卿、防风、细辛、大蒜、薄荷、荆芥等均宜用蒸馏法提取有效成分。

方法：将药材粗粉或薄片放入蒸馏器内，加水适量，待充分吸水膨胀后，加热蒸馏或通水蒸气蒸馏，收集馏出液。若药材中有效成分为挥发油或其他挥发性成分，则可存在于馏出液内。为提高蒸馏效率和防止有效成分被热破坏，也可采用减压蒸馏法。

影响蒸馏提取的主要因素有浸泡时间、加水倍量、蒸馏时间。

注意：a. 挥发油饱和水溶液澄明度较差时，可加少量精制滑石粉或硅藻土吸附滤过，还可加适量增溶剂。b. 蒸馏法制得的原液，不含或少含电解质，渗透压偏低，直接配制需要加适量的氯化钠调整渗透压。

②水提醇沉法：适用于成分既溶于水又溶于醇的药材，利用在水中不溶或乙醇中不同溶解度的特性。

方法：处方中药材加水煎煮，提取出有效成分，如生物碱盐、苷类、有机酸类、氨基酸、多糖类等；同时也提出一些水溶性杂质，如淀粉、蛋白质、黏液质、鞣质、色素、无机盐等。若往水煎液中加入适量乙醇，可以改变杂质溶解性能而将杂质部分或全部除去。

当乙醇浓度达到 60% ～ 70% 时，除鞣质、树脂等外，其他杂质已基本沉淀而除去。如果分 2 ～ 3 次加入乙醇，浓度又逐步提高，最终达到 75% ～ 80%，则除去杂质的效果更好。

药液醇沉时，一般放置 12 ～ 24 小时或 24 小时以上，若能低温冷藏则更有利于杂质的充分沉淀。

水煎液往往还含有一些水不溶性杂质，醇沉也难以除去，应在醇沉、滤过、回收乙醇后，再加水混匀，冷藏 24 小时，又可除去一些杂质。如此醇、水交替处理，杂质尽可能除去完全，有利于提高注射液的澄明度。

注意：鞣质、水溶性色素、树脂不能完全除去。

③醇提水沉法：适用于成分既溶于醇又溶于水的药材。

方法：将中药原料用一定浓度的乙醇用渗漉法、回流法提取，即可提取出生物碱及其盐、苷类、挥发油及有机酸类等；虽然多糖类、蛋白质、淀粉等无效成分不易溶出，但树脂、油脂、色素等杂质却仍可提出。为此，醇提取液经乙醇回收后，再加水处理，并冷藏一定时间，可使杂质沉淀而除去。

40% ～ 50% 浓度的乙醇可提取强心苷、鞣质、蒽醌及其苷、苦味质等；60% ～ 70% 浓度的乙醇可提取苷类；更高浓度的乙醇则可用于生物碱、挥发油、树脂和叶绿素提取。

注意：a. 鞣质、水溶性色素、树脂不能完全除去。b. 脂溶性色素较多，溶液颜色较深。

④双提法：为蒸馏法与水醇法的结合。

如果处方内药材既需要挥发性成分，又需要不挥发性成分时，可采用双提法。双提法是先将药材用蒸馏法提出挥发性成分，再以水提醇沉法或其他方法提取不挥发性成分，最后将两部分合并，供配注射液用。

⑤超滤法：中药水煎液中有效成分的分子量多在 1 000 以下，而一般无效成分（鞣质、蛋白质、树脂等）分子量较大，在常温和一定压力下（外源氮气压或真空泵压），将中药提取液通过一种装有高分子多微孔膜的超滤器，可达到去除杂质、保留有效成分的目的。

常用的高分子膜有醋酸纤维膜（CA 膜）、聚砜膜（PS 膜）等。通常选用截留蛋白质分子量为 10 000 ～ 30 000 的膜孔范围，用于中药注射剂的制备。

本法的特点是：a. 以水为溶剂，保持传统的煎煮方法；b. 操作条件温和，不加热，不用有机溶剂，有利于保持原药材的生物活性和有效成分的稳定性；c. 易于除去鞣质等杂质，注射剂的澄明度和稳定性较好。

此外，尚有透析法、离子交换法、有机溶剂萃取法、树脂吸附法、酸碱沉淀法、反渗透法、石硫法、离子交换法可供选用。

（3）除去注射剂原液中鞣质的方法。

①鞣质的性质：为鞣质多元酚的衍生物，中药植物药材中广泛存在，既溶于水又溶于醇，有

较强的还原性，在酸、酶、强氧化剂存在或加热时，可发生氧化、水解、缩合反应，生成不溶性物质。

②除鞣质的目的：a. 一般纯化方法不容易除尽，经灭菌会产生沉淀，影响澄明度，制剂的稳定性差；b. 鞣质与蛋白质形成不溶性鞣酸蛋白，注射时刺激疼痛，往往在注射部位结成硬块。

③除去鞣质的方法：

a. 明胶沉淀法与改良明胶沉淀法。明胶是一种蛋白质，与鞣质在水溶液中能形成不溶性的鞣质蛋白，因而可除去鞣质，该反应在 pH 值为 4.0 ～ 5.0 时最灵敏。

明胶沉淀法：在中药水煎浓缩液中，加入 2% ～ 5% 明胶溶液，至不产生沉淀为止，静置、滤过除去沉淀，滤液浓缩后，加乙醇，使含量达 75% 以上，以除去过量明胶。

改良明胶沉淀法：水煎液浓缩，加入 2% ～ 5% 明胶后稍放置，无须滤过即再加入乙醇至含酸量达 70% ～ 80%，静置过夜，滤过即得。该法可降低明胶对中药中黄酮类成分和蒽醌类成分的吸附作用。

b. 醇溶液调 pH 值法（碱性醇沉法）。将中药的水煎液浓缩加入乙醇，使其含酸量达 80% 或更高，冷处放置，滤除沉淀后，用 40% 氢氧化钠调至 pH 值为 8，此时鞣质生成钠盐且不溶于乙醇而析出，经放置，即可滤过除去。

注意：醇浓度与 pH 值越高，除鞣质越多。但有些酸性成分会被除掉。醇溶液调节 pH 值不宜超过 8。

c. 聚酰胺除鞣质法。聚酰胺又称为锦纶、尼龙、卡普隆，是由酰胺聚合而成的高分子化合物。分子内含有许多酰胺键，可与酚类、酸类、醌类、硝基类化合物形成氨键而吸附这些物质。鞣质为多元酚的衍生物，亦可被吸附，从而达到除去的目的。

注意：硝基化合物、酸类成分、醌类成分也可形成氢键被吸附。

d. 铅盐沉淀法。醋酸铅在水溶液或醇溶液中能沉淀有机酸、酸性皂苷、树脂、鞣质、色素、蛋白质等。碱式醋酸铅还能沉淀出某些含有醇基、酮类、醛基类物质，以及黄酮类、中性皂苷和少数生物碱。本法是利用此性质用铅盐从提取液中沉淀出有效成分或分离除去杂质。

由于铅盐对人体有害，溶液中过量的铅必须除尽。除铅的常用方法有硫酸和硫酸钠法和硫化氢法。

e. 其他方法。包括酸性水溶性沉淀法、超滤法等。

2. 注射剂所用溶剂应安全无害，并与其他药用成分兼容性良好，不得影响活性成分的疗效和质量。一般分为水性溶剂和非水性溶剂。

（1）水性溶剂最常用的为注射用水，也可用 0.9% 氯化钠溶液或其他适宜的水溶液。

（2）非水性溶剂常用植物油，主要为供注射用的大豆油，其他还有乙醇、丙二醇和聚乙二醇等。供注射用的非水性溶剂，应严格限制其用量，并应在各品种项下进行相应的检查。

3. 配制注射剂时，可根据需要加入适宜的附加剂，如渗透压调节剂、pH 值调节剂、增溶剂、助溶剂、抗氧剂、抑菌剂、乳化剂、助悬剂等。附加剂的选择应考虑其对药物疗效和安全性的影响，使用浓度不得引起毒性或明显的刺激，且避免对检验产生干扰。常用的抗氧剂有亚硫酸钠、亚硫酸氢钠和焦亚硫酸钠等，一般浓度为 0.1% ～ 0.2%。多剂量包装的注射液可加适宜的抑菌剂，抑菌剂的用量应能抑制注射液中微生物的生长，除另有规定外，在制剂确定处方时，该处方的抑菌效力应符合抑菌效力检查法（《中国药典（2020 年版）》四部制剂通则 1121）的规定。加有抑菌剂的注射液，仍应采用适宜的方法灭菌。静脉给药与脑池内、硬膜外、椎管内用的注射液均不得加抑菌剂。常用的抑菌剂为 0.5% 苯酚、0.3% 甲酚、0.5% 三氯叔丁醇、0.01% 硫柳汞等。

4. 注射液一般由原料药和适宜辅料经配制、过滤、灌封、灭菌等工艺步骤制备而成。难溶性药物可采用增溶、乳化或粉碎等工艺制备成溶液型、乳状液型或混悬型注射液；注射用无菌粉末一般采用无菌粉或冷冻干燥法制得；注射用浓溶液的制备方法与乳液型注射液类似，在注射剂的生产过程中应尽可能缩短配制时间，防止微生物与热原的污染及原料药物变质。输液的配制过程更应严格控制。制备混悬型注射液和乳液型注射液的过程中，要采取必要的措施，保证粒子大小符合质量标准的要求，注射用无菌粉末应按无菌操作制备，必要时注射剂应进行相应的安全性检查，如异常毒性、过敏反应、溶血与凝聚、降压物质等，均应符合要求。

5. 注射剂的灌装标示装量不大于 50 mL 时，可参考表 6-22-4 适当地增加装量。除另有规定外，多剂量包装的注射剂，每一容器的装量一般不得超过 10 次注射量，增加的装量应能保证每次注射用量。

注射剂灌装后应尽快熔封或严封。接触空气易变质的原料药物，在灌装过程中应排出容器内的空气，可填充二氧化碳或氮气等，立即熔封或严封。

对温度敏感的原料药物在灌封过程中应控制温度，灌封完成后应立即将注射剂置于规定的温度下储存。制备注射用冻干制剂时，分装后应及时冷冻干燥。冻干后残留水分应符合相关品种的要求。生物制品的分装和冻干，还应符合"生物制品分包装及储运管理"的要求。

6. 注射剂熔封或严封后，一般应根据原料药物性质选用适宜的方法进行灭菌，必须保证制成品无菌。注射剂应采用适宜方法进行容器检漏。

7. 溶液型注射液应澄清。除另有规定外，混悬型注射液中原料药物粒径应控制在 15 μm 以下，含 15 ～ 20 μm（间有个别 20 ～ 50 μm）者，不应超过 10%；若有可见沉淀，振摇时应容易分散均匀。乳状液型注射液，不得有相分离现象；静脉用乳状液型注射液中 90% 的乳滴粒径应在 1 μm 以下，除另有规定外，不得有大于 5 μm 的乳滴。除另有规定外，输液应尽可能与血液等渗。

8. 注射剂常用容器有玻璃安瓿、玻璃瓶、塑料安瓿、塑料瓶（袋）、预装式注射器等。容器的密封性须用适宜的方法确证。除另有规定外，容器应符合有关注射用玻璃容器和塑料容器的国家标准规定。容器用胶塞特别是多剂量包装注射液用的胶塞要有足够的弹性和稳定性，其质量应符合有关国家标准规定。除另有规定外，容器应足够透明，以便内容物的检视。

9. 注射剂的灌封　注射剂的灌封包括药液的灌注与容器的封口。这两部分操作应在同一室内进行，操作的环境要严格控制，达到尽可能高的洁净度（如 A 级或局部 A 级）。注射液滤过后，经检查合格应立即灌装和封口，以避免污染。

（1）注射液的灌装：药液的灌装，力求做到剂量准确，药液不粘瓶颈口，不受污染。灌入容器的药液量可按规定适当多于标示量，以补偿注射剂使用时药液在容器壁黏附和注射器及针头吸留而造成的药量损失，保证用药剂量准确。灌装标示量为小于 50 mL 的注射剂，应按照《中国药典（2020 年版）》二部附录 Ⅰ B 规定适当增加装量，如表 6-22-4 所示。

表 6-22-4　注射剂的增加装量表

标示装量 /mL	增加量 /mL	
	易流动液	黏稠液
0.5	0.10	0.12
1	0.10	0.15
2	0.15	0.25
5	0.30	0.50
10	0.50	0.70
20	0.60	0.90
50	1.00	1.50

为使药液灌装量准确，每次灌注前，必须用精确的量筒校正灌注器的容量，并试灌若干次，然后按《中国药典（2020 年版）》附录注射液装量检查法检查，符合装量规定后再正式灌装。

药液的灌装分为手工灌装与机器灌装两种。手工灌装使用竖式或横式单针灌注器，也有双针或多针灌注器，其结构原理基本相同。大量生产时，药液的灌装多在自动灌封机上进行，灌装与封口由机器联动完成。

（2）安瓿的封口：容器灌入药液后，应立即进行封口。安瓿封口要做到严密不漏气，顶端圆整、光滑，无尖头或小泡。为保证封口的质量，现封口方法一般均采用拉封技术。

安瓿的封口分为手工熔封与机器熔封两种。手工封口按火焰束可分为单火焰法和双火焰法。双火焰法封口速度快，封口后安瓿的长短一致，顶端也圆整，封口火焰可用煤气、汽油气化生产，同时吹入压缩空气或氧气助燃。

机器熔封由安瓿自动灌封机完成，操作方便，生产效率高，其结构如图 5-22-2 所示。

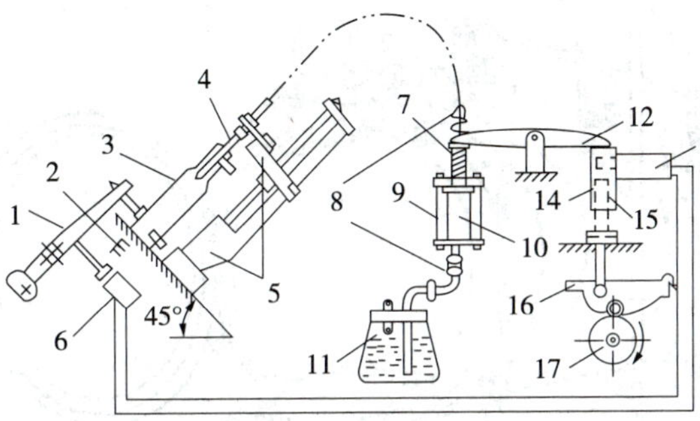

1—摆杆；2—拉簧；3—安瓿；4—针头；5—针头托架；6—行程开关；7—压簧；8—单向玻璃阀；9—针筒；10—针筒芯；11—储液罐；12—压杆；13—电磁阀；14—顶杠座；15—顶杆；16—扇形板；17—凸轮

图 6-22-2　安瓿灌封机灌注部分结构示意图

为进一步提高注射剂生产的质量与效率，我国已经设计制成多种规格的洗、灌、封联动机和割、洗、灌、封联动机，该机器将多个生产工序在一台机器上联动完成。常见的洗灌封联动机的结构如图 6-22-3 所示。

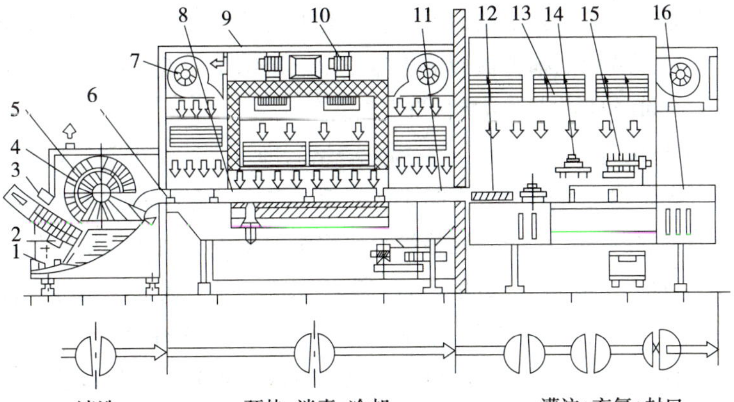

1—水加热器；2—超声波换能器；3—喷淋水；4—冲水、气喷嘴；5—转鼓；6—预热器；7,10—风机；8—高温灭菌区；9—高效过滤器；11—冷却区；12—不等距螺杆分离；13—洁净层流罩；14—充气灌药工位；15—拉丝封口工位；16—成品出口

图 6-22-3　安瓿洗、烘、灌封联动机结构示意图

10. 注射器的灭菌与检漏　灌封后的注射器应及时灭菌，一般注射液从配制到灭菌，应在 12 小时内完成。灭菌方法和条件主要根据药物的性质确定，其原则是既要保持注射剂中相关药物的稳定，又必须保证成品达到完全灭菌的要求，必要时可采取几种灭菌方法联用。在避菌条件较好的情况下生产的注射剂，一般 1 ～ 5 mL 的安瓿可用流通蒸汽 100 ℃灭菌 30 分钟，10 ～ 20 mL 的

安瓿用流通蒸汽 100 ℃灭菌 45 分钟，灭菌温度和时间还可根据药品的具体情况做适当调整。凡对热稳定的产品，也可采用热压灭菌方法进行灭菌处理，灭菌效果的 F_0 值应大于 8。

注射液灭菌后，要进行检漏，其目的是将熔封不严、安瓿顶端留有毛细孔或裂缝的注射剂检出剔除。安瓿有泄漏情况，微生物或空气可由此进入安瓿，将直接导致药液变质，故检漏处理对于保证注射剂质量也是十分必要的。

大量生产时，检漏一般应用灭菌检漏两用器（图 6-22-4），在灭菌过程完成后，可稍开锅门，从进水管放进冷水淋洗安瓿使温度降低，然后密闭锅门并抽气使灭菌器内压力逐渐降低，此时安瓿如有漏气，安瓿内的空气也会随之被抽出，当真空度达到 85.12 ～ 90.44 kPa 时，停止抽气，将有色溶液（如 0.05% 曙红或酸性大红 G 溶液）吸入灭菌锅中，待有色溶液浸没安瓿后，关闭色水阀，开放气阀，并把有色溶液抽回贮液器中，开启锅门，将锅内注射剂取出，淋洗后检查，即可剔除带色的漏气安瓿。

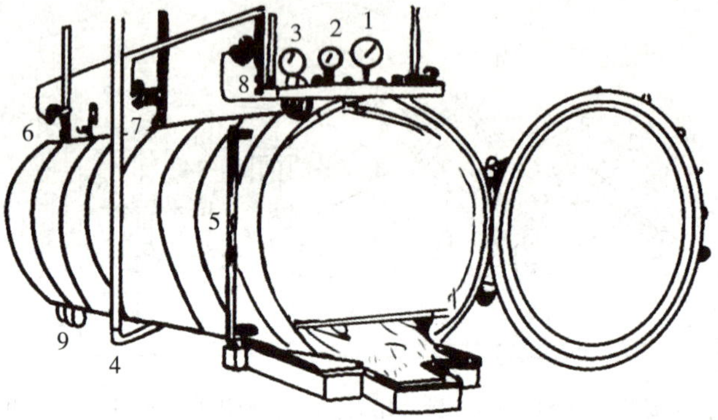

1—温度表；2—压力表；3—真空表；4—蒸气管；5—水位计；6—自来水阀；7—色水阀；8—抽气阀；9—自来水出口

图 6-22-4 灭菌检漏两用器

小量生产时，也可在灭菌过程完成后，立即将注射剂取用，放置于适当的容器中，趁热将冷的有色溶液加到容器内，安瓿遇冷而降低内部压力，有色溶液即可从毛细孔或裂缝中进入安瓿而使漏气安瓿被检出。

此外，也可将安瓿倒置或横放于灭菌器内，在升温灭菌时，安瓿内部空气受热膨胀而形成正压，药液则从漏气安瓿顶端的毛细孔或裂缝中压出，灭菌结束后变成空安瓿而被检出剔除。该方法操作简便。灭菌与检漏同时完成，可酌情选择。

11. 注射剂的印字与包装　注射剂经质量检查合格后即可进行印字与包装。每支注射剂上应标明品名、规格、批号等。印字可用手工或印字机。手工印字，可用刻好字的蜡纸反放在涂有油墨的橡胶板或其他适宜的材料上，将安瓿在蜡纸上轻轻滚过即可。用印字机可使印刷质量提高，也加快了印字的速度。目前，药厂大批量生产时，广泛采用印字、装盒、贴签及包装等联成一体的印包联动机，大大提高了印包工序效率。包装对保证注射剂在储存器的质量稳定具有重要作用，既要避光又要防止破损，一般用纸盒，内衬瓦楞纸分割成行包装。塑料包装是近年来发展起来的一种新型包装形式，安瓿塑料包装一般有热塑包装和发泡包装。

注射剂包装盒外应贴标签，标明品名、规格、生产批号、生产厂名及药品生产批准文号等，包装盒内应放注射剂详细使用说明书，说明药物的含量或处方、应用范围、用法用量、禁忌、储藏、有效期及药厂名称等。注射剂的标签或说明书中应标明其中所用辅料的名称，如有抑菌剂还应标明抑菌剂的种类及浓度；注射用无菌粉末应标明配制溶液所用的溶剂种类，必要时还应标注溶剂量。

（二）注射剂的质量控制

注射剂的质量控制如表 6-22-5 所示。

表 6-22-5　注射剂的质量控制

工序	监控点	监控项目	频次	检查方法与标准及标准规定
制水	纯化水	电导率	每 2 小时 1 次	《纯化水质量标准》
		酸碱度	每 2 小时 1 次	《纯化水质量标准》
		全项	每周 1 次	《纯化水质量标准》
	注射用水	电导率	每 2 小时 1 次	《中国药典（2020 年版）》通则 0681,T: 20 ℃电导率: ≤ 1.1 us/cm
		pH 值	每 2 小时 1 次	《中国药典（2020 年版）》通则 0631，5.0 ～ 7.0
		TOC	在线	《中国药典（2020 年版）》通则 0681，≤ 0.50 mg/L
		细菌内毒素	每班 1 次	《中国药典（2020 年版）》通则 1143,< 0.25 EU/1 mL
		全项	每周 1 次	《中国药典（2020 年版）》应符合规定
领料	物料	所领物料品名、批号、厂家、数量、合格证明	每次或每批	按生产指令领料，交接复核
洗烘瓶	洗瓶水压力	注水量	每次 2 小时	注射用水进水压力表显示值应大于 0.2 MPa
	超声洗瓶	超声波频率	每次 2 小时	超声波功率设定在 400 ～ 600 W
		洗涤水温度	每次 2 小时	现场检查人员操作及记录；温度应为 50 ～ 60 ℃
		清洗过程中压缩空气压力	每次 2 小时	压力控制在≥ 0.3 MPa
	过滤洗瓶水	可见异物	每班 2 次	用洁净比色管取洗瓶水约 50 mL，在澄明度检测仪下检视，应无可见异物
	洗净后安瓿	清洁度	每班 2 次	取洗净安瓿 10 支，灌装过滤注射用水，在检查仪下检视，应无可见异物
	安瓿干燥、灭菌	隧道烘箱温度	每班 2 次	现场检查设备运行，灭菌温度控制在 280 ～ 340 ℃
		压差指示	每次 2 小时	加热段与房间压差 5 ～ 15 Pa，预热段与房间压差 5 ～ 15 Pa，冷却段与房间压差 5 ～ 15 Pa，加热段过滤器上下压差 150 ～ 350 Pa，预热段过滤器上下压差 100 ～ 300 Pa，冷却段过滤器上下压差 100 ～ 300 Pa
		网带速度		输送网带速度为≤ 150 mm/min
	灭菌安瓿存放	存放时间	随时	安瓿瓶经清洗灭菌后应于当班次使用，且应遵循先灭先用原则
配液	开工前准备	配料罐、管道、容器，预处理	开始生产前检查	按《配液罐、滤器及药液输送管道清洗、灭菌标准操作规程》进行处理
	药液	1. 计算与投料 2. pH 值 3. 含量	每批	1. 与工艺处方吻合，有人复核； 2. 7.0 ～ 7.5； 3. 97% ～ 103%
	过滤器	完整性试验	使用前后	检查记录，起泡点值符合规定
	钛棒过滤器	脱炭时间	每批	加入活性炭搅拌吸附 20 分钟，脱炭时间≤ 40 分钟
	药液搅拌循环	搅拌循环时间	每批	检查记录；搅拌循环时间不少于 15 分钟
	配液时限	配液时限规定	每批	药液配制时间从投料开始到配制结束应不超过 4 小时；药液在稀配罐内储存不超过 10 小时

续表

工序	监控点	监控项目	频次	检查方法与标准及标准规定
灌封	在线监测项目	1. 风速 2. 悬浮粒子 3. 层流风机频率 4. 层流初效、高效压差	每次2小时	1. 灌装区风速控制在0.36～0.54 m/s; 2. 环境空气悬浮粒子≥5 μm的应≤20粒/m^3，空气悬浮粒子≥0.5 μm的应≤3 520粒/m^3; 3. 层流风机频率控制在38～50 Hz; 4. 层流初效压差控制在50～120 Pa; 5. 层流高效压差控制在100～300 Pa
	灌封前药液	可见异物	开始生产前检查	从设备上灌针处取药液约50 mL于洁净比色管中，在澄明度检测仪下检视，应无可见异物
灌封	灌封	1. 封口长度 2. 外观 3. 澄明度 4. 药液装量	随时/班 随时/班 每次1小时 每次1小时	1. 在盘中检查，选出最长和最短安瓿与规定封口长度76.0 mm比较，不得超过±1 mm; 2. 在传送带检查，不得有泡头、漏头、凹头、勾头、炭化等不良品; 3. 按照生产工艺调整好参数，进行试车，试车约100支作为废品弃掉，QA质监员立即抽取后续12支，按规定检查药液可见异物、装量差异、外观，均应符合要求，开始灌封; 4. 于机台上取已灌封的安瓿12支（对应相应灌注针），用注射器吸尽安瓿中的药液，转入经校验的量筒（10 mL，量入式）内，每支装量为5.2～5.5 mL/支
	灌封时限	灌封时限	每批	灌封开始到结束应不超过8小时
灭菌	灭菌柜	1. 温度 2. 时间 3. 记录	每柜	1. 按本工艺规程规定（115 ℃）; 2. 按本工艺规程规定（到规定温度起计时30分钟）; 3. 及时逐项真实填写
	检漏	1. 色水 2. 清洗水 3. 真空度	每柜	1. 检查记录：色水配制用水应为纯化水，有效期为15天; 2. 现场检查操作及记录，应为纯化水; 3. 检查设备运行及记录，应在-80kPa
	灭菌后半成品	1. 外观清洁度 2. 标记 3. 存放区	每柜	1. 外壁冲洗干净，无污渍; 2. 每车应有; 3. 按品种按批存放
	灭菌检漏时限	灭菌检漏时限规定	每批	灌封完成的产品应在4小时内进行灭菌
灯检	灯检品	1. 可见异物检查 2. 存放	每批2次 每班随时	1. 从灯检合格品中抽查20支，均不得检出可见异物。如检出其他可见异物的仅有一支，应另取20支同法复检，均不得检出; 2. 应分批、分类堆放。合格品、不合格品、未灯检品有明显标志；每盘合格品、不合格品均应做好标记，标明灯检人、灯检日期、数量、不合格项目及各项的数量等
包装	标签打印	1. 内容 2. 字迹	每批 随时/批	1. 生产日期、产品批号、有效期内容与指令相符; 2. 应清晰、完整、端正
	药盒	1. 品种、规格 2. 使用记录	每批	1. 应与所包装品种、规格相符; 2. 应有使用记录；使用量+退回量+残损量=领用量
	装盒	1. 数量 2. 说明书	每班随时	1. 不得缺支，不得破损; 2. 应与产品相符，不得漏放

续表

工序	监控点	监控项目	频次	检查方法与标准及标准规定
	监管码	1. 赋码 2. 录入 3. 上传	每批 每批 每批	1. 1、2、3 级码赋码正确，与包装产品、规格一致； 2. 监管码关联关系录入完整、正确； 3. 监管码关联上传
	装箱	1. 数量 2. 装箱单 3. 生产日期、产品批号、有效期	每箱 每批	1. 与包装规格相符； 2. 内容完整无误，不漏放； 3. 内容正确，内外包装一致
其他	1. 生产周期 2. 偏差处理 3. 物料平衡 4. 清场 5. 状态标志使用 6. 记录		每批	1. 检查生产记录，配料到灌封完成时间不得过 14 小时； 2. 检查生产记录，若有偏差，处理程序应符合“车间偏差及异常情况处理管理规程”； 3. 检查生产记录；各工序物料平衡（或收得率）应符合规定； 4. 现场检查人员操作及记录；各工序应执行相应清场规程； 5. 现场检查，各工序各类状态标志应按规程正确使用； 6. 按要求逐项及时、完整、真实填写记录

四、注射剂的质量检查

根据《中国药典（2020 年版）》要求，除另有规定外，注射剂应进行以下相应的检查。

【装量】注射液及注射用浓溶液按照下述方法检查，应符合规定。

检查法　供试品标示装量不大于 2 mL 者，取供试品 5 支（瓶）；2 mL 以上至 50 mL 者，取供试品 3 支（瓶）。开启时注意避免损失，将内容物分别用相应体积的干燥注射器及注射针头抽尽，然后缓慢连续地注入经标化的量入式量筒内（量筒的大小应使待测体积至少占其额定体积的 40%，不排尽针头中的液体），在室温下检视。测定油溶液、乳状液或混悬液时，应先加温（如有必要）摇匀，再用干燥注射器及注射针头抽尽后，同前法操作，放冷（加温时），检视。每支（瓶）的装量均不得少于其标示装量。

生物制品多剂量供试品：取供试品 1 支（瓶），按标示的剂量数和每剂的装量，分别用注射器抽出，按上述步骤测定单次剂量，应不低于标示装量。

标示装量为 50 mL 以上的注射液及注射用浓溶液照最低装量检查法（《中国药典（2020 年版）》通则 0942）检查，应符合规定。

也可采用重量除以相对密度计算装量。准确量取供试品，精密称定，求出每 1 ml 供试品的重量（即供试品的相对密度）；精密称定用干燥注射器及注射针头抽出或直接缓慢倾出供试品内容物的重量，再除以供试品相对密度，得出相应的装量。

预装式注射器和弹筒式装置的供试品：除另有规定外，标示装量不大于 2 mL 者，取供试品 5 支（瓶）；2 mL 以上至 50 mL 者，取供试品 3 支（瓶）。供试品与所配注射器、针头或活塞装配后将供试品缓慢连续注入容器（不排尽针头中的液体），按单剂量供试品要求进行装量检查，应不低于标示装量。

【渗透压摩尔浓度】除另有规定外，静脉输液及椎管注射用注射液按各品种项下的规定，照渗透压摩尔浓度测定法（《中国药典（2020 年版）》通则 0632）测定，应符合规定。

【可见异物】除另有规定外，照可见异物检查法（《中国药典（2020年版）》通则0904）检查，应符合规定。

可见异物检查法有灯检法和光散射法。一般常用灯检法，也可采用光散射法。灯检法不适用的品种，如用深色透明容器包装或液体色泽较深（一般深于各标准比色液 7 号）的品种可选用光散射法；混悬型、乳状液型注射液和滴眼液不能使用光散射法。

实验室检测时应避免引入可见异物。用于本试验的供试品，必须按规定随机抽样。

以灯检法为例，灯检法应在暗室中进行。

检查装置 如图 6-22-5 所示。

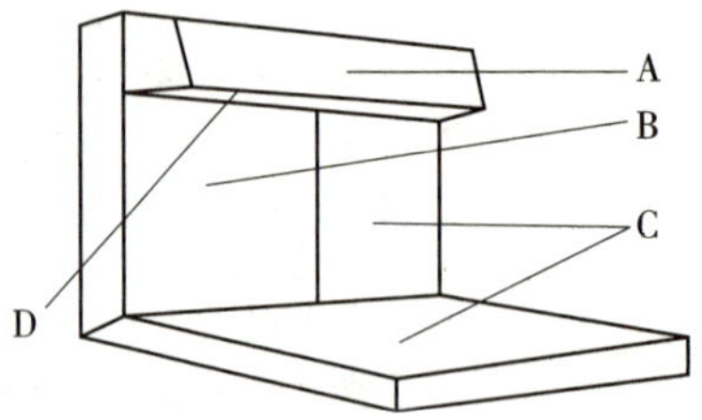

A—带有遮光板的日光灯光源（光照度可在 1 000 ～ 4 000 lx 范围内调节）；
B—不反光的黑色背景；
C—不反光的白色背景和底部（供检查有色异物）；
D—反光的白色背景（指遮光板内侧）

图 6-22-5 检测仪示意图

检查人员 调节远距离和近距离视力测验，均应为 4.9 及以上（矫正后视力应为 5.0 及以上）；应无色盲。

检查法 取供试品 20 支（瓶），除去容器标签，擦净容器外壁，必要时将药液转移至洁净透明的适宜容器内，将供试品置遮光板边缘处，在明视距离（指供试品至人眼的清晰观测距离，通常为 25 cm），手持容器颈部，轻轻旋转和翻转容器（但应避免产生气泡），使药液中可能存在的可见异物悬浮，分别在黑色和白色背景下目视检查，重复观察，总检查时限为 20 秒。供试品装量每支（瓶）在 10 mL 及 10 mL 以下的，每次检查可手持 2 支（瓶）。50 mL 或 50 mL 以上大容量注射液按直、横、倒三步法旋转检视。供试品溶液中有大量气泡产生影响观察时，需静置足够时间至气泡消失后检查。

用无色透明容器包装的无色供试品溶液，检查时被观察供试品所在处的光照度应为 1 000 ～ 1 500 lx；用透明塑料容器包装、棕色透明容器包装的供试品或有色供试品溶液，光照度应为 2 000 ～ 3 000 lx；混悬型供试品或乳状液，光照度应增至约 4 000 lx。

注射剂的种类剂判断结果见《中国药典（2020 年版）》四部 0904 可见异物检查法。

【不溶性微粒】 除另有规定外，用于静脉注射、静脉滴注、鞘内注射、椎管内注射的溶液型注射液及注射用浓溶液照不溶性微粒检查法（《中国药典（2020 年版）》通则 0903）检查，均应符合规定。

本法系用以检查静脉用注射剂（溶液型注射液、注射用无菌粉末、注射用浓溶液）及供静脉注射用无菌原料药中不溶性微粒的大小及数量。

光阻法不适用于黏度过高和易析出结晶的制剂，也不适用于进入传感器时容易产生气泡的注射剂。

试验环境及检测 试验操作环境应不得引入外来微粒，测定前的操作应在洁净工作台进行，玻璃仪器和其他所需的用品均应洁净、无微粒，本法所用微粒检查用水（或其他适宜溶剂），使用前须经不大于 1.00 μm 的微孔滤膜滤过。

取微粒检查用水（或其他适宜溶剂）符合下列要求：光阻法取 50 mL 测定，要求每 10 mL 含 10 μm 及 10 μm 以上的不溶性微粒数应在 10 粒以下，含 25 μm 及 25 μm 以上的不溶性微粒数应在 2 粒以下。

测定原理 当液体中的微粒通过一窄细通道时，与液体流向垂直的入射光，由于被微粒阻挡而减弱，因此由传感器输出的信号降低，这种信号变化与微粒的截面积大小有关。

对仪器的一般要求　仪器通常包括取样器、传感器和数据处理器 3 部分。

测量粒径范围为 2 ～ 100 μm，检测微粒浓度为 0 ～ 10 000 个 /mL。

仪器的校准　所用仪器应至少每 6 个月校准一次。

（1）取样体积：待仪器稳定后，取多于取样体积的微粒检查用水置于取样杯中，称定重量，通过取样器由取样杯中量取一定体积的微粒检查用水后，再次称定重量。以两次称定的重量之差计算取样体积。连续测定 3 次，每次测得体积与量取体积的示值之差应在 ±5% 以内。测定体积的平均值与量取体积的示值之差应在 ±3% 以内。也可采用其他适宜的方法校准，结果应符合上述规定。

（2）微粒计数：取相对标准偏差不大于 5%，平均粒径为 10 μm 的标准粒子，制成每 1 mL 中含 1 000 ～ 1 500 微粒数的悬浮液，静置 2 分钟脱气泡，开启搅拌器，缓慢搅拌使其均匀（避免气泡产生），依法测定 3 次，记录 5 μm 通道的累计计数，弃第一次测定数据，后两次测定数据的平均值与已知粒子数之差应在 ±20% 以内。

（3）传感器分辨率：取相对标准偏差不大于 5%，平均粒径为 10 μm 的标准粒子（均值粒径的标准差应不大于 1 μm），制成每 1 mL 中含 1 000 ～ 1 500 微粒数的悬浮液，静置 2 分钟脱气泡，开启搅拌器，缓慢搅拌使其均匀（避免气泡产生），依法测定 8 μm、10 μm 和 12 μm 3 个通道的粒子数，计算 8 μm 与 10 μm 两个通道的差值计数和 10 μm 与 12 μm 两个通道的差值计数，上述两个差值计数与 10 μm 通道的累计计数之比都不得小于 68%。若测定结果不符合规定，应重新调试仪器后再次进行校准，符合规定后方可使用。

如所使用仪器附有自检功能，可进行自检。

检查法　（1）标示装量为 25 mL 或 25 mL 以上的静脉用注射液或注射用浓溶液。除另有规定外，取供试品至少 4 个，分别按下法测定：用水将容器外壁洗净，小心翻转 20 次，使溶液混合均匀，立即小心开启容器，先倒出部分供试品溶液冲洗开启口及取样杯，再将供试品溶液倒入取样杯中，静置 2 分钟或适当时间脱气泡，置于取样器上（或将供试品容器直接置于取样器上）。开启搅拌，使溶液混匀（避免气泡产生），每个供试品依法测定至少 3 次，每次取样应不少于 5 mL，记录数据，弃第一次测定数据，取后续测定数据的平均值作为测定结果。

（2）标示装量为 25 mL 以下的静脉用注射液或注射用浓溶液。除另有规定外，取供试品至少 4 个，分别按下法测定：用水将容器外壁洗净，小心翻转 20 次，使溶液混合均匀，静置 2 分钟或适当时间脱气泡，小心开启容器，直接将供试品容器置于取样器上，开启搅拌或以手缓缓转动，使溶液混匀（避免产生气泡），由仪器直接抽取适量溶液（以不吸入气泡为限），测定并记录数据，弃第一次测定数据，取后续测定数据的平均值作为测定结果。

（1）（2）项下的注射用浓溶液如黏度太大，不便直接测定时，可经适当稀释，依法测定。

也可采用适宜的方法，在洁净工作台小心合并至少 4 个供试品的内容物（使总体积不少于 25 mL），置于取样杯中静置 2 分钟或适当时间脱气泡，置于取样器上，开启搅拌，使溶液混匀（免气泡产生），依法测定至少 4 次，每次取样均不少于 5 mL。弃第一次测定数据，取后续 3 次测定数据的平均值作为测定结果。根据取样体积与每个容器的标示装置体积，计算每个容器所含的微粒数。

结果判定　（1）标示装量为 100 mL 或 100 mL 以上的静脉用注射液除，另有规定外，每 1 mL 中含 10 μm 及 10 μm 以上的微粒数不得过 25 粒，含 25 μm 及 25 μm 以上的微粒数不得过 3 粒。

（2）标示装量为 100 mL 以下的静脉用注射液，除另有规定外，每个供试品容器（份）中含 10 μm 及 10 μm 以上的微粒数不得过 6 000 粒，含 25 μm 及 25 μm 以上的微粒数不得过 600 粒。

【中药注射剂有关物质】按各品种项下规定，照注射剂有关物质检查法（《中国药典（2020 年版）》四部制剂通则 2400）检查，应符合有关规定。

【重金属及有害元素残留量】除另有规定外，中药注射剂照铅、镉、砷、汞、铜测定法（《中国药典（2020 年版）》四部制剂通则 2321）测定，按各品种项下每日最大使用量计算，铅不得超过 12 μg，镉不得超过 3 μg，砷不得超过 6 μg，汞不得超过 2 μg，铜不得超过 150 μg。

【无菌】照无菌检查法（《中国药典（2020 年版）》四部制剂通则 1101）检查，应符合规定。

【细菌内毒素】或【热原】除另有规定外，静脉用注射剂按各品种项下的规定，照细菌内毒素检查法（《中国药典（2020 年版）》四部制剂通则 1143）或热原检查法（《中国药典（2020 年版）》四部制剂通则 1142）检查，应符合规定。

任务 22：习题及答案

任务 23　大容量注射剂（输液剂）的制备

输液剂滥用的危害及用药原则

一、大容量注射剂的概述

（一）大容量注射剂的定义

大容量注射剂是指原料药物或与适宜的辅料制成的供注入体内（除另有规定外，一般不小于 100 mL，生物制品一般不小于 50 mL）的无菌制剂，也可称为输液。它是注射剂的一个分支，通常包装于玻璃瓶或塑料瓶或软袋中，不含防腐剂、抑菌剂，使用时通过输液器持续滴注输入静脉，向患者体内快速输注药物或补充营养，维护机体的水、电解质与酸碱平衡。在临床医疗中，特别是危重患者的抢救中具有不可替代的作用。

（二）大容量注射剂的发展

最早在 1492 年有文献记载，犹太医生曾为罗马教皇输入 3 名 10 岁男孩的血液，但那时没有成功。随后到 1615 年给人输血方式的概念被提及。等到 1628 年，英国医生 William 认识到血液的运输作用，提出关于血液循环的理论，为后继的静脉输液治疗奠定了理论基础，因此他也被称为现代静脉输液治疗的鼻祖。

1656 年，英国伦敦著名的解剖学家克里斯朵夫组织了一场实验，第一次通过用羽毛管针头和动物膀胱，将药物通过静脉注射到狗的静脉内。1662 年，德国医师 John 首次将药品注入人体的血液系统，但当时因为感染而导致人死亡。1665 年，英国医师 Johann Majors 采用静脉输注的方法成功进行了动物之间的输血。

仅仅过了两年，1667 年，法国路易十四的御医将羊血直接注入一个 15 岁男孩的静脉内，但结果男孩死了，此后输血而致死的事件层出不穷，因此，欧洲各国政府及教会明令禁止血液输注，然而当时无论输血成功还是失败，都不是建立在科学的基础上，而完全是凭借运气。因为在当时的医生们并不知道微生物的存在，因此多数致死的人是因为微生物感染。等到 1818 年，英国伦敦妇产科医生詹斯布兰德首次成功实施人与人输血，1821 年，法国医生 Jim Louis privost 与 Jeans Blundell 首次尝试将成分血应用于动物之间的输血并获得成功，一直到霍乱暴发。1832 年，汤姆斯莱特博士发现将盐水注入患者的血液中，对抗霍乱有显著的影响，且救活了很多人。

1853 年，法国生理学家 Club Bernard 将含糖溶液输入狗的血管中，并在随后的 20 年时间里不断进行实验，取得了一些关键性实验数据。1907 年，捷克人 Jansky 确定 ABO 血型系统，使得经静脉输血成为安全的急救手段。

19 世纪 60 年代，随着巴斯德和李斯特发现细菌及防腐原理，输液开始加快发展。1923 年，博洛伦斯赛伯特医生首次在蒸馏水中发现热原。经过两年在1925年彻底解决了静脉输液中的热原反应问题，同时葡萄糖也被用作输液。1930年，输液器从开放式容器转换为真空密封的玻璃瓶。由于第二次世界大战，1940年的马萨诸塞州总医院，护士开始被允许进行给患者输液，此时输液也有了一次性塑料给药装置。1945年，由于外渗问题研发了塑料套管，1969年，世界上第一个静脉药物配置中心在美国俄亥俄州立大学医院出现，此时超过200种的静脉输注液体被广泛用于临床。

20世纪70年代后期，输液已发展成为第三代容器——塑料材质的软袋，通过外界大气压力会逐渐变瘪，同时软装一次成型，进针和加药阀均为双层结构，避免了溶液与外界或橡胶的直接接触。

（三）大容量注射剂的特点

大容量注射剂与小容量注射剂相比，由于其用量大且直接进入血液，故质量要求更加严格，生产工艺等也与小容量注射剂有一定差异。大容量注射剂有以下特点。

1. 质量要求　大容量注射剂质量要求严格，大容量注射剂由于用量大，对某些质量如热原、无菌、可见异物、不溶性微粒、pH值、渗透压等要求比小容量注射剂更严格。pH值力求接近体液，避免过酸或过碱而引起酸碱中毒。渗透压应尽可能与血液等渗。

2. 剂量　大容量注射剂的特点在于“大”。包装容量大，一般不小于100 mL，生物制品一般不小于50 mL；用量也大，普通成人一次用量在100 mL以上，通常为500～1 000 mL，必要时每日用量可达2 000～3 000 mL。在临床上常用于急救、补充体液和供营养使用。

3. 类型及给药途径　大容量注射剂不宜采用混悬液及油制溶液，一般都制成澄明的水性注射液，多以静脉滴注给药。但粒径 $<1\ \mu m$ 的乳状液、纳米粒、脂质体等微粒分散体系也可用于静脉输注。

4. 血流动力学　一般注射剂不要求也不具有血流动力学性质。而大容量注射剂特别是某些血容量扩充剂，如右旋糖酐注射液，则要求具有一定的胶体性、比重、黏度和滞留性等血流动力学性质，以起到增加血浆容量的作用。

5. 处方要求　一般小容量注射剂的溶剂除水外，尚可使用注射用油、乙醇和甘油混合溶剂、丙二醇和聚乙二醇等，而大容量注射剂多以水作溶剂。一般注射剂中可加入适宜的抑菌剂等附加剂，而大容量注射剂不得加入任何抑菌剂、增溶剂、止痛剂等附加剂。

6. 制备工艺要求　一般小容量注射剂从配制到灭菌应控制在12小时内完成，而大容量注射剂从配制到灭菌应控制在4小时内完成。

（四）大容量注射剂的分类

1. 体液平衡用输液　包括电解质输液和酸碱平衡输液。①电解质输液：用以补充体内的水分、电解质，纠正患者体内的水和电解质代谢紊乱，维持体液渗透压和恢复人体的正常生理功能。如氯化钠注射液、复方氯化钠注射液、含糖复方电解质输液。②酸碱平衡输液：主要用于纠正体液的酸碱平衡，如碳酸氢钠注射液和乳酸钠注射液。碳酸氢钠注射液是纠正代谢性酸中毒最常用的输液，具有作用迅速、疗效确切的特点。

2. 营养输液　用以提供糖、脂肪、氨基酸、微量元素和维生素等营养成分，主要用于不能口服吸收营养的患者。根据营养成分的不同，营养输液有糖类输液、氨基酸输液、脂肪乳输液、维生素和微量元素输液等。

3. 胶体输液　又称为血容量扩张用输液代血浆，用于调节体内渗透压。胶体输液有多糖类、明胶类、高分子聚合物等，如右旋糖酐、羟乙基淀粉类、明胶及其衍生物、聚维酮等。

4. 含药输液　为了避免临床使用输液配制产生的污染和配伍变化，可将常需静脉滴注给药的药物直接制成输液，如替硝唑注射液、苦参碱注射液、甘露醇注射液等。

5. 透析类输液　主要用于需要进行血液净化治疗的患者，包括腹膜透析液、曲液、滤过置换液等。腹膜透析液主要由渗透压调节剂、缓冲液、电解质构成，如葡萄糖腹膜透析液和新型腹膜透析液。新型腹膜透析液主要包括艾考糊精腹膜透析液、氨基酸类腹膜透析液和碳酸氢盐腹膜透析液等。

二、大容量注射剂的制备

大容量注射剂的生产过程一般包括原辅料的称量、配液、洗灌封、灭菌、灯检、包装等工序。

大容量注射剂常见的包装形式：玻璃输液瓶装；软塑类包装；塑料软袋（如非 PVC 软袋）；聚乙烯 / 聚丙烯塑料瓶（如塑瓶、可立袋等）。

不同包装形式的大容量注射剂的制备工艺、设备、质量控制点各不相同。大剂量注射剂的制备工艺流程如图 6-23-1 所示。

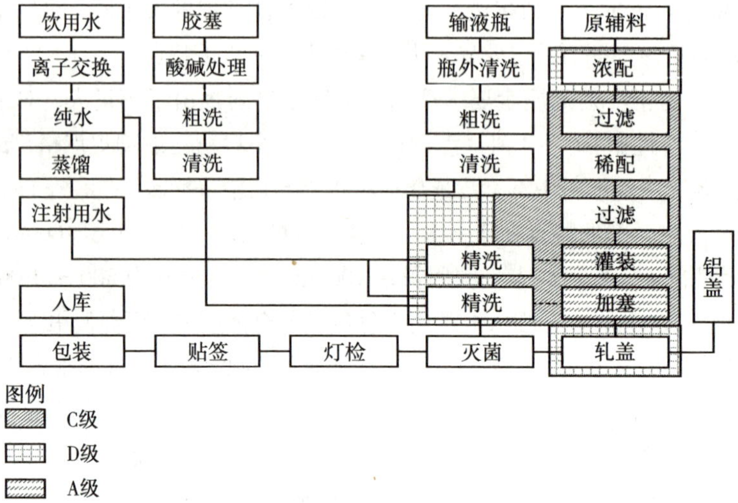

图 6-23-1　大容量注射剂制备工艺流程图

（一）输液容器与包装材料处理

输液剂的容器有输液瓶、无毒软性聚氯乙烯塑料袋和聚丙烯塑料瓶。

1. 输液瓶　应由耐酸、碱及水和药液腐蚀的中性硬质玻璃制成，经高压灭菌及长时间储存不会脱片。输液瓶用 70 ℃左右约 3% 的碳酸钠液通过冲瓶机冲洗 10 秒左右，再以纯水冲去碱液，最后以注射用水冲洗干净。

2. 橡胶塞　应耐高温、高压，具有高度的化学稳定性且吸附性小。橡胶塞的处理方法：用去离子水洗净，0.5% 氢氧化钠溶液煮沸 30 分钟，去离子水洗去碱液，注射用水洗净，再用 1% 盐酸煮沸 0.5 ～ 1 小时，用去离子水洗去酸液，最后用注射用水洗净。

3. 隔离薄膜　常使用涤纶薄膜和聚丙烯薄膜，可使药液与橡胶塞隔离，防止药液被污染。涤纶薄膜处理方法：在 95% 乙醇中泡洗后，用注射用水煮沸或 115 ℃热压灭菌 30 分钟，再用注射用水反复漂洗至漂洗水澄明无异物；临用时用滤过的注射用水随冲随塞。聚丙烯薄膜则不加热，用 10% 盐酸浸泡 12 小时，取出搓洗至无异物。

4. 塑料输液袋　为无毒聚氯乙烯、聚丙烯等塑料制成。其处理方法为：先用清水将表面洗净，然后灌入已滤过的注射用水 150 mL，塞紧袋口，热压灭菌（49.04 kPa，30 分钟）备用。临用时将袋内注射用水放掉，用滤过的注射用水荡洗 3 次，即可灌装药液。

5. 塑料安瓿　通常由 PE 或 PP 材料制成，PE 材料不能灭菌，PP 材料可最终灭菌。由于一些药品热稳定性差或遇高温时部分活性成分会丧失，降低疗效，产生副作用，因此，类药品可通过无菌生产工艺制成塑料包装制剂的方法进行生产。

塑料安瓿的生产工艺流程如下：

（1）挤出 / 成型：塑料粒子在吹塑机内经挤压热融（170 ～ 230 ℃、350 bar）后，由挤出头进入打开的模具中，在挤出头下切断，主模具合拢，芯轴下降到模具顶部通过洁净的压缩空气吹制成瓶（小容器成型采用抽真空法）。

（2）灌装：通过特制的芯轴，将待灌装的药液用时间压力控制方法注入塑料容器内。

（3）密封 / 模具打开：特制的芯轴单元抽回后，头模合拢进行密封，模具打开，塑料安瓿送入下一个工序。以此循环往复，不间断工作。箱式洗瓶机工位如图 6-23-2 所示。

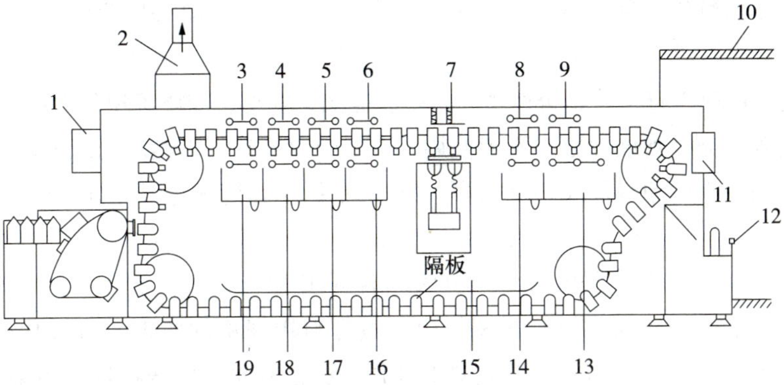

1—控制箱；2—排风管；3，5—热水喷淋；4—碱水；6，8—冷水喷淋；7—喷水毛刷清洗；9—蒸馏水喷淋；10—出瓶净化室；12—手动操作杆；13—蒸馏水收集箱；14，16—冷水收集箱；15—残液收集箱；17，19—热水收集箱；18—碱水收集箱

图 6-23-2 箱式洗瓶机工位

6. 橡胶塞 胶塞是药品包装中瓶装密封材料的重要组成部分，目前医药包装领域使用的丁基橡胶以卤化丁基橡胶为主，所以在我国医药行业一般把卤化丁基橡胶简称为丁基橡胶。

生产丁基胶塞的原料卤化丁基橡胶是一种含有反应活性氯原子或溴原子的弹性异丁烯 - 异戊二烯共聚物，在生产时再加入硫化剂、填充剂等几种材料，经切胶、密炼、混炼、预成型或出条、进入模具硫化、冲切边、清洗、硅化、干燥等一系列工序后才能制成药用氯化丁基橡胶塞或药用溴化丁基橡胶塞。

丁基胶塞的清洗处理：丁基胶塞出厂时已经清洗，使用前，仅需清除运输、储存过程中摩擦产生的微粒、胶屑，通常用滤过注射用水漂洗多次即可（也有的质量可靠，可直接应用，即免洗丁基胶塞）。清洗方法：洁净区域内打开内包装，在符合 GMP 要求的清洗容器中，在洁净度 100 级环境下，用注射用水（溢流水中）漂洗 2 ～ 3 次，每次 10 ～ 15 分钟，均匀缓慢搅动，至漂洗水可见异物检查合格，放置备用。另外，可以在漂洗水中添加清洗剂（清洗剂牌号、用量可以由胶塞供应商提供），清洗完，采用温度≤ 121 ℃的热空气吹干。

丁基胶塞的特点为具有稳定的化学和生物惰性，优良的气密性能，良好的耐热性、耐水性、抗老化，对植物油的耐抗性良好，针刺时自密封性能好、落屑少。因此，丁基胶塞广泛用于大输液制品、冷冻干燥制剂、粉针注射剂、生物制剂、血液制品的封装。胶塞的清洗过程如图 6-23-3 所示。

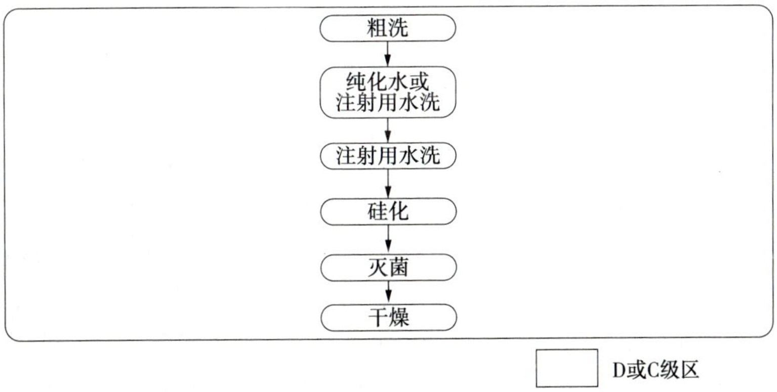

图 6-23-3 胶塞的清洗过程

（二）原辅料的质量要求

输液剂应选用优质高纯度的注射用规格的原料配制。原料不纯，含有杂质，均有可能影响成品的质量，有的还会在注射后产生副作用。若有时不易获得专供注射用规格的原料，医疗上又急需而只能采用高纯度化学试剂时，应按《中国药典（2020年版）》规定项目，进行质量检验，特别是应严格控制水溶性钡、砷、汞、铅等有毒物质的含量，必要时要做相应的安全试验，证明符合要求后方可选择应用。

每批原料使用前应检查包装是否严密，是否有受潮、发霉、变质等现象。如发现有包装破损、原料受潮、霉变等问题，则该批原料不能使用，否则会因原料污染热原而影响输液质量。有些利用微生物发酵方法制得的原料（如右旋糖酐），还应根据实际情况进行异性蛋白测定和安全试验，以确保临床使用安全。

输液剂配制所用的溶剂必须是符合要求的新鲜注射用水。

输液剂配制过程中，涉及的其他辅料，也应按注射用规格的要求进行选择。如用以除去溶液中的热原、色素、胶体微粒等杂质并兼有助滤作用的活性炭，要选择针用规格（767型用针用炭）。市售药用炭因含硫化物及重金属较多，需纯化处理，符合针用规格要求后才能使用。

（三）配液与滤过

输液剂的配制多采用带有夹层的不锈钢或搪瓷玻璃罐，可以加热，还带有搅拌装置。用前，配制用具和容器要认真洗涤，防止热原污染；使用后，相关的器具也要及时洗净。

输液剂的配制方法一般有浓配法和稀配法两种。

1. 浓配法　凡原料质量虽符合规定标准，但溶解后澄明度较差者可用此法。配制时，先将药物配成浓溶液，如葡萄糖配成50%～70%浓度，氯化钠配成20%～30%浓度，加活性炭煮沸吸附后，滤过，再用滤清的注射用水稀释至所需浓度。本法可除去部分在高浓度溶液中不溶解的杂质。

2. 稀配法　凡原料质量较好，溶解后成品澄明度合格率较高的可用此法。配制时，将原料直接溶解于注射用水配成所需浓度，加活性炭吸附处理后，药液再经粗滤、精滤，即可供灌装。

配制输液剂时用活性炭处理药液，可有效吸附热原、色素和其他杂质，活性炭必须选用纯度高的针用规格，同时还要考虑温度、pH值、用量等操作条件，一般采用加热煮沸，再冷却至40～50 ℃时滤过的方法。活性炭在酸性溶液中吸附力最强，在碱性溶液中有时会出现“胶溶”或脱吸附作用。活性炭的用量一般为溶液总量的0.02%～0.5%，吸附时间20～30分钟，效果良好，分次吸附法比一次吸附法效果更好。

输液剂的滤过是除去药液中的杂质，保证输液质量的重要操作步骤之一，必须选择适当的滤材、滤器和滤过方法。

输液的滤过方法、滤过装置与一般注射剂相同，多采用加压滤过法，效果较好。滤过时，可分预滤与精滤两步进行。用陶质砂滤棒、垂熔玻璃滤器、板框式压滤机或微孔钛滤棒等作为滤过材料进行预滤，操作时，可在滤棒上先吸附一层活性炭，并在滤过开始后，反复进行回滤直到滤液澄明合格为止，滤过过程中，不要随便中断操作，以免冲动滤层，影响滤过量。精滤多采用微孔滤膜作为滤过材料，常用滤膜的孔径为0.65 μm或0.8 μm，也可采用双层微孔滤膜，上层为3 μm的微孔膜，下层为0.8 μm的微孔膜。经精滤处理后的药液，即可进行灌装。目前，输液剂生产时也有将预滤与精滤同步进行的，采用加压三级滤过装置，即砂滤棒-垂熔玻璃滤球-微孔滤膜。三级滤过装置通过密闭管道连接，既提高了滤过效率，也保证了滤液的质量。

在输液剂生产过程中，由于操作环境洁净度差、容器和管道不净、原辅料不纯、注射用水的质量不佳以及包装材料不洁和脱落等问题，都会导致成品的澄明度不合格。要分析问题产生的原因，采取针对性的措施予以解决。一般通过采用层流净化空气技术，提高配液室空气的洁净程度，选择符合要求的原料、辅料和包装材料以及使用微孔滤膜滤过药液等综合措施，可明显提高输液剂的澄明度。

（四）灌封

洗灌封工序主要包含包材处理、药液灌注与最终密封 3 个步骤，不同的包装形式其包材处理方法及最终密封工艺也有所不同，具体如下。

1. 玻璃输液瓶　大容量注射剂洗灌封工序生产工艺的核心生产设备包括：洗瓶机、洗塞机、灌装机、压塞机、轧盖机，其工艺流程如图 6-23-4 所示。

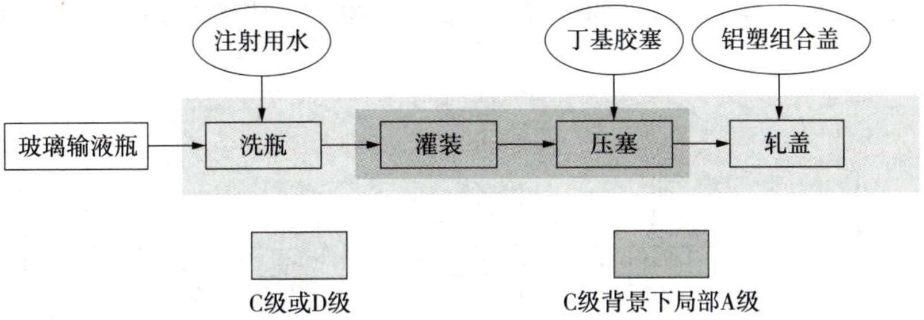

图 6-23-4　玻璃输液瓶自动灌封机

玻璃输液瓶的洗瓶通常采用粗洗 - 精洗工艺，粗洗常用毛刷刷洗和（或）超声波清洗，以去除瓶内外壁的各种污染物。精洗多采用多道注射用水喷射淋洗，以彻底去除污染物。输液瓶经最终清洗后在 A 级层流保护下送入灌装区域，经自动灌装机进行药液灌装后，通过压塞机进行压塞，灌装和压塞在 C 线背景下的 A 级层流保护下进行。

经压塞的产品通过轧盖机对铝盖进行压合，以确保铝塑组合盖与瓶口紧密贴合。

主要注意事项：①未轧盖的产品，胶塞可能松脱，故轧盖前产品视为处于未完全密封状态，存在产品污染的风险，因此，经灌装压塞后的产品应尽快轧盖。②轧盖会产生大量金属微粒，对洁净区环境产生影响，故轧盖间的设计应保证轧盖过程不会对环境要求最高的灌装间及灌装过程造成污染。

2. 非 PVC 软袋装　大容量注射剂多数为生产过程中同步进行软袋的生产制备以用于产品生产。软袋的密封性控制技术要求较玻璃输液瓶更高，故其生产工艺要求较玻璃输液瓶更为严格，具体工艺流程如图 6-23-5 所示。

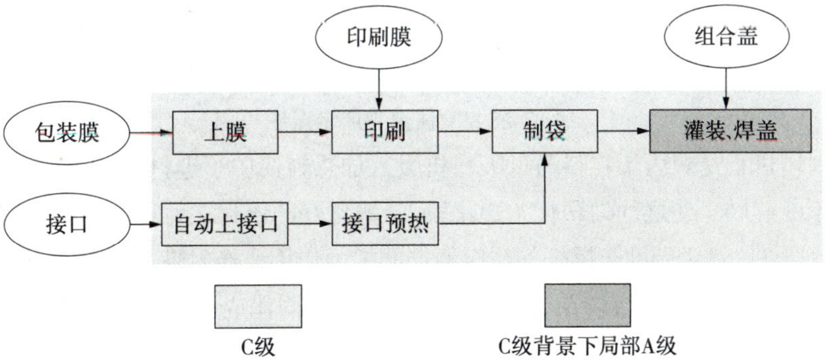

图 6-23-5　非 PVC 软袋装工艺流程图

通常模式是在 C 级背景下的局部 A 级洁净条件下，将包装膜（如非 PVC 多层共挤膜）、接口、组合盖等直接接触产品的包材直接加装在生产设备上。包装膜通过加热模具按照固定时间进行热合、冷却，最后裁切，可以两侧、底部分别熔封，也可以一次成型；其次，对接口进行预热，熔合、冷却；然后，进行灌装；最后，加热接口和组合盖进行熔封。

主要注意事项：①软袋包装通常采用现场印字或其他印刷工艺，应考虑印刷材料对袋体本身及产品质量的影响。②制袋过程中，熔封、焊接后各部的拉伸力、开通力等应进行相应的研究，确保其数据满足产品开发、注册工艺的要求。

3. 塑瓶 / 可立袋装　塑瓶 / 可立袋装大容量注射液生产工艺一般分为两种，一种为成型灌封（FFS），此工艺为目前大容量注射液应用较为广泛的生产工艺；另一种为吹灌封（BFS），其过程是将产品的吹制、灌装、封口 3 个步骤集中在一台设备中连续进行，整个过程在 A 级风淋保护下完成。

（1）成型灌封（FFS）：将熔融状态的热塑性材料（如医用聚丙烯粒料）采用注射 - 拉伸 - 吹塑成型工艺（ISBM）吹制成瓶（袋），再经洗瓶（袋）、灌装、焊盖。该工艺的瓶（袋）为注吹连线法，由注塑制成相应规格的瓶（袋）胚，通过适当冷却以消除内应力和静电后进行再次加热并吹拉成型。所有步骤均在 C 级背景下的局部 A 级保护下进行，其工艺流程如图 6-23-6、图 6-23-7 所示。

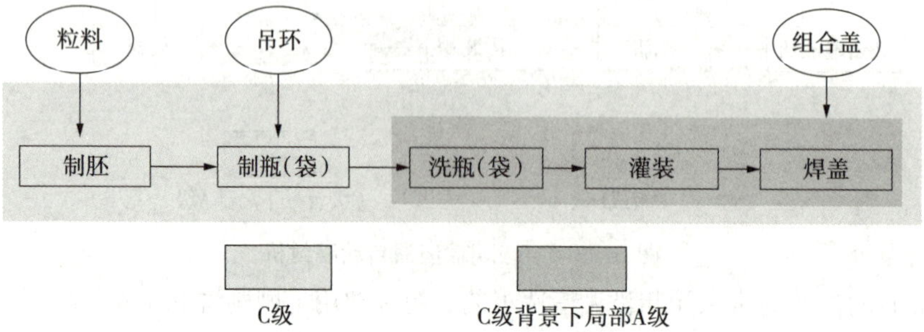

图 6-23-6　成型灌封（FFS）工艺流程图

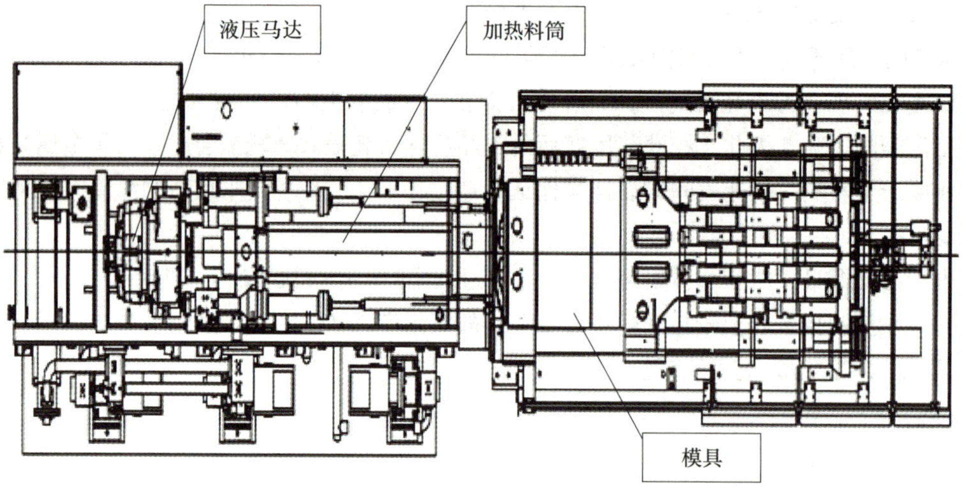

图 6-23-7　注塑工序示意图

①制坯：制坯过程是聚丙烯粒料通过吸料机吸入加热料筒中（进料段），经过料筒内螺杆在液压马达作用下不断旋转，使之均匀塑化（塑化段），塑化好的熔料在射嘴的阻挡作用下，积聚在料筒的前端（储料段）。然后借助于螺杆与注射油缸的推力作用，经射嘴与模具的浇注系统进入闭合好的低温模腔中。充满模腔的熔料在受压作用下，经冷却固化成形，开启模具由顶针油缸顶出制品，在操作上即完成了一个成型周期，以后不断重复上述周期的生产过程。

主要注意事项：注塑用于气吹辅助脱模的压缩空气应至少经过 0.22 μm 的聚四氟乙烯滤芯过滤，应基于风险考虑制定滤芯的更换周期；同时需对压缩空气的性状、压力露点、含油量、含尘量、微生物限度进行监测。

②制瓶（袋）：瓶（袋）坯经自动或其他方式进入随行夹具，安装好吊环，通过灯箱加热至高弹状态，经过焊环工位将吊环焊接牢固，送入模具拉伸吹塑成型，制成相应规格的瓶（袋）。模具打开后，取出瓶（袋），送至洗灌封联动机。制瓶（袋）工序示意图如图 6-23-8 所示。

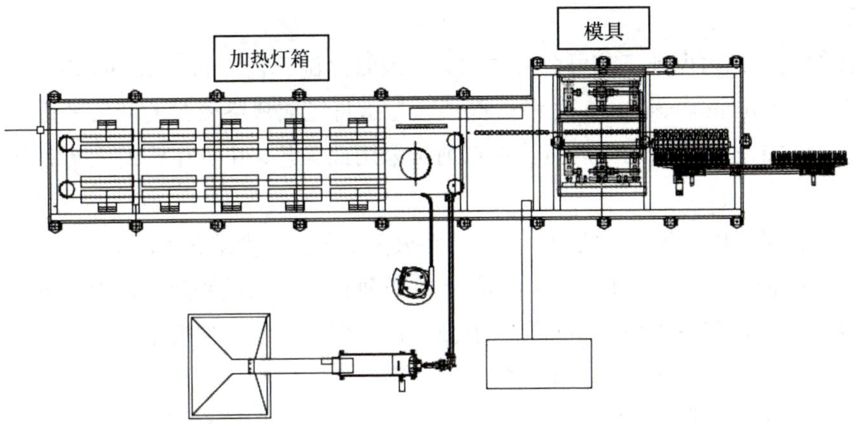

图 6-23-8　制瓶（袋）工序示意图

主要注意事项：生产过程中应控制瓶（袋）胚的存放环境及存放时间，防止瓶（袋）胚受到污染导致所制瓶（袋）不符合要求从而对药品质量产生影响；应对吹制所使用的介质（如压缩空气）进行质量监控，防止吹制介质对所制瓶（袋）造成不良影响。

③洗灌封：洗，即瓶（袋）清洗采用气洗或水洗的方式，去除吸附在瓶壁的微粒。灌，即清洗合格的瓶（袋）进入灌装工位，完成灌装。封，即灌装后瓶（袋）进入焊盖工位，组合盖与瓶（袋）口通过加热熔融后紧密熔合，完成封盖。洗灌封工序示意图如图 6-23-9 所示。

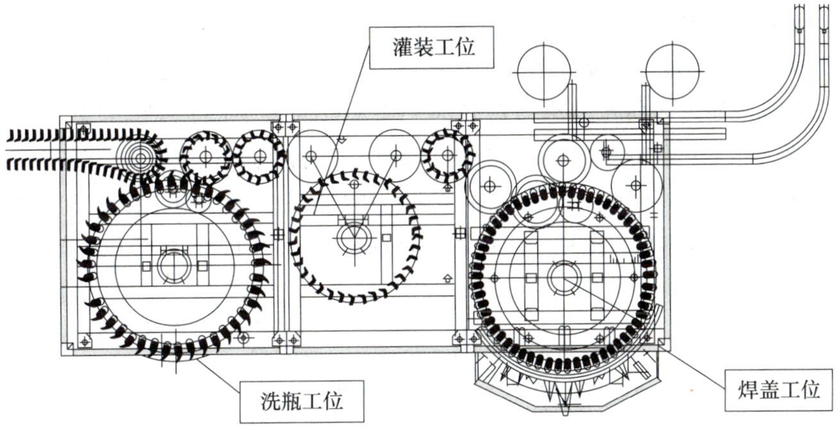

图 6-23-9　洗灌封工序示意图

主要注意事项：应对灌封的产品进行可见异物、装量及焊盖质量确认。

（2）吹灌封（BFS）：该系统可实现容器从高温塑料颗粒制备后即刻完成灌装和密封，与外界几乎没有空气交流。欧盟 GMP 允许在 D 级区安装该系统，用于最终灭菌的大容量注射剂的生产。

因 BFS 技术的特殊性，应当特别注意设备的设计和确认、在线清洗（CIP）和在线灭菌（SIP）的验证及结果的重现性、设备所处的洁净区环境、操作人员的培训和着装，以及设备关键区域内的操作，包括灌装开始前设备的无菌装配。吹灌封（BFS）工序示意图如图 6-23-10 所示。

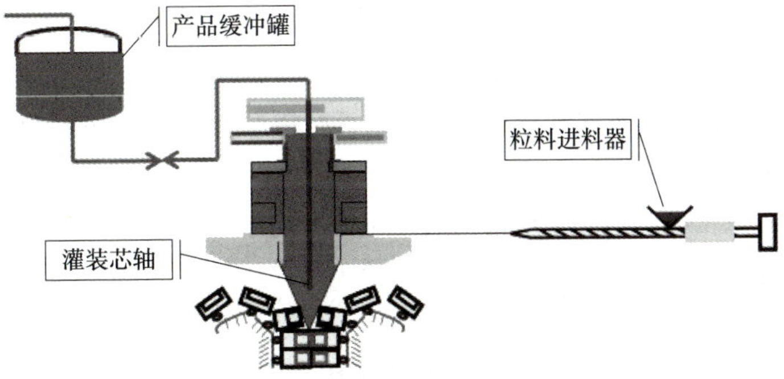

图 6-23-10　吹灌封（BFS）工序示意图

（五）灭菌

大容量注射液的无菌保证工艺可分为两大类：最终灭菌工艺（terminal sterilization process）和无菌生产工艺（aseptic processing）。最终灭菌工艺是指将完成最终密封的产品进行灭菌，以杀灭产品中的微生物的工艺。常见的大容量注射剂通常采用此工艺，由此生产的无菌制剂称为最终灭菌无菌药品。

最终灭菌工艺又可以分为以下两种：残存概率灭菌工艺，过度杀灭灭菌工艺。

1. 残存概率灭菌工艺　是指 8 分钟≤ F_0 值 <12 分钟的湿热灭菌程序。适用于热稳定性不是很好的产品，如复方氨基酸注射液、脂肪乳注射液、葡萄糖注射液和含维生素等的注射液。对残存概率灭菌工艺而言，产品灭菌前污染微生物量及污染微生物的耐热性是确定灭菌工艺是否提供足够无菌保证水平的关键因素。因此，生产工艺过程应当将避免产品被耐热菌污染，将其放在首位，而不是仅依赖最终灭菌过程杀死污染微生物。

2. 过度杀灭灭菌工艺　是指 F_0 值≥ 12 分钟的灭菌工艺。适用于热稳定性很好的产品。采用过度杀灭灭菌工艺时，即使不考虑产品灭菌前的污染状况，也能保证无菌保证水平 SAL ≤ 10 ～ 6。而且灭菌程序参数的宽容度相对较大，对灭菌设备的热分布及灭菌过程控制精确度相对于残存概率灭菌工艺的要求较低。当然，这并不意味着生产过程中对污染可以完全不加控制。从控制细菌内毒素污染的角度，也应当遵循工艺卫生规范，控制产品的微生物污染。

（1）灭菌方式　对大容量注射剂而言，主要的灭菌方式有蒸汽 - 空气混合灭菌、过热水灭菌两种。下面以过热水灭菌为例。

对一些产品来说，用过热水循环来灭菌已灌封容器是很有效的方法。过热水循环的方法有多种，最常用的方法是通过泵将水从灭菌器底部（被灭菌品下方）打入喷淋嘴，不断喷淋、循环（图 6-23-11），循环水加热和冷却，有两种方法：直接法，引入蒸汽加热、进冷却水冷却；间接法，通过热交换器加热与冷却。使用间接法（通过一个卫生热交换器）时，在热交换器非卫生一侧，几乎任何形式的蒸汽或水都可以使用。间接法是首选的方法，因为直接接触密封容器的水可与产品一起灭菌。

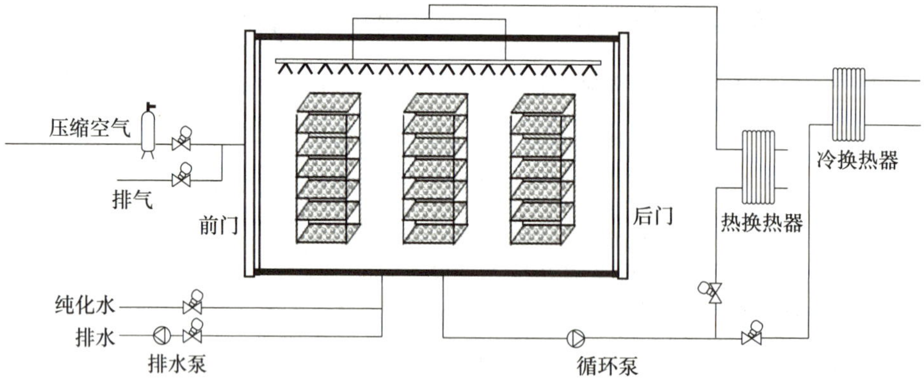

图 6-23-11　过热水灭菌示意图

（2）灭菌程序的性能确认　为了证明灭菌工艺始终符合灭菌程序的设计标准，性能确认是灭菌程序验证不可分割的组成部分，由以下两方面构成。

①物理确认：包括热分布和热穿透试验，确认灭菌柜温度分布的均一性以及被灭菌品获得了所要求的物理杀灭时间 F_{phy}。

②生物指示剂确认：以适当的生物指示剂，确认所设计的灭菌程序，能使整个装载始终达到所要求的生物杀灭时间 F_{BIO}。

（六）灯检

完成灌封灭菌后的大容量注射剂在出厂前应采用适宜的方法逐一检查并同时剔除可见异物

（是指存在于药液中，在规定条件下目视可以观测到的不溶性物质，其粒径或长度通常大于 50 μm）等不合格品。

可见异物检查方法主要有灯检法和光散射法。一般常用灯检法，灯检法又可以分为人工灯检与自动灯检。

1. 人工灯检　当采用人工灯检时，操作人员需在澄明度检测仪中进行灯检操作，采用直、横、倒三步法轻轻旋转和翻转容器（但应避免产生气泡），使药液中可能存在的可见异物悬浮，分别在黑色和白色背景下目视检查，重复观察，总检查时限为 20 秒旋转检视。供试品溶液中有大量气泡产生影响观察时，需静置足够时间至气泡消失后检查。用无色透明容器包装的无色供试品溶液，检查时被观察供试品所在处的光照度应为 1 000 ～ 1 500 lx；用透明塑料容器包装、棕色透明容器包装的供试品或有色供试品溶液，光照度应为 2 000 ～ 3 000 lx。澄明度检测仪示意图如图 6-23-12 所示。

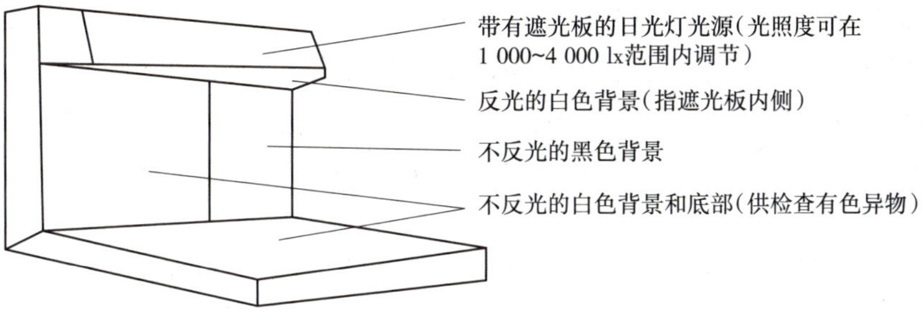

图 6-23-12　澄明度检测仪示意图

2. 自动灯检　自动灯检一般采用全自动智能灯检机，主要由机械控制和软件控制相结合的方式对产品可见异物进行检测。

自动灯检的流程为待检品进入灯检机内，在灯检机夹持手指作用下，高速旋转而后急停，此时瓶内异物将在惯性的作用下继续旋转，自动灯检机则通过多组高清相机进行拍照，以捕捉瓶内异物的运动轨迹，最后通过异物检测软件分析、识别并判断是否存在异物，被判断为含异物的产品将被标记剔除。全自动灯检机示意图如图 6-23-13 所示。

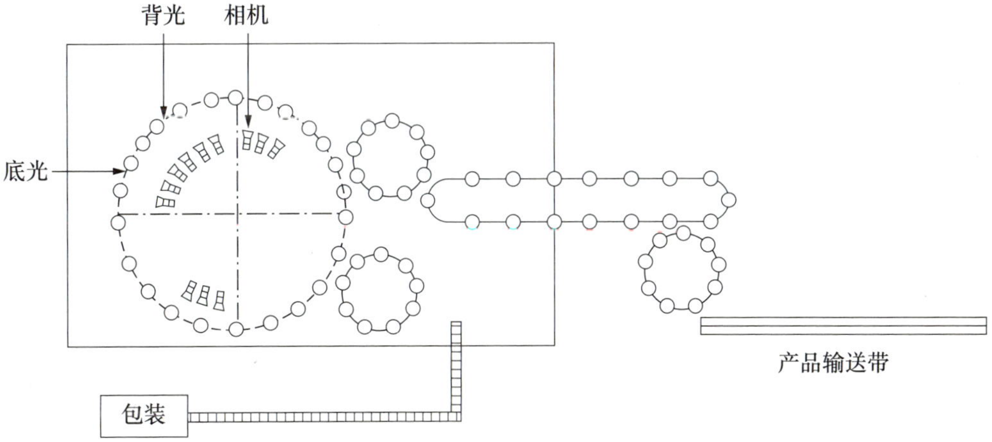

图 6-23-13　全自动灯检机示意图

（七）包装

经灯检逐一检查后的合格品，经过贴签、包装后，即生产结束。

三、大容量注射剂的质量检查

按《中国药典（2020 年版）》规定，输液剂的质量检查项目除另有规定外，应进行以下相应检查。

【装量】标示装量为 50 mL 以上的注射液及注射用浓溶液照最低装量检查法（《中国药典（2020 年版）》四部制剂通则 0942）检查，应符合规定。

【渗透压摩尔浓度】除另有规定外，静脉输液及椎管注射用注射液按各品种项下的规定，照渗透压摩尔浓度测定法（《中国药典（2020 年版）》四部制剂通则 0632）测定，应符合规定。

【可见异物】除另有规定外，照可见异物检查法（《中国药典（2020 年版）》四部制剂通则 0904）检查，应符合规定。

【不溶性微粒】除另有规定外，用于静脉注射、静脉滴注、鞘内注射、椎管内注射的溶液型注射液、注射用无菌粉末及注射用浓溶液照不溶性微粒检查法（《中国药典（2020 年版）》四部制剂通则 0903）检查，均应符合规定。

【中药注射剂有关物质】按各品种项下规定，照注射剂有关物质检查法（《中国药典（2020 年版）》四部制剂通则 2400）检查，应符合有关规定。

【重金属及有害元素残留量】除另有规定外，中药注射剂照铅、镉、砷、汞、铜测定法（《中国药典（2020 年版）》四部制剂通则 2321）测定，照各品种项下每日最大使用量计算，铅不得超过 12 μg，镉不得超过 3 μg，砷不得超过 6 μg，汞不得超过 2 μg，铜不得超过 150 μg。

【无菌】照无菌检查法（《中国药典（2020 年版）》四部制剂通则 1101）检查，应符合规定。

【细菌内毒素】或【热原】除另有规定外，静脉用注射剂按各品种项下的规定，照细菌内毒素检查法（《中国药典（2020 年版）》四部制剂通则 1143）或热原检查法（《中国药典（2020 年版）》四部制剂通则 1142）检查，应符合规定。

四、举例

5% 葡萄糖注射液

【处方】注射用葡萄糖 50 g，1% 盐酸适量，注射用水加至 1 000 mL。

【制法】取处方量葡萄糖，加入煮沸的注射用水中，使成 50% ～ 70% 浓溶液，加适量盐酸调节 pH 值至 3.8 ～ 4.0，加活性炭 0.1% ～ 0.2%（$g \cdot mL^{-1}$）混匀，煮沸 20 ～ 30 分钟，趁热滤除活性炭，滤液中加入注射用水至 1 000 mL，测定 pH 值、含量，合格后，经预滤及精滤处理，灌装，封口，115 ℃、68.7 kPa 热压灭菌 30 分钟，即得。

【性状】本品为无色的澄明液体。

【作用与用途】具有补充体液、营养、强心、利尿、解毒作用。用于大量失水、血糖过低等。

【用法与用量】静脉注射，每日 500 ～ 1 000 mL，或遵医嘱。

任务 23：习题及答案

任务 24　注射用无菌粉末的制备

一、注射用无菌粉末的概述

（一）注射用无菌粉末的定义

注射用无菌粉末是指药物制成的供临用前用适宜的无菌溶液配制成澄清溶液的无菌粉末或无菌块状物，俗称粉针剂。粉针剂可用适宜的注射用溶剂配制后注射，也可用静脉输液配制后静脉滴注。注射用无菌粉末可用溶剂结晶法、喷雾干燥法或冷冻干燥法等制得。

（二）注射用无菌粉末的分类

根据药物的性质和生产工艺的不同，注射用无菌粉末可分为两种：无菌分类法和冷冻干燥法，即一种是将原料制成无菌粉末，在无菌条件下直接进行分装；另一种是将药物制成无菌水溶液，进行无菌分装，然后进行冷冻干燥，在无菌条件下密封，所制注射用无菌粉末剂，也称为冷冻干燥制品。

粉针剂的生产必须在无菌室内进行。其质量要求与溶液型注射剂基本一致，其质量检查符合《中国药典（2020 年版）》的各项要求。

二、注射用无菌粉末的制备

（一）注射用无菌粉末分装制品制备

用重结晶法或喷雾干燥法等精制方法，能制得无菌粉末原料者，可在严密的无菌操作条件下，分装于灭菌的容器内密封。药物若能耐受一定的温度，则可进行补充灭菌。这种制剂称为无菌分装注射剂生产技术。

盛装注射用无菌粉末的注射剂简称为粉针。系用无菌操作法将经过无菌精制的药物粉末分（灌）装于灭菌容器内，临用时加无菌注射用水溶解均匀后使用。凡遇热或在水溶液中不稳定的药物，多制成粉针供临床使用。

无菌粉末直接分装法是将精制的无菌粉末在无菌条件下直接进行分装（常用手工分装和机械分装）。非终端灭菌无菌分装注射剂工艺流程及环境区域划分示意图如图 6-24-1 所示。

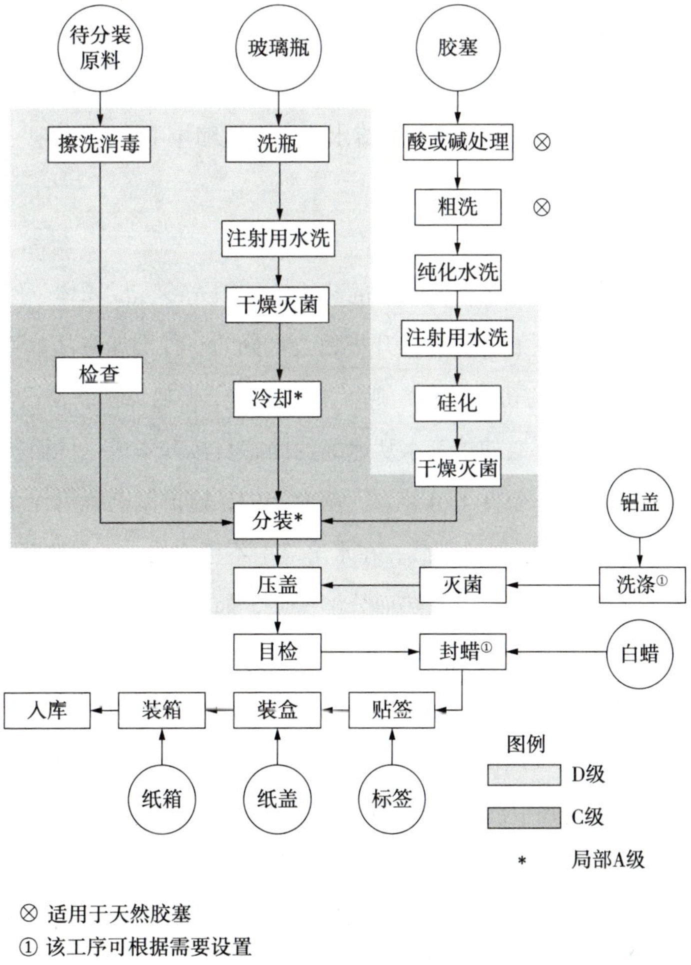

图 6-24-1　无菌分装注射剂工艺流程

1. 原材料准备　为了保证产品质量，直接无菌分装的药品原料必须无菌，其纯度及溶解后的澄明度、细度等均应符合要求。为了确定合理的生产工艺，首先应了解药物的理化性质，测定物料的热稳定性、临界相对湿度、粉末的晶形和松密度，以便掌握适宜的分装条件。

若纯度与澄明度不符合要求时必须再行精制；细度不合要求时，可在无菌状态下粉碎和过筛；无菌达不到要求，可用灭菌溶剂结晶法、喷雾干燥法或冷冻干燥法制备，借助于气体灭菌或在有灭菌作用的有机溶剂（如乙醇）中重结晶。

2. 容器的处理　安瓿或小瓶、胶塞的处理及相应的质量要求同小容量注射剂和输液剂。各种分装容器洗净后，需经干热灭菌或红外线灭菌后备用。已灭菌好的空瓶应存放在有净化空气保护的储存柜中，存放时间不超过 24 小时。

3. 分装　分装必须在空气洁净度的无菌室中按照无菌操作法进行，所有容器、用具等均应按照注射剂要求预先处理并灭菌。根据分装药物的性质控制分装条件。用人工或机器分装，我国大都采用容量法分装，用机械操作，目前使用的分装机械有插管分装机、螺旋自动分装机、真空吸粉式分装机等。分装好后，小瓶立即加塞并用铝盖密封，安瓿也应立即火焰熔封。分装机宜有局部层流装置。

4. 灭菌和异物检查　对于能耐热的品种，一般可选用适宜灭菌方法进行补充灭菌，以保证用药安全，对于不耐热的品种，必须严格无菌操作，控制无菌分装过程中的污染，成品不再灭菌处理。异物检查一般在传送带上，用目检视。

5. 印字包装　印字包装生产均已实现机械化。目前，药厂将洗瓶、烘干、分装、扣塞、轧盖、蜡封、贴签、包装等工序全部采用了联合生产流水线，不但缩短了生产周期，提高了劳动生产率，而且保证了产品质量。

（二）冻干制品制备

冷冻干燥也称为升华干燥，是将需要干燥的药物溶液预先冷冻成固体，然后在低温与高真空度条件下，从冻结的固态不经过液态而直接升华除去水分的一种干燥方法。若药物极不稳定，不易用一般精制的手段得到无菌的粉末原料，则可采用冷冻干燥的方法，使已滤除微生物的溶液，降温冻结成固体，然后低温抽真空使溶剂水从冰冻的固态直接升华成气体而使药物干燥成疏松的块状或粉末状产品。在无菌操作条件下分装入灭菌容器中，这类制剂称为无菌冻干粉注射剂，俗称注射用冻干制品。此法特适用于对热敏感、在水溶液中不稳定的、不耐热药品的干燥。

冷冻干燥的特点：①可避免药品因高热而分解变质，如不会引起产品中的蛋白质变性；②冻干制品质地疏松，保存了原冻结前的体积，加水后迅速溶解，恢复药液原有特性；③含水量低，在冷冻干燥中，可除去 95% ～ 99% 的水分，这有利于制品的长期保存。同时干燥在真空中进行，制品不易氧化，有利于产品的长期储存；④在密闭条件下进行，产品中的微粒数比用其他方法生产的产品少，因为其在制备过程中污染机会相对较少；⑤产品剂量准确，外观优良。

冻干制品制备工艺流程及环境区域划分示意图如图 6-24-2 所示。

本法制得的粉针剂，常会出现含水量过高、喷瓶、产品外观萎缩或成团等问题。这些问题可通过改进冷冻干燥的工艺条件或添加适量的填充剂得到解决。目前，粉针剂中常用的填充剂（也称为支架剂）主要有葡萄糖、甘露醇、氯化钠等。

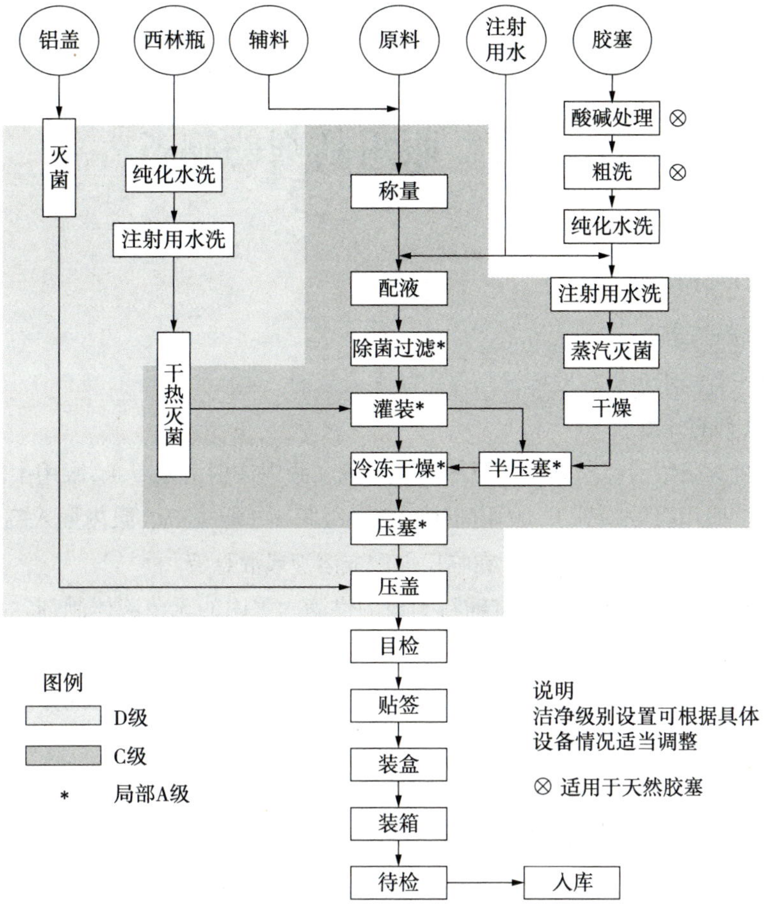

图 6-24-2　冻干制品制备工艺流程图

三、举例

注射用双黄连（冻干）

本品为金银花、连翘、黄芩提取物的无菌粉末。

【处方】金银花 2 500 g，连翘 5 000 g，黄芩 2 500 g。

【制法】取金银花提取物和连翘提取物，用注射用水约 8 000 mL 加热溶解，并添加注射用水至 10 000 mL，冷藏 24 小时，上清液滤过，超滤，超滤液中加入黄芩苷粉末，调至 pH 值 6.5 ～ 7.0，加热煮沸 15 分钟，冷藏 48 小时，上清液滤过，滤液浓缩至相对密度为 1.35（70 ～ 80 ℃），分装成 1 000 瓶，冷冻干燥，压盖密封，即得。

【性状】本品为黄棕色的无定形粉末或疏松固体状物；有引湿性。

【功能与主治】清热解毒，疏风解表。用于外感风热所致的发热、咳嗽、咽痛；上呼吸道感染、轻型肺炎、扁桃体炎见上述证候者。

【用法用量】静脉滴注。每次每千克体重 60 mg，一日 1 次；或遵医嘱。临用前，先以适量灭菌注射用水充分溶解，再用氯化钠注射液或 5% 葡萄糖注射液 500 mL 稀释。

【规格】每支 600 mg。

【储藏】遮光，密闭，置阴凉处。

【注解】（1）配制注射剂所用的金银花提取物、连翘提取物均以水煎醇沉法制得。

（2）配制注射剂所用的黄芩苷粉末，用水煎法提取，并经酸碱法纯化处理制得。

（3）本品与氨基糖苷类（庆大霉素、卡那霉素、链霉素）及大环内酯类（红霉素、白霉素）等配伍时易产生浑浊或沉淀，请勿配伍使用。

任务 24：
习题及答案

任务 25　眼用制剂的制备

眼用制剂存在的问题

一、眼用制剂的概述

（一）眼用制剂的定义

眼用制剂是指直接用于眼部发挥治疗作用的无菌制剂。

（二）眼用制剂的分类

眼用制剂可分为眼用液体制剂（滴眼剂、洗眼剂、眼内注射溶液等）、眼用半固体制剂（眼膏剂、眼用乳膏剂、眼用凝胶剂等）、眼用固体制剂（眼膜剂、眼丸剂、眼内插入剂等）。眼用液体制剂也可以固态形式包装，另备溶剂，在临用前配成溶液或混悬液。

1. 滴眼剂　是指由原料药物与适宜辅料制成的供滴入眼内的无菌液体制剂。可分为溶液、混悬液或乳状液。

2. 洗眼剂　是指由原料药物制成的无菌澄明水溶液，供冲洗眼部异物或分泌液、中和外来化学物质的眼用液体制剂。

3. 眼内注射溶液　是指由原料药物与适宜辅料制成的无菌液体，供眼周围组织（包括球结膜下、筋膜下及球后）或眼内注射（包括前房注射、前房冲洗、玻璃体内注射、玻璃体内灌注等）的无菌眼用液体制剂。

4. 眼膏剂　是指由原料药物与适宜基质均匀混合，制成溶液型或混悬型膏状的无菌眼用半固体制剂。

5. 眼用乳膏剂　是指由原料药物与适宜基质均匀混合，制成乳膏状的无菌眼用半固体制剂。

6. 眼用凝胶剂　是指原料药物与适宜辅料制成的凝胶状无菌眼用半固体制剂。

7. 眼膜剂　是指原料药物与高分子聚合物制成的无菌药膜，可置于结膜囊内缓慢释放药物的眼用固体制剂。

8. 眼丸剂　是指原料药物与适宜辅料制成的球形、类球形的无菌眼用固体制剂。

9. 眼内插入剂　是指原料药物与适宜辅料制成的适当大小和形状、供插入结膜囊内缓慢释放药物的无菌眼用固体制剂。

（三）滴眼剂的质量要求

1. pH 值　滴眼剂的 pH 值应控制在 5 ～ 9。因 pH 值不当引起的刺激性，可增加泪液分泌，导致药物流失，甚至损伤角膜。pH 值 6 ～ 8 时眼球无不适感，小于 5.0 和大于 11.4 时均有明显的不适感。

2. 渗透压　除另有规定外，滴眼剂应与泪液等渗。眼球能适应的渗透压范围相当于浓度为 0.6% ～ 1.5% 的氯化钠溶液。

3. 无菌　用于眼外伤的滴眼剂、眼内注射溶液以及眼部手术后应用的滴眼剂要求绝对无菌，且不得添加抑菌剂与抗氧剂，需采用单剂量包装。一般滴眼剂要求无致病菌，尤其不得有铜绿假单胞菌和金黄色葡萄球菌，可酌加抑菌剂。

4. 可见异物与混悬微粒细度　溶液型滴眼剂应澄明，混悬液型滴眼剂应均匀、细腻。

5. 黏度　一般为 4.0 ～ 5.0 cPa · s。适当增加滴眼剂的黏度，可使药物在眼内停留时间延长、刺激性减少，有利于增强药物的作用。

6. 装量　多剂量装滴眼剂除另有规定外，应不超过 10 mL。其包装容器应能连续滴状给药。

7. 多剂量眼用制剂一般应加适当抑菌剂，尽量选用安全风险小的抑菌剂，产品标签应标明抑菌剂种类和标示量。

8. 除另有规定外，眼用制剂应遮光密封储存。眼用制剂在启用后最多可使用 4 周。

二、眼用制剂的附加剂

滴眼剂中可含有用于调节黏度、渗透压、pH 值，提高药物溶解度，使制剂稳定以及降低张力促进吸收等的附加剂，并可加适量的抑菌剂。这些附加剂不应降低药效或产生局部刺激性。

（一）pH 值调整剂

正常人泪液的 pH 值在 7.3 ～ 7.5，滴眼剂 pH 值的选择，应综合考虑药物的溶解度、稳定性、药效以及生理适应性，一般控制 pH 值在 5 ～ 9。为操作方便，常将 pH 值不同的缓冲溶液加入抑菌剂，配成贮备液作为滴眼剂的溶剂使用。

1. 硼酸缓冲液　为 1.9% 的硼酸（H_3BO_3）溶液，pH 值为 5。适用于盐酸可卡因、盐酸丁卡因、盐酸普鲁卡因、盐酸乙基吗啡、水杨酸毒扁豆碱、硫酸锌等药物的滴眼剂。

2. 硼酸盐缓冲液　用 1.24% 的硼酸（H_3BO_3）溶液和 1.91% 的硼砂（$Na_2B_4O_7 \cdot 10\,H_2O$）溶液，按不同比例配合，得到 pH 值为 6.7 ～ 9.1 的缓冲液，如表 6-25-1 所示。硼酸盐缓冲液能使磺胺类药物的钠盐溶液稳定而不析出结晶。

表 6-25-1　硼酸盐缓冲液

pH 值	1.24% 的硼酸溶液 /mL	1.91% 的硼砂溶液 /mL	使 100 mL 溶液等渗应加氯化钠的质量 /g
6.77	97.0	3.0	0.22
7.09	94.0	6.0	0.22
7.36	90.0	10.0	0.22
7.60	85.0	15.0	0.23
7.87	80.0	20.0	0.24
7.94	75.0	25.0	0.24
8.08	70.0	30.0	0.25
8.20	65.0	35.0	0.25
8.41	55.0	45.0	0.26
8.60	45.0	55.0	0.27
8.69	40.0	60.0	0.27
8.84	30.0	70.0	0.28
8.98	20.0	80.0	0.29
9.11	10.0	90.0	0.30

3. 磷酸盐缓冲液　用 0.8% 的磷酸二氢钠（NaH_2PO_4）溶液和 0.947% 的磷酸氢二钠（Na_2HPO_4）溶液按不同比例配合，得到 pH 值为 5.9 ～ 8.0 的缓冲液，如表 6-25-2 所示。磷酸盐缓冲液适用于阿托品、麻黄碱、后马托品、毛果芸香碱、东莨菪碱等药物的滴眼剂。

表 6-25-2 磷酸盐缓冲液

pH 值	0.8% 的磷酸二氢钠溶液 /mL	0.947 1% 的磷酸氢二钠溶液 /mL	使 100 mL 溶液等渗氯化钠的质量 /g
5.91	90	10	0.479
6.24	80	20	0.472
6.47	70	30	0.465
6.64	60	40	0.459
6.81	50	50	0.452
6.98	40	60	0.446
7.17	30	70	0.439
7.38	20	80	0.432
7.73	10	90	0.425
8.04	5	95	0.422

（二）渗透压调整剂

除另有规定外，滴眼剂应与泪液等渗。常用的渗透压调整剂有氯化钠、硼砂、葡萄糖、硝酸钠等。因治疗需要有时也用高渗溶液，如 30% 磺胺醋酰钠滴眼剂，因眼泪能使滴眼剂浓度下降，所以刺激是短暂的，而洗眼剂则应力求等渗。

（三）抑菌剂

一般滴眼剂为多剂量包装，虽在配制时采用无菌操作或经过灭菌，但在使用过程中无法始终保持无菌。被污染的药液不仅会变质、失效，而且会引起患者眼部的继发性感染，甚至丧失视力。因此，选用安全、有效的抑菌剂是十分重要的。滴眼剂的抑菌剂不但要求抑菌效力确切，还要求作用迅速，能在患者两次滴眼的间隔时间内发挥抑菌效果。实验室条件下要求在 1 小时内，能将铜绿假单胞菌和金黄色葡萄球菌杀灭。

滴眼剂常用的抑菌剂如表 6-25-3 所示。

表 6-25-3 滴眼剂常用的抑菌剂

种类	品种	常用浓度	应用	附注
有机汞类	硝酸苯汞醋酸苯汞硫柳汞	0.002% ～ 0.005%	pH 值 6.0 ～ 7.5 时作用最强，与氯化钠、碘化物、溴化物等有配伍禁忌	有汞沉积于晶状体的病例，对需长期使用的滴眼剂不宜选用此类
季铵盐类	苯扎氯铵、苯扎溴铵、消毒净以及氯己定	0.001% ～ 0.002%	最常用的是苯扎氯铵（洁尔灭），对硝酸根离子、碳酸根离子、磺胺类的钠盐、荧光素钠等有配伍禁忌	抑菌力很强，也很稳定，但配伍禁忌很多，在 pH 值小于 5 时作用减弱，忌与阴离子高分子物质配伍
醇类	三氯叔丁醇、苯氧乙醇和苯乙醇	0.35% ～ 0.5%	苯氧乙醇对铜绿假单胞菌有特殊的抑菌力；苯乙醇的配伍禁忌很少，常与其他类抑菌剂有良好的协同作用	与碱性药物有配伍禁忌；三氯叔丁醇在弱酸中作用好
酸类	山梨酸	0.15% ～ 0.2%	对真菌有较好的抑菌作用	适用于含有聚山梨酯的滴眼剂
羟苯酯类	羟苯甲酯、乙、丙酯三种	乙酯 0.03% ～ 0.06% 甲酯、丙酯混合，其浓度为 0.16% 及 0.02%	对真菌有较好的抑菌作用，但不宜与聚山梨酯配伍。对铜绿假单胞菌的抑菌效果差	在弱酸中作用力强，但某些患者感觉有刺激性

（四）增稠剂

适当增加滴眼剂的稠度，可以降低滴眼剂的刺激性，延长药物在眼内的滞留时间且减少流失量，从而提高疗效。常用的增稠剂有甲基纤维素、聚乙烯醇、聚维酮、羟丙甲纤维素等。甲基纤维素与某些抑菌剂有配伍禁忌，如羟苯酯类、氯化十六烷基吡啶等，但与酚类、有机汞类、苯扎氯铵无禁忌；聚乙烯醇的透光性好，热压灭菌后无凝结现象且与药物的配伍禁忌少。

滴眼剂根据需要，还可以添加抗氧剂、增溶剂、助溶剂等附加剂。

三、眼用制剂的制备

（一）眼用制剂的制备工艺流程

眼用制剂有液体、半固体、固体等形态，故制备时需分别按照相应的形态剂型制备。如液体可采用溶解法、混悬法；半固体可采用研合法、乳化法等；固体可采用粉碎法、压片法等。但为达到眼用制剂的质量要求，应加入相应的附加剂和采取一定的措施。关于眼用液体制剂一般有以下 3 种工艺：①药物性质稳定的品种，沿用液体制剂中小容量注射剂工艺生产；②主药不耐热的品种，全部按无菌操作法制备；③对于眼部手术或眼外伤的制剂，应制成单剂量包装，洗眼液用输液瓶包装，按输液剂生产工艺处理。下面介绍滴眼剂的制备，其制备工艺流程如图 6-25-1 所示。

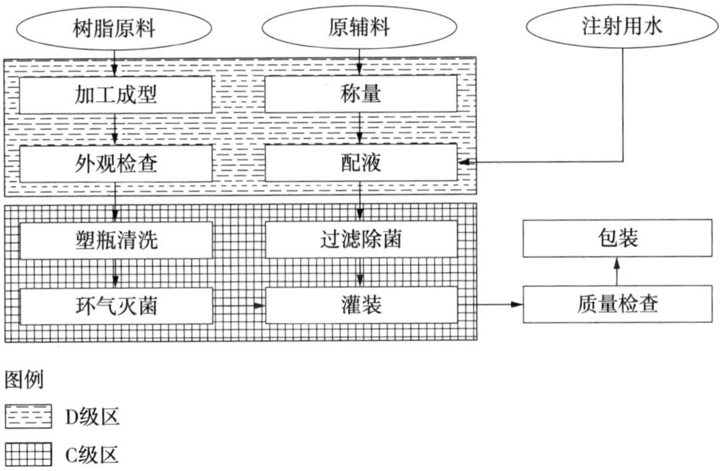

图 6-25-1　滴眼剂制备工艺流程图

（二）眼用制剂的质量控制

1. 容器的处理　滴眼剂的包装容器应无毒并清洗干净，灭菌后备用，不应与药物或辅料发生理化作用，容器壁要有一定的厚度且均匀，其透明度应不影响可见异物检查。

目前，滴眼剂的包装材料采用塑料瓶包装，塑料滴眼瓶形式有两种。因塑料瓶可能会吸附抑菌剂和某些药物，影响抑菌效果，使含量降低；塑料中的增塑剂或其他成分也会溶入药液中，使药液不纯。因此，要根据与药物相容性试验的结果选择包装材料。

2. 用于眼外伤的滴眼剂　按注射剂生产工艺制备，分装于单剂量容器中密封或熔封，最后灭菌，不得加抑菌剂与抗氧剂。主药性质不稳定者，以严格的无菌操作法制备。

3. 一般滴眼剂　若药物性质稳定者，可在配液后以大瓶包装，于 100 ℃、流通蒸气灭菌 30 分钟，然后在无菌操作条件下分装；主药性质不稳定者，按无菌操作法制备，可加入抑菌剂。一般滴眼剂每个容器的装量不超过 10 mL。

四、眼用制剂的质量检查

除另有规定外，眼用制剂应进行以下相应检查。

【可见异物】除另有规定外，滴眼剂照可见异物检查法（《中国药典（2020 年版）》四部制剂通则 0904）中滴眼剂项下的方法检查，应符合规定；眼内注射溶液照可见异物检查法（《中国药典（2020 年版）》四部制剂通则 0904）中注射液项下的方法检查，应符合规定。

【粒度】除另有规定外，含饮片原粉的眼用制剂和混悬型眼用制剂照下述方法检查，粒度应符合规定。

检查法　取液体型供试品强烈振摇，立即量取适量（或相当于主药 10 μg）置于载玻片上，共涂 3 片；或取 3 个容器的半固体型供试品，将内容物全部挤于适宜的容器中，搅拌均匀，取适量（或相当于主药 10 μg）置于载玻片上，涂成薄层，薄层面积相当于盖玻片面积，共涂 3 片；照粒度和粒度分布测定法（《中国药典（2020 年版）》四部制剂通则 0982 第一法）测定，每个涂片中大于 50 μm 的粒子不得过 2 个（含饮片原粉的除外），且不得检出大于 90 μm 的粒子。

【沉降体积比】混悬型滴眼剂（含饮片细粉的滴眼剂除外）照下述方法检查，沉降体积比应不低于 0.90。

检查法　除另有规定外，用具塞量筒量取供试品 50 mL，密塞，用力振播 1 分钟，记下混悬物的开始高度 H_0，静置 3 小时，记下混悬物的最终高度 H，按下式计算：

$$沉降体积比 = H/H_0$$

【金属性异物】除另有规定外，眼用半固体制剂照下述方法检查，应符合规定。

检查法　取供试品 10 个，分别将全部内容物置于底部平整光滑、无可见异物和气泡、直径为 6 cm 的平底培养皿中，加盖，除另有规定外，在 85 ℃保温 2 小时，使供试品摊布均匀，室温放冷至凝固后，倒置于适宜的显微镜台上，用聚光灯从上方以 45°角的入射光照射皿底，放大 30 倍，检视不小于 50 μm 且具有光泽的金属性异物数。10 个容器中每个含金属性异物超过 8 粒者，不得过 1 个，且其总数不得过 50 粒；如不符合上述规定，应另取 20 个复试；初、复试结果合并计算，30 个中每个容器中含金属性异物超过 8 粒者，不得过 3 个，且其总数不得过 150 粒。

【装量差异】除另有规定外，单剂量包装的眼用固体制剂或半固体制剂照下述方法检查，应符合规定。

检查法　取供试品 20 个，分别称定内容物重量，计算平均装量，每个装量与平均装量相比较（有标示装量的应与标示装量相比较）超过平均装量 ±10% 者，不得过 2 个，并不得有超过平均装量 ±20% 者。凡规定检查含量均匀度的眼用制剂，一般不再进行装量差异检查。

【装量】除另有规定外，单剂量包装的眼用液体制剂照下述方法检查，应符合规定。

检查法　取供试品 10 个，将内容物分别倒入经标化的量入式量筒（或适宜容器）内，检视，每个装量与标示装量相比较，均不得少于其标示量。多剂量包装的眼用制剂，照最低装量检查法（《中国药典（2020 年版）》四部制剂通则 0942）检查，应符合规定。

【渗透压摩尔浓度】除另有规定外，水溶液型滴眼剂、洗眼剂和眼内注射溶液按各品种项下的规定，照渗透压摩尔浓度测定法（《中国药典（2020 年版）》四部制剂通则 0632）测定，应符合规定。

【无菌】除另有规定外，照无菌检查法（《中国药典（2020年版）》四部制剂通则 1101）检查，应符合规定。

五、眼用制剂的用药指导

滴眼剂使用之前，一定要仔细阅读药品使用说明书，并查看药品有无异常，如药液有浑浊、絮凝情况，则不得使用。混悬剂型的滴眼剂，如可的松等，用前要摇匀。点药前要洗净双手，以免接触而污染药品。点药时，头部尽量后仰或平躺，将药水点在结膜穹窿内，一滴即可，滴眼剂一滴约 30 μL（25 ～ 35 PL），结膜囊内可储存的容量平常只有 7 PL，一次点很多滴无法容纳，增加浪费。点药过程中，注意不要让睫毛或眼睛接触容器。有全身反应的药物，如阿托品、毛果芸香碱等，点眼后还应压迫泪囊 2 ～ 3 分钟，防止药液流入鼻腔。完成整个点药过程后应闭上眼睛休息几分钟。如需使用 2 种以上的滴眼液时，间隔时间应在 5 分钟以上，原则上，希望发挥最大效果的眼药应后滴。眼膏剂一般适用于睡前使用。使用眼膏剂时应清洁双手，用消毒的剪刀剪开眼膏管口。头后仰，眼往上望，用食指轻轻将下眼睑拉开成一袋状。压挤眼膏软管尾部，使眼膏成线状溢出，将约 1 cm 长的眼膏挤进下眼袋内、轻轻按摩 2 ～ 3 分钟以增加疗效，但注意不要使眼膏管口直接接触眼或眼睑。眨眼数次，以使眼膏分布均匀，然后闭眼休息 2 分钟。用脱脂棉擦去眼外多余药膏，盖好管帽。眼内注射溶液、眼内插入剂、供外科手术用和急救用的眼用制剂应由专业医护人员给药。

六、举例

珍视明滴眼液

【处方】珍珠层粉水 250 mL，天然冰片 0.08 g，硼酸 11.20 g，硼砂 1.91 g，氯化钠 2.10 g，乙醇 2 mL，苯氧乙醇 3 m，纯化水适量，制成 1 000 mL。

【制法】取珍珠层粉，加纯化水，搅匀，煮沸，每隔 2 小时搅拌 1 次，保温 48 小时，放冷，滤过，滤液浓缩至适量，放冷，滤过，测定总氮量，备用。取适量纯化水，加入硼酸、硼砂和适量氯化钠，加热，搅拌使溶解，趁热加入适量的苯氧乙醇及上述珍珠层粉提取液，搅匀，加热至 100 ℃并保温 30 分钟，冷却。另取天然冰片，加适量乙醇使溶解，在搅拌下缓缓加入上述溶液中，搅匀，加纯化水至规定量，混匀，滤过，即得。

【功能与主治】明目去翳，清热解痉。用于青少年假性近视、轻度青光眼及缓解眼疲劳。

【用法与用量】每瓶 8 mL、15 mL。滴于眼睑内，每次 1 ～ 2 滴，每日 3 ～ 5 次；必要时可酌情增加。

任务 25：
习题及答案

项目 7

气体制剂的制备

思政案例

云南白药气雾剂

云南白药气雾剂由重楼、三七等组成，为淡黄色至黄棕色的液体，在喷射时发出特有香气，常用于跌打损伤、肌肉酸痛、风湿性关节疼痛及血瘀肿痛等，使用时直接喷于伤患处。症状严重时，与云南白药气雾剂保险液进行配合使用。

85 g 气雾剂 +60 g 保险液的套装。保险液为红瓶，60 g 装，从云南白药保险子提取而来，常用于较严重的复合型跌打损伤，起到镇痛作用。使用前先摇匀，将瓶身立正，喷嘴离皮肤 5 ～ 10 cm，喷射时间在 3 ～ 5 秒内，防止冻伤。3 分钟后，如果疼痛未缓解，则可间隔 1 ～ 2 分钟重复给药。对于普通闭合性损伤，如打篮球时的扭伤，则只需要喷白瓶。这也是为什么我们常看到“红 + 白”套装里，经常是白瓶快用完了，红瓶却还剩不少。不过云南白药气雾液的白瓶使用，一天内不要超过五次，否则会有冻伤皮肤的风险。

【问题】

1. 品牌在经济生活中起到举足轻重的作用，作为即将走入医药行业的我们该如何发展民族医药品牌?

2. 关于国家保密方的云南白药，请浅谈其发展历程和应用。

【反思】

云南白药具体的应用场景很多，比如户外徒步，总是需要往背包里揣些应急药品，里面必不可少的就是云南白药气雾剂。政策对中医药的利好，以及云南白药自身品牌带来的价值，是云南白药气雾剂新产品爆发的助力点。

气体制剂按给药的形态分类主要包括气雾剂、吸入粉雾剂、喷雾剂。其均将药物以雾化的方式通过皮肤、口腔、阴道、呼吸道等多种途径给药，以局部或全身治疗为目的。其中，鼻黏膜给药、肺部给药以其使用方便，起效速度高，药物利用度高等优点，在卫生医疗领域发挥着重要作用。本模块主要介绍气雾剂的基本知识及技能，以及吸入粉雾剂、喷雾剂的相关知识。需掌握气雾剂、吸入粉雾剂、喷雾剂概念及特点，通过对气雾剂主要组成的理解，学习气雾剂的制备方法。抛射剂是气雾剂的重要组成部分，是喷射药物的动力，也是主要的溶剂和稀释剂，因此，要充分理解抛射剂性质及特点，学会选择抛射剂。

任务 26　气雾剂的制备

一、气雾剂的概述

（一）气雾剂的定义

固体微粒或雾状液体悬浮在气体中的状态称之为气雾态，由此发展得到含有有效成分的液体或固体与适宜抛射剂封装于具有特制阀门系统的耐压容器中，通过抛射剂的压力向空中喷射的包装形态被称为气雾剂（aerosol），其后，凝胶状、泡沫状的制品相继被开发。在传统的推进式和喷雾压力式气雾剂中，药物与推进气或压力气在一个容器里，使用时直接向管口前进，称为一元包装。二元包装是将药物和推进剂分隔在两个容器中，使用时药物与推进剂分离。气雾剂使用时，借助抛射剂内部压力将内容物以定量或非定量方式喷出，药物喷出多为小于 50 μm 的雾状气溶胶。气雾剂在呼吸道、皮肤或其他腔道起局域或全身作用，单剂量或多剂量给药对皮肤、呼吸道黏膜及纤毛无刺激性。气雾剂除供临床治疗使用外，日常生活可供消毒、除臭或杀虫等，本任务讨论供临床使用的气雾剂。

气雾剂概念最早源于 1862 年 Lynde 提出的用气体的饱和溶液制备加压的包装。直至 1926 年，挪威化学工程师埃里克·罗塞姆（Erik Rotheim）用液化气体制备了具有现代意义的气雾剂的原型。气雾剂于 1947 年第一次上市，当年仅做杀虫剂使用。20 世纪 50 年代，气雾剂用于皮肤病、创伤、烧伤和局部感染等，1955 年，气雾剂开始用于呼吸道给药，至此气雾剂作为一种新型给药系统迅速发展。近年来新技术在气雾剂中应用增多，首先，基于给药系统完善，如新吸入给药装置，使气雾剂应用更加方便，患者更易接受。其次，新制剂技术应用，如脂质体、前体药物、高分子载体等应用，使药物于肺部停留时间延长，起到缓释作用。

（二）气雾剂的特点

1. 气雾剂的优点

（1）具有速效和定位作用：气雾剂具有速效和定位作用，尤其是在呼吸道给药方面具有其他剂型不可替代的优势，药物可直接到达作用部位或吸收部位，分布均匀，奏效快。治疗哮喘气雾剂可使药物粒子直接进入人体肺部，吸入两分钟即可显效。有研究表明，气雾剂在疗效方面明显优于或相当于注射剂或口服制剂。

（2）增加药物稳定性：药物密闭于容器内能保持药物清洁无菌，由于容器不透明，避光，不与空气中的氧或水直接接触，有利于增加药物稳定性。

（3）使用方便：无须饮水，一揿（吸）即可，有助于提高患者用药顺应性，尤其适用于 OTC

药物服用。

（4）提高生物利用度：气雾剂不通过胃肠道吸收，可避免胃肠道副作用，同时可防止药物在胃肠道内被破坏和肝脏对药物的首过效应。

（5）给药剂量准确：气雾剂可用定量阀门准确控制剂量。

（6）对创面的刺激性小：外用气雾剂使用时药物可在皮肤上形成均匀薄膜，刺激性相对较小，且不接触患部，减少对创面的机械刺激性。

2. 气雾剂的缺点

（1）生产成本高。

（2）气雾剂需要耐压容器、阀门系统和特殊的生产设备。

（3）吸入时干扰因素多，易变异或吸收不全。

（4）因抛射剂有高度挥发性，故其具有致冷效应，多次使用于受伤皮肤上可引起不适与刺激。

（5）氟氯烷烃类抛射剂在动物或人体内达一定浓度都可致敏心脏，造成心律失常，故治疗用的气雾剂对心脏病患者不适宜。

（6）气雾剂具有一定的内压，遇热或受撞击后易发生爆炸。

（三）气雾剂的分类

1. 按分散系统分类

（1）溶液型气雾剂：固体或液体药物溶解在抛射剂中，形成均匀溶液，喷出后抛射剂挥发，药物以固体或液体微粒状态达到作用部位。

（2）混悬型气雾剂：固体药物以微粒状态分散在抛射剂中，形成混悬液，喷出后抛射剂挥发，药物以固体微粒状态达到作用部位。此类气雾剂又称为粉末气雾剂。

（3）乳剂型气雾剂：液体药物或药物溶液与抛射剂（不溶于水的液体）形成 W/O 或 O/W 型乳剂。O/W 型在喷射时随着内相抛射剂的汽化而以泡沫形式喷出，W/O 型在喷射时随着外相抛射剂的汽化而形成液流。

2. 按相的组成分类

（1）二相气雾剂：通常是指溶液型气雾剂，由气 - 液两相组成，气相是抛射剂产生的蒸气，液相是药物与抛射剂所形成的均相溶液。

（2）三相气雾剂：是指混悬型气雾剂和乳剂型气雾剂，混悬型气雾剂由气 - 液 - 固三相组成，气相是抛射剂产生的蒸气，液相是抛射剂，固相是不溶性药物；乳剂型气雾剂由气 - 液 - 液三相组成，气相是抛射剂产生的蒸气，而药液与抛射剂形成 O/W 或 W/O 两相。

3. 按医疗用途分类

（1）呼吸道吸入用气雾剂：主要通过肺部吸收，吸收速度快，仅次于静脉注射。其原因是肺部吸收面积巨大。此类气雾剂中的药物，必须能溶解于呼吸道的分泌液中，否则会成为异物对呼吸道产生刺激。药物粒子越细，到达部位越深，但粒子太细，在肺部保留率差，易随呼气排出。通常呼吸道吸入用气雾剂的雾滴（粒）大小应控制在 10 μm 以下，其中大多数应在 5 μm 以下。

拓展阅读

气雾剂的肺部吸收

气雾剂主要通过肺部吸收，吸收的速度很快，类似于静脉注射，吸入后 1 ～ 2 分钟即可起作用。肺泡囊数目达 3 ～ 4 亿，总表面积达 70 ～ 100 m^2，为体表面积的 25 倍，吸收面积巨大，是肺部吸收迅速的主要原因。

（2）皮肤与黏膜用气雾剂：皮肤用气雾剂主要起保护创面、清洁消毒、局部麻醉与止血等作用。这类气雾剂无刺激性、成膜性好、透气性好。黏膜用气雾剂多用于阴道黏膜，治疗由微生物或寄生虫等引起的阴道炎症，无刺激性，无全身毒副作用，分布均匀，能有效地渗入黏膜皱褶。

（3）空间消毒与杀虫用气雾剂：空间消毒用气雾剂具有杀菌作用强、对人体毒性小、对金属无腐蚀性、不易燃烧等特点。杀虫用气雾剂一般由杀虫剂（起主要杀虫作用）、击倒剂（使害虫接触后瘫痪死亡）、增效剂、溶剂和抛射剂等组成。

4. 按阀门系统分类

（1）定量气雾剂。

（2）非定量气雾剂。

（四）气雾剂的质量要求

1. 根据需要可加入溶剂、潜溶剂、抗氧剂等附加剂，吸入气雾剂中所有附加剂均应对呼吸道黏膜和纤毛无刺激性，无毒性。非吸入气雾剂及外用气雾剂中所有附加剂均应对皮肤或黏膜无刺激性，无毒性。

2. 气雾剂容器应能耐受气雾剂所需压力，各组成部件均不得与药物或附加剂发生理化作用，其尺寸精度与溶胀性必须符合要求，每揿压一次，必须喷出均匀的细雾状雾滴（粒），同时应释出准确的主药含量。

3. 制成的气雾剂应进行泄漏和爆破检查，确保安全使用。

4. 定量气雾剂应标明每瓶装量，主药含量，总揿次，每揿主药含量。

5. 气雾剂应置凉暗处储藏，并避免暴晒、受热、敲打、撞击。

二、气雾剂的组成

气雾剂一般由抛射剂、药物与附加剂、耐压容器和阀门系统 4 部分组成。

（一）抛射剂

抛射剂是喷射药物的动力，有时兼有药物的溶剂作用。抛射剂多为液化气体，在常压下沸点低于室温。因此，需装入耐压容器内，由阀门系统控制。在阀门开启时，借抛射剂的压力将容器内药液以雾状喷出到达作用部位。对抛射剂的要求：①常温下蒸气压大于大气压；②无毒，无致敏反应和刺激性；③惰性，不与药物等发生反应，④不易爆炸；⑤无色、无臭、无味；⑥价廉易得。

抛射剂的种类一般可分为氟氯烷烃类、氟代烷烃类、碳氢化合物 3 类及压缩气体。

1. 氟氯烷烃类　又称为氟里昂，沸点低，蒸气压略高于大气压，易控制，性质稳定，不易燃烧，液化后密度大，无味，基本无臭；毒性较小，不溶于水，可作脂溶性药物的溶剂。常用的有三氯一氟甲烷（CCl_3F，F_{11}）、二氯二氟甲烷（CCl_2F_2，F_{12}）和二氯四氟乙烷（$CClF_2$-$CClF_2$，F_{114}）。国内应用最多的是 F_{12}。氟利昂作为抛射剂比较经济，但其对大气臭氧层有破坏，有关国际组织已经要求停止使用，我国规定于 2010 年全面禁用。目前对环境无破坏作用的氢氟烷如四氟乙烷和七氟丙烷替代氟利昂作为抛射剂。

2. 氟代烷烃类　目前氟代烷烃类被认为是最合适的氟利昂替代品，其不含氯，不破坏臭氧层，并且在人体内残留量少、毒性小，代替氟利昂作为抛射剂的应用前景广阔。目前氢氟烷烃类如四氟乙烷和七氟丙烷作为一种新型抛射剂已替代氟利昂作为抛射剂。

3. 碳氢化合物　作抛射剂的主要品种有丙烷、正丁烷和异丁烷。此类抛射剂虽然稳定毒性不大，密度低，沸点较低，但易燃、易爆，不宜单独应用，常与氟氯烷烃类抛射剂合用。

4. 压缩气体　用作抛射剂的主要有二氧化碳、氮气和一氧化氮等。其化学性质稳定，不与药物发生反应，不燃烧。但常温时蒸气压过高，对容器耐压性能的要求高（需小钢球包装）。

（二）药物与附加剂

1. 药物　液体、固体药物均可制备气雾剂，目前应用较多的药物有呼吸道系统用药、心血管系统用药、解痉药及烧伤用药等，近年来多肽类药物气雾剂给药系统研究越来越多。药物制成供呼吸道吸入用气雾剂时，应测定其血药浓度，定出有效剂量，安全指数小的药物必须做毒性试验，以确保安全。

2. 附加剂　为制备质量稳定的溶液型、混悬型或乳剂型气雾剂应加入附加剂，如潜溶剂、润湿剂、乳化剂、稳定剂，必要时还可添加矫味剂、防腐剂等。

溶液型气雾剂中抛射剂可作溶剂，必要时可加适量乙醇、丙二醇或聚乙二醇等作潜溶剂，使药物与抛射剂混合成均相溶液。

混悬型气雾剂中可加入固体润湿剂如滑石粉、胶体二氧化硅等，使药物微粉易分散于抛射剂中。有时还可加入适量 HLB 值低的表面活性剂及高级醇类作稳定剂，如三油酸山梨坦、司盘 85、月桂醇类等，以使药物不聚集和重结晶，在喷射时不会阻塞阀门。

乳剂型气雾剂中若药物不溶于水或在水中不稳定时，可用甘油、丙二醇类代替水。另外，还应加入适当的乳化剂如聚山梨酯、三乙醇胺硬脂酸酯或司盘类。

（三）耐压容器

气雾剂的容器必须不与药物和抛射剂起作用，耐压（有一定的耐压安全系数），轻便，价廉等。耐压容器有金属容器和玻璃容器，以玻璃容器较常用。

1. 玻璃容器　化学性质稳定，但耐压和耐撞击性差，因此，在玻璃容器外面裹一层塑料防护层，以弥补这种缺点。

2. 金属容器　包括铝、不锈钢等，耐压性强，但对药液不稳定，需内涂聚乙烯或环氧树脂等。

（四）阀门系统

阀门系统是用来控制气雾剂喷射药物的主要部件，目前使用的有非定量阀门和定量阀门。阀门系统应坚固，耐用，结构稳定，所用材料不能与内容物发生反应，加工也应精密。下面主要介绍目前使用最多的定量型吸入气雾剂阀门系统的结构和组成部件（图 7-26-1）。

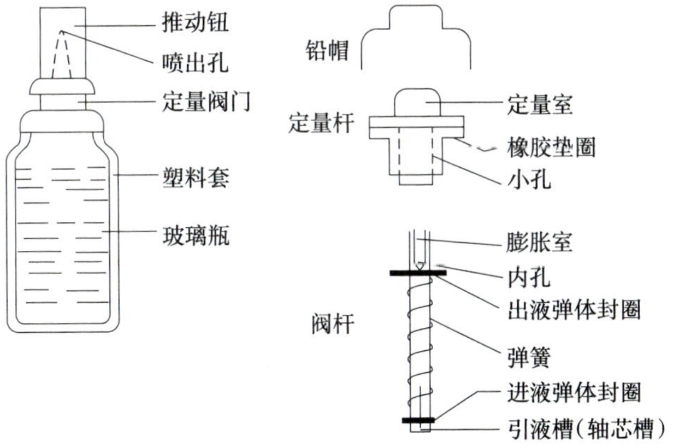

（a）气雾剂外形　（b）定量阀部件

图 7-26-1　气雾剂的定量阀门系统装置外形及部件图

1. 封帽　通常为铝制品，用来将阀门固封在容器上，必要时涂上环氧树脂等薄膜。

2. 阀门杆（轴芯）　简称阀杆，常由尼龙或不锈钢制成。顶端与推动钮相连，其上端有内孔和膨胀室，其下端有一段细槽或缺口以供药液进入定量室。

（1）内孔：是阀门连通容器内外的极细小孔，其大小关系到气雾剂喷射雾滴的粗细。内孔位于阀门杆之侧，平常被橡胶封圈封在定量室之外，使容器内外不连通。当揿下推动钮时，内孔进入定量室，与药液相通，药液立即通过它进入膨胀室，然后从喷嘴喷出。

（2）膨胀室：在阀门杆内，位于内孔之上。药液进入此室时，部分抛射剂因汽化而骤然膨胀，使药液雾化，并从喷嘴喷出形成细雾滴。

3. 橡胶封圈　通常由丁腈橡胶制成，有弹性，分为进液橡胶封圈和出液橡胶封圈两种。进液橡胶封圈紧套于阀门杆下端，在弹簧之下，它的作用是托住弹簧，同时随着阀杆的上下移动而使进液槽打开或关闭，且封闭定量室下端，使杯室药液不倒流；出液橡胶封帽紧套于阀门杆上端，在内孔之下，弹簧之上，它的作用是随着阀杆的上下移动而使内孔打开或关闭，同时封闭定量室上端，使杯室内药液不致溢出。

4. 弹簧　由不锈钢制成，套于阀杆，位于定量室内，它的作用是为推动钮提供上升的弹力。

5. 定量杯（室）　由塑料或金属制成，其容量一般为 0.05 ～ 0.2 mL，它决定了剂量的大小。由上下封圈控制药液不外溢，从而喷出准确的剂量。

6. 浸入管　由塑料制成，是将容器内药液向上输送到阀门系统的通道（图 7-26-2）。有浸入管的阀门启闭过程如图 7-26-3 所示。国产吸入型气雾剂不用浸入管，而用具有引液槽的阀门杆（图 7-26-4），故使用时需将容器倒置，使药液通过阀门杆上的引液槽进入阀门系统的定量室。喷射时，按下揿钮，阀门杆在揿钮的压力下顶入，弹簧受压，内孔进入出液橡胶封圈以内，定量室内药液由内孔进入膨胀室，部分汽化后自喷嘴喷出。同时引液槽全部进入瓶内，进液橡胶封圈封闭了药液进入定量室的通道。推动钮压力解除后，在弹簧作用下，又使阀门杆恢复原位，药液再进入定量室。再次使用时，又重复这一过程。

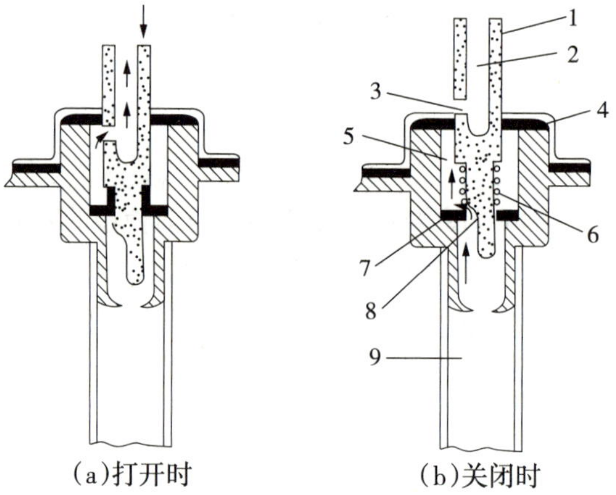

1—阀门杆；2—膨胀室；3—内孔；4—出液橡胶封圈；5—定量室；6—弹簧；7—进液橡胶封圈；8—引液槽；9—浸入管

图 7-26-2　有浸入管的定量阀门

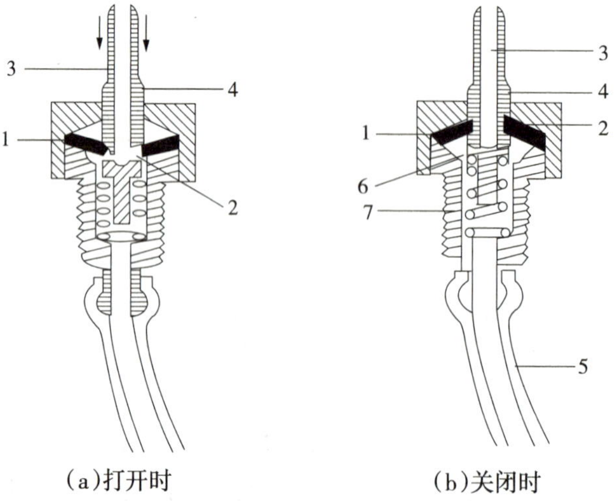

1—封圈；2—内孔；3—膨胀室；4—阀门杆；5—浸入管；6—阀室；7—弹簧

图 7-26-3　有浸入管的气雾剂阀门启闭示意图

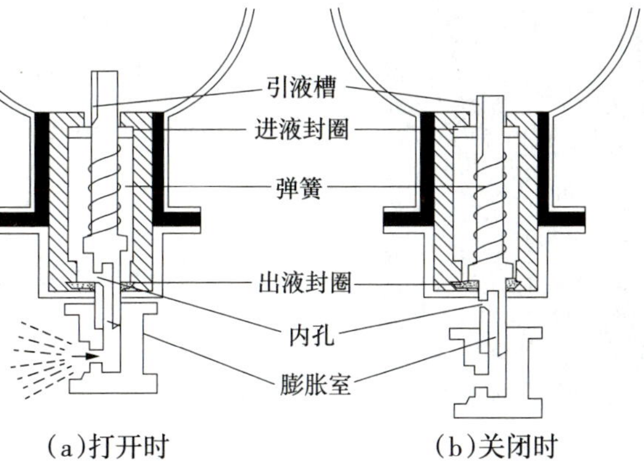

图 7-26-4　无浸入管的（倒喷）气雾剂阀门启闭示意图

（7）推动钮　常由塑料制成，装在阀门杆顶端，推动阀门杆用以开启或关闭气雾剂阀门，上有喷嘴，可控制药液喷出方向。

三、气雾剂的制备

气雾剂生产环境、用具和整个操作过程，应注意避免微生物污染。其制备过程为：容器、阀门系统处理与装配，药物配制、分装和填充抛射剂 3 部分，最终经质量检查合格后为气雾剂成品。

（一）容器、阀门系统处理与装配

1. 玻瓶搪塑　先将玻瓶洗净烘干，预热至 120 ～ 130 ℃，趁热浸入塑料黏浆中，使瓶颈以下黏附一层塑料液，倒置，在 150 ～ 170 ℃烘干 15 分钟，备用。对塑料涂层要求是需紧密包裹玻瓶，万一爆瓶不致玻片飞溅，外表平整、美观。

2. 阀门系统处理与装配　将阀门各种零件分别处理：①橡胶制品可在 75% 乙醇中浸泡 24 小时，以除去色泽并消毒，干燥备用；②塑料、尼龙零件洗净后浸入 95% 乙醇中备用；③不锈钢弹簧在 1% ～ 3% 碱液中煮沸 10 ～ 30 分钟，用水洗涤数次，然后用蒸馏水冲洗 2 ～ 3 次，直至无油腻为止，浸泡在 95% 乙醇中备用。最后将上述已处理好的零件，按照阀门的结构装配。

（二）药物配制与分装

按处方组成及所要求的气雾剂类型进行配制。溶液型气雾剂应制成澄清药液；混悬型气雾剂应将药物微粉化并保持干燥状态；乳剂型气雾剂应制成稳定的乳剂。

将上述配制好的合格药物分散系统，定量分装在已准备好的容器内，安装阀门，轧紧封帽。

（三）填充抛射剂

填充抛射剂有压灌法和冷灌法两种方法。

1. 压灌法　先将配好的药液（一般为药物的乙醇溶液或水溶液）在室温下灌入容器内，再将阀门装上并轧紧，然后通过压装机压入定量抛射剂（最好先将容器内空气抽去）。液化抛射剂经砂棒滤过后进入压装机。操作压力以 68.65 ～ 105.975 kPa 为宜，压力低于 41.19 kPa 时，充填无法进行。压力偏低时，抛射剂钢瓶可用热水或红外线等加热，使达到工作压力。当容器上顶时，灌装针头伸入阀杆内，压装机与气雾剂的阀门同时打开，液化的抛射剂即以自身膨胀压入容器内。

压灌法的设备简单，不需要低温操作，抛射剂损耗较少，目前我国多用此法生产。但生产速度较慢，且在使用过程中压力变化幅度较大。目前，国外气雾剂生产主要采用高速旋转压装抛射剂工艺，产品质量稳定，生产效率大为提高。

2. 冷灌法　药液借助冷却装置冷却至 -20 ℃左右，抛射剂冷却至沸点以下至少 5 ℃。先将冷却的药液灌入容器中，随后加入已冷却的抛射剂（也可两者同时进入）。立即将阀门装上并轧紧，操作必须迅速完成，以减少抛射剂损失。

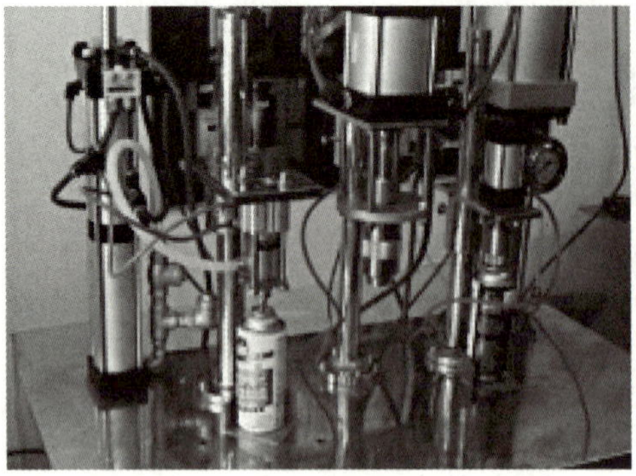

图 7-26-5 气雾剂灌装机

冷灌法速度快，对阀门无影响，成品压力较稳定。但需制冷设备和低温操作，抛射剂损失较多。含水品不宜用此法。气雾剂灌装机如图 7-26-5 所示。

四、气雾剂的质量检查

根据《中国药典（2020 年版）》四部制剂通则 0113，除另有规定外，气雾剂应进行以下相应检查。

鼻用气雾剂除符合气雾剂项下要求外，还应符合鼻用制剂（《中国药典（2020 年版）》四部制剂通则 0106）相关项下要求。

【每罐总揿次】定量气雾剂照吸入制剂（《中国药典（2020 年版）》四部制剂通则 0111）相关项下方法检查，每罐总揿次应符合规定。

【递送剂量均一性】除另有规定外，定量气雾剂照吸入制剂（《中国药典（2020 年版）》四部制剂通则 0111）相关项下方法检查，递送剂量均一性应符合规定。

【每揿主药含量】定量气雾剂照下述方法检查，每揿主药含量应符合规定。

检查法 取供试品 1 罐，充分振摇，除去帽盖，按产品说明书规定，弃去若干揿次，用溶剂洗净套口，充分干燥后，倒置于已加入一定量吸收液的适宜烧杯中，将套口浸入吸收液液面下（至少 25 mm），喷射 10 次或 20 次（注意每次喷射间隔 5 秒并缓缓振摇），取出供试品，用吸收液洗净套口内外，合并吸收液，转移至适宜量瓶中并稀释至刻度后，按各品种含量测定项下的方法测定，所得结果除以取样喷射次数，即为平均每揿主药含量。每揿主药含量应为每揿主药含量标示量的 80% ～ 120%。

凡规定测定递送剂量均一性的气雾剂，一般不再进行每揿主药含量的测定。

【喷射速率】非定量气雾剂照下述方法检查，喷射速率应符合规定。

检查法 取供试品 4 罐，除去帽盖，分别喷射数秒后，擦净，精密称定，将其浸入恒温水浴（25 ℃ ±1 ℃）中 30 分钟，取出，擦干，除另有规定外，连续喷射 5 秒钟，擦净，分别精密称重，然后放入恒温水浴（25 ℃ ±1 ℃）中，按上法重复操作 3 次，计算每罐的平均喷射速率（g/s），均应符合各品种项下的规定。

【喷出总量】非定量气雾剂照下述方法检查，喷出总量应符合规定。

检查法 取供试品 4 罐，除去帽盖，精密称定，在通风橱内，分别连续喷射于已加入适量吸收液的容器中，直至喷尽为止，擦净，分别精密称定，每罐喷出量均不得少于标示装量的 85%。

【每揿喷量】定量气雾剂照下述方法检查，应符合规定。

检查法 取供试品 1 罐，振摇 5 秒，按产品说明书规定，弃去若干揿次，擦净，精密称定，揿压阀门喷射 1 次，擦净，再精密称定。前后两次重量之差为 1 个喷量。按上法连续测定 3 个喷量；揿压阀门连续喷射，每次间隔 5 秒，弃去，至 $n/2$ 次；再按上法连续测定 4 个喷量；继续揿压阀门连续喷射，弃去，再按上法测定最后 3 个喷量。计算每罐 10 个喷量的平均值。再重复测定 3 罐。除另有规定外，均应为标示喷量的 80% ～ 120%。

凡进行每揿递送剂量均一性检查的气雾剂，不再进行每揿喷量检查。

【粒度】除另有规定外，混悬型气雾剂应作粒度检查。

检查法 取供试品 1 罐，充分振摇，除去帽盖，试喷数次，擦干，取清洁干燥的载玻片一块，置距喷嘴垂直方向 5 cm 处喷射 1 次，用约 2 mL 四氯化碳或其他适宜溶剂小心冲洗载玻片上的喷射物，吸干多余的四氯化碳，待干燥，盖上盖玻片，移至具有测微尺的 400 倍或以上倍数显微镜下检视，上下左右移动，检查 25 个视野，计数，应符合各品种项下规定。

【装量】非定量气雾剂照最低装量检查法（《中国药典（2020 年版）》四部制剂通则 0942）检查，应符合规定。

【无菌】除另有规定外，用于烧伤［除程度较轻的烧伤（Ⅰ度或浅Ⅱ度外）］、严重创伤或临床必需无菌的气雾剂，照无菌检查法（《中国药典（2020 年版）》四部制剂通则 1101）检查，应符合规定。

【微生物限度】除另有规定外，照非无菌产品微生物限度检查：微生物计数法（《中国药典（2020 年版）》四部制剂通则 1105）和控制菌检查法（《中国药典（2020 年版）》四部制剂通则 1106）及非无菌药品微生物限度标准（《中国药典（2020 年版）》四部制剂通则 1107）检查，应符合规定。

五、举例

麝香祛痛气雾剂

【处方】人工麝香 0.33 g，红花 1 g，樟脑 30 g，独活 1 g，冰片 20 g，龙血竭 0.33 g，薄荷脑 10 g，地黄 20 g，三七 0.33 g。

【制法】以上 9 味，取人工麝香、三七、红花，分别用 50% 乙醇 10 mL 分 3 次浸渍，每次 7 天，合并浸渍液，滤过，滤液备用；地黄用 50% 乙醇 100 mL 分 3 次浸渍，每次 7 天，合并浸渍液，滤过，滤液备用；龙血竭、独活分别用乙醇 10 mL 分 3 次浸渍，每次 7 天，合并浸渍液，滤过，滤液备用；冰片、樟脑加乙醇 100 mL，搅拌使溶解，再加入 50% 乙醇 700 mL，混匀；加入上述各浸渍液，混匀；将薄荷脑用适量 50% 乙醇溶解，加入上述药液中，加 50% 乙醇至总量为 1 000 mL，混匀，静置，滤过，灌装，封口，充入抛射剂适量，即得。

【功能与主治】活血祛瘀，舒筋活络，消肿止痛。用于各种跌打损伤，瘀血肿痛，风湿瘀阻，关节疼痛。

【用法与用量】外用。喷涂患处，按摩 5 ～ 10 分钟至患处发热，一日 2 ～ 3 次；软组织扭伤严重或有出血者，将药液喷湿的棉垫敷于患处。

【规格】每瓶内容物重 72 g，含药液 56 mL。

【储藏】遮光，30 ℃以下密封储存。

硝酸甘油气雾剂

本品为硝酸甘油的溶液型定量非吸入气雾剂。前、中、后各 10 揿的平均每揿含硝酸甘油（$C_3H_5N_3O_9$）应为标示量的 80.0% ～ 120.0%。

【类别】血管扩张药。

【规格】每瓶含硝酸甘油 0.1 g，每瓶 200 揿，每揿含硝酸甘油 0.5 mg。

【储藏】遮光，密闭，在阴凉处保存。

任务27 喷雾剂、吸入粉雾剂

27.1 喷雾剂的制备

一、喷雾剂的概述

（一）喷雾剂的定义

喷雾剂是指原料药物或与适宜辅料填充于特制的装置中，使用时借助手动泵的压力、高压气体、超声振动或其他方法将内容物呈雾状物释出，用于肺部吸入或直接喷至腔道黏膜或皮肤等的制剂。

喷雾剂具有独特的优势，是一种避免肝脏首过效应，且局部浓度高，起效迅速，延长药物的作用时间的同时还可达给药剂量准确、毒副作用小、使用方便的剂型。喷雾剂具有靶向给药的特点，其中的一些小分子药物可通过鼻腔给药绕过血脑屏障作用于大脑，用于治疗神经系统性疾病；在体外用药上，药物呈雾状直达病灶，减弱治疗时给患处施加的压力，从而减少患者疼痛。喷雾剂不含抛射剂，抛射药液的动力是压缩在容器内未液化的气体。当阀门打开时，压缩气体膨胀将药液压出，药液本身不汽化，挤出的药液呈细滴或较大液滴。使用后器内的压力随之下降，不能保持恒定压力。由于喷雾剂喷射的雾滴粒径较大，一般以局部用药为主，可用于鼻腔、口腔、喉部、眼部、耳部和体表等不同部位。

（二）喷雾剂的分类

按用药途径，喷雾剂可分为吸入喷雾剂、鼻用喷雾剂及用于皮肤、黏膜的喷雾剂。按给药定量与否，喷雾剂还可分为定量喷雾剂和非定量喷雾剂。

按内容物组成，喷雾剂可分为溶液型喷雾剂、乳状液型喷雾剂、混悬液型喷雾剂等。溶液型喷雾剂是在可溶性主药中加入水、醇或生理上可用的酸使主药溶解，经过滤后向滤液中加入抗光剂、抗氧剂、辅剂和调味剂，得到喷雾剂的浓缩液，经脱色、过滤、灭菌后分装入市售带喷雾装置的喷雾瓶内，即得所需喷雾剂。乳状液型喷雾剂是由两种或两种以上互不相溶的主药作为水相或油相，加入乳化剂、pH值调节剂、渗透压调节剂等，按照一定的配比方法制成药液，分装入市售带喷雾装置的喷雾瓶内，即得所需喷雾剂。混悬液型喷雾剂是指将难溶性固体药物的主药分散于水或醇中，在均质机高速搅拌下使药物微粒化，加入辅料后灌装于市售带喷雾装置的喷雾瓶内，即得所需喷雾剂。鼻腔喷雾剂如图7-27-1所示，脚气喷雾剂如图7-27-2所示。

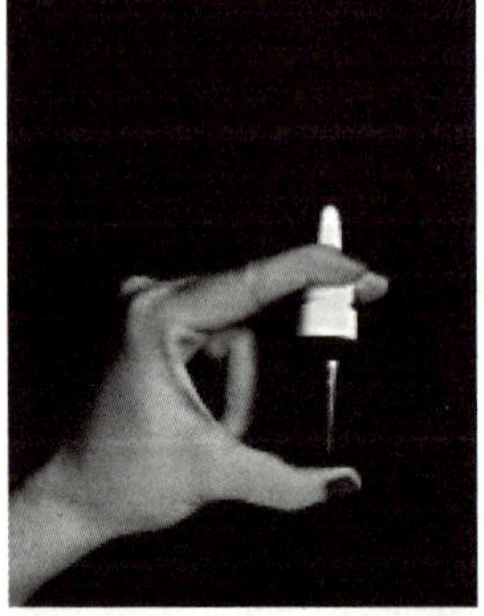

图7-27-1 鼻腔喷雾剂

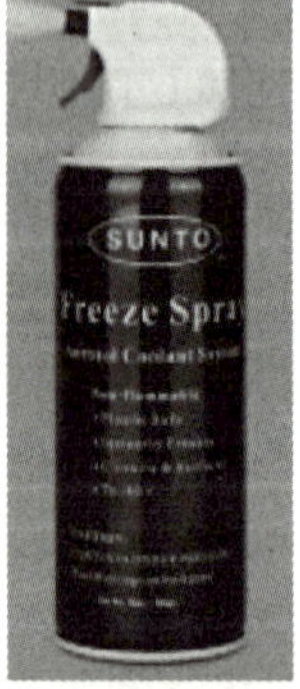

图7-27-2 脚气喷雾剂

（三）喷雾剂的特点

使用方便，适用范围广，无须预压，仅仅需要很小的触动力即可达到喷雾所需压力。手动泵产生的压力一般取决于手揿压力或与之平衡的泵体内的弹簧压力，远小于气雾剂中抛射剂所产生的压力。所喷射的雾滴大小与所受压力、喷雾孔径、液体黏度等相关。

二、喷雾剂的制备

（一）喷雾剂的喷雾装置

喷雾剂给药装置一般由起喷射药物作用的装置和盛装药物溶液的容器两部分组成。常用喷雾剂利用手动泵喷雾给药，手动泵主要包括泵杆、密封垫、支持体、弹簧、固定杯、活塞、泵体、弹簧帽、活动垫、舌状垫及浸入管等基础元件。手动泵材料多采用聚丙烯、聚乙烯、不锈钢弹簧及钢珠。喷雾剂容器常为玻璃瓶或塑料瓶，玻璃瓶强度较差，一般为棕色不透明玻璃制成，塑料瓶质轻，强度较高，为不透明的白色塑料制成。对于不稳定的药物溶液，可以封装在特制安瓿之中，使用前打开安瓿瓶，装上一种安瓿泵，进行喷雾给药。

（二）喷雾剂的质量控制

喷雾剂的质量监控点如表 7-27-1 所示。

表 7-27-1　喷雾剂质量控制点

工序	质量控制项目		频次	监控人
领料	真伪、优劣、检验合格证、衡器校验证、数量		每批	QA 监控员
前处理	去除杂质、异物和非药用部分		每批	QA 监控员
粉碎	粒度		每批	QA 监控员
投料	品种、数量		1 次 / 班	QA 监控员
浸渍	乙醇浓度、加醇量、浸渍时间		1 次 / 班	QA 监控员
超声提取	超声时间、搅拌次数、搅拌间隔时间		1 次 / 班	QA 监控员
配料、混合	中间体名称、数量、混合时间、药液外观性状		每批	QA 监控员
灌装	塑瓶外观质量，药液外观性状，装量，封口严密度		每批	QA 监控员
外包	电子监管码	印刷清楚、扫描完整正确	随时 / 班	QA 监控员
	装小盒	批号打印清晰、准确无误、数量准确	随时 / 班	QA 监控员
	装大箱	批号打印清晰、装箱单、印刷内容	随时 / 班	QA 监控员

三、喷雾剂的质量检查

除另有规定外，喷雾剂应进行以下相应检查。

鼻用喷雾剂除符合喷雾剂项下要求外，还应符合鼻用制剂（《中国药典（2020 年版）》四部制剂通则 0106）相关项下要求。

【每瓶总喷次】多剂量定量喷雾剂照下述方法检查，应符合规定。

检查法　取供试品 4 瓶，除去帽盖，充分振摇，照使用说明书操作，释放内容物至收集容器内，按压喷雾泵（注意每次喷射间隔 5 秒并缓缓振摇），直至喷尽为止，分别计算喷射次数，每瓶总喷次均不得少于其标示总喷次。

【每喷喷量】除另有规定外，定量喷雾剂照下述方法检查，应符合规定。

检查法　取供试品 1 瓶，按产品说明书规定，弃去若干喷次，擦净，精密称定，喷射 1 次，擦净，再精密称定。前后两次重量之差为1个喷量。分别测定标示喷次前（初始3个喷量）、中（n/2喷起4个喷量，n为标示总喷次）、后（最后3个喷量），共10个喷量。计算上述10个喷量的平均值。再重复测试3瓶。除另有规定外，均应为标示喷量的80%～120%。

凡规定测定每喷主药含量或递送剂量均一性的喷雾剂，不再进行每喷喷量的测定。

【每喷主药含量】除另有规定外，定量喷雾剂照下述方法检查，每喷主药含量应符合规定。

检查法　取供试品1瓶，按产品说明书规定，弃去若干喷次，用溶剂洗净喷口，充分干燥后，喷射10次或20次（注意喷射每次间隔5秒并缓缓振摇），收集于一定量的吸收溶剂中，转移至适宜量瓶中并稀释至刻度，摇匀，测定。所得结果除以10或20，即为平均每喷主药含量，每喷主药含量应为标示含量的80%～120%。

凡规定测定递送剂量均一性的喷雾剂，一般不再进行每喷主药含量的测定。

【递送剂量均一性】除另有规定外，混悬型和乳状液型定量鼻用喷雾剂应检查递送剂量均一性，照吸入制剂（《中国药典（2020年版）》四部制剂通则0111）或鼻用制剂（《中国药典（2020年版）》四部制剂通则0106）相关项下方法检查，应符合规定。

【装量差异】除另有规定外，单剂量喷雾剂照下述方法检查，应符合规定。

检查法　除另有规定外，取供试品20个，照各品种项下规定的方法，求出每个内容物的装量与平均装量。每个的装量与平均装量相比，超装量差异限度的不得多于2个，并不得有1个超出限度1倍（表7-27-2）。

表7-27-2　气雾剂装量差异限度

平均装量/g	装量差异限度/%
<0.30	±10
≥0.30	±7.5

凡规定检查递送剂量均一性的单剂量喷雾剂，一般不再进行装量差异的检查。

【装量】非定量喷雾剂照最低装量检查法（《中国药典（2020年版）》四部制剂通则0942）检查，应符合规定。

【无菌】除另有规定外，用于烧伤［除程度较轻的烧伤（Ⅰ度或浅Ⅱ度外）］、严重创伤或临床必需无菌的喷雾剂，照无菌检查法（《中国药典（2020年版）》四部制剂通则1101）检查，应符合规定。

【微生物限度】除另有规定外，照非无菌产品微生物限度检查：微生物计数法（《中国药典（2020年版）》四部制剂通则1105）和控制菌检查法（《中国药典（2020年版）》四部制剂通则1106）及非无菌药品微生物限度标准（《中国药典（2020年版）》四部制剂通则1107）检查，应符合规定。

四、举例

复方丹参喷雾剂

【处方】丹参464 g，三七145.4 g，冰片8.25 g。

【制法】以上3味，丹参加乙醇回流提取1.5小时，滤过，滤液回收乙醇并浓缩至适量，备用；药渣加50%乙醇回流提取1.5小时，滤过，滤液回收乙醇并浓缩至适量，备用；药渣加水煎煮2小时，煎液滤过，滤液合并，浓缩至适量，与上述各浓缩液合并，减压干燥，粉碎成细粉，备用。三七用70%乙醇回流提取3次，每次1.5小时，滤过，滤液合并，回收乙醇，减压干燥，粉碎成细粉，与丹参提取物细粉合并，用乙醇625 mL分3次回流提取，每次1.5小时，提取液放冷后滤过，合并滤液，加入冰片使溶解，加乙醇至 650 mL，加丙二醇 325 mL、香蕉香精 6.25 mL，加乙醇调整总量至 1 000 mL，混匀，放置，滤过，分装，即得。

【性状】本品为红橙色至红褐色的澄明液体；气芳香，味苦而后甜。

【功能与主治】活血化瘀，理气止痛。用于气滞血瘀所致的胸痹，症见胸闷、心前区刺痛；冠心病心绞痛见上述证候者。

【用法与用量】口腔喷射，吸入。一次喷 1 ～ 2 下，一日 3 次；或遵医嘱。

【规格】（1）每瓶装 8 mL；（2）每瓶装 10 mL。

【储藏】密封，置阴凉处。

鼻炎通喷雾剂

【处方】盐酸麻黄碱 5 g，黄芩苷 20 g，山银花 300 g，辛夷油 2 mL，冰片 1 g。

【制法】以上 5 味，黄芩苷加水适量，搅匀，加 40% 氢氧化钠溶液适量使溶解，用稀盐酸调节 pH 值至 6.5 ～ 7.5，药液备用。山银花加水煎煮两次，滤过，合并滤液，浓缩至相对密度约为 1.05（50 ℃）的清膏，放冷，加 20% 石灰乳，调节 pH 值至 12，滤过，沉淀物加乙醇适量，用 50% 硫酸溶液调节 pH 值至 3.5 ～ 4.0，搅匀，滤过，滤液用 40% 氢氧化钠溶液调节 pH 值至 6.5 ～ 7.0，密封，冷藏 2 ～ 3 天，滤过，滤液回收乙醇，浓缩至约 25 mL，加水搅匀，用活性炭处理，滤过，滤液备用。盐酸麻黄碱加水溶解备用。冰片、辛夷油加乙醇溶解，再加入 21 g 聚山梨酯 80，搅匀，加入上述药液，再加入亚硫酸氢钠 0.8 g、苯甲醇 10 g，混匀，加水至近总量，搅匀，调节 pH 值至 6.0 ～ 7.0，滤过，加水至 1 000 mL，搅匀，灌装，即得。

【性状】本品喷雾剂，药液为黄棕色至棕褐色的澄清液体。

【功能与主治】散风清热，宣肺通窍。用于风热蕴肺所致的鼻塞，鼻流清涕或浊涕，发热，头痛；急、慢性鼻炎见上述证候者。

【用法与用量】喷入鼻腔内，一次 1 ～ 2 揿；一日 2 ～ 4 次。1 个月为一疗程。

【规格】（1）每瓶装 10 mL；（2）每瓶装 15 mL（每 1 mL 含黄芩苷 20 mg，盐酸麻黄碱 5 mg）。

【储藏】遮光，密闭。

27.2　吸入粉雾剂的制备

一、吸入粉雾剂的概述

（一）吸入粉雾剂的定义

吸入粉雾剂是指微粉化药物或与载体以胶囊、泡囊或多剂量贮库形式，采用特制的干粉吸入装置，由患者主动吸入雾化药物至肺部的制剂。

（二）吸入粉雾剂的特点

吸入粉雾剂与气雾剂及喷雾剂相比，具有以下优点：①无抛射剂氟里昂，可避免对大气环境的污染和呼吸道刺激；②药物以胶囊或泡囊形式给药，剂量准确，无超剂量给药危险；③不含防腐剂及乙醇等溶剂，对病变黏膜无刺激性；④稳定性好，尤其适用于多肽和蛋白类药物的给药；⑤吸入粉雾剂是改善肺部疾病治疗的研究热点，具有上市产品多、生产工艺成熟、颗粒影响因素多、晶型转化因素多、颗粒表面物性变化，药物经鼻腔给药不仅可以起局部治疗作用，还可以经鼻腔黏膜下层血管的吸收进入血液循环到达全身起到治疗全身性疾病的作用等特点。但是也有一些不足，比如，干粉吸入装置较复杂、生产成本较高等。

（三）吸入粉雾剂的分类

吸入粉雾剂由干粉吸入装置和供吸入用的干粉组成，根据干粉计量形式，吸入装置可以分为胶囊型、泡囊型、多剂量贮库型。胶囊型吸入粉雾剂的药物干粉装于硬胶囊中，使用时载药胶囊被小针刺破，患者用力吸入，药粉便从胶囊中吸进给药室中，在气流的作用下经口吸入肺部。泡囊型吸入粉雾剂具有的圆盘吸入器是由含 4 或 8 个药物泡罩的转盘和底座组成，使用时先刺破泡罩铝箔，泡罩内的药物干粉粒子随吸气流进入肺部发生作用。多剂量贮库型吸入粉雾剂中有的贮库中具有 200 个剂量，通过激光打孔的转盘精确定量，使用时旋转底座，药物由贮库中分散出一定剂量给予患者吸入。

根据药物与辅料的组成，吸入粉雾剂的处方一般可分为：①仅含微粉化药物的吸入粉雾剂；②药物加适量的辅料，如润滑剂和助流剂，以改善粉末之间的流动性；③一定比例的药物和载体均匀混合体；④药物、适当的润滑剂、助流剂以及抗静电剂和载体的均匀混合体。吸入粉雾剂的处方组成及其特性是影响药物吸收的重要因素。微粉化的药物与惰性载体材料和附加剂混合而成，粉末、载体和附加剂的性质等都会影响粉雾剂的吸收效果。噻托溴铵粉吸入剂如图 7-27-3 所示。

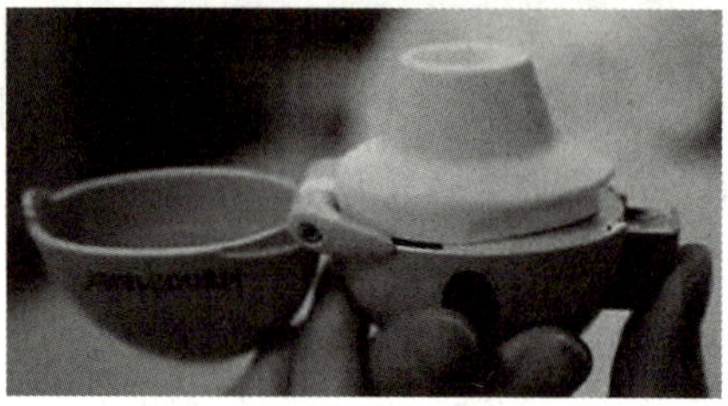

图 7-27-3　噻托溴铵粉吸入剂

二、吸入粉雾剂的制备

（一）吸入粉雾剂的给药装置

胶囊型吸入粉雾剂的结构主要是由雾化器的主体、扇叶推荐器、口吸器 3 部分组成。主体外套有能上下移动的套筒，套筒内上端两侧有不锈钢钢针，部分装置在口吸器的中心也装有不锈钢钢针，作为扇叶推进器的轴心及胶囊一端的致孔针。泡囊型吸入粉雾剂为单元型多剂量给药装置，内含多个药物泡囊，可通过转轮自动转向下一个泡囊。多剂量贮库型吸入粉雾剂口器部分的内部结构采用独特的双螺旋通道，气流在局部产生湍流，利于药物颗粒的分散，增加了小粒子的输出量和肺部沉积的药量。

（二）吸入粉雾剂的制备工艺

大多数吸入粉雾剂中的药物都是以微粒形式存在。主要通过喷雾干燥法、喷雾冷冻干燥法、超临界流体技术、控制结晶法、溶剂蒸发法等微粒制备技术。

1. 喷雾干燥法　是药液在特殊设计的雾化器内被雾化，再与干燥介质接触，在短时间内完成蒸发干燥而获得所需产品。

2. 超临界流体技术　制备微米粒、纳米粒、脂质体、包合物等。

3. 喷雾冷冻干燥法　制得的产品密度很小，产品颗粒形态也为多孔性结构且样品的体外沉积较高。此法可以制备超低密度的适于吸入给药的蛋白粉末。

三、吸入粉雾剂的质量检查

根据《中国药典（2020 年版）》四部制剂，除另有规定外，吸入粉雾剂应进行以下检查。

【递送剂量均一性】除另有规定外，吸入粉雾剂照《中国药典（2020 年版）》四部制剂通则 0111 方法测定，应符合规定。

【微细粒子剂量】除另有规定外，照吸入制剂微细粒子空气动力学特性测定法（《中国药典（2020 年版）》四部制剂通则 0951）检查，照各品种项下规定的装置与方法，依法测定，计算微细粒子剂量，应符合规定。除另有规定外，微细药物粒子百分比应不少于标示剂量的 10%。

【多剂量吸入粉雾剂总吸次】在设定的气流下，将吸入剂揿空，记录吸次，不得低于标示的总吸次（该检查可与递送剂量均一性测定结合）。

【微生物限度】除另有规定外，照非无菌产品微生物限度检查：微生物计数法（《中国药典（2020 年版）》四部制剂通则 1105）和控制菌检查法（《中国药典（2020 年版）》四部制剂通则 1106）及非无菌药品微生物限度标准（《中国药典（2020 年版）》四部制剂通则 1107）检查，应符合规定。

四、举例

丙酸倍氯米松吸入粉雾剂

本品为微粉化丙酸倍氯米松（0.5 ～ 10 μm）和适宜的辅料装入胶囊制成的吸入用粉雾剂，置于专用装置中使用。含丙酸倍氯米松（$C_{28}H_{37}ClO_7$）应为标示量的 90.0% ～ 115.0%。

【性状】本品为供吸入用的硬胶囊，内含白色粉末。

【类别】肾上腺皮质激素药。

【规格】（1）0.1 mg；（2）0.2 mg。

【储藏】置凉暗干燥处保存。

硫酸沙丁胺醇吸入粉雾剂

本品为微粉化硫酸沙丁胺醇和适宜的辅料混合均匀后装入胶囊制成的供吸入用粉雾剂，置于专用装置中使用。含硫酸沙丁胺醇按沙丁胺醇（$C_{13}H_{21}NO_3$）计算，应为标示量的 90.0% ～ 115.0%。

【性状】本品为供吸入用的硬胶囊，内容物为白色粉末。

【类别】β_2 肾上腺素受体激动药。

【规格】按 $C_{13}H_{21}NO_3$ 计（1）0.2 mg；（2）0.4 mg。

【储藏】遮光，密封保存。

项目 7：
习题及答案

项目 8

药物制剂新技术与新剂型

思政案例

冻干技术的前景

冻干技术即真空冷冻干燥技术，是指先将湿物料冻结到共晶点温度以下，使水分变成固态的冰，然后在适当的温度和真空度下，使冰升华为水蒸气，再用真空系统的捕水器（水汽凝结器）将水蒸气冷凝，从而获得干燥制品的技术。目前，冻干技术不仅用于血清、血浆、疫苗、酶、抗生素、激素等药品以及食品的生产，而且在性质不稳定的化学药品和中药新剂型的研发中的应用也越来越多。

对于需静脉注射但在水中不稳定的中药复方或单方而言，冻干粉针的研制和应用使很多问题迎刃而解。不少临床治疗效果良好的中药制成冻干粉针后，其成型性、水溶性较注射液好，稳定性大大提高，天花粉、双黄连等中药粉针剂在临床上的普遍应用就是明证。同时，冻干技术也是制备各种中药脂质体、毫微粒、纳米乳的常用方法。

中药宝贵遗产为我们的健康、民族的昌盛已经和正在发挥重要作用，深信冻干技术在中药制剂的研究和开发上必然有更为广阔而美好的前景。

【问题】

1. 冻干技术的重要意义体现在哪里？

2. 冻干技术的主要应用范围是什么?

3. 作为即将成为医药工作者的同学们，你认为该技术发展前景对中药产业有何影响?

【反思】

冻干技术在中药冻干制剂中的应用虽已取得了一定进展，但许多相关理论和实际问题尚待深入探究，作为即将成为医药工作者的我们，应多深入新技术的实践，理论结合实践，助推新技术的完善和发展。

药物制剂新技术与新剂型的研发是药剂学的主要任务及发展趋势之一，其涉及范围广，研究内容多，本部分仅对发展较成熟、应用较多的新技术新剂型进行阐述，涉及的制剂新技术有固体分散技术、包合技术、微型包囊技术、脂质体等，涉及的新剂型主要为缓释、控释制剂。

任务 28　固体分散体的制备

一、固体分散体的概述

（一）固体分散体的定义

固体分散体（solid dispersion）是指药物以分子、无定形或微晶等状态高度分散在适宜的载体材料中形成的固体分散体系。将药物制成固体分散体作用的制剂技术称为固体分散技术。固体分散体作为一种制剂的中间体，常用于制备速释、缓释和肠溶药物制剂，可进一步制成胶囊剂、片剂、软膏剂、栓剂、注射剂等剂型。

（二）固体分散体的特点

1. 将药物高度分散在不同性质的固体载体中，可调节药物的溶出特性。如选用亲水性载体增加难溶性药物的溶解度和溶出速率，提高药物的生物利用度；采用难溶性载体延缓或控制药物释放；或利用肠溶性载体控制药物于小肠释放。

2. 利用载体的保护作用，延缓药物水解和氧化，增加药物稳定性。

3. 掩盖药物不良嗅味和刺激性，增加患者使用的顺应性。

4. 使液体药物固体化，减少挥发性药物损失。

5. 物理稳定性较差。例如，制备和储存过程，受压力或环境温度、湿度等条件影响，可能出现的结晶增长或晶型转化的问题。

6. 工业生产困难。如熔融法制备固体分散体需骤然冷却，大规模生产难以操作；固体分散需制成适宜的剂型，但固体分散体常较软且黏稠，存在流动性不好、可压性差，不宜湿法制粒等问题，制备片剂和胶囊比较困难；溶剂法在生产中需考虑大量溶剂回收及溶剂残留等问题。

（三）分类

1. 按药物分散状态分类

（1）简单低共熔物：难溶性药物与载体材料按适当的比例，在较低的温度下熔融得到完全混溶的液体后，搅匀、速冷固化，药物以微晶形式均匀分散于载体材料形成的化合物。如 20% 氯霉素与 80% 尿素制成的低共熔混合物，比氯霉素溶解速率快 4 倍。

（2）固体溶液：药物溶解在熔融的载体中冷却固化而成，溶质以分子状态分散于固体载体中，形成均相体系，类似于真溶液的分散性质，因此称为固体溶液。按药物与载体的互溶情况，可分为连续型或非连续型固体溶液两类；按药物在载体中分散状态，可分为置换型与填充型两类。

例如，水杨酸与 PEG 6000 可组成部分互溶的固态溶液。当 PEG 6000 量较多时，水杨酸溶解于 PEG 6000 中形成 α 固态溶液；当水杨酸量较多时，PEG 6000 溶解于水杨酸中形成 β 固态溶液。这两种固态溶液在 42 ℃以下又可形成低共熔混合物。

（3）共沉淀物：共沉淀物（也称为共蒸发物）是药物以分子形式不规则地分散在无定形载体材料中形成的一种固体分散体类型。常用的载体材料为 PVP、纤维素衍生物等。如磺胺噻唑（ST）

与 PVP（1∶2）共沉淀物中 ST 分子进入 PVP 分子的网状骨架中，药物结晶受到 PVP 的抑制而形成非结晶性无定形物。

固体分散体的类型可因载体材料的不同而不同。如联苯双酯与不同载体材料形成的固体分散体：联苯双酯与尿素形成简单低共熔混合物，即联苯双酯以微晶形式分散于载体材料中；联苯双酯与 PVP 形成无定形粉末状共沉淀物，即联苯双酯分子进入 PVP 分子的网状骨架中；联苯双酯与 PEG 6000 形成的固体溶液，联苯双酯部分以分子状态分散，部分以微晶状态分散。可见，材料不同，得到的药物的分散状态也不同，即药物分散类型也不同。此外，固体分散体的类型也与载体材料比例、制备工艺等有关。

2. 按释药特性分类

（1）速释型固体分散体：采用水溶性载体制备速释型固体分散体，可增加难溶性药物的溶解度和溶出速度，提高药物的生物利用度。其药物速释原理主要为：①药物的高度分散状态。药物的分散状态不同，溶出速率也不相同。溶出速率大小通常为分子状态 > 无定形态 > 微晶态，药物在载体中可能以一种或两种及两种以上的状态存在。②载体对药物溶出的促进作用。一方面，载体可以保证药物的高度分散状态；另一方面，载体还具有增溶、润湿和抑晶作用。

（2）缓控释型固体分散体：采用难溶性载体材料制备的固体分散体具有缓释作用，其释药原理类似骨架型制剂，被分散在网状骨架内的药物分子或微晶通过网状结构缓慢扩散而溶出，其释药速率受载体种类、黏度、用量、制备工艺等诸多因素影响。通过调控以上因素，可使药物释放符合一级过程、Higuchi 方程甚至零级过程。此外，用 HPC、PEG 等作致孔剂也可调节药物释放速度。

（3）肠溶型固体分散体：采用肠溶性载体材料制备的固体分散体尤其适用于酸中性质不稳定的难溶性药物，可有效提高其生物利用度。

二、固体分散体的载体材料

载体材料的特性很大程度上决定固体分散体的溶出速率。载体材料应具备无毒、无刺激性、化学稳定性高、不与药物发生化学变化、不影响药物疗效与含量检测、可使药物获得最佳分散状态或缓释效果、价廉易得等特点。常用的载体材料分为水溶性、难溶性和肠溶性 3 类。这 3 类载体还可分为单一载体和联合载体。实践证明，联合载体对难溶性药物的分散和控释作用，常优于单一载体。

（一）水溶性载体材料

1. 聚乙二醇类（PEG）　是最常用的水溶性固体分散载体材料。结晶性高分子聚合物，相对分子量从 200 到 30 000，随着分子量的增加从无色、无臭的黏稠液体转变至蜡状固体，毒性较小，化学性质稳定（但 180 ℃以上分解），能与多种药物配伍，具有阻止药物聚集的作用。固体分散体的制备中最常用的型号是 PEG 4000 和 PEG 6000，由于其熔点低（50 ～ 63 ℃），具有良好的水溶性，也可溶于多种有机溶剂，适用于熔融法和溶剂法制备固体分散体。当药物为油类时，宜用熔点更高的 PEG 12000 或 6000 与 20000 的混合物，以增加固体分散体硬度；当采用滴制法成丸时，可加硬脂酸调整 PEG 的熔点。

2. 聚维酮类（PVP）　无定形高分子聚合物，熔点较高、热稳定性好（150 ℃以上变色），易溶于水和多种有机溶剂。制备固体分散体时，由于氢键或络合作用，黏度增大而抑制药物晶核的形成及生长，使药物形成非结晶性无定形物。常用于固体分散体的 PVP 为 k12 ～ k30，对应平均分子质量为 2 500 ～ 50 000。

3. 有机酸类　分子量较小，如枸橼酸、酒石酸、琥珀酸、胆酸及脱氧胆酸等，易溶于水，不溶于有机溶剂。本类不宜用作对酸敏感药物的固体分散体载体材料。

4. 表面活性剂类　少数表面活性剂，如泊洛沙姆类、卖泽类、聚氧乙烯蓖麻油类等，由于熔点较低，且可溶于有机溶剂，可以单独用作载体使用。大多数表面活性剂，如十二烷基硫酸钠、聚山梨酯 80 等，可与其他载体联用，以增加药物的润湿性或溶解性，提高溶出速率。

5. 糖类与多元醇类　属结晶性载体，水溶性良好但不溶于多种有机溶剂，毒性小，分子中含多个羟基，可与药物形成氢键，制成的固体分散体不易老化，适用于剂量小、熔点高的药物。常用的糖类与多元醇类载体有右旋糖酐、半乳糖、果糖、蔗糖、甘露醇、山梨醇、木糖醇等。

6. 纤维素衍生物　常用的有羟丙纤维素（HPC）、羟丙甲纤维素（HPMC）等，用研磨法制备固体分散体时，常加入适量乳糖、微晶纤维素等加以改善研磨性能。

（二）难溶性载体材料

1. 纤维素类　常用的有乙基纤维素（EC），无毒、无药理活性，溶于有机溶剂，作为载体材料其载药量大、稳定性好、不易老化，是理想的不溶性载体材料，广泛应用于制备缓释固体分散体。在 EC 中加入 HPC、PEG、PVP 等水溶性载体材料可调节释药速率，获得理想的释药效果。

2. 聚丙烯酸树脂类　含季铵基的聚丙烯酸树脂 Eudragit（包括 E、RL 和 RS 等几种）可在胃液中溶胀，肠液中不溶，但不吸收，对人体无害，可广泛用于制备缓释性固体分散体，加入水溶性载体材料如 PEG 或 PVP 等可调节释药速率。

3. 其他类　常用的有胆固醇、β - 谷甾醇、棕榈酸甘油酯、胆固醇硬脂酸酯、蜂蜡、巴西棕榈蜡及氢化蓖麻油、蓖麻油蜡等脂质，它们均可制成缓释固体分散体，加入表面活性剂、糖类、PVP 等水溶性载体材料，可改善载体润湿性，增加载体中药物释放孔道，提高药物释放速率。

（三）肠溶性载体材料

1. 纤维素类　常用的有醋酸纤维素酞酸酯（CAP）、羟丙甲纤维素酞酸酯（HPMCP，商品规格 HP-50、HP-55）及羧甲乙纤维素（CMEC）等，均可溶于肠液，适用于制备胃中不稳定药物的固体分散体。纤维素类可与其他载体材料配合制成固体分散体，控制释放速率，获得理想的缓释肠溶制剂。

2. 聚丙烯酸树脂类　常用 Eudragit L100 和 Eudragit S100，前者相当于国产Ⅱ号聚丙烯酸树脂，在 pH 值为 6 以上的微碱性介质中溶解。后者相当于国产Ⅲ号聚丙烯酸树脂，在 pH 值为 7 以上的碱性介质中溶解。有时将两者联合使用，可制成释药速率较理想的肠溶固体分散体。例如，布洛芬与 Eudragit L100 和 Eudragit S100 的共沉淀物 5 小时释药 50%，8 小时释药近完全。

三、固体分散体的制备

制备药物固体分散体的方法较多，按其工艺原理可分为 3 大类，分别是热处理法、溶剂处理法和机械处理法。固体分散体的制备方法将对固体分散体的性质产生很大影响，选择时应考虑药物的性质，载体材料的结构、性质、熔点及溶解性能，工艺条件和生产成本，促进释放或延缓释放的效果等因素。

（一）热处理法

热处理法主要是指熔融法，近年来也发展了一系列改良的熔融法，包括熔融挤出法、热旋转熔融法、滴制法等。其制备过程需高温，但无须使用有机溶剂，适用于对热稳定的药物和载体。

1. 熔融法　是将药物与载体材料加热至熔融，混匀，在剧烈搅拌下骤冷使其固化，或将熔融物倾倒在不锈钢板上成薄层，迅速冷却固化。为了减少药物的加热时间，也可将载体材料先加热熔融后，再加入已粉碎的药物（60 ～ 80 目筛）混匀或溶解。本法简单易行，无须回收溶剂，多用熔点低、不溶于有机溶剂的载体材料，如 PEG 类、枸橼酸、糖类等。该法制备成功的关键在于搅拌速度要快且均匀，冷却迅速，以期达到较高的饱和状态，使多个胶态晶核迅速形成，而不至形成粗晶。其工艺流程图如图 8-28-1 所示。

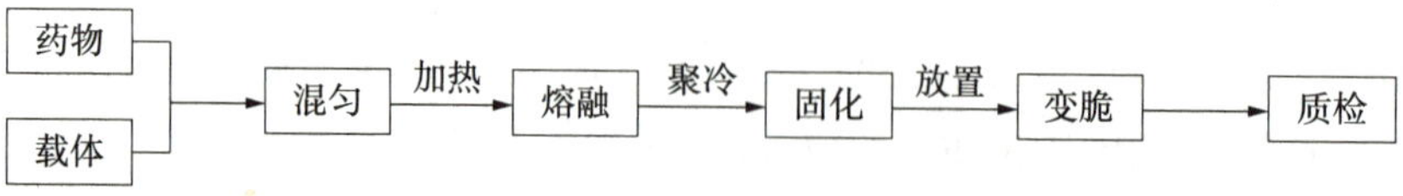

图 8-28-1　熔融法制备固体分散体工艺流程图

2. 熔融挤出法　是采用熔融挤出机，将药物与载体共置于逐段控温的机筒中，机筒内设螺杆元件，物料在螺杆的推进下前移，由加料口至出料口顺次执行熔融、混合等操作，最后以一定的速度和形状从机头出料口挤出成型。该法在制备中常需加入增塑剂，以降低熔融挤出温度并便于操作。商品化灰黄霉素 -PEG 即采用此法制备。

用上述方法制备固体分散体最易制成的剂型是滴丸，即将熔融物滴入不相溶的冷凝液中使之迅速收缩、凝固成丸制成的固体分散体。滴丸常用的冷凝液有液状石蜡、植物油、甲基硅油、水等。滴丸能否成丸，取决于丸滴的内聚力是否大于丸滴与冷凝液的黏附力。一般而言，冷凝液的表面张力越小，形成的丸形状越好。

（二）溶剂处理法

溶剂处理法需要使用有机溶剂，可避免高温，适用于对热不稳定或易挥发的药物及载体。但选择合适的药物与载体的共溶剂困难，也可能产生有机溶剂残留而导致生物毒性问题。

1. 溶剂法　又称共沉淀法或共蒸发法，是将药物与载体材料共同溶解于有机溶剂，蒸去有机溶剂使药物在载体材料同时析出，得到的共沉淀物经干燥即得固体分散物。溶剂法常用的载体材料有 PVP、PEG、HPMC 等。常用的有机溶剂有乙醇、丙酮、氯仿、二氯甲烷等。不同的有机溶剂制得的固体分散体的分散度不同，例如，螺内酯分别使用乙醇、乙腈和氯仿时，以乙醇制得的固体分散体分散度最大，溶出速率也最高，而氯仿制得的分散度最小，溶出速率最低。其工艺流程图如图 8-28-2 所示。

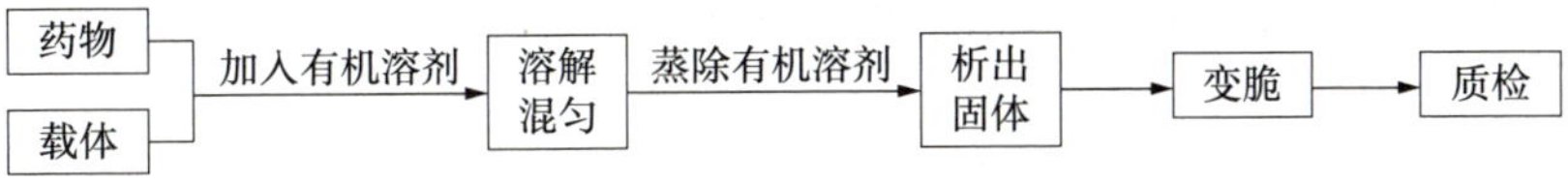

图 8-28-2　溶剂法制备固体分散体工艺流程图

2. 溶剂 - 喷雾（冷冻）干燥法　是将药物与载体材料共溶于溶剂中，采用喷雾或冷冻干燥技术，除去溶剂即得。溶剂 - 喷雾干燥法可连续生产，溶剂常用 C1 ～ C4 的低级醇或其混合物。溶剂冷冻干燥法适用于易分解或氧化、对热不稳定的药物，如酮洛芬、红霉素、双香豆素等。常用的载体材料为 PVP 类、PEG 类、环糊精、甘露醇、乳糖、水解明胶、纤维素类、聚丙烯酸树脂类等，如布洛芬与 PVP 的乙醇溶液通过溶剂 - 喷雾干燥法，可制得稳定的无定形固体分散体。

目前，也有采用流化床干燥去除有机溶剂的方法。

3. 溶剂 - 熔融法　是指药物用少量有机溶剂溶解后加入已熔融的载体材料中，混合均匀后，按熔融法的冷却固化处理。药物溶液在固体分散体中所占的比例一般不超过 10%（*W/W*），否则难以形成脆而易碎的固体。本法宜用于某些液态药物，如鱼肝油，维生素 A、D、E 等，也可用于受热稳定性差的固体药物。制备过程中注意选用毒性小、易与载体材料混合的溶剂，药物溶液与熔融载体材料必须混合均匀，以防止药物析出。

（三）机械处理法

最常见的机械处理法是研磨法，指将药物与较大比例的载体材料混合，强力持久研磨，借助机械力降低药物的粒度，或使药物与载体材料以氢键结合，形成固体分散体。研磨时间的长短因药物而异。常用的载体材料有微晶纤维素、乳糖、PVP 类、PEG 类等。该法的缺点是耗时、耗能。例如，欲获得 200 ～ 250 nm 的喜树碱和紫杉醇纳米晶，需持续研磨 3 ～ 4 天。

四、固体分散体的质量检查

药物固体分散体中药物的分散状态直接影响药物的溶出速率和生物利用度，因此，药物分散状态的鉴别是固体分散体质量检查的首要项目。

【物相鉴定】药物分散状态的鉴别方法主要包括差示热分析法、差示扫描量热法、X-射线衍射法、红外光谱法、拉曼光谱法、固相核磁共振法及显微镜观察法等。由于固体分散体的结构复杂，目前只能做粗略鉴别，主要以是否存在晶体为判定标准。

【稳定性】由于载体选择和制备方法不合适、药物和载体比例不恰当、储存温度过高、湿度过大、时间过长等，均可能导致固体分散体的药物溶出速率降低，产生老化现象。判断固体分散体稳定性的试验主要包括物相鉴定、药物溶出速率测定和生物利用度测定。提高固体分散体稳定性的方法，一方面，是根据药物性质选择合适的载体和制备方法，可采用联合载体或加入稳定剂；另一方面，是改善储存条件，以保证制剂稳定性。

五、举例

布洛芬固体分散体的制备

【处方】布洛芬 0.5 g，PVP_{k30} 2.5 g。

【制备】将 PVP_{k30} 2.5 g 置蒸发皿中，加无水乙醇-二氯甲烷（1∶1 体积分数）混合溶剂 10 mL，50～60 ℃水浴上加热溶解，加入 0.5 g 布洛芬，加热搅拌至黏稠状，置真空干燥器内，60 ℃真空度干燥 1 小时，粉碎过 80 目筛备用。

【注释】在布洛芬固体分散体制备过程中，溶剂蒸发速度是影响共沉淀物均匀性及防止药物结晶析出的重要因素，常在搅拌下快速蒸发，均匀性好，结晶不易析出，否则共沉淀物均匀性差。若有药物结晶析出，将影响所制备固体分散物的溶出度。

任务 29　环糊精包合物的制备

一、包合物的概述

（一）包合物的定义

包合物（inclusion compound）是指药物分子被全部或部分包嵌于另一种分子的空穴结构内形成的特殊结构复合物。它由具有空穴结构的外层主分子（host molecule）和被包嵌的客分子（guest molecule）两部分组成。制备包合物所采用的技术称为包合技术。

（二）包合物的特点

（1）难溶性药物分子与水溶性包合材料制成包合物后，溶解度增大，生物利用度提高。

（2）主分子材料形成的空穴结构具有很好的遮蔽屏障作用，可以防止药物的光解、氧化、热破坏和挥发等，增加药物的稳定性。

（3）掩盖药物不良气味，减少刺激性。

（4）使液体药物固体化。

（5）调节释药速率。

（6）提高物理稳定性较差。如制备和储存过程，受压力或环境温度、湿度等条件影响，可能出现的结晶增长或晶型转化的问题。

（7）由于包合材料及包合条件自身的局限性，仍存在着溶解度较低、收率不高、工艺复杂等缺陷。

（三）包合物的类型

1. 按包合物的结构和性质分类

（1）多分子包合物：主分子由氢键相连，按一定方向松散地排列形成晶格洞穴，客分子包嵌入内，包合材料有尿素、去氧胆酸、硫脲等。

（2）单分子包合物：单个主分子空穴包含单个客分子，包合材料有环糊精类。

（3）大分子包合物：天然或人工大分子化合物形成的多孔结构，可容纳一定大小的客分子，如葡聚糖凝胶、纤维素等。

2. 按包合物的几何形状分类

（1）笼状包合物：客分子被包合在由几个主分子构成的笼状晶格中，形成完全闭合状态的包合物［图 8-29-1（a）］，如以苯二酚制备的包合物等。

（2）管状包合物：客分子填充于主分子形成的管形或筒形空穴骨架中［图 8-29-1（b）］，如尿素、硫脲、环糊精作为主分子形成的包合物，在溶液中比较稳定。

（3）层状包合物：客分子被夹在主分子形成的层状结构中，药物与某些表面活性剂形成的胶束结构可被视为此类包合物［图 8-29-1（c）］，如维生素 A 棕榈酸酯。

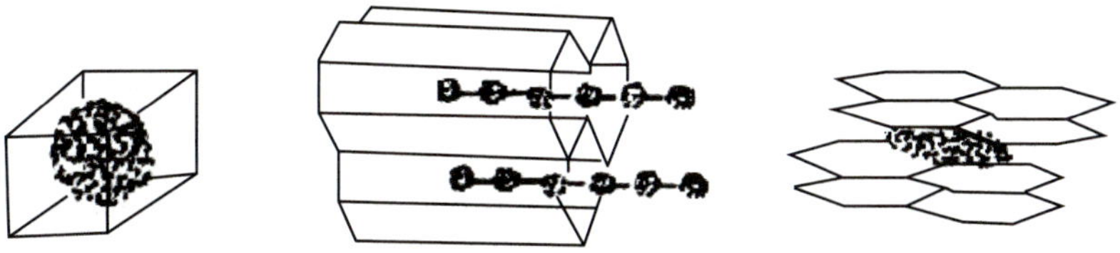

(a)笼状包合物　(b)管状包合物　(c)层状包合物

图 8-29-1　包合物类型图

二、包合材料

目前在药物制剂中常用的包合材料为环糊精及其衍生物。

（一）环糊精

环糊精（cyclodextrin，CD）是淀粉在嗜碱性芽孢杆菌产生的环糊精葡萄糖转位酶作用下生成的环状低聚糖，由 6 ～ 12 个 D- 葡萄糖分子以 1,4- 糖苷键首尾连接而成。环糊精为水溶性的非还原性白色结晶性粉末，可作为碳水化合物被机体吸收，毒性很低。

环糊精有多种同系物，常用的环糊精是由 6、7、8 个葡萄糖分子构成，分别称为 α，β，γ-CD，图 8-29-2（a）和 8-29-2（b）分别为 β-CD 的环状结构及几何尺寸，其立体结构是上窄下宽两端开口的环状中空圆筒形状，上、中、下 3 层分别由不同基团组成，空隙的外部和开口处呈亲水性，内部为疏水性，空穴直径大小依环糊精的类型而异。

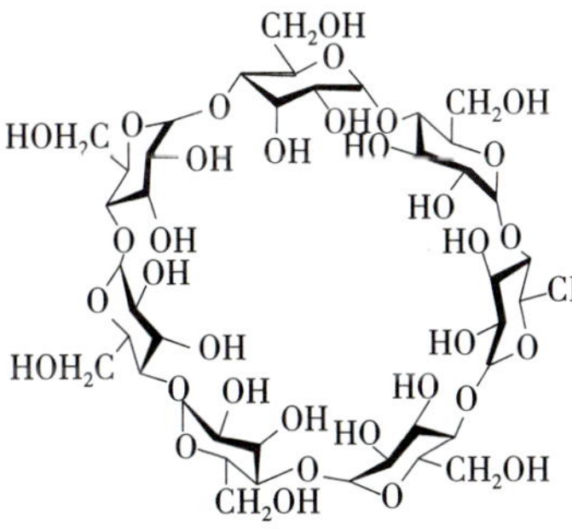

（a）β-CD 环状结构图

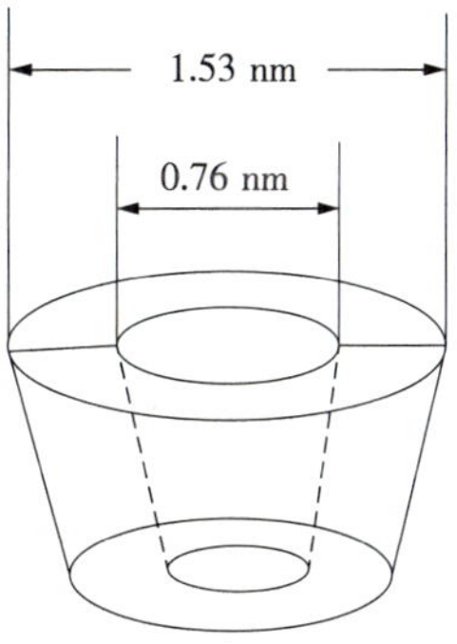

（b）β-CD 几何尺寸图

图 8-29-2　β-CD 的环状结构和几何尺寸

α、β、γ 3种环糊精的空穴内径及物理性质有很大的差别（表8-29-1），所构成的包合物状态与环糊精的种类、药物的结构及性质，药物分子大小有关。将前列腺素用3种环糊精包合后形成的状态示意图如图8-29-3所示。

表8-29-1　α、β、γ 3种CD的基本性质

项目	α-CD	β-CD	γ-CD
葡萄糖单体数	6	7	8
相对分子量	973	1 135	1 297
空穴内径 /nm	0.45～0.6	0.7～0.8	0.85～1.0
空穴深度 /nm	0.7～0.8	0.7～0.8	0.7～0.8
溶解度（g/L，25℃）	145	18.5	232
结晶形状（水中得到）	六角形或针状	棱柱状	棱柱状

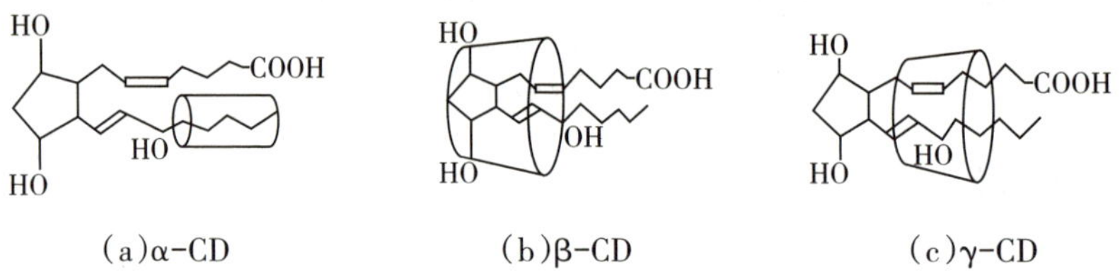

图8-29-3　前列腺素的3种环糊精包合物类型图

3种环糊精中以β-CD最为常用，其空穴大小适中，25℃时在水中溶解度最小，最易从水中析出结晶，且溶解度随温度的升高明显增加，温度在20、40、60、80、100℃时的溶解度分别为18.5、37、80、183和256 g/L，降低温度析出结晶，为包合物的制备提供了条件。

（二）环糊精衍生物

β-CD虽具有适合的空穴尺寸，但其水溶性较低，形成的包合物最大溶解度仅为1.85%，使它在药剂学中的应用受到一定限制。近年来，为了进一步改善环糊精的性质，对环糊精进行结构修饰，已研究出一系列环糊精衍生物供研究使用。

1. 水溶性环糊精衍生物

（1）羟丙基-β-环糊精（HP-β-CD）：主要有2-羟丙基-β-环糊精（2HP-β-CD）和3-羟丙基-β-环糊精（3HP-β-CD）。2HP-β-CD是难溶性药物的理想增溶剂，可显著增加多种药物的溶解度；3HP-β-CD的水溶性极佳，形成的包合物性质相当稳定，对肌肉几乎无刺激性，可作为肌内注射剂的载体。HP-β-CD是目前研究最多、对药物增溶和提高稳定性效果最好的环糊精衍生物。

（2）甲基-β-环糊精：主要有2,6-二甲基-β-环糊精（DM-β-CD）和2,3,6-三甲基-β-环糊精（TM-β-CD），溶解度均大于β-环糊精，25℃水中溶解度分别为570 g/L和310 g/L，既溶于水又溶于有机溶剂，形成的包合物水溶性增加，药物溶出速率提高。

（3）羟乙基-β-环糊精（HE-β-CD）：为无定形固体，极易溶于水，有较强的吸湿性，无表面活性。

（4）支链环糊精衍生物：包括葡糖基-β-环糊精（G_1-β-CD）、二葡糖基-β-环糊精（2 G_1-β-CD）和麦芽糖基-β-环糊精（G_2-β-CD）等，其水中溶解度较β-环糊精有显著增加（表7-29-2）。支链环糊精主要用于难溶性药物包合物的制备，以提高其水溶性，同时减少刺激性，降低溶血活性，增加制剂稳定性，提高生物利用度。

表 8-29-2　环糊精及其衍生物在水中的溶解度（25 ℃）

名称	葡萄糖数	溶解度 /（$g \cdot L^{-1}$）
α - 环糊精	6	180
β - 环糊精	7	18.5
2，6- 二甲基 - β - 环糊精	7	570
2，3，6- 三甲基 - β - 环糊精	7	310
2- 取代 - 羟丙基 - β - 环糊精	7	750
葡萄糖基 - β - 环糊精	8	970
二葡萄糖基 - β - 环糊精	9	1 040
麦芽糖基 - β - 环糊精	9	1 400
γ - 环糊精	8	260

2. 疏水性环糊精衍生物　常用的有乙基 - β - 环糊精（E- β -CD），其微溶于水，比 β - 环糊精吸湿性小，具有表面活性，在酸性条件下比 β - 环糊精稳定，制成的包合物具有一定的缓释作用。

三、环糊精包合物的制备

环糊精包合物的制备方法有饱和水溶液法、研磨法、超声波法、冷冻干燥法和喷雾干燥法等。包合材料和包合方法要根据药物的性质和医疗用途来选择。

（一）饱和水溶液法

饱和水溶液法又称为共沉淀法或重结晶法。该法先将 β -CD 制成饱和水溶液，加入药物搅拌混合一定时间，使药物与 β -CD 形成包合物后，用适当方式（如浓缩、冷藏、加沉淀剂等）使包合物析出，再将析出的包合物过滤，用适当溶剂洗净，干燥即得。对于水不溶性药物，可加少量有机溶剂（如丙酮、乙醇等）溶解后，再注入 β -CD 饱和水溶液，搅拌直到成为包合物为止。该法制备包合物的过程中：①影响包合率的主要因素包括投料比、包合温度、包合时间、搅拌方式等；②投料比一般认为药物：β -CD ＝ 1∶6 时包合效果比较理想；③包合时混合时间在 30 分钟以上；④温度一般定在 30 ～ 60 ℃较适宜。

（二）研磨法

研磨法是指将 β -CD 加入 2 ～ 5 倍水中混匀后，再加入药物（难溶性药物可先溶解于适宜的有机溶剂中），充分研磨成糊状，低温干燥后，用适宜有机溶剂洗涤，再次干燥即得。此法操作简单，但包合率重复性较差。

（三）超声波法

超声波法是指将药物加到饱和 β -CD 溶液中溶解，混合后立即超声至沉淀物完全析出，经过滤、洗涤、干燥后得包合物。超声时应选择合适的强度和时间。

（四）冷冻干燥法

冷冻干燥法是指先将药物和包合材料在适当溶剂中饱和，再采用冷冻干燥法除去溶剂。该法适合于那些不容易析出包合物或加热干燥容易分解变色的药物包合物的制备，所得包合物疏松，溶解度好，可制成注射用无菌粉末。

（五）喷雾干燥法

喷雾干燥法是指先将药物和包合材料在适当溶剂中包合，再采用喷雾干燥法除去溶剂。该法适合于难溶性药物的包合物制备，其干燥温度高、受热时间短、干燥迅速，产率高，适合大批量生产，所得的包合物易溶于水。

以上方法并无特异性，各有优缺点。得到的产品包封率、溶解度也不相同。具体工艺流程按实验结果判定。

拓展阅读

环糊精在食品工业上的应用

利用环糊精的疏水空腔生成包合物的能力，可使食品工业上许多活性成分与环糊精生成复合物，达到稳定被包合物物化性质，减少氧化、钝化光敏性及热敏性，降低挥发性的目的，因此，环糊精可以用来保护芳香物质和保持色素稳定。环糊精还可以脱除异味、去除有害成分，如去除蛋黄、稀奶油等食品中的大部分胆固醇；它可以改善食品工艺和品质，如在茶叶饮料的加工中，使用β-环糊精转溶法既能有效抑制茶汤低温浑浊物的形成，又不会破坏茶多酚、氨基酸等赋型物质，对茶汤的色度、滋味影响最小。此外，环糊精还可以用来乳化增泡，防潮保湿，使脱水蔬菜复原等。

四、环糊精包合物的质量检查

采用适当方法制备环糊精包合物后，还需进一步验证环糊精包合物是否形成。

（一）物相鉴定

1. 溶解度法　因难溶性药物包合后溶解度增大，故通过测定药物在不同浓度环糊精溶液中的溶解度，绘制溶解度曲线，可从曲线判断包合物是否形成，并得到包合物的溶解度。

2. X-射线衍射法　X-射线衍射法是鉴别结晶性粉末的常用方法，各晶体物质在相同的角度处具有不同的晶面间距，从而显示不同的衍射峰。例如，甲苯咪唑-β-CD包合物与甲苯咪唑相比，出现了新的衍射峰，如在扫描角度20.8、37.1、37.8、42.4、44.1、45.0处，峰强度分别为169、75、68、42、52、51，晶面间距分别为4.25、2.42、2.37、2.12、2.25、2.02，这些峰在甲苯咪唑原料药或β-CD中均不存在，说明包合物已经构成一种新物相。

3. 热分析法　热分析法是基于结晶性药物在熔化过程中的吸热反应来对其结晶程度进行定性或定量分析的。操作时，将待测物封装于铝坩埚中，从室温或低于室温起，按程序升温，记录升温过程中的热变化。一般来说，结晶性物质在熔点位置因吸热呈现典型的吸热峰，通过包合前后药物吸热峰或放热峰的降低或消失来判断药物晶体存在与否，进而判断是否形成包合物。

4. 红外光谱法　根据红外吸收峰的位置、吸收峰强弱或消失等情况来判断包合物是否形成，该法主要应用于含羰基药物包合物的检测。例如，萘普生及萘普生-β-CD混合物在1 725～1 685 cm^{-1}均有羰基峰，而包合物的此峰强度减弱，这是由于萘普生分子进入β-CD空穴造成的。

5. 核磁共振法　根据NMR谱上原子的化学位移大小推断包合物的形成。含芳香环的药物宜采用^{1}H-NMR测定，不含芳香环的药物则宜采用^{13}C-NMR测定。例如，应用^{1}H-NMD测定酮洛芬β-CD包合物，H_3、H_5的化学位移明显向高场位移，表明酮洛芬的芳环有部分被包合于β-CD的空穴内。

6. 紫外分光光度法　根据紫外吸收峰位置和高度来判断包合物形成与否。例如，生姜挥发油在237.8 nm处有最大吸收峰，生姜挥发油与β-CD混合物在此波长处也有吸收峰，而生姜挥发油β-CD包合物则吸收峰消失，与β-CD的峰形相似。

（二）其他检查项

1. 包合率　又称包封率，是指被包合进入包合物的药物量所占投入总药量的百分率。按式（8-

29-1）进行计算：

$$包合率(\%)=\frac{包合物中药物量}{投入药物总量}\times 100\% \quad （8-29-1）$$

2. 收得率　即包合物收得百分率。按式（8-29-2）进行计算：

$$收得率(\%)=\frac{包合物收得量}{药物量+包合材料量}\times 100\% \quad （8-29-2）$$

3. 包合物含量　指包合物中的药物质量百分比。按式（8-29-3）进行计算：

$$包含物含量(\%)=\frac{包合物中药物量}{包合物收得量}\times 100\% \quad （8-29-3）$$

4. 稳定常数（K_a）是衡量包合物主客分子之间作用力强弱的重要参数，K_a 值越大，说明包合物越稳定，包合也越易进行。目前，测定包合物 K_a 的方法有很多，包括相溶解度法、荧光法、pH 电位法、紫外吸收光谱法、气相色谱法、液相色谱法、NMR 法、毛细管电泳法、表面张力法等。

五、举例

双氯芬酸钠 -β-CD 包合物的制备及分析

【处方】双氯芬酸钠（DFS）5.13 g，β - CD 18.30 g，无水乙醇及纯化水适量。

【制法】取 DFS 加适量乙醇溶解，另称取 β -CD 在 80 ℃恒温水浴中制成饱和溶液。将 DFS 乙醇溶液缓缓加入 β -CD 饱和水溶液中，搅拌 1 小时，继续搅拌至室温，得白色混悬液，冰箱中冷藏 12 小时，抽滤，沉淀物在 60 ℃干燥，过 80 目筛，干燥，即得。

【注释】DFS 是第三代非甾体抗炎药，水溶性差、胃肠道刺激大。DFS-β -CD 包合物的水溶性比原药增大 1.77 倍，减小了对胃肠道的刺激。DFS、β -CD 在水溶液中可形成 1∶1 摩尔比的包合物。

任务 30　微囊（球）的制备

一、微囊（球）的概述

（一）微囊（球）的定义

微囊（microcapsule）是指将固态或液态药物（统称为囊心物）采用载体材料（统称为囊材）包封形成的微小胶囊。制备微囊的过程称为微型包囊术，简称微囊化。药物若是溶解和（或）分散在载体材料中形成骨架的微小球状实体，则称为微球（microsphere）。微囊和微球的粒径均在 1 ～ 250 μm，属于微米级范畴，又统称为微粒（microparticles）。

微囊（球）只是制剂的中间体，药物制备成微囊或微球后，再根据需要制成不同剂型，如注射剂、胶囊剂、混悬剂、软膏剂、栓剂、植入剂等。

（二）微囊（球）的特点

（1）掩盖药物的不良气味及口味。

（2）提高药物的稳定性。

（3）防止药物在胃内失活或减少对胃的刺激。

（4）使液态药物固态化，便于应用与储存。

（5）减少复方药物的配伍变化。

（6）可制备缓释或控释制剂。

（7）使药物浓集于靶区，提高疗效，降低毒副作用。

（8）将活细胞生物活性物质包囊。

（9）载药量有限。

（10）生产工艺和质量标准较为复杂。

二、微囊（球）的载体材料

微囊（球）由药物、载体材料及附加剂组成。其中，载体材料决定了微囊（球）的特性。载体材料一般要求：①具有药物辅料所需基本性质，如性质稳定、释药速率适宜、无毒、无刺激性、能与药物配伍、不影响药物药效及含量测定等；②有一定的强度及可塑性，能完全包封囊心物；③具有符合要求的黏度、渗透性、亲水性、溶解性、生物相容性等特点；④对于注射用微粒应具有生物降解性。常用载体材料主要包括以下类型。

（一）天然高分子材料

天然高分子材料是最常用的载体材料，其稳定、无毒、成膜性好。

1. 明胶　是纯化的蛋白质片段混合物，可以是富含胶原蛋白的皮肤、肌肉、骨骼等动物组织经酸水解产物（A 型明胶）或经碱水解产物（B 型明胶），或是两种类型的混合物。A 型明胶的等电点为 7 ～ 9，10 g/L 溶液 25 ℃时的 pH 值为 3.8 ～ 6.0；B 型明胶的等电点为 4.7 ～ 5.0，10 g/L 溶液 25 ℃的 pH 值为 5.0 ～ 7.4。两者的成囊、成球性无明显差别，皆可生物降解，几乎无抗原性。通常可根据药物对酸碱性的要求选用 A 型或 B 型，制备微囊的用量为 20 ～ 100 g/L。明胶也可与阿拉伯胶等量配合使用，用量为 20 ～ 100 g/L。

2. 海藻酸盐　系用稀碱从褐藻中提取而得的多糖类化合物，常见的有海藻酸钠、海藻酸钾和海藻酸钙。海藻酸钠可溶于不同温度的水中，不溶于乙醇、乙醚及其他有机溶剂。海藻酸钙不溶于水，故海藻酸或海藻酸钠可用 $CaCl_2$ 固化成囊。各种灭菌方法可影响海藻酸盐的稳定性。

3. 壳聚糖　是由甲壳素脱乙酰化后制得的一种天然聚阳离子多糖，可溶于酸或酸性水溶液，无毒、无抗原性，在体内能被溶菌酶等酶解，具有优良的生物降解性和成膜性，在体内可溶胀成水凝胶。

4. 蛋白类及其他　常用的有（人或牛）血清白蛋白、玉米蛋白、鸡蛋白、酪蛋白等蛋白，无明显抗原性，可生物降解，可加热交联固化或加化学交联剂固化。

（二）半合成高分子材料

半合成高分子材料多为纤维素衍生物，毒性小，黏度大，成盐后溶解度增大。

1. 羧甲基纤维素盐　属阴离子型的高分子电解质，以羧甲基纤维素钠（CMC-Na）应用较多，常与明胶配合作复合囊材，也可以制成铝盐 CMC-Al 单独作囊材。CMC-Na 遇水溶胀，体积可增大 10 倍，在酸性溶液中不溶。其水溶液黏度大，有抗盐能力和一定的热稳定性，不会发酵，也可制成铝盐 CMC-Al 单独作载体材料。

2. 纤维醋酸酯（CAP）　可溶解 pH > 6 的水溶液，分子中含游离羧基，其相对含量取决于其水溶液的 pH 值及可溶解 CAP 溶液的最低 pH 值。可单独做囊材使用，用量一般为 30 g/L，也可与明胶配合使用。

3. 乙基纤维素（EC）　化学稳定性高，适用于多种药物的微囊化，不溶于水、甘油和丙二醇，可溶于乙醇，遇强酸易水解，不宜用于强酸性药物。

4. 甲基纤维素（MC）　甲基纤维素的囊材用量为 10 ～ 30 g/L，也可与明胶、CMC-Na、聚维酮（PVP）等配合作复合囊材。

5. 羟丙甲纤维素（HPMC）　可溶于冷水成为黏性溶液，不溶于热水，可长期储存，有表面活性。

（三）合成高分子材料

合成高分子材料可分为生物不降解和可降解两类。生物不降解且不受 pH 值影响的囊材有聚酰胺、硅橡胶等；生物不降解，但一定 pH 值条件下可溶解的囊材有聚丙烯酸树脂、聚乙烯醇等。近年来，生物降解的合成材料发展迅速，如聚碳酯、聚氨基酸、聚乳酸（PLA）、丙交酯乙交酯共聚物（PLGA）、聚乳酸 - 聚乙二醇嵌段共聚物（PLA-PEG）、ε - 己内酯与丙交酯嵌段共聚物等，其特点是无毒、成膜性好、化学稳定性高，可用于注射。

聚酯类是研究最多、应用最广的生物可降解合成高分子，多为羟基酸或其内酯的聚合物。常用的有羟基酸为乳酸（lactic acid）和羟基乙酸（glycolic acid）。PLA 表示由乳酸缩合得到的聚酯，PGA 表示由羟基乙酸缩合得到的聚酯，PLGA 表示由乳酸与羟基乙酸直接缩合得到的聚酯，也叫丙交酯乙交酯共聚物。聚合比例不同、分子量不同，可获得不同的降解速度。这些聚合物都表现出一定的降解溶蚀的特性。目前 FDA 批准的体内可降解的材料有 PLA 和 PLGA，且有产品上市。

三、微囊（球）的制备

（一）微囊的制备

通常将主药与附加剂混匀后微囊化，也可先将主药微囊化，再加入附加剂。若处方中有多种主药，可将其混匀后再微囊化，或分别微囊化后再混匀。微囊制备方法可分为物理化学法、物理机械法和化学法 3 类。

1. 物理化学法　本法在液相中进行，是在药物与囊材的混合溶液（混悬液、乳液）中，加入另一种物质或不良溶剂，或采用其他适当手段使囊材的溶解度降低，自溶液中产生“新相”（凝聚相）析出的方法，故又称相分离法（phase separation）。其微囊化步骤大体可分为囊心物的分散、囊材的加入、囊材的沉积和囊材的固化 4 步，如图 8-30-1 所示。

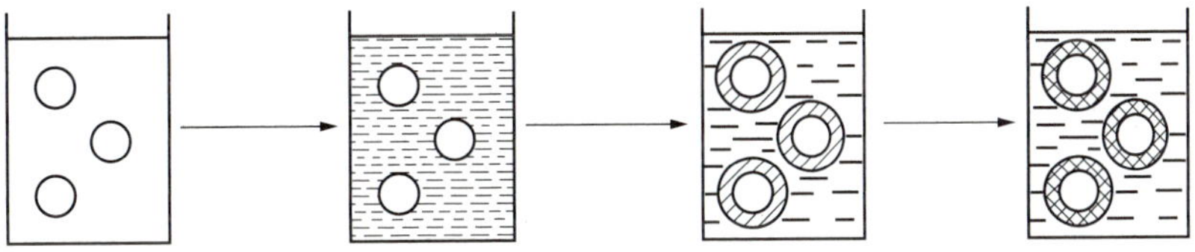

图 8-30-1　相分离微囊化步骤示意图

相分离法现已成为药物微囊化的主要方法之一，所用设备简单，高分子材料来源广泛，可将多种类别的药物微囊化。相分离法分为单凝聚法、复凝聚法、溶剂 - 非溶剂法、改变温度法和液中干燥法。

（1）单凝聚法：指在一种高分子囊材溶液中加入凝聚剂以降低高分子材料的溶解度而凝聚成囊。常用的凝聚剂为强亲水性电解质（如硫酸钠或硫酸铵水溶液），或强亲水性的非电解质（如乙醇或丙酮）等。例如，单凝聚法制备明胶微囊时，将药物溶解或分散在明胶溶液中后，加入的强亲水性凝聚剂可结合明胶分子水化膜中的水，使明胶的溶解度急剧降低，从溶液中析出从而凝聚成囊。这种凝聚是可逆的，一旦解除凝聚条件（如加水稀释），可发生解凝聚，凝聚囊很快消失。利用这种可逆性，经过多次凝聚与解凝聚，可形成满意的微囊形状。最后再加入甲醛或戊二醛作为固化剂，通过胺醛缩合反应使之表面交联，成为不凝结、不粘连、不可逆的球形微囊。

使用注意事项　①明胶溶液的浓度与温度：增加明胶的浓度可加速胶凝，浓度降低到一定程度将不能胶凝；同一浓度时温度越低越易胶凝，温度过高则不能胶凝，浓度越高可胶凝温度上限越高。如 5% 明胶溶液 18 ℃以下胶凝，15% 明胶溶液 23 ℃以下胶凝。②药物及凝聚相的性质：

单凝聚法在水中成囊时，要求药物难溶于水，但不能过分疏水，否则仅形成不含药物的空囊。对疏水性过强的药物可加入表面活性剂，改善药物的疏水性，如双炔失碳酯加入脂肪酸山梨坦20后，可顺利成囊。微囊化的难易取决于明胶同药物的亲和力，亲和力强的易被微囊化。③微囊的流动性及其与水相间的界面张力：为了得到良好的球形微囊，凝聚后的微囊应有一定的流动性。如采用A型明胶制备微囊时，可滴加少许醋酸，使溶液的pH值在3.2～3.8，可获得更小的球形囊。因为在酸性条件下，明胶分子中有较多的-NH^{3+}，可吸附较多的水分子，降低微囊-水间的界面张力，易于成微囊。若溶液pH调节至碱性则不能成囊，因接近等电点（pH值8.5），则大量黏稠块状物析出。B型明胶则不需调节pH值也可成囊。④交联固化：需加入交联剂固化微囊，以保证微囊间不粘连，保持微囊的形状。甲醛是最常用的交联固化剂，交联的程度与甲醛的浓度、反应时间、介质的pH值等因素有关，交联的最佳pH值8～9。若交联不好，则微囊易粘连；若交联过度，所得明胶微囊脆性太大。

影响微囊成囊的因素　①凝聚剂的种类和pH值：常用凝聚剂有各种醇类和电解质。电解质作凝聚剂时，阴离子对胶凝起主要作用，胶凝的强弱次序为枸橼酸 > 酒石酸 > 硫酸 > 醋酸 > 氯化物 > 硝酸 > 溴化物 > 碘化物；阳离子也有胶凝作用，其电荷数越高胶凝作用越强。同时明胶的分子量不同，使用的凝胶剂不同，其成囊pH值也不同。②药物：药物与明胶要有亲和力，吸附明胶的量应达到一定程度才能包裹成囊。③增塑剂：适当加入增塑剂可改善明胶的可塑性，使其不粘连、分散性好，常用的增塑剂有山梨醇、聚乙二醇、丙二醇、甘油等。

（2）复凝聚法：指使用带相反电荷的两种高分子材料作为复合囊材，在一定条件下发生静电结合并包裹药物，通过相分离凝聚成囊的方法。复凝聚法是经典的微囊化方法，操作简便，容易掌握，适合于难溶性药物的微囊化。可作复凝聚法的材料有明胶与阿拉伯胶、海藻酸盐与聚赖氨酸、海藻酸盐与壳聚糖、海藻酸与白蛋白等。

以明胶与阿拉伯胶为例，复凝聚法制备微囊时，pH值4.0～4.5条件下，明胶荷正电，阿拉伯胶带负电，通过电荷互相吸引结合成不溶性复合物，溶解度降低，从而包裹药物并凝聚成囊，再加水稀释使凝聚囊分离，并以甲醛交联固化，洗尽甲醛，即得。

单凝聚法及复凝聚法对固态或液态的难溶性药物均能得到满意的微囊，但囊材凝聚相应能润湿药物，可根据药物性质加入适当润湿剂。此外，还应注意控制制备过程中的温度和pH值等条件，方能形成形态圆整、粒径均匀的微囊。

（3）溶剂-非溶剂法：指在囊材溶液中加入一种对囊材不溶的溶剂（非溶剂），引起相分离，将药物包裹成囊的方法。药物可以是固态或液态，但必须对溶剂和非溶剂均不溶解，也不起反应。常用囊材的溶剂和非溶剂的组合如表8-30-1所示。疏水囊材要用有机溶剂溶解，疏水性药物可与囊材溶液混合，亲水性药物不溶于有机溶剂，可混悬或乳化在囊材溶液中。然后加入争夺有机溶剂的非溶剂，使材料溶解度降低，从溶液中分离，除去有机溶剂即得。

表8-30-1　常用囊材的溶剂与非溶剂

囊材	溶剂	非溶剂
乙基纤维素	四氯化碳（或苯）	石油醚
苄基纤维素	三氯乙烯	丙醇
醋酸纤维素丁酯	丁酮	异丙醚
聚氯乙烯	四氢呋喃（或环己烷）	水（或乙二醇）
聚乙烯	二甲苯	正己烷
聚醋酸乙烯酯	氯仿	乙醇
苯乙烯马来酸共聚物	乙醇	醋酸乙酯

（4）改变温度法：本法不加凝聚剂，通过控制囊材溶液温度，降低囊材溶解度，使其沉淀成囊。如 EC 作囊材、聚异丁烯（PIB，$Mav=3.8\times10^5$）作稳定剂，环己烷作溶剂组成的三元系统，在 80 ℃溶解形成均匀溶液，缓慢冷至 45 ℃，再迅速冷至 25 ℃，EC 可凝聚成囊。

（5）液中干燥法：是指从乳状液中除去分散相中的挥发性溶剂，以制备微囊的方法称为液中干燥法（in-liquid drying），也称为乳化 - 溶剂挥发法。液中干燥法的基本过程分为溶剂萃取过程（两液相之间）和溶剂蒸发过程（液相和气相之间）。按操作方法可分为连续干燥法、间歇干燥法和复乳法，前二者应用于 O/W 型、W/O 型及 O/O 型（如乙腈 / 液状石蜡、丙酮 / 液状石蜡等）乳状液，复乳法应用于 W/O/W 型或 O/W/O 型复乳。

①连续干燥法：将成囊材料溶解在易挥发的溶剂中，然后将药物溶解或分散在成囊材料溶剂中，加连续相和乳化剂制成乳状液，连续蒸发除去成囊材料的溶剂，分离得到微囊。如果成囊材料的溶剂与水不混溶，则一般用水做连续相，加入亲水性的乳化剂，制成 O/W 型的乳状液；如果成囊材料的溶剂与水混溶，则一般可用液状石蜡作连续相，加入油溶性的乳化剂，制成 W/O 型的乳状液。但 O/W 型的乳状液连续干燥后微囊表面常含有微晶体，需要控制干燥时的速度，这样才能得到较好的微囊。

②间歇干燥法：将成囊材料溶解在易挥发的溶剂中，然后将药物溶解或分散在成囊材料溶剂中，加连续相和乳化剂制成乳状液，当连续相为水时，首先蒸发除去部分成囊材料的溶剂，用水代替乳状液中的连续相以进一步去除成囊材料的溶剂，分离得到微囊。该法可明显减少微囊表面微晶体的出现。

③复乳法（以 W/O/W 型为例）：将成囊材料的油溶液（含亲油性的乳化剂）和药物水溶液（含增稠剂）混合成 W/O 型的乳状液，冷却至 15 ℃左右，加入含亲水性乳化剂的水作连续相制备 W/O/W 型复乳，蒸发掉成囊材料中的溶剂，通过分离干燥得到微囊。复乳法也适用于水溶性成囊材料和油溶性药物的制备。复乳法可克服连续干燥法和间歇干燥法所具有的缺点，制得的微囊具有表面不形成微晶体、药物不进入连续相、微囊的微粒流动性好等优点。

2. 物理机械法　本法是将固态或液态药物在气相中进行微囊化的方法，需要一定的设备条件，其中以喷雾干燥法最常用。

（1）喷雾干燥法：可用于固态或液态药物的微囊化，粒径范围通常为 5 ～ 600 μm 制备时，先将囊心物分散在囊材溶液中，将此混合物雾化喷入惰性热气流，热气流使液滴收缩成球形，迅速挥干溶剂即得干燥微囊。如药物不溶于囊材溶液，可得到微囊；如药物溶解于囊材溶液，则得微球。

（2）喷雾凝结法：指将囊心物分散于熔融的囊材中，喷于冷气流中凝聚成囊的方法。囊材主要有蜡类、脂肪酸和脂肪醇等，在室温均为固体，但在较高温度能熔融。

（3）流化床包衣法：也称空气悬浮法，是利用垂直强热气流使囊心物微粉悬浮在气流中，将囊材溶液通过喷雾附着于微粉表面并迅速挥干，囊材在囊心物上沉积成膜而成微囊。所得微囊粒径一般在 40 μm 左右，囊材可以是多聚糖、明胶、树脂、蜡、纤维素衍生物以及合成聚合物。在悬浮成囊过程中，药物虽已微粉化，但在流化床包衣过程中也可能会产生黏结，因此可加入第 3 种成分，如滑石粉或硬脂酸镁，以增强床内颗粒的流动性，有效地克服粒子黏结。

（4）多孔离心法：利用圆筒的高速旋转的离心力使囊材溶液形成液态膜，囊心物在离心力作用下，高速穿过液态膜形成微囊，再经过不同方法加以固化（用非溶剂、凝结或挥去溶剂等），即得微囊。

3. 化学法　是指利用溶液中的单体或高分子通过聚合反应或缩合反应生成囊膜而制成微囊的方法。其特点是不需要加凝聚剂，先制成 W/O 型乳状液，再利用化学反应交联固化。

（1）界面缩聚法（interface polycondensation）：也称界面聚合法，在分散相（水相）与连续相

（有机相）的界面上，单体发生缩聚反应形成聚合物囊材将药物包裹形成微囊。例如，水相中含有1,6-己二胺和碱，有机相中含对苯二甲酰氯的环己烷、氯仿溶液，将上述两相混合搅拌，在水滴界面上发生缩聚反应，生成聚酰胺，由于缩聚反应的速率超过1,6-己二胺向有机相扩散的速率，故反应生成的聚酰胺几乎完全沉积于乳滴界面成为囊材。本法仅适用于水溶性囊心物。

（2）辐射交联法：乳化状态下的蛋白质、多肽、明胶或PVP等囊材，经 γ 射线照射发生交联，同时包裹药物形成球形微囊。该工艺简单，明胶中不需要加入其他成分。例如，门冬酰胺酶明胶微囊制备，将明胶溶液与含乳化剂硬脂酸钙的液状石蜡混合搅拌，形成W/O型乳状液，通氮气除氧，^{60}Co 源照射，超速离心破乳，倾去液状石蜡，将所得微囊分别用乙醚、乙醇洗，真空干燥后即可得粉末状微囊，再浸吸门冬酰胺酶水溶液后，置干燥器中除水，即得。

（二）微球的制备

微球与微囊的制备方法相似。根据材料和药物的性质不同，可采用不同的微球制备方法。

1. 明胶微球　以药物和明胶的混合水溶液为水相，含乳化剂的油为油相，混合搅拌乳化，形成稳定的W/O型乳状液，加入化学交联剂（如产生胺醛缩合或醇醛缩合反应），即可制得微球，其粒径通常在1～100 μm范围内。明胶微球也可采用两步法制备，即先采用本法（或其他方法）制备空白微球，再选择既能溶解药物，又能浸入空白明胶微球的适当溶剂系统，将药物溶液浸入空白微球，干燥即得。两步法适用于对水相和油相都有一定溶解度的药物，如两步法制备米托蒽醌肺靶向明胶微球。

2. 白蛋白微球　白蛋白微球可采用前述液中干燥法或喷雾干燥法制备。制备白蛋白微球的液中干燥法以加热交联代替化学交联，使用的加热交联温度不同（100～180 ℃），微球平均粒径不同，在中间温度（125～145 ℃）时粒径较小。喷雾干燥法制备时白蛋白微球则将药物与白蛋白的溶液经喷嘴喷入干燥室内，与热空气流进行热交换，使雾滴中的水分快速蒸发、干燥，即得。若将喷雾干燥得的微球再进行热变性处理，可得到缓释微球。

3. 淀粉微球　淀粉微球系由淀粉水解再经乳化聚合制得。其微球在水中可膨胀而具有凝胶的特性，粒径为1～500 μm，降解时间从数分钟到几小时。淀粉微球可用甲苯、氯仿、液状石蜡为油相，以脂肪酸山梨坦60为乳化剂。将20%的碱性淀粉分散在油相中，形成W/O型乳状液，升温至50～55 ℃，加入交联剂环氧丙烷，反应数小时，去除油相，分别用乙醇、丙酮多次洗涤干燥，得白色微球，粒径范围为2～50 μm。

4. 聚酯类微球　聚酯类微球可用液中干燥法制备。以药物与聚酯材料组成挥发性有机相，加至含乳化剂的水相中搅拌乳化，形成稳定的O/W型乳状液，加水萃取（也可同时加热），挥发除去有机相，即得。

5. 磁性微球　采用共沉淀反应制备磁流体。取一定量 $FeCl_3$ 和 $FeCl_2$ 分别溶于水中，过滤，将两滤液混合，加入适量分散剂，置超声波清洗器中振荡，同时以1 500 r/min搅拌，在40 ℃下以5 mL/min滴速加适量6 mol/L NaOH溶液，反应结束后40 ℃保温30分钟。将所得混悬液置于磁铁上使磁性氧化铁粒子沉降，弃去上清液后加适量分散剂搅匀，再在超声波清洗器中处理20分钟，过1 μm孔径筛，弃去筛上物，得黑色胶体，即为磁流体。将明胶溶液与磁流体混匀，滴加含脂肪酸山梨坦85的液状石蜡，经乳化、甲醛交联，异丙醇洗脱甲醛、过滤，有机溶剂洗去微球表面液状石蜡，真空干燥、^{60}Co 灭菌，制得粒径为8～88 μm的无菌微球，再在无菌操作条件下静态吸附药物，制得含药磁性微球。

（三）影响微囊（球）粒径的因素

粒径是微囊（球）制剂十分重要的质量指标，对微囊（球）释药速率、释药模式、囊材的降解时限、载药量等指标都有显著的影响。因此，了解影响微囊（球）粒径的因素，并在制备过程中对这些因素加以控制，才能制备出合格的微囊（球）制剂。

1. 药物的粒径　利用固体药物粉末制备微囊（球）时，药物粉末的粒径是影响微囊（球）粒径的重要因素。通常，药物的粒径越大，制得的微囊（球）粒径也越大。

2. 载体材料的黏度　作为药物载体的高分子材料，其在溶液中的浓度越大，黏度越大，越不易分散，进而形成相对较大的微囊（球）。可通过减小高分子材料浓度或加入滑石粉等方法降低其黏度，从而降低平均粒径。

3. 制备温度　温度会影响体系的黏度、聚合反应速度等，从而影响微囊（球）的粒径。对于不同的制备工艺，温度影响的程度有所不同。如以乙基纤维素为囊材，采用溶剂 - 非溶剂法制备茶碱微囊，温度分别在 0、40 ℃时，0 ℃得到的粒子更小，分布更均匀。

4. 搅拌速度　微囊（球）的制备大多有分散或成乳过程，在一定条件下，搅拌速度越快，粒径越小；反之，搅拌越慢，粒径越大。但过高的搅拌速度可能打碎微囊或增加碰撞机会而合并成较大的微囊（球）。

5. 制备方法　制备方法不同制得的粒径有所区别。流化床包衣法制备的粒径相对较大，可达 100 μm 以上；相分离法制备的粒径较小，约 2 μm 以上。

6. 附加剂的浓度　采用界面缩聚法制备微囊时，若搅拌速度一致，分别加入 0.5%、5% 的司盘 85，前者制得的微囊粒径小于 100 μm，而后者的粒径小于 20 μm。

拓展阅读

磁性微球的发明与特点

20 世纪 70 年代初，Kramer 报道了用人血清蛋白将柔红霉素盐酸盐与巯基嘌呤包成带磁性的微球，制成一种新型的药物载体制剂，称为磁性微球。试用于治疗胃肠道肿瘤，服用该制剂后，在体外适当部位用适当强度磁铁吸引，将磁微球引导到体内特定靶区，使达到需要的浓度。磁性微球的特点包括：①减少给药剂量，因为磁微球载体可提高靶区周围药物的浓度，减少其他部位的分布量；②磁性微球在局部发挥缓释作用，降低了对肝、脾、肾等正常组织的损害；③加速产生药效，提高疗效；④磁性微球对靶器官具有动脉栓塞作用。

四、微囊（球）的质量检查

微囊（球）的质量评价除制成的制剂本身要求应符合药典规定外，还应进行以下项目的评价。

【形态、粒径及其分布】微囊形态应为圆整球形或椭圆形的封闭物，微球应为圆整球形或椭圆形的实体。可采用光学显微镜、扫描或投射电子显微镜观察形态。粒径的测定方法很多，包括显微镜法、电感应法、光感应法和激光衍射法等，测定结果还应提供粒径分布的数据或图形。

【药物的载药量与包封率】对于粉末状微囊（球），应先测定其含药量后计算载药量；对于混悬于液态介质中的微囊（球），应先将其分离，分别测定液体介质和微囊（球）的含药量后计算其载药量和包封率。

$$\text{载药量}(\%)=\frac{\text{微囊(球)中含药量}}{\text{微囊(球)的总量}}\times 100\% \quad (8\text{-}30\text{-}1)$$

$$\text{包封率}(\%)=\frac{\text{微囊(球)中含药量}}{\text{微囊(球)和介质的总药量}}\times 100\% \quad (8\text{-}30\text{-}2)$$

$$\text{包封产率}(\%)=\frac{\text{微囊(球)中含药量}}{\text{投药总量}}\times 100\% \quad (8\text{-}30\text{-}3)$$

包封率取决于所采用的制备工艺。如喷雾干燥法和空气悬浮法制得的微囊、微球的包封率可达 95% 以上；相分离法制得的微囊（球）的包封率常为 20% ～ 80%。包封率对评价微囊（球）的质量意义不大，通常用于评价制备工艺。

【突释效应或渗漏率的检查】药物在微粒制剂中的情况一般有 3 种，即吸附、包入和嵌入。在体外释放试验时，表面吸附的药物会快速释放，称为突释效应。微囊与微球在开始释药的 0.5 h 内，药物累积释放量应低于 40%。微囊、微球中药物的释放速率可参考《中国药典（2020 年版）》中溶出度与释放度的测定，或采用流通池法。

若微粒制剂产品分散在液体介质中储存，应检查渗漏率，可按式（8-30-4）计算。

$$渗漏率(\%)=\frac{产品在贮藏一定时间后渗漏到介质中的药物}{产品自贮藏前包封的药量}\times 100\% \qquad (8\text{-}30\text{-}4)$$

【有机溶剂残留量】凡制备工艺中采用有机溶剂的，均应测定有机溶剂残留量，并不得超过《中国药典（2020 年版）》规定的限量。

【其他规定】除上述要求外，微囊（球）制剂还应符合药典相关制剂项下的规定。

五、举例

甲地孕酮微囊的制备与分析

【处方】甲地孕酮微粉 2 g，明胶 2 g，10% 稀醋酸适量，60% 硫酸钠适量，37% 甲醛 2 ～ 4 mL，20% 氢氧化钠适量。

【制法】称取甲地孕酮微粉 2 g 混于 3.3% 明胶溶液 60 mL 中，加 10% 醋酸调 pH 值至 3.5 ～ 3.8，50 ℃水浴搅拌，滴加 60% 硫酸钠至微囊形成，倒入稀释液中，使微囊稀释、胶沉、沉降，倾去上清液，用稀释液洗涤除去未凝聚的囊材。将微囊混旋于适量稀释液中，加 37% 甲醛 2 ～ 4 mL，搅拌，再加 20%NaOH 调 pH 值至 8 ～ 9，低温放置，水洗涤除去甲醛，即得。

【注释】①甲地孕酮微囊是以甲地孕酮微粉为囊心，明胶为囊材，60% 硫酸钠为凝聚剂，37% 甲醛为固化剂，采用单凝聚法制备而成。②影响明胶胶凝的主要因素有浓度、温度和电解质。浓度增加，促进胶凝，浓度低至一定程度，就不再形成微囊；温度越高，越不利于胶凝；阴离子电解质对胶凝起主要作用，其中 SO_4^{2-} 促进胶凝作用最强。③固化剂的选择需视囊材而定。如囊材为 CAP，应在强酸介质中固化；若明胶为囊材，可在甲醛中固化。若囊心物不宜用碱性介质，可采用戊二醛固化。

任务 31　脂质体的制备

一、脂质体的概述

（一）脂质体的定义

脂质体（liposome）是指药物被类脂质双分子层包封而成的微小囊泡。其结构类似生物膜，粒径大小从数十纳米至数十微米不等，一般由磷脂和胆固醇构成。载药脂质体既可直接应用，如多柔比星脂质体、两性霉素 B 脂质体等，也可作为制剂中间体制备其他剂型，如脂质体凝胶剂、脂质体透皮贴剂等。

（二）脂质体的特点

1. 靶向性　普通脂质体经静脉给药进入人体后，可被巨噬细胞作为异物吞噬，选择性地富集于肝、脾、肺、骨髓、淋巴组织等单核-吞噬细胞较丰富的器官和组织中，用于治疗肿瘤和防止肿瘤扩散转移以及肝寄生虫病、利什曼病等单核-吞噬细胞系统疾病，具有被动靶向性。利用靶部位的特点，经过抗体、配体等修饰的脂质体可具有主动靶向性，如某类肿瘤表达某种特异性抗原，用该抗原对应的特异性抗体与脂质体偶联，可使载药脂质体在该肿瘤部位浓集。在脂质体中掺入某些特殊脂质或包载某些特殊物质，使脂质体对pH值、温度、磁场等的变化具有响应性，并利用这些响应性将脂质体所载的药物在靶部位释放，从而具有物理化学靶向性，这类脂质体有pH敏感脂质体、热敏感脂质体、光敏感脂质体和磁性脂质体等。

2. 缓释性　将药物包封于脂质体中，可减慢药物的代谢和排泄，延长药物在血液中的滞留时间，使药物在体内缓慢释放，从而延长药物的作用时间。

3. 细胞亲和性与组织相容性　脂质体是类似于生物膜结构的囊泡，因此，对正常细胞和组织无损害、无抑制作用，具有细胞亲和性与组织相容性，并可长时间吸附于靶细胞周围，使药物充分地向靶细胞、靶组织渗透，还可通过融合进入细胞内，经溶酶体消化释放药物。如将抗结核药物包封于脂质体中，可将药物载入细胞内杀死结核分枝杆菌，提高疗效。

4. 降低药物毒性　药物被脂质体包封后，主要被单核-吞噬细胞系统所摄取，在肝、脾、骨髓等富含单核-吞噬细胞的组织中浓集，而使药物在心、肾中的累积量明显降低，从而降低药物对心和肾的毒性。

5. 提高药物稳定性　一些不稳定的药物被脂质体包封后，受到脂质体双层膜的保护，免受体内外环境的影响，从而提高其稳定性。

脂质体作为药物载体的应用具备许多优点，但也还存在一些缺陷和生产、应用的局限性，如载药量相对较低，血液中存在时间短，靶向性不强，储藏中稳定性差等。随着脂质体研究工作的不断深入，还会有更新型脂质体出现来克服这些不足，使其具有更广阔的应用前景。

（三）脂质体的类型

1. 按脂质体的结构分类

（1）单室脂质体：是指由一层类脂质双分子层构成的脂质体。单室脂质体又分为小单室和大单室，小单室脂质体粒径在0.02～0.08 μm，也称为纳米脂质体，大单室脂质体粒径在0.1～1 μm。单室脂质体中，水溶性的药物溶液被包封于类脂质双分子层形成的空腔中，脂溶性药物则分散在双分子层中。

（2）多室脂质体：是指由多层类脂质双分子层构成的脂质体，粒径在1～5 μm。多室脂质体中，每层双分子层之间被含水溶性药物的水膜隔开，脂溶性药物则分散在多层双分子层中。

2. 按脂质体的性能分类

（1）普通脂质体：是指由普通脂质组成的脂质体。

（2）长循环脂质体：也称隐形脂质体或空间稳定脂质体。该类脂质体表面经聚乙二醇或神经节苷脂、磷脂酰肌醇等修饰后，可避免单核-吞噬细胞系统的识别和吞噬，延长脂质体在血液中的驻留时间，从而延长脂质体所载药物在体内的作用时间。

（3）特殊功能脂质体：利用某些特殊的脂质材料或将某些特殊物质包封在脂质体中，赋予脂质体某些特殊性能。如热敏脂质体、光敏脂质体、pH敏感脂质体、配体修饰脂质体、免疫（抗体修饰）脂质体和磁性脂质体等。

3. 按脂质体的荷电性分类　磷脂亲水基团带有不同的电荷，带正电荷的脂质形成的脂质体为正电荷脂质体或阳离子脂质体，带负电荷的脂质形成的脂质体为负电荷脂质体或阴离子脂质体，不带电荷的脂质形成的脂质体为中性脂质体。脂质体表面电性对包封率、稳定性、靶器官分布及对靶细胞作用影响较大。

二、脂质体的膜材

脂质体的膜材主要为类脂成分，包括磷脂和胆固醇等，它们是形成脂质双分子层的基础物质。类脂质膜材种类与投料比及药脂比等均对药物的包封率与载药量有重要影响。

（一）磷脂

磷脂是脂质体膜结构的基础。其分子结构的一端含有一个磷酸基团或一个含氮碱基，为亲水性基团；另一端为两条较长的烃链，属于亲油基团。这种结构的分子具有两亲性，亲水头部聚集朝向一侧，疏水尾部朝向另一侧，形成胶束，浓度适当时可形成较为稳定的具有双分子层的封闭囊泡结构，即脂质体。

1. 中性磷脂　磷脂酰胆碱（PC）是最常见的中性磷脂，有天然与合成两种来源。天然磷脂酰胆碱主要从蛋黄和大豆中提取，是一种混合物，每种磷脂酰胆碱具有不同长度、不同饱和度的脂肪链。天然磷脂酰胆碱来源广、价格低。人工合成的磷脂酰胆碱衍生物有二棕榈酰磷脂酰胆碱（DPPC）、二硬脂酰磷脂酰胆碱（DSPC）、二肉豆蔻酰磷脂酰胆碱（DMPC）等。合成磷脂酰胆碱成分单一，价格昂贵。此外，中性磷脂还有磷脂酰乙醇胺（PE）、鞘磷脂（SM）等。

2. 负电荷磷脂　又称为酸性磷脂，常用的有磷脂酸（PA）、磷脂酰甘油（PG）、磷脂酰肌醇（PI）、磷脂酰丝氨酸（PS）等。由负电荷磷脂组成的双分子膜能与阳离子发生非常强烈的结合，尤其是二价离子如钙和镁。由于结合降低了亲水基团的静电荷，使双分子层排列更加紧密，从而升高了相变温度。在适当的环境温度下，加入阳离子能引起相变。由酸性和中性脂质组成的膜，加入阳离子能引起相分离。

3. 正电荷脂质　制备脂质体所用的正电荷脂质多为人工合成产品，一般为含氮烃链衍生物，常用的有脂肪胺，如硬脂胺；脂肪胺衍生物，如 1,2- 二油酰基 -3- 三甲胺基 - 丙烷（DOTAP）和双十八烷基二甲基溴化铵（DDAB）；胆固醇衍生物，如二甲基乙二胺基甲酸胆固醇酯等。

（二）胆固醇

胆固醇是构成生物膜的重要成分之一，也是一种中性脂质，同样属于两亲性物质，但其亲油性强于亲水性。胆固醇本身不能形成脂质双分子层结构，但它能以高浓度嵌入磷脂膜内，增强膜的稳定性，调节膜的流动性，改变膜的通透性，是制备脂质体常用的辅助膜材。增加胆固醇含量，可提高水溶性药物的载药量。当膜材中加入约 50%（mol/mol）比例的胆固醇时，脂质体在生物体内最稳定。

三、脂质体的制备

脂质体的制备方法有很多，按照药物载入方式的不同有被动载药法和主动载药法。按脂质体分散方式的不同，可将其分为机械分散法（如薄膜分散法、超声波分散法、挤压法等）、溶剂分散法（如逆相蒸发法、注入法、复乳法等）及其他方法（如表面活性法等）。无论哪种制备方法，都应特别注意选择合适的类脂质膜水化条件，如水化温度与时间、缓冲液的种类、浓度及 pH 等，使其充分水化，否则产品粒度不均匀，甚至有可能产生磷脂沉淀，严重影响产品质量。

（一）药物载入

药物载入的方法包括被动载药法和主动载药法。被动载药法中脂质体的形成和药物的载入同步完成，一般适用于和脂类（尤其是磷脂）有强烈相互作用的亲脂性药物，水溶性药物包封率较低时可采用逆相蒸发法或复乳法等。主动载药法则是先制备不含药物的空白脂质体，再借助特定的药物装载动力（如 pH 梯度、硫酸铵梯度等）来实现药物的跨膜装载，该类方法制备的脂质体包封率较高，但对药物性质有特殊要求，并不适合所有药物。

1. 被动载药法

（1）薄膜分散法：将磷脂、胆固醇等类脂质膜材及脂溶性药物溶于氯仿或其他有机溶剂中，然后将氯仿溶液进行旋转蒸发，除去溶剂，使脂质在器壁上形成一薄膜，然后将水溶性药物溶于磷酸盐缓冲液中，加入上述容器并不断搅拌或振摇，即得脂质体。该法简单易行，脂溶性药物包封率较高，多制得多室脂质体，粒径较大且不均匀，若需减小粒径，可再经超声法、挤压法或高压均质法等进行处理。

（2）超声波分散法：先将水溶性药物溶于磷酸盐缓冲液中，加入磷脂、胆固醇与脂溶性药物共溶于有机溶剂，混合，搅拌，蒸发除去有机溶剂，残液经超声波处理，然后分离出脂质体再混悬于磷酸盐缓冲液中，制成脂质体混悬型注射剂。该法经超声波处理所得大多为单室脂质体，粒径较小，是制备小脂质体的常用方法，但超声波易引起药物的降解问题。

（3）逆相蒸发法：将水溶性药物溶于磷酸盐缓冲液，磷脂、胆固醇等膜材与脂溶性药物共溶于有机溶剂如氯仿、乙醚等，再将两相溶液混合（水相∶有机相 =1∶3 ～ 1∶6），短时超声处理直至形成稳定的 W/O 型乳剂，然后减压蒸发除去有机溶剂，达到胶态后，加入磷酸盐缓冲液，旋转使器壁上的凝胶脱落，继续减压蒸发除去有机溶剂，得到脂质体水性混悬液。本法载药量大，体积包封率可大于超声波分散法 30 倍，适用于水溶性药物和基因、胰岛素、免疫球蛋白等大分子生物活性药物的装载，所制备的脂质体一般为大单室脂质体，与挤压法联用时可得到 100 nm 的单室均匀脂质体。

（4）注入法：将磷脂与胆固醇等类脂质膜材及脂溶性药物共溶于有机溶剂（多采用乙醚）中，然后在磁力搅拌条件下将此药液用注射器缓缓注入加热至 50 ℃的磷酸盐缓冲液（或含有水溶性药物）中，加完后不断搅拌至乙醚除尽，即制得大多室脂质体，其粒径较大，不适宜静脉注射，可将脂质体混悬液通过高压乳匀或超声处理减小粒径。根据溶剂的不同又可分为乙醇注入法和乙醚注入法等。

（5）冷冻干燥法：脂质体混悬液在储存期间易发生聚集、融合及药物渗漏，且磷脂易氧化、水解，难以满足药物制剂稳定性的要求。1978 年，Vanleberghe 等首次报道采用冷冻干燥法提高脂质体的储存稳定性，目前，该法已成为较有前途的改善脂质体制剂长期稳定性的方法之一。其一般做法是将类脂质高度分散在水溶液中，再经超声处理与冷冻干燥。冻干脂质体可直接作为固体剂型使用，也可用水或其他溶剂重建成脂质体混悬液使用。冷冻温度、速度及时间等因素对脂质体的包封率及稳定性等均有影响，在冻干前加入适宜的冻干保护剂，采用适当的工艺参数，可大大减轻甚至消除冻干过程对脂质体结构和功能的破坏，复水后脂质体的形态、粒径及包封率等也无显著变化。本法适用于热敏性药物前体脂质体的制备，常用的冻干保护剂有甘露醇、葡萄糖、海藻糖、乳糖等。

2. 主动载药法　主动载药技术使得制备高包封率脂质体成为可能，从根本上改变了难以制备高包封率脂质体的局面，如采用 pH 值梯度法和硫酸铵梯度法制备的阿霉素脂质体包封率均可达 90% 以上。但该法对所装载药物的性质有比较严格的限制，只有符合下述条件的药物才可能得以应用：①药物在生理 pH 附近有可解离的基团，具有合适的油 / 水分配系数，为弱酸或弱碱，才可确保药物在加热孵育的过程中以未解离的形式有效地穿过磷脂双分子层，进入脂质体内部。②药物和脂质体内相缓冲液可以生成较稳定的复合物或沉淀，如此方可保持内相游离药物一直处于低浓度，维持内外药物浓度梯度，促使药物扩散进入脂质体内，保证药物在储存期内维持其包封率和载药量，并且给药后，不会因体液的稀释效应导致药物的大量泄漏。但是这种复合或沉淀作用又不宜太强，否则有可能影响药物在靶部位的释放，导致药物疗效下降。

主动载药技术的制备工艺通常包括制备空白脂质体，创造特定的梯度，最后在合适的温度下，将膜内外已经形成梯度的空白脂质体和待包封的药物孵育，完成药物的装载。其空白脂质体的形成和被动载药技术中脂质体的制备技术相同，可根据实际需要选择，所不同的是，制备空白脂质体时包封的不是药物溶液，而是特定的内相缓冲液，至于使用何种内相缓冲液，要根据选择哪种主动载药技术而定。主动载药技术使用的梯度可以是离子引起的扩散电位梯度、pH 值梯度或其他适宜的梯度，对于弱碱性的药物可采用 pH 值梯度法、硫酸铵梯度法等，对于弱酸性的药物可采用醋酸钙梯度法等。目前，最为常用的为 pH 值梯度法和硫酸铵梯度法。

（1）pH 值梯度法：pH 值梯度法的发明，是脂质体领域一个里程碑式的工作。在上市的 3 个蒽环类抗生素脂质体制剂中，有 2 个产品使用了 pH 值梯度法载药技术。该法的制备过程如下：①根据药物的性质选择内相缓冲液和外相缓冲液。如果药物为生物碱，则内相缓冲液应为酸性缓冲液，外相缓冲液的 pH 值应接近生理 pH 值。通常使用的酸性缓冲液为多元有机酸（如枸橼酸、酒石酸等），要求药物能够和有机酸根复合形成胶态沉淀。而外相缓冲液则应可以很好地溶解待包封的药物，并且其 pH 值能够保证绝大多数药物以非离解的形式存在。筛选合适的内外相缓冲液的组合是非常重要的，因为它直接决定了药物在储存期内的稳定性和药物在体内的释放行为。②以内相缓冲液为水相，选择合适的方法制备空白脂质体，将制得的空白脂质体经过进一步处理使其粒度降低到所需的范围。③采用透析或加入酸碱等手段，形成脂质体膜内外的 pH 值梯度。④将药物溶解于外水相，适当温度孵育，使外水相中的药物穿过脂质膜进入内水相。选用的温度与磷脂膜的组成和药物的性质有很大关系。如果磷脂膜的相变温度较低，则跨膜转运所需要克服的能垒较低，在室温就有可能完成药物的装载。反之，载药的过程必须在较高温度下完成。

（2）硫酸铵梯度法：硫酸铵梯度法在 20 世纪 90 年代初期由以色列学者发明。该方法的制备过程和传统的 pH 值梯度法有相似之处。首先使用硫酸铵缓冲液制备空白脂质体，之后采用交叉透析等手段除去脂质体外相的硫酸铵，造成磷脂膜内外的硫酸铵梯度，然后在加热的条件下完成药物的装载。起初的研究表明，硫酸铵梯度法之所以能够实现药物的装载，可能和游离的氨跨膜扩散，造成磷脂膜内外的 pH 值的差异有关。但是严谨的理论推导表明，使用硫酸铵梯度法完成药物的装载，可能是一个比较复杂的双向扩散的过程，pH 值梯度的形成可能只是其中的一个影响因素。硫酸铵梯度法的优势在于制备空白脂质体的过程中，接近中性的硫酸铵水溶液不会引起过多的磷脂分子水解，因为毕竟如果使用饱和磷脂制备脂质体，需要在较高的温度下完成。传统的 pH 值梯度法，可能使得磷脂更容易发生水解。此外，使用硫酸铵梯度法制备的脂质体，其在体内释放药物的行为可能也有所不同。

（3）醋酸钙梯度法：该法系通过醋酸钙的跨膜运动产生的醋酸钙浓度梯度（内部的浓度高于外部），使得大量质子从脂质体内部转运到外部产生 pH 值梯度，为包载和聚集弱酸性药物提供了高效驱动力。应用醋酸钙梯度法将弱酸药物萘啶酸包载入预制备好的空白脂质体中，包封率约为 99%，在 4 ℃下存放 10 个月均稳定未见泄漏。

现阶段，许多脂质体制备技术是以实验室规模进行的，但这些小规模的制备技术不能直接用于大规模制备生产中，因生产规模的变化会影响其分散性、包封率及稳定性等变化，特性的改变应维持在可接受的一定范围限度内，即以包封药物的脂质体在体内无显著变化为准则。目前，对于大规模生产脂质体方法上大多是根据设施设备条件结合两三种脂质体制备方法来实现脂质体的工业化生产制备，如 SOD 的生产工艺就是结合了薄膜法和超声法，阿霉素纳米脂质体的制备采用了薄膜分散法和挤压法相结合。除运用常规脂质体制备方法相结合外，在脂质体制备生产中还引入了其他前沿的生物学及化学上的技术，如采用超临界流体技术制备纳米级单分散的脂质体，结合微波热疗技术开发热敏脂质体等。此外，在脂质体大规模生产制备过程中还需考虑实际的无菌、无热源，粒径控制以及工艺便于放大等问题。

（二）分离与灭菌

1. 脂质体与未包封药物的分离　由于制备出的脂质体中通常混合着未被包封的游离药物，因此需要将未包封的药物与脂质体进行分离。常用的分离方法如下。

（1）透析法：将装有脂质体混悬液的透析袋置于与脂质体混悬液渗透压相等的透析液中，游离药物顺浓度梯度向透析液中扩散，而脂质体粒径较大不能被透析，从而与游离药物分离。该法适于小分子药物的分离，其设备简单，分离接近完全；但透析时间长，需不断更换透析液，易发生脂质体内被包封药物的泄漏。

（2）凝胶过滤法：常用葡聚糖凝胶（如 Sephadex G-50）柱，又称为柱色谱分离法。当被分离物通过凝胶多孔颗粒时，粒径较大的脂质体渗入小孔的比例较游离药物少，更易从凝胶柱上洗脱下来，从而实现两者的分离。

（3）离心法：是脂质体与游离物质分离的有效方法。离心使脂质体下沉，与可存在于上清液中的游离药物分离。沉淀脂质体的离心力依赖于脂质体组成成分、粒径大小、脂质体与分散介质的密度差，一般需要超速离心。为了完全除去游离药物，常常需要反复悬浮和离心。

此外，微型柱离心法、超滤法也可用于分离脂质体和游离药物。

2. 脂质体的灭菌

（1）热压灭菌：该法不适用于绝大部分脂质体的灭菌。因为 103.4 kPa、121 ℃的热压灭菌条件，可以造成脂质体不可恢复的破坏，故仅适合于极少数脂质体药物。

（2）滤过除菌：滤过除菌是脂质体最常用的除菌方法。0.22 μm 或更小的脂质体可通过该方法除菌，脂质体及其内容物的损失在 0.3% ～ 18.6%。将脂质体挤压通过 0.22 μm 的聚碳酸酯膜，可以同时完成对其粒径的调整和除菌。

（3）^{60}Co 射线灭菌：目前这种方法尚未广泛用于制药工业。^{60}Co 射线灭菌可能是脂质体灭菌较好的选择之一，但也有研究表明，γ 射线可破坏脂质体膜。

（4）无菌操作：以无菌操作贯穿脂质体的整个制备过程，是实验室制备无菌脂质体最常用的方法。将组成脂质体的类脂质成分、缓冲液和药物等分别进行过滤除菌或热压灭菌，所用的容器及制备仪器也经过灭菌，在无菌环境下制备脂质体。整个过程费力、费时，成本高。

拓展阅读

前体脂质体

前体脂质体（proliposome）是指将脂质体膜材和药物的混合溶液，在减压搅拌条件下逐步分布到一种可溶性固体载体表面，形成可自由流动的粉体状制剂。因尚未形成脂质双分子层结构，因此称之为前体脂质体。前体脂质体为脂质体在临床上的应用提供了一个行之有效的方法，它使脂质体以固态形式储存，只是在临用前加入分散介质即可再分散形成脂质体，无须对脂质体进行整粒和除去游离药物的操作，解决了脂质体存在的药物渗漏、粒子聚集，以及磷脂在液态下的氧化、水解等问题。与脂质体相比，其制备方法简单，但前体脂质体的质量不易控制，仅靠稀释或复水化操作制备的脂质体，粒径分布不够均匀，水溶性药物的包封率常达不到要求。

四、脂质体的质量检查

【有害有机溶剂限度】在生产过程中引入有害有机溶剂时，应按残留溶剂测定法进行测定，并符合《中国药典（2020 年版）》要求。

【形态、粒径及其分布】脂质体的粒径大小和粒度分布情况对其稳定性、包封率及在体内的动力学行为等都有着非常重要的影响。可采用光学显微镜法、扫描或透射电子显微镜法、电感应法、光感应法或激光衍射法等进行测定。为了达到所需的粒度与分布，应选择适当的制备工艺或通过一些后处理操作（如高压均质、超声处理等）来达到要求。

【包封率与载药量】脂质体的包封率一般采用重量包封率，测定包封率时需分离载药脂质体和游离药物，然后计算包封率。包封率一般不得低于80%。脂溶性药物可掺入到脂质体的双分子层膜中，其包封率取决于脂溶性药物在脂质中的溶解度，非极性药物的脂溶性越大，包封率越高，对于多数脂溶性适当的药物，包封率可大于90%。水溶性药物可包裹在脂质体的内水相，极性药物在水中溶解度越大，在脂质体水层中的浓度就越高，但在脂质体的制备过程中，水溶性药物也存在于脂质体的外水相中，因此多数水溶性药物的包封率较低。载药量还受到脂质体粒径大小的影响，当类脂质的量不变，类脂质双分子层的空间体积越大，载药量越多；水层空间越大，则能包封的极性药物越多，多室脂质体的包封率远大于单室脂质体。

$$包封率(\%)=\frac{脂质体中包封的药量}{脂质体中包封与未包封的总药量}\times 100\% \qquad (8\text{-}31\text{-}1)$$

$$载药量(\%)=\frac{脂质体中包封的药量}{载药脂质体总重量}\times 100\% \qquad (8\text{-}31\text{-}2)$$

【突释效应或渗漏率】药物在脂质体中的情况一般有3种，即吸附、包入和嵌入。在体外释放试验时，表面吸附的药物会快速释放，称为突释效应。开始0.5小时内的释放量要求低于40%。渗漏率表示脂质体储存期间包封率的变化，是衡量脂质体稳定性的重要指标。

$$渗漏率(\%)=\frac{产品在贮藏一定时间后渗漏到介质中的药物}{产品自贮藏前包封的药量}\times 100\% \qquad (8\text{-}31\text{-}3)$$

【磷脂的氧化程度】磷脂容易被氧化，在含有不饱和脂肪酸的脂质混合物中，磷脂的氧化分为3个阶段：单个双键的偶合、氧化产物的形成、乙醛的形成及键断裂。因为各阶段产物不同，氧化程度很难用一种试验方法评价。应采用适当的方法测定其氧化程度，并提出控制指标。

【靶向性评价】具有靶向作用的脂质体制剂应提供靶向性的数据，如药物体内分布数据及体内分布动力学数据等。

【表面电性】脂质体的表面电性对脂质体的包封率、稳定性、体内分布及靶向作用有显著影响。测定方法有显微电泳法、动态激光散射法和荧光法。

【稳定性】脂质体制剂稳定性研究除物理和化学稳定性及微粒完整性外，还应注意相变温度对药品状态的变化、不同内包装形式的脂质体药品的稳定性试验条件，以及标签和说明书上合理使用等内容。

五、举例

多柔比星脂质体的制备与分析

【处方】盐酸多柔比星 20.0 g，胆固醇 31.9 g，氢化磷脂酰胆碱（HSPC）95.8 g，聚乙二醇二硬脂酰磷脂酰乙醇胺（PEG-DSPE）31.9 g。

【制法】将HSPC、PEG-DSPE、胆固醇的乙醇溶液注入恒温的250 mmol/L硫酸铵水溶液中得到多室脂质体，然后通过微孔滤膜挤压得到平均粒径为100 nm的空白脂质体（内水相为硫酸铵溶液）。取脂质体混悬液装于透析袋中，置于蔗糖溶液中进行透析，置换外水相，形成带有硫酸铵梯度的空白脂质体。加入盐酸多柔比星溶液进行保温孵育得到载药脂质体。调节药物浓度至2 mg/mL，过滤除菌，灌封，即得。

【注释】（1）此法为硫酸铵梯度法制备多柔比星脂质体。（2）PEG-DSPE、HSPC为磷脂材料，与胆固醇共同构成脂质体的膜材。由于使用了PEG-DSPE，该法制备的多柔比星脂质体具有长循环性质。（3）多柔比星（doxorubicin，DOX）为蒽环类抗肿瘤药物，具有显著的骨髓和心脏毒性。多柔比星脂质体注射液可减少 DOX 在心脏等正常组织中的分布，提高其在肿瘤局部中的蓄积，达到提高疗效、降低毒副作用的目的。

任务 32　缓释、控释、迟释制剂

一、缓释、控释、迟释制剂的概述

（一）缓释、控释、迟释制剂的定义

1. 缓释制剂（sustained release preparations） 是指在规定的释放介质中，按要求缓慢地非恒速释放的药物。与相应的普通制剂相比，给药频率减少一半或有所减少，且能显著增加患者顺应性的制剂。缓释制剂中药物释放主要符合一级动力学过程。

2. 控释制剂（controlled release preparations） 是指在规定的释放介质中，按要求缓慢地恒速或接近恒速释放的药物。与相应的普通制剂相比，给药频率减少一半或给药频率比普通制剂有所减少，血药浓度比缓释制剂更加平稳，且能显著增加患者的顺应性的制剂。广义地讲，控释制剂包括控制释药的速度、时间、方向和应答，靶向制剂、透皮吸收制剂等都属于控释制剂的范畴。狭义的控释制剂则是指在预定时间内以零级或接近零级速度释放药物的制剂。

3. 迟释制剂（delayed release preparations） 是指在给药后不立即释放药物的制剂。属广义的控释制剂范畴，包括肠溶制剂、结肠定位制剂和脉冲制剂等。肠溶制剂是指在规定的酸性介质（pH 值为 1.0 ～ 3.0）中不释放或几乎不释放药物，而在要求的时间内，于 pH 值为 6.8 磷酸盐缓冲液中大部分或全部释放药物的制剂。结肠定位制剂，是指在胃肠道上部基本不释放、在结肠内大部分或全部释放的制剂，即一定时间内在规定的酸性介质与 pH 值为 6.8 磷酸盐缓冲液中不释放或几乎不释放，而在要求的时间内，于 pH 值为 7.5 ～ 8.0 磷酸盐缓冲液中大部分或全部释放的制剂。脉冲制剂是指不立即释放药物，而在某种条件下（如在体液中经过一定时间或一定 pH 值或某些酶作用下）一次或多次突然释放药物的制剂。

（二）缓释、控释、迟释制剂的特点

1. 优点　与普通制剂相比，缓释、控释、迟释制剂具有以下优点：①对半衰期短的或需要频繁给药的药物，可以减少服药次数，提高患者服药的顺应性，使用方便，特别适用于需要长期服药的慢性疾病患者，如心血管疾病、心绞痛、高血压、哮喘等；②血药浓度平稳，减少“峰谷”现象，有利于降低药物的毒副作用，提高疗效，特别是“治疗窗”狭窄的药物，可提高其用药安全性和有效性；③药物治疗作用持久，可减少用药的总剂量，因此可用最小剂量达到最大药效；④广义的缓释、控释、迟释制剂还可调节药物释放的速度和部位，按临床需要定时、定量、定位地释放药物。

2. 缺点　缓释、控释、迟释制剂也有不利的一面，主要包括以下几个方面：①给药剂量调节的灵活性较差，缓释、控释、迟释制剂一般不能掰开或嚼碎后服用，而且临床应用中如果遇到某些特殊情况（如出现较大副反应），往往不能立刻停止治疗；②给药方案调节的灵活性较差，缓释、控释、迟释制剂往往是基于健康人群的平均动力学参数而设计，而患者在不同疾病状态下的药物的体内动力学特性有所改变，往往需要调整给药方案；③缓释、控释、迟释制剂的制备工艺较普通制剂更为复杂，质量要求更高，若出现技术缺陷有可能导致药物突释风险，产生毒副作用；

④制备缓释、控释、迟释制剂所涉及的设备费用和工艺成本较常规制剂昂贵。

（三）缓释、控释、迟释制剂的类型

1. 根据给药途径与给药方式的不同分类　可分为口服、注射、透皮及植入型缓释、控释制剂等。

2. 根据释药类型不同分类　可分为定速、定位、定时释放3种。

（1）定速释放：是指制剂以恒速或接近恒速在体内释放药物，基本符合零级释放动力学规律。定速释放可减少血药浓度波动情况，增加患者服药的顺应性。

（2）定位释放：是指将药物输送到其吸收部位或病灶部位，从而增加病灶部位的药物浓度，达到局部治疗的目的，减轻全身毒副反应。

（3）定时释放：是指根据生物时间节律特点释放需要量的药物，使药物发挥最佳治疗效果。如通过调节聚合物材料的溶蚀速度可在预定时间释药。释药的时间根据时辰药物动力学研究结果确定。

3. 根据释药机制和制备技术的不同分类　缓释、控释制剂可分为骨架型、包衣型、渗透泵型和植入剂等。

二、缓释、控释、迟释制剂的辅料

辅料是调节药物释放速度的重要物质。缓释、控释、迟释制剂中多以高分子化合物作为阻滞剂控制药物的释放速度。其阻滞方式有骨架型、包衣型和增稠剂等。

（一）骨架型阻滞材料

1. 生物溶蚀性骨架材料　主要指在水中不溶解，但在胃肠液环境下可以逐渐溶蚀的惰性蜡质（蜂蜡、巴西棕榈蜡、蓖麻蜡、硬脂醇等）、脂肪酸及其酯类（硬脂酸、氢化植物油、单硬脂酸甘油酯、甘油三酯等）等。这类材料制成的溶蚀性骨架片，由于溶蚀性材料的疏水性，环境中的水分不能迅速渗入片芯溶解释放药物，但随着骨架的溶蚀，逐渐分散为小颗粒，释放出所含药物，常呈一级动力学过程。

2. 亲水性凝胶骨架材料　指遇水或消化液后能够膨胀，形成凝胶屏障，从而控制药物释放的材料。主要包括：①天然胶类，如海藻酸钠、琼脂、西黄蓍胶等；②纤维素类，如羟丙甲纤维素（HPMC）、羟丙纤维素（HPC）、羟乙纤维素（HEC）、甲基纤维素（MC）、羧甲基纤维素钠（CMC-Na）、低取代羟丙纤维素（L-HPC）等；③非纤维素多糖，如壳聚糖、半乳糖甘露聚糖、脱乙酰壳多糖等；④乙烯聚合物和丙烯酸树脂，如聚乙烯醇和卡波姆等。

3. 不溶性骨架材料　指不溶于水或水溶性极小的高分子聚合物或无毒塑料等。常用的有乙基纤维素（EC）、聚乙烯（PE）、聚丙烯（PP）、乙烯-乙酸乙烯共聚物（EVA）、聚甲基丙烯酸甲酯（PMMA）、聚硅氧烷、聚丙烯酸树脂等。口服不溶性骨架片后，胃肠液渗入骨架孔隙，药物溶解并通过骨架中极细孔径通道缓慢向外扩散而释放，在药物的整个释放过程中，骨架几乎不变。水不溶性药物和剂量较大的药物一般不适合制成此类缓释、控释制剂。

（二）包衣型阻滞材料

此类包衣膜材料大多为不溶于水或难溶于水的高分子聚合物，水分可以穿透，无毒，不受胃肠液干扰，具有良好的成膜性能和机械性能。为使膜具有更好的通透性，有效控制药物释放，常需在包衣液中加入少量水溶性致孔剂。

1. 不溶性高分子材料　最常见的是用作不溶性骨架材料的乙基纤维素（EC），此外，还有醋酸纤维素（CA）以及丙烯酸树脂类（如Eudragit® RS30D、RL30D、NE30D）等。

2. 致孔剂　常见的有可溶性盐类、糖类、聚乙二醇（PEG）、聚乙烯醇（PVA）、聚维酮（PVP）、十二烷基硫酸钠等。致孔剂与聚合物的质量比一般为0.1%～20%。这类缓释、控释制剂进

入胃肠液后，致孔剂迅速溶解，在包衣膜表面形成大量的细小水性孔道，药物由此释放。

3. 肠溶性高分子材料　常用的有醋酸纤维素酞酸酯（CAP），羟丙甲纤维素酞酸酯（HPMCP），羟丙甲纤维素琥珀酸酯（HPMCAS），丙烯酸树脂 L、S 型等。主要利用其肠液中的溶解特性，在适当部位溶解。

（三）增稠剂

增稠剂是一类水溶性高分子材料，溶于水后，其溶液黏度随浓度而增大，根据药物被动扩散吸收规律，增加黏度可以减慢扩散速度，延缓其吸收，主要用于注射液或其他液体制剂。常用的增稠剂有明胶、聚维酮（PVP）、羧甲基纤维素（CMC）、聚乙烯醇（PVA）、右旋糖酐等。如明胶用于肝素、维生素 B_{12}，PVP 用于胰岛素、皮质激素等。CMC（1%）用于盐酸普鲁卡因注射液（3%）可使作用延长至约 24 小时。

三、缓释、控释、迟释制剂的制备

（一）缓释、控释制剂的设计

1. 药物因素与制剂设计　虽然缓释、控释制剂有其优越性，但并非所有药物都适合制成缓释、控释制剂，如单次给药剂量很大（>1 g）的药物、半衰期很短（<1 小时）或半衰期很长（>24 小时）、药效很剧烈、剂量需要精密调节、溶解度极差或具有特定吸收部位的药物等，一般情况下不适于制成口服缓释制剂。抗生素类药物，由于其抗菌效果依赖于峰浓度，故一般也不宜制成缓释、控释制剂。

（1）剂量：单次给药剂量很大（>1 g）的药物，不适宜制成缓释、控释制剂。通常情况下，口服给药系统的剂量大小有一个上限，一般认为常规制剂的单次给药的最大剂量为 0.5 ～ 1.0 g，这对缓释、控释制剂同样适用。随着制剂技术的发展和异形片的出现，目前上市的口服片剂中已有很多超过此限。有时可采用一次服用多片的方法降低每片含药量。

缓释、控释制剂的剂量，一般根据普通制剂的用法和剂量来设定。例如，某普通制剂，每日 2 次，每次 20 mg，若改为缓释、控释制剂，可以每日 1 次，每次 40 mg。也可采用药物动力学方法进行计算，但药动学参数受年龄、性别、种族、生理状态等诸多因素影响，计算结果仅供参考。

（2）治疗窗：在考虑将药物制成缓释、控释制剂时，应充分考虑药物的安全性。对于治疗窗狭窄的药物需考虑大剂量可能引起的毒性反应，在安全剂量范围内设计缓释、控释制剂。对于一些治疗指数特别小的药物，如剧毒药物、易成瘾药物、易积蓄药物、剂量要求特别精确的药物（中毒剂量和有效剂量接近）等，其制剂制备工艺要求高，药物释放速率若偏离设计要求，多剂量时易产生毒性反应。

对缓释、控释制剂而言，达稳态时血药浓度峰浓度与谷浓度之比应小于普通制剂。根据此项要求，一般半衰期短、治疗窗窄的药物，可设计每 12 小时服一次，而半衰期长或治疗窗宽的药物则可设计成每 24 小时服一次。若设计为零级释放剂型，如渗透泵，其峰、谷浓度比显著低于普通制剂，此类制剂血药浓度平稳。

（3）pK_a、解离度和水溶性：口服药物进入胃肠道后，首先要溶出，才能被吸收，处于溶解状态的非解离型药物分子才能比较容易地通过脂质生物膜。另一方面，口服制剂是在消化道 pH 值改变的环境中释放药物，胃中呈酸性，小肠则趋向于中性，结肠呈微碱性，所以必须了解 pH 值对释放过程的影响。溶解度与胃肠道生理 pH 值密切相关的药物不易控制释药速率，制备缓释、控释制剂难度较大。

（4）分配系数：当药物口服进入胃肠道后，必须穿过各种生物膜才有可能在机体的其他部位产生治疗作用。由于这些膜为脂质膜，药物的分配系数对其能否有效地透过膜起决定性的作用。分配系数过高的药物，其脂溶性太大，药物能与脂质膜产生强结合力而不能进入血液循环中，如吩噻嗪；分配系数过小的药物，透过膜较困难，从而造成其生物利用度较差。因此，只有分配系数适中的药物才能更容易地透过生物膜，进入血液循环。

（5）稳定性：口服给药的药物要同时经受酸和碱的水解和酶降解作用。对固体状态药物，其降解速度较慢，因此，对于存在这一类稳定性问题的药物选用固体制剂为好。在胃中不稳定的药物，如丙胺太林和普鲁苯辛，将制剂的释药推迟至到达小肠后进行比较有利。对在小肠中不稳定的药物，服用缓释制剂后，其生物利用度可能降低，这是因为较多的药物在小肠段释放，使降解药量增加所致。

2. 生物因素与制剂设计

（1）生物半衰期：通常口服缓释制剂的目的是要在较长时间内使血药浓度维持在治疗的有效范围内，因此，药物必须以与其消除速度相同的速度进入血液循环。对半衰期短的药物制成缓释制剂后可以减少用药频率，但对半衰期很短的药物，要维持缓释作用，单位药量必须很大，必然使制剂本身增大。一般半衰期很短（$t_{1/2}$ < 1 小时）小时的药物，如呋塞米（$t_{1/2}$ = 0.5 ～ 1 小时）不适宜制成缓释制剂。半衰期长的药物（$t_{1/2}$ > 24 小时），如华法林（$t_{1/2}$ = 36 ～ 42 小时），不采用缓释制剂，因其本身已有药效较持久的作用。

（2）吸收：药物的吸收特性对缓释制剂设计影响很大。制备缓释制剂的目的是对制剂的释药进行控制，以控制药物的吸收。因此，释药速度必须比吸收速度慢。假定大多数药物和制剂在胃肠道吸收部位的运行时间为 8 ～ 12 小时，则吸收的最大半衰期应近似于 3 ～ 4 小时；否则，药物还没有释放完，制剂已离开吸收部位。对于缓释制剂，本身吸收速率常数低的药物，不太适宜制成缓释制剂。

以上所述是假定药物在整个小肠以相当均匀的速度吸收。实际上，许多药物的吸收情况并非如此。如果药物是通过主动转运吸收，或者吸收局限于小肠的某一特定部位，制成缓释制剂则不利于药物的吸收。例如，硫酸亚铁的吸收在十二指肠和空肠上端进行，维生素 B_2 在十二指肠上部吸收，因此药物应在通过这一区域前释放，否则不利于吸收。对这类药物制剂的设计方法是设法延长其停留在胃中的时间，这样，药物可以在胃中缓慢释放，然后到达吸收部位。这类制剂有低密度的小丸、胶囊或片剂，即胃内漂浮制剂，它们可飘浮在胃液上面，延迟其从胃中排出。另一类是生物黏附制剂，其原理是利用黏附性聚合物材料对胃表面的黏蛋白有亲和性，从而增加其在胃中的滞留时间。

为了保证缓释、控释制剂的生物利用度（一般应在普通制剂 80% ～ 120% 的范围内），应根据药物在胃肠道中的吸收速度，控制适宜的制剂释放速度。若药物吸收部位主要在胃与小肠，宜设计为每 12 小时服一次；若药物在结肠也有一定的吸收，则可考虑每 24 小时服用一次。

（3）代谢：在吸收前有代谢作用的药物制成缓释、控释制剂，生物利用度会降低，如首过效应明显的药物。大多数肠壁酶系统对药物的代谢具有饱和性，当药物缓慢地释放到这些部位时，因代谢酶系统尚未饱和，故有较多量的药物被代谢。例如，阿普洛尔制成缓释制剂后，药物在肠壁的代谢程度增加，生物利用度反而降低。多巴脱羧酶在肠壁的浓度较高，左旋多巴制成缓释制剂后，代谢也增加，若将其与多巴脱羧酶抑制剂一起制成缓释制剂，则该药吸收增加，治疗作用也延长。

一般而言，缓释、控释制剂的药物设计应综合考虑上述因素，但随着现代制剂技术的发展和新型辅料的应用，一些传统观念认为不适合制备成缓释、控释制剂的药物也被制成缓释或控释制剂。例如，①半衰期较短或较长的药物。目前已采用缓释颗粒剂解决了一些半衰期比较短的药物难以制成缓控释制剂的问题，如布洛芬缓释胶囊；一些半衰期比较长的药物为了降低毒副作用也有制成缓释制剂的报道，如非洛地平缓释片。②首过效应强的药物，如普萘洛尔、维拉帕米等。研究表明，对于首过效应较强的药物，将其制备成以一级速率释药或以时间平方根速率释药的缓释、控释制剂对于降低首过效应更为有利。③抗菌药物。目前，国内外均有头孢类抗生素缓释制剂的专利或报道，硫酸庆大霉素缓释片、头孢氨苄肠溶缓释胶囊、头孢拉定缓释片等国内均已上市。维持长时间有效抑菌浓度是否容易产生耐药性及不同抗菌药物耐药性产生的机制值得进一步研究。④成瘾性药物。为适应特殊医疗需求，减少患者痛苦，吗啡、可待因等药物均有缓释制剂上市。

3. 处方工艺与制剂设计　口服缓释、控释制剂最常采用的剂型为片剂和胶囊（填充缓释小丸或颗粒），其他有缓释颗粒、缓释混悬剂等；常用的调释技术包括膜包衣技术、骨架技术、渗透泵技术，以及胃内滞留技术、生物黏附技术、离子交换技术等。应根据药物的性质、临床用药特点、可采用的辅料、工艺设备等情况确定具体剂型，选择合适的调释技术和体外评价方法，进行处方与工艺的筛选与优化。

在处方工艺设计和研究中，需要充分了解原料药与所用辅料的性质及彼此的相容性。由于缓释、控释制剂的制备较普通制剂更加复杂，故需对制备工艺中可能影响产品质量的环节和工艺参数进行详细的考察，确定影响制剂质量的关键工艺因素以及关键工艺参数的范围。在小试和中试生产的过程中，根据各个环节对考察参数与质量的分析结果，进一步评价缓释、控释制剂的处方工艺是否适合大生产。对多批的小试、中试和工业生产规模的产品进行质量对比研究，验证工艺的可行性与合理性，保证在设定的条件下批间差异的可控。

4. 其他延缓药物释放的方法

（1）延缓药物溶出：①制成溶解度小的盐或酯。例如，青霉素普鲁卡因盐的药效比青霉素钾（钠）盐显著延长。醇类药物经酯化后水溶性减小，药效延长，如睾丸素丙酸酯、环戊丙酸酯等。一般以油性注射液供肌内注射，药物由油相扩散至水相（液体），然后水解为母体药物而产生治疗作用，药效延长 2 ～ 3 倍。②与高分子化合物生成难溶性盐。鞣酸与生物碱类药物可形成难溶性盐，例如，N- 甲基阿托品鞣酸盐、丙咪嗪鞣酸盐，其药效比母体药显著延长，鞣酸与增压素形成复合物的油性注射液（混悬液），治疗尿崩症的药效长达 36 ～ 48 小时。海藻酸与毛果芸香碱结合成的盐在眼用膜剂中的药效比毛果芸香碱盐酸盐显著延长。胰岛素注射液每日需注射 4 次，与鱼精蛋白结合成溶解度小的鱼精蛋白胰岛素，加入锌盐成为鱼精蛋白锌胰岛素，药效可维持 18 ～ 24 小时或更长。③控制粒子大小。药物的表面积减小，溶出速度减慢，故难溶性药物的颗粒直径增加可使其溶出减慢。例如，超长效胰岛素中所含胰岛素锌晶粒大部分超过 10 μm，故其作用可长达 30 余小时；含晶粒较小（不超过 2 μm）的短效胰岛素锌，作用时间仅 5 ～ 8 小时。

（2）延缓药物扩散：①制成微囊。使用微囊技术制备控释或缓释制剂是较新的方法。微囊膜为半透膜，在胃肠道中，水分可渗透进入囊内，溶解药物，形成饱和溶液，然后扩散于囊外的消化液中而被机体吸收。囊膜的厚度、微孔的孔径、微孔的弯曲度等决定药物的释放速度。②制成植入剂。植入剂为固体灭菌制剂。系将水不溶性药物熔融后倒入模型中形成，一般不加赋形剂，用外科手术埋藏于皮下，药效可长达数月甚至数年。例如，孕激素植入剂。③制成乳剂。对于水溶性的药物，以精制羊毛醇和植物油为油相，临用时加入注射液，猛力振摇，即成 W/O 型乳剂注射剂。在体内（肌内），水相中的药物向油相扩散，再由油相分配到体液，因此有长效作用。

（二）不同类型缓释、控释制剂的制备

1. 骨架型缓释、控释制剂　多数骨架型缓释、控释制剂可按常规生产工艺制备，如粉末直接压片、湿法制粒压片等，或制成不同释药速率的微囊、微球或骨架型小丸等，混合后压制成片或填充胶囊。也有采用特殊工艺制备者，如熔融法、溶剂蒸发法等。

（1）熔融法：溶蚀性骨架片也称为蜡质类骨架片，制备时，将药物与其他辅料直接加入到熔融的蜡质中，控制温度略高于蜡质熔点，熔融的物料铺开冷却、固化、粉碎，或倒入一旋转盘中使成薄片，再磨碎过筛形成颗粒；另一方法是将药物与蜡质材料置于混合器内，高速旋转使摩擦发热，当温度达到蜡质熔点时形成含药骨架颗粒。该法设备简单，操作简便，生产速度快，批间

质量差异小，但不适宜于热不稳定的药物。

（2）溶剂蒸发法：溶蚀性骨架片和不溶性骨架片的制备均可采用此法。①制备溶蚀性骨架片时，将药物与辅料的水溶液或分散体加入熔融的蜡质中混匀，蒸发除去水分，得到团块后粉碎为颗粒再压片。该法制得的片剂释药速率较快，这可能与骨架内部存在水分有关。②制备不溶性骨架片时，将药物溶于含聚合物的有机溶剂中，溶剂蒸发后形成药物与聚合物的固体分散体，粉碎制粒压片即得。

2. 包衣型缓释、控释制剂　在不溶性聚合物中加入少量致孔剂作为包衣液，也可加入增塑剂改善包衣膜的机械强度与柔韧性，还可加入色素或一些水不溶性粉末如滑石粉、二氧化硅等，甚至可以将少量药物加在包衣液内作为制剂的速释部分，再将制备好的包衣液包在制好的片芯、颗粒或小丸上，即成微孔膜包衣制剂。目前，市场上的包衣型缓释、控释制剂大致有以下 4 种。

（1）微孔膜包衣片：常规压制片芯，以制备好的包衣液均匀包覆于普通片上。这类微孔膜包衣片与胃肠液接触后，膜上存在的致孔剂溶解或脱落，在包衣膜上形成无数肉眼不可见的微孔或弯曲小道，胃肠道中的液体通过这些微孔渗入膜内，溶解片芯内的部分药物，形成一定的渗透压，阻止水分继续渗入，药物分子则通过微孔顺浓度梯度向膜外扩散释放。药物扩散后片内渗透压降低，水分又得以再进入膜内溶解药物。如此反复，直至药物全部溶解。此类制剂的药物释放速率完全由微孔包衣膜来控制，可获得零级或接近零级的释药速率。

（2）膜控释小片：将药物与辅料常规方法制粒，压制成直径约 3 mm 的小片，用缓释膜包衣后装入硬胶囊。每粒胶囊内可装入几片至 20 片不等，同一胶囊内的小片可包以不同缓释作用的衣膜或不同厚度的衣膜。此类制剂克服了包衣颗粒形状各异导致的包衣不规则进而影响释药速率的缺点，生产工艺上又较小丸简便，易于大生产和质量控制，无论在体内外皆可获得恒定的释药速率，是一种较理想的口服控释制剂。

（3）肠溶膜控释片：是在药物片芯外包肠溶衣的片剂，根据需要还可以再包上含药的糖衣层。含药糖衣层在胃液中释药，而肠溶衣片芯在胃液中不溶，进入肠道后衣膜溶解，片芯中的药物释放，因而延长了释药时间。

（4）膜控释小丸：由丸芯与控释薄膜衣两部分组成。丸芯含药物与稀释剂、黏合剂等辅料，与片剂辅料大致相同。包衣膜也有亲水性薄膜衣、不溶性薄膜衣、肠溶性薄膜衣和微孔膜衣。

3. 渗透泵型缓释、控释制剂

渗透泵型缓释、控释制剂以其独特的释药方式和稳定的释药速率，成为目前缓释、控释制剂中最理想的一类制剂。根据其结构特点可分为单室渗透泵、多室渗透泵和液体药物渗透泵。该类制剂利用渗透压原理实现对药物的控制释放，由药物、半透膜包衣层、渗透压活性物质（即渗透压促进剂）和助推剂组成。常用的半透膜材料为水不溶性聚合物（如 CA、EC、EVA 等），膜上有由激光所开的一个或数个释药小孔（孔径从数十微米至数百微米）。制剂进入体内后，水分通过半透膜渗入片芯，形成药物和促渗透剂的饱和溶液或混悬液，在包衣膜内外渗透压差的作用下，通过膜上的释药小孔将药物释放出来。

（1）单室渗透泵片：也称为初级渗透泵片，由片芯和包衣膜两部分构成（图 8-32-1）。将药物与渗透压促进剂或其他辅料压制成固体片芯，外层用半渗透聚合物包衣（必要时可加入致孔剂调节膜通透性），再用激光在衣膜层上开一个或数个适宜大小的小孔。这是渗透泵型控释制剂的第一代产品，其制备工艺简单，主要适用于高水溶性和中等水溶性的药物。

（2）多室渗透泵片：多室渗透泵片一般适用于难溶性药物，因药物溶解度低，在片芯中难以形成高浓度及高渗透压溶液，因此需使用大量的渗透压活性物质来维持恒定持久的渗透压。其片芯为双层片或多层片，以弹性膜分隔为药室和膨胀室（图 8-32-2），也可以有两个药室。水分进入药室后形成具有一定浓度和渗透压的药物混悬液；膨胀室中的推动剂则吸水膨胀，并推动药室中的药液从释药孔中释放出来。该类片剂的制备比较复杂，需使用特殊的压片机。首先将药物、渗透压活性物质和辅料压片，然后将助推剂、渗透压活性物质和其他辅料加在含药层上进行二次压片，继而包衣，在靠近含药层的片面上激光打孔，即得。

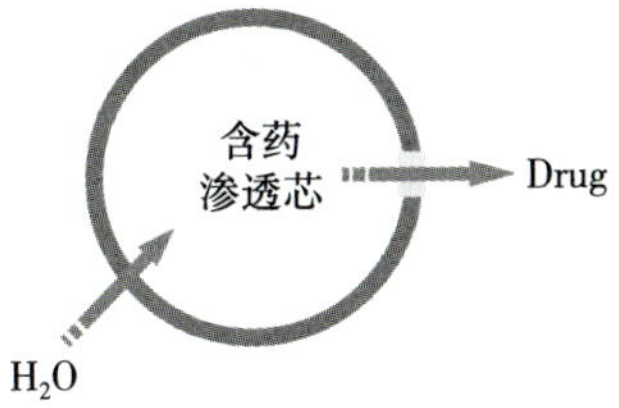

图 8-32-1　单室渗透泵片

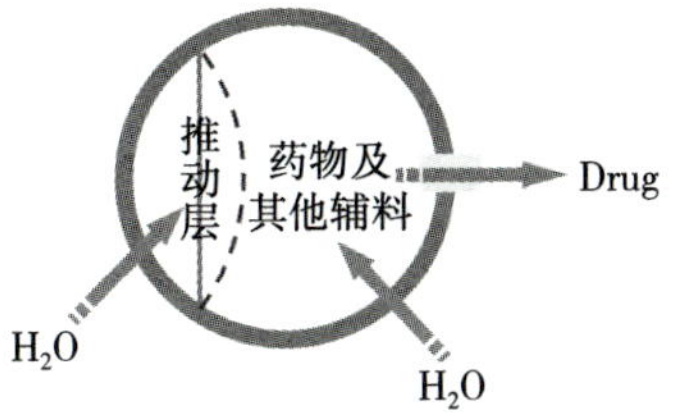

图 8-32-2　双室渗透泵片

四、缓释、控释、迟释制剂的质量检查

缓释、控释制剂的质量评价主要有体外释放度试验、体内试验及体内 - 体外相关性试验。具体试验方法详见《中国药典（2020 版）》四部制剂通则 9013“缓释、控释和迟释制剂指导原则”。

【体外释放度试验】本试验是在模拟体内消化道条件下（如温度、介质的 pH 值、搅拌速率等），对制剂进行药物释放速率试验，最后制订出合理的体外药物释放度，以监测产品的生产过程与对产品进行质量控制。

【体内试验】除体内药效学和药物动力学试验外，体内试验主要是指缓释、控释制剂的生物利用度与生物等效性评价，其意义在于验证该类制剂在动物或人体内释放性能的优劣，评价体外试验方法的可靠性，并提供相关动力学参数，指导临床合理用药。

【体内 – 体外相关性试验】体内 - 体外相关性，指的是由制剂产生的生物学性质或由生物学性质衍生的参数（如 t_{max}、C_{max} 或 AUC），与同一制剂的物理化学性质（如体外释放行为）之间建立合理的定量关系。缓释、控释制剂要求进行体内外相关性的试验，它应反映整个体外释放曲线与血药浓度 - 时间曲线之间的关系。只有当体内外具有相关性时，才能通过体外释放曲线预测体内情况。

五、举例

硝苯地平双层渗透泵片的制备与分析

【处方】药物层：硝苯地平 30 mg，NaCl 60 mg，PVP K90 80 mg，丙二醇适量；推动层：CMC-Na 50 mg，NaCl 50 mg，微晶纤维素 30 mg；包衣液：乙基纤维素（30% PEG400）适量。

【制法】药物层和推动层分别制备。采用湿法制粒，将药物和辅料混合均匀，以丙二醇为溶剂制软材，过筛整粒。先装入推动层，再装入药物层，压片即得片芯。在包衣锅内用配制好的包衣液给片芯包衣，喷雾速度 3 mL/min，转速 30 r/min，50 ℃干燥 24 小时，并在药物层外膜打孔（1 ～ 1.5 mm）。

【注释】(1) 本品为双室渗透泵片。硝苯地平为主药，NaCl 为渗透压活性物质，CMC-Na 和微晶纤维素为助推剂，PVP K90 为黏合剂，丙二醇为润湿剂，乙基纤维素为包衣膜，PEG400 为包衣膜致孔剂。(2) 硝苯地平临床用于预防和治疗冠心病、心绞痛，适用于各种类型的高血压。③本品每日只需服用一次，24 小时接近恒速释放药物，血药浓度平稳。

项目 8：
习题及答案

项目 9

药物制剂稳定性试验

思政案例

药物制剂稳定性

从 20 世纪 70 年代起，由鱼腥草提炼制成的鱼腥草注射剂开始上市并被广泛应用于临床治疗。在 SARS 患者的治疗中，鱼腥草注射剂有改善临床症状、减轻炎症反应、促进肺部阴影吸收的作用。但在 2006 年 2 月、4 月、5 月，临床上不断出现严重不良反应甚至死亡事件，同年 6 月 1 日国家食品药品监督管理局发出停用鱼腥草注射液等 7 类注射液的通知。

鱼腥草注射液被紧急叫停后，有 100 余家含鱼腥草的注射剂生产厂家基本处于停产或半停产状态。更严重的事情是此次鱼腥草事件使这一产品声誉受损，鱼腥草一夜之间从“国宝”变成“毒药”，广大老百姓对使用中药产生了极大的恐慌。

鱼腥草注射液引起严重不良反应的原因是鱼腥草注射液经人工提取时，受技术限制，难以达到纯制剂的要求，植物蛋白无法去尽，产品不稳定而造成过敏反应。但这并没有引起有关部门的足够重视，所以才酿成了如此大的悲剧。

【问题】

1. 中药制剂稳定性的重要意义体现在哪里？
2. 中药制剂稳定性的影响因素有哪些？ 中药制剂稳定化的方法有哪些？
3. 即将成为医药工作者的我们，从该事件中能有哪些关于中药产业的思考？

【反思】

鱼腥草注射液系列药品被叫停事件给中药行业敲响了警钟，突出反映了中药产业科技创新能力的缺乏，中药产品标准仍然有待完善。同时，这一事件警示我们，中药生产企业务必集中力量进行技术创新，提高产品标准及质量，加快科技创新，树立质量第一的意识，保证生产质量，才能防止类似事件再次发生。

任务33　药物制剂稳定性试验

一、药物制剂稳定性的概述

(一)药物制剂稳定性的含义及研究意义

药物制剂稳定性是指药物制剂从生产到使用的过程中化学、物理及生物学特性发生变化的速度与程度。

药品的安全性、有效性和质量可控性是对药物制剂的基本要求，药物制剂的稳定性是保证药品有效性、安全性的基础。稳定性试验的目的是考察原料药物或制剂在温度、湿度、光线的影响下随时间变化的规律，为药品的生产、包装、储存、运输条件供科学依据，同时通过试验科学制定制剂的有效期。稳定性研究根据不同目的具有阶段性特点，始于临床前研究，贯穿于制剂研究、开发、上市后的全过程。我国《药品注册管理办法》《中药注册分类及申报资料要求》《化学药品新注册分类申报资料要求(试行)》明确要求药品注册须提交稳定性试验研究资料。《药品生产质量管理规范(2010年修订)》要求对上市后大生产的产品进行持续稳定性考察，持续稳定性考察的目的是在有效期内监控已上市药品的质量，以发现药品与生产相关的稳定性问题(如杂质含量或溶出度特性的变化)，并确定药品能够在标示的储存条件下，符合质量标准的各项要求。

(二)稳定性试验的基本要求

根据《中国药典(2020年版)》四部，稳定性试验的基本要求如下。

1. 稳定性试验包括影响因素试验、加速试验与长期试验。影响因素试验用1批原料药物或1批制剂进行；如果试验结果不明确，则应加试2个批次样品。生物制品应直接使用3个批次。加速试验与长期试验要求用3批供试品进行。

2. 原料药物供试品应是一定规模生产的。供试品量相当于制剂稳定性试验所要求的批量，原料药物合成工艺路线、方法、步骤应与大生产一致。药物制剂供试品应是放大试验的产品，其处方与工艺应与大生产一致。每批放大试验的规模，至少是中试规模。大体积包装的制剂，如静脉输液等，每批放大规模的数量通常应为各项试验所需总量的10倍。特殊品种、特殊剂型所需数量，根据情况另定。

3. 加速试验与长期试验所用供试品的包装应与拟上市产品一致。

4. 研究药物稳定性，要采用专属性强、准确、精密、灵敏的药物分析方法与有关物质(含降解产物及其他变化所生成的产物)的检查方法，并对方法进行验证，以保证药物稳定性试验结果的可靠性。在稳定性试验中，应重视降解产物的检查。

5. 若放大试验比规模生产的数量要小，故申报者应承诺在获得批准后，从放大试验转入规模生产时，对最初通过生产验证的3批规模生产的产品仍需进行加速试验与长期稳定性试验。

6. 对包装在有通透性容器内的药物制剂应当考虑药物的湿敏感性或可能的溶剂损失。

7. 制剂质量的“显著变化”通常定义为：①含量与初始值相差5%；或采用生物或免疫法测定时效价不符合规定。②降解产物超过标准限度要求。③外观、物理常数、功能试验(如颜色、相分离、再分散性、黏结、硬度、每揿剂量)等不符合标准要求。④pH值不符合规定。⑤12个制剂单位的溶出度不符合标准的规定。

（三）药物制剂稳定性研究范围

1. 化学稳定性　是指药物制剂由于水解、氧化、聚合等化学降解反应，使药物含量（或效价）、色泽等发生变化。如维生素 C 注射液因氧化而变黄色，青霉素类药物易水解而制成粉针剂。

2. 物理稳定性　是指药物制剂由于温度、湿度等的影响而使得物理性能发生变化。如混悬剂中的微粒粗化、沉淀和结块；乳剂的分层和破裂；浸出制剂的浑浊、沉淀；散剂的潮解等。

3. 生物稳定性　是指药物制剂由于受微生物污染，引起发霉、腐败。如乳剂的酸败、糖浆剂的发霉等。

（四）稳定性的化学动力学基础

化学动力学是研究化学反应在一定条件下的速度规律，反应条件（浓度、压力、温度等）对反应速率与方向的影响以及化学反应的机制等。

药物制剂中的药物按照一定速度降解，其降解速度与药物的浓度、温度、pH 值等因素有关。运用化学动力学的原理及方法，对这些降解反应进行定量化的研究，不仅能够预测有效期，同时可以了解影响药物降解速度的因素，可有针对性地采取措施，防止或延缓药物降解的速度，保证制剂的有效、安全与稳定。

1. 反应速度　是指单位时间、单位体积中反应物下降的量。

研究药物制剂降解的速度时，首先遇到的问题是药物浓度对反应速度的影响。对于一个简单化学反应，浓度与速度在反应中的关系，遵循质量作用定律，即在恒温下反应速度与各反应物瞬间浓度的乘积成正比。故药物制剂降解的化学动力学方程，可用以下通式表示：

$$-\frac{\mathrm{d}C}{\mathrm{d}t}=kC^{n} \qquad (9\text{-}33\text{-}1)$$

式中　k 为反应速度常数，h-1；C 为反应物浓度，mol/L；n 为反应级数；t 为反应时间。

反应速度常数（k）表示在反应中各反应物为单位浓度（等于 1 mol 浓度）时的速度。k 值与反应物的浓度无关，而与反应物的性质、温度、溶剂以及时间有关。不同的化学反应具有不同的反应速度常数，并且同一反应也因温度不同而有不同的反应速度常数，其数值随温度的升高而增大。反应速度常数指示出在给定温度下反应物之间作用的难易，或反应物的活泼程度。即 k 值越大，其反应速度越快。

2. 反应级数（reaction order）　表示各反应物所有浓度项的指数的总和。当 $n=1$ 时为一级反应，$n=2$ 时为二级反应，$n=0$ 时为零级反应。反应级数是用来阐明反应物浓度与反应速度之间的关系，反应级数除零级、一级、二级外，尚有伪一级与分数级反应。在药物制剂的各类降解反应中，尽管有些药物的降解反应机理非常复杂，但多数药物制剂可按零级、一级、伪一级反应处理。

反应物降解一半所需要的时间，称为半衰期，用 $t_{1/2}$ 来表示。

反应物降解 10% 所需要的时间，称为有效期，用 $t_{0.9}$ 来表示。

（1）零级反应：当式（9-33-1）中的 $n=0$ 时，称为零级反应。零级反应的反应速度与反应物的浓度无关。其反应速度的积分式为：

$$C=-kt+C_0 \qquad (9\text{-}33\text{-}2)$$

式中，C_0 为反应物的起始浓度；C 为反应物在 t 时的浓度；k 为反应速度常数；t 为反应时间。

例如，有色糖衣片的褪色过程，其反应速度仅与光的强度有关，而与反应物（染料）的浓度无关。

零级反应的特征：

①零级反应的半衰期（$t_{1/2}$）为：

$$t_{1/2}=\frac{C_0}{2k} \qquad (9\text{-}33\text{-}3)$$

表明起始浓度 C_0 越大，则半衰期越长。

②零级反应中药物降解 10% 所需的时间（$t_{0.9}$）为：

$$t_{0.9}=\frac{0.1C_0}{k} \tag{9-33-4}$$

（2）一级反应：当式（9-33-1）中的 $n=1$ 时，称为一级反应。一级反应的反应速度与反应物浓度的一次方成正比。其反应速度的积分式为：

$$\lg C=-\frac{k}{2.303}t+\lg C_0 \tag{9-33-5}$$

或

$$k=\frac{2.303}{t}\lg\frac{C_0}{C} \tag{9-33-6}$$

例如，维生素 C 注射液的氧化降解反应属一级反应。

一级反应的特征：

①一级反应的半衰期（$t_{1/2}$）为：

$$t_{1/2}=\frac{0.693}{k} \tag{9-33-7}$$

表明半衰期与反应物的浓度无关，而与反应物的性质、温度、溶剂以及时间与浓度有关。

②一级反应中药物降解 10% 所需的时间（$t_{0.9}$）为：

$$t_{0.9}=\frac{0.1054}{k} \tag{9-33-8}$$

3. 确定反应级数的方法　预测某一制剂的稳定性，首先必须掌握它的分解降解规律，即确定反应级数。进一步可求出反应速度常数 k 值。

用图解法确定反应级数比较简单。实验开始时应了解被研究的药物在溶液中可能发生什么反应，并且选择能区别药物和分解产物含量（或效价）的测定方法。

制剂中的药物，反应速度通常都比较缓慢，室温条件下难以测得其分解速度。因此必须提高温度以加速其分解。加速反应在恒温条件下进行，反应时间到达后，立即取出样品，冷却，再立即测定反应物（或生成物）的浓度。每隔一定时间取样，将每次测得的浓度转换成对数，然后以反应物浓度的对数（lg C）对反应时间 t 作图，如为直线则该反应为一级反应。

（五）制剂中药物的化学降解途径

1. 水解反应

（1）酯类药物的水解：酯类药物在 H^+ 或 OH^- 或广义酸碱的催化下，含有酯键的药物水溶液，水解反应加快。此类药物的水解一般符合一级或伪一级反应。如盐酸普鲁卡因、盐酸可卡因、盐酸丁卡因、硫酸阿托品、普鲁本辛、氢溴酸后马托品等。

（2）酰胺类药物的水解：酰胺及内酰胺类药物水解生成酸和胺。属这类反应的药物有氯霉素、青霉素类、头孢菌素类、巴比妥类等。

2. 氧化反应　药物氧化分解一般是在空气中氧的作用下自动缓慢进行的自氧化反应，又称为自由基反应或空气氧化反应。氧化过程通常比较复杂，受热、光、微量金属离子等影响较大，有时多种反应同时存在。容易被氧化的药物通常包括酚类、芳胺类、烯醇类、噻嗪类、吡唑酮类。药物氧化后可产生颜色或沉淀，同时效价降低。

3. 光解反应　光解反应是指化合物在光的作用下所发生的光降解反应。许多药物对光不稳定，如硝苯吡啶类、喹诺酮类等药物，都会发生光解。

4. 异构化　异构化通常包括光学异构化和几何异构化两种。光学异构化又分成外消旋化作用和差向异构化，几何异构化包括反式异构体、顺式异构体。四环素、麦角新碱、毛果芸香碱等因发生异构化反应而致生理活性下降或失去活性。四环素在酸性条件下，4 位上的碳原子发生差向异构化形成 4 差向四环素。

5. 其他　药物降解的途径是多种多样的，还有其他的一些降解途径。聚合，即两个或多个分子结合形成复杂的分子。氨苄青霉素水溶液在储存中发生聚合作用，所生成的聚合物可诱发氨苄青霉素过敏反应。脱羧，如对氨基水杨酸钠脱羧形成间氨基酚进一步生成有色氧化产物。

二、影响药物制剂稳定性的因素及应对措施

（一）影响药物制剂稳定性的因素

影响药物制剂稳定性的因素包括处方因素和外界因素。

1. 处方因素　药物制剂的处方组成是制剂是否稳定的关键。pH 值、缓冲盐的浓度、溶剂、离子强度、表面活性剂等因素，均可影响易于水解药物的稳定性。半固体、固体制剂的赋形剂或附加剂，有时对药物的稳定性也有影响。

（1）pH 值的影响：药物的水解或氧化反应通常受溶液 pH 值的影响。

青霉素类、氯霉素、氢氯噻嗪、乙酰氨基酚等酰胺类药物的水解，主要受碱催化，水解速度与 OH^- 浓度成正比，故 pH 值越高，水解速度越快，只有在酸性较强时，才受酸催化。

酯类药物盐酸普鲁卡因在 pH 值 12 以上和 4 以下水解速度加快，酯键断裂，水解生成对氨基苯甲酸和二氨基乙醇。盐酸普鲁卡因溶液的 pH 值为 3.5 左右。

H^+ 或 OH^- 除对药物的水解有催化作用外，对药物的氧化作用也有极大的影响。这是由于一些反应的氧化 - 还原电位依赖于 pH 值。一般还原型药物在较低 pH 值时（如 pH 值为 3～4）比较稳定。

为了使药物的 pH 值稳定，处方中常使用一些缓冲盐如醋酸盐、磷酸盐、枸橼酸盐、硼酸盐等，但它们往往会催化某些药物的水解。如枸橼酸盐催化氯霉素的水解，磷酸盐对青霉素 G 也有催化作用。

为了确定缓冲盐对药物是否有催化作用，可采用 pH 值恒定法进行试验。在保持缓冲液中盐与酸的比例不变的前提下，配制一系列的缓冲溶液，然后观察药物在这一系列缓冲溶液中的分解情况，如果分解速度随缓冲剂浓度的增加而增加，则可确定该缓冲剂对药物有广义的酸碱催化作用。

（2）溶剂的影响：大多数情况下，药物的降解速度与溶剂的极性、介电常数有关。如苯巴比妥、地西泮在水溶液中易受碱催化水解，而使用乙醇、甘油和丙二醇的混合溶剂，能使其稳定性增加。这说明非水溶剂对易水解药物有一定的稳定作用。但是，溶剂对制剂稳定性的影响比较复杂，并不是所有的药物采用介电常数低的溶剂，都能达到稳定药物制剂的目的，应通过实验来确定。

（3）表面活性剂的影响：一些容易水解的药物，加入表面活性剂可使稳定性增加，如苯佐卡因易受碱催化水解，这是因为表面活性剂在溶液中形成胶团，苯佐卡因被增溶在胶团内部，形成了所谓的“屏障”，减少了 OH^- 对酯键的进攻，使苯佐卡因的稳定性提高。但应注意，表面活性剂有时也会加快药物的降解，如聚山梨酯 80 可使维生素 D_3 的稳定性降低。因此，表面活性剂对药物稳定性的影响应建立在实验的基础上，通过实验正确选择表面活性剂。

（4）处方中辅料的影响：对于栓剂、软膏剂等制剂，药物的稳定性与处方中的基质有关。如聚乙二醇能促进软膏中氢化可的松的分解，当聚乙二醇用作阿司匹林栓剂基质时，也可促进阿司匹林的水解，生成水杨酸和乙酰聚乙二醇。

某些辅料对药物的稳定性也能产生影响，如用硬脂酸镁、硬脂酸钙作阿司匹林片的润滑剂时，可能与乙酰水杨酸反应生成相应的乙酰水杨酸镁及乙酰水杨酸钙，提高了阿司匹林片剂的 pH 值，使乙酰水杨酸溶解度增加，分解速度加快。因此，生产阿司匹林片时应选用滑石粉或硬脂酸为润

滑剂。

（5）离子强度的影响：在制剂处方中，往往加入电解质调节等渗，加入盐（如一些抗氧剂）防止氧化，加入缓冲剂调节 pH 值。这些物质的加入改变了溶液的离子强度，对溶液中药物的降解速度产生影响。这种影响可用下式说明：

$$\lg k = \lg k_0 + 1.02 Z_A Z_B \sqrt{\mu} \qquad (9\text{-}33\text{-}9)$$

式中，k 是降解速度常数，k_0 是溶液无限稀（$\mu=0$）时的速度常数，μ 为离子强度，Z_A、Z_B 是溶液中离子或药物所带的电荷。以 $\lg k$ 对 $\sqrt{\mu}$ 作图可得一直线，其斜率为 $1.02Z_AZ_B$，外推至 $\mu=0$ 可求得 k_0。

根据上述方程，当离子或药物间带有相同电荷反应时（Z_AZ_B= 正值），直线斜率为正，则降解速度随离子强度增加而增加。如果是相反电荷之间反应时（Z_AZ_B= 负值），直线斜率为负，则离子强度增加，可使降解速度降低。如果药物是中性分子（$Z_AZ_B=0$），直线的斜率为零，此时，离子强度与降解速度无关。

2. 外界因素　制剂的稳定性除与处方因素有关外，温度、光线、空气、湿度、金属离子及包装材料等外界因素均可对药物产生影响。其中，温度对各种降解途径均有较大影响，光线、空气、金属离子对易氧化药物影响较大，湿度、水分主要影响固体药物制剂的稳定性，包装材料是各种产品均应考虑的问题。因此，在对产品确立工艺条件、储存方法乃至包装设计时，制剂稳定性研究都应建立对这些外界因素的考察。

（1）温度的影响：温度是外界环境中影响制剂稳定性的重要因素之一。一般来说，温度升高，反应速度加快。根据 Van't Hoff 规则，温度每升高 10 ℃，反应速度增加 2 ～ 4 倍。但不同的反应增加的倍数可能不同，故上述规律只能说明反应速度与温度间的定性关系。温度对反应速度常数的影响，Arrhenius 提出了如下的定量关系式，即阿累尼乌斯方程。它是预测药物稳定性的主要理论依据。

$$k = Ae^{-E/RT} \qquad (9\text{-}33\text{-}10)$$

式中，k 为降解速度常数；A 为频率因子；E 为活化能，kJ/mol；R 为气体常数，1.987 cal/（℃・mol）；T 为绝对温度。

（2）光线的影响：光是一种辐射能，光线波长越短，能量越大。因此，紫外线更易激发化学反应。药物分子受辐射（光线）作用使分子活化而产生分解的反应称为光化降解，其降解速度与系统的温度无关。这种易被光降解的物质称为光敏感物质。如喹诺酮类、吩噻嗪类药物、氢化可的松、核黄素、吗啡、可待因、肾上腺素等，都会因光照而产生降解反应。对于光敏感物质，在制备中应避光操作。

（3）湿度和水分的影响：①临界相对湿度（CRH）：对于水溶性的药物来说，当吸湿量开始急剧增加的相对湿度称为临界相对湿度。CHR 是水溶性药物固有的特征性参数。②水：是化学反应的媒介。固体药物吸湿后，水分可在固体表面形成水化膜，分解反应在膜中发生，如微量的水分能加速乙酰水杨酸、青霉素 G 钠盐、氨苄青霉素的分解。固体药物的吸湿性取决于其临界相对湿度的大小，化合物的临界相对湿度越低，对湿度越敏感，因此，加工环境中的相对湿度越大，药物降解越快。

（4）空气（氧）的影响：空气中的氧是引起药物制剂氧化的重要因素。空气中的氧进入制剂的主要途径，一方面是因为氧在水中有一定的溶解度；另一方面，是容器空间的空气中也存在氧。因此，各种药物制剂几乎都有与氧接触的机会。药物的氧化降解常为自动氧化，在制剂中只要有少量氧存在，就能发生氧化反应。许多药物易发生氧化降解，如肾上腺素、左旋多巴、吗啡、水杨酸钠等具有酚羟基的药物，维生素 C 等含烯醇基的药物以及油脂等长链烷烃类物质，氧化降解的结果，使药物失效、生成无生理活性的物质或有毒物质，制剂的颜色也不断加深。

（5）金属离子的影响：微量金属离子如铜、铁、镍、锌、铅等，对制剂中药物的自动氧化反应有显著的催化作用。例如，0.000 2 mol/L 的铜离子能使维生素 C 氧化速度增加 1 万倍，其主要机制为缩短氧化的诱导期，增加游离基生成速度。

（6）包装材料的影响：药物制剂储藏在室温环境中，主要受热、光、水分及空气（氧）的影响。包装材料的选用以及包装设计，不但要考虑排除上述因素的影响，而且要考虑到包装材料与药物之间的相互作用和化学物质的迁移。常用的包装材料有玻璃、塑料、铝箔和橡胶等，这些包装材料对药物制剂的稳定性直接关系到产品的质量。

（二）增加药物制剂稳定性的方法

1. 防止药物制剂水解的方法

（1）调节 pH 值：通常一种药物只在某一 pH 值范围内保持稳定。可以通过实验或查阅资料获取其最稳定的 pH 值范围，然后用适当的酸碱或缓冲剂调节 pH 值。调节 pH 值要同时考虑稳定性、溶解度和疗效 3 个方面，如大部分生物碱在偏酸性溶液中较稳定，故注射剂常调节在偏酸范围，但将其制成滴眼剂，应调节在偏中性范围，以减少刺激性，提高疗效。最常用的 pH 值调节剂是盐酸或氢氧化钠。为了不再引入其他离子而影响药液成分，实际生产处方常用与药物本身相同的酸或碱，如硫酸卡那霉素用硫酸来调节，氨茶碱用乙二胺来调节。在使用缓冲剂时，常用磷酸、枸橼酸、醋酸及其盐类组成的缓冲系统，为了减少广义酸碱催化作用的影响，缓冲剂应用尽可能低的浓度或选用没有催化作用的缓冲系统。

（2）控制温度：药物制剂在制备过程中，往往需要加热、溶解、干燥、灭菌等操作，此时应考虑温度对药物稳定性的影响。最终可灭菌产品在保证灭菌效果的前提下，可适当降低灭菌温度或缩短灭菌时间；某些抗生素、生物制品对热特别敏感，可采用冷冻干燥、无菌操作等工艺来避免升温对药物稳定性的影响。

（3）改变溶剂：对于易水解的药物制成液体药剂时，可部分或全部选用非水溶剂代替水，以减少药物的降解速度。例如，地西泮注射液采用乙醇、丙二醇和水的混合溶剂来制备，能使其稳定性增加。

（4）改变剂型：易水解的药物难以制成稳定的液体药剂时，可选择制成固体制剂，如粉针剂、干糖浆剂、颗粒剂等，供临用时溶解注射或冲服。

2. 防止药物制剂氧化的方法　对于易氧化的药物，除去氧气是防止氧化的根本措施。生产上一般采用通入 CO_2、N_2，调节 pH 值，加入抗氧剂、协同剂、络合剂，真空包装等方法来提高药物制剂对氧的稳定性。

（1）充惰性气体：在容器空间及溶液中通入惰性气体如 CO_2 和 N_2 气体，可以置换其中的氧，延缓氧化反应的发生。在配制易氧化药物的水溶液时，通常用新鲜煮沸放冷的纯化水配制，或在纯化水中通入 N_2 或 CO_2，置换溶解在水中的氧。制备注射液时，多采用通 CO_2 气体除去水中的 O_2。灌封安瓿时充 CO_2 或 N_2 气以除去安瓿空间的 O_2 比除去水中或溶液中的 O_2 更为重要，因为安瓿空间含氧比水中多。

除去水中的和安瓿空间的氧，应根据药物性质选择 CO_2 或 N_2。CO_2 的比重及其在水中的溶解度均小于 N_2，它的驱氧效果比 N_2 好，但 CO_2 溶于水后呈酸性，会改变溶液的 pH 值，并可使某些钙盐药物产生沉淀。

（2）调节 pH 值：药物的氧化降解与溶液的 pH 值相关。当氧化反应被 H^+ 或 OH^- 催化，溶液的 pH 值在偏酸范围时，药物较为稳定；随着溶液 pH 值的上升，药物的氧化反应加速。因此，易氧化药物溶液的 pH 值一般应调至偏酸性。

（3）添加抗氧剂和协同抗氧剂：大多数药物的氧化降解是含自由基的自氧化反应，很少的氧就能使其发生，因此，制剂中必须加入抗氧剂。抗氧剂本身是强还原剂，如亚硫酸盐可首先被氧化，消耗空气中的氧，从而保护主药不被氧化。抗氧剂可分为水溶性抗氧剂和油溶性抗氧剂两大类。水溶性抗氧剂中，焦亚硫酸钠、亚硫酸氢钠常用于弱酸性药液，亚硫酸钠、硫代硫酸钠常用于偏碱性或碱性药液。

协同抗氧剂能显著增强抗氧剂的效果，常用一些酸性组分，如枸橼酸、酒石酸、磷酸等。

（4）控制微量金属离子：微量的金属离子对自动氧化有催化作用。制剂中的微量金属离子主要来自原辅料、溶剂、容器以及操作过程中使用的工具等。要避免金属离子的影响，应选用高纯度的原辅料，操作过程避免使用金属器具及工具，防止包装材料中微量金属离子向药液的迁移。必要时可在药液中加入金属络合剂，如依地酸二钠、枸橼酸、酒石酸等来增加药物制剂的稳定性。

（5）改善包装：对于固体制剂，可采用真空包装的方法以减少药物与空气接触的机会。

3. 增加药物制剂稳定性的其他方法

（1）改进生产工艺：①采用直接压片或包衣工艺。对一些遇热不稳定的药物压片时，可采用粉末直接压片或干法制粒压片等工艺。包衣也可改善药物对光、湿、热的稳定性，是解决片剂稳定性的常规方法之一。如麦角胺咖啡因片采用二次压制包衣工艺制成包衣片，其稳定性有很大提高。②制成微囊或包合物。某些药物制成微囊后可增加药物的稳定性。如将维生素 C、硫酸亚铁制成微囊，可防止氧化。药物制成包合物也可增加其稳定性，如盐酸异丙嗪制成环糊精包合物后，稳定性提高。

（2）制备稳定的衍生物：药物的化学结构是决定制剂稳定性的内因，不同化学结构的药物，具有不同的稳定性。易水解的药物制成难溶性盐或难溶性酯类衍生物，可增加其稳定性。水溶性越低，稳定性越好。例如，红霉素与乙基琥珀酸形成红霉素乙基琥珀酸酯（琥乙红霉素），耐酸性增强，稳定性增加。

（3）开展原料、辅料相容性试验：在制剂配方研究时，开展原料、辅料的相容性试验，避免使用对原料稳定性有影响的辅料。

（4）选择包装材料，改善包装方法：包装材料有玻璃、塑料、铝箔和橡胶等。玻璃的理化性质稳定，不透气，为目前应用最多的一类容器。但有些玻璃能够释放碱性物质或脱落不溶性碎片，应根据制剂处方选用。棕色玻璃可阻挡波长小于 470 nm 的光线透过，故光敏感的药物可用棕色玻璃瓶包装，但棕色玻璃中含铁量较高，易发生氧化的药物溶液不宜选用。

塑料为聚氯乙烯、苯乙烯、聚乙烯、聚丙烯、聚酯等高分子材料的总称。为了成型或防止老化的需要，塑料中常加入增塑剂、防老剂等附加剂，有些附加剂具有一定毒性，因此，药用包装塑料应选用无毒塑料制品。塑料制品有质轻、可塑、不易破损等优点，但也存在着透气、透湿、物质的吸附与迁移等缺点。高密度聚乙烯容器透气、透湿性下降，表面硬度增大，可用作片剂、胶囊剂的外包装材料。

橡胶制品和塑料制品存在同样的问题，成型时需加入硫化剂、填充剂、防老剂等附加剂。为防止污染药液，输液剂所使用的胶塞常需采用硅化处理、内垫隔离膜等措施。

某些引湿性较强的固体制剂，必要时还应对包装容器内的相对湿度进行控制。如使用二氧化硅作干燥剂，包装可选用铝塑包装等密封性好的包装形式。

总之，选用包装材料时应通过“装样试验”，在一定的储藏条件下进行加速试验，以确定其适用性。

三、药物制剂稳定性的试验方法

药物稳定性试验包括原料药和药物制剂的稳定性研究，稳定性试验方法包括影响因素试验、加速试验和长期试验。原料药、药物制剂中易发生变化的药物成分是稳定性考察的重点对象。

（一）原料药物的稳定性试验

1. 影响因素试验 此项试验是在比加速试验更激烈的条件下进行。其目的是探讨药物的固有稳定性，了解影响其稳定性的因素及可能的降解途径与降解产物，为制剂生产工艺、包装、储存条件和建立降解产物分析方法提供科学依据。将供试品置适宜的开口容器中（如称量瓶或培养皿），分散放置，厚度不超过 3 mm 疏松原料药可略厚）。当试验结果发现降解产物有明显的变化，应考虑其潜在的危害性，必要时应对降解产物进行定性或定量分析。

（1）高温试验供试品开口置适宜的恒温设备中，设置温度一般高于加速试验温度 10 ℃以上，考察时间点应基于原料药本身的稳定性及影响因素试验条件下稳定性的变化趋势设置。通常可设定为 0 天、5 天、10 天、30 天等取样，按稳定性重点考察项目进行检测。若供试品质量有明显变化，则适当降低温度试验。

（2）高湿试验供试品开口置恒湿密闭容器中，在 25 ℃分别于相对湿度 90% ± 5% 条件下放置 10 天，于第 5 天和第 10 天取样，按稳定性重点考察项目要求检测，同时准确称量试验前后供试品的重量，以考察供试品的吸湿潮解性能。若吸湿增重 5% 以上，则在相对湿度 75% ± 5% 条件下，同法进行试验；若吸湿增重 5% 以下，其他考察项目符合要求，则不再进行此项试验。恒湿条件可在密闭容器，如干燥器下部放置饱和盐溶液，根据不同相对湿度的要求，可以选择 NaCl 饱和溶液（相对湿度 75% ± 1%，15.5 ～ 60 ℃），KNO_3 饱和溶液（相对湿度 92.5%，25 ℃）。

（3）强光照射试验供试品开口放在光照箱或其他适宜的光照装置内，可选择输出相似于 D65/ID65 发射标准的光源，或同时暴露于冷白荧光灯和近紫外灯下，在照度为 4 500 lx ± 500 lx 的条件下，且光源总照度应不低于 1.2×10^6 lux · hr、近紫外灯能量不低于 200 W · hr/m^2，于适宜时间取样，按稳定性重点考察项目进行检测，特别要注意供试品的外观变化。

关于光照装置，建议采用定型设备“可调光照箱”，也可用光橱，在箱中安装相应光源使达到规定照度。箱中供试品台高度可以调节，箱上方安装抽风机以排除可能产生的热量，箱上配有照度计，可随时监测箱内照度，光照箱应不受自然光的干扰，并保持照度恒定，同时防止尘埃进入光照箱内。

此外，根据药物的性质必要时可设计试验，原料药在溶液或混悬液状态时，或在较宽 pH 值范围探讨 pH 值与氧及其他条件应考察对药物稳定性的影响，并研究分解产物的分析方法。创新药物应对分解产物的性质进行必要的分析。冷冻保存的原料药物，应验证其在多次反复冻融条件下产品质量的变化情况。在加速或长期放置条件下已证明某些降解产物并不形成，则可不必再做降解产物检查。

2. 加速试验 此项试验是在加速条件下进行。其目的是通过加速药物的化学或物理变化，探讨药物的稳定性，为制剂设计、包装、运输、储存提供必要的资料。供试品在温度 40 ℃ ±2 ℃、相对湿度 75% ± 5% 的条件下放置 6 个月。所用设备应能控制温度 ±2 ℃、相对湿度 ±5%，并能对真实温度与湿度进行监测。在至少包括初始和末次等的 3 个时间点（如 0、3、6 月）取样，按稳定性重点考察项目检测。如在 25 ℃ ±2 ℃、相对湿度 60% ± 5% 条件下进行长期试验，当加速试验 6 个月中任何时间点的质量发生了显著变化，则应进行中间条件试验。中间条件为 30 ℃ ±2 ℃、相对湿度 65% ± 5%，建议的考察时间为 12 个月，应包括所有的稳定性重点考察项目，检测至少包括初始和末次等的 4 个时间点（如 0、6、9、12 月）。

对温度特别敏感的药物，预计只能在冰箱中 5 ℃ ±3 ℃保存，此种药物的加速试验，可在温度 25 ℃ ±2 ℃、相对湿度 60% ± 5% 的条件下进行，时间为 6 个月。

对拟冷冻储藏的药物，应对一批样品在 5 ℃ ±3 ℃或 25 ℃ ±2 ℃条件下放置适当的时间进行试验，以了解短期偏离标签储藏条件（如运输或搬运时）对药物的影响。

3. 长期试验 长期试验是在接近药物的实际储存条件下进行，其目的是为制定药物的有效期提供依据。供试品在温度 25 ℃ ±2 ℃，相对湿度 60%±5% 的条件下放置 12 个月，或在温度 30 ℃ ±2 ℃、相对湿度 65%±5% 的条件下放置 12 个月，这是从我国南方与北方气候的差异考虑的，至于上述两种条件选择哪一种由研究者确定。每 3 个月取样一次，分别于 0 个月、3 个月、6 个月、9 个月、12 个月取样按稳定性重点考察项目进行检测。12 个月以后，仍需继续考察的，根据产品特性，分别于 18 个月、24 个月、36 个月等，取样进行检测。将结果与 0 个月比较，以确定药物的有效期。由于实验数据的分散性，一般应按 95% 可信限进行统计分析，得出合理的有效期。如 3 批统计分析结果差别较小，则取其平均值为有效期，若差别较大则取其最短的为有效期。如果数据表明，测定结果变化很小，说明药物是很稳定的，则不作统计分析。

对温度特别敏感的药物，长期试验可在温度 5 ℃ ±3 ℃的条件下放置 12 个月，按上述时间要求进行检测，12 个月以后，仍需按规定继续考察，制订在低温储存条件下的有效期。

对拟冷冻储藏的药物，长期试验可在温度 -20 ℃ ±5 ℃的条件下至少放置 12 个月进行考察。

长期试验采用的温度为 25 ℃ ±2 ℃、相对湿度为 60%±10%，或温度 30 ℃ ±2 ℃、相对湿度 65%±5%，是根据国际气候带制定的。国际气候带如表 9-33-1 所示。

表 9-33-1 国际气候带

气候带	计算数据			推算数据	
	温度①/℃	MKT②/℃	RH/%	温度/℃	RH/%
Ⅰ温带	20.0	20.0	42	21	45
Ⅱ地中海气候、亚热带	21.6	22.0	52	25	60
Ⅲ干热带	26.4	27.9	35	30	35
Ⅳ湿热带	26.7	27.4	76	30	70

注：①记录温度；② MKT 为平均动力学温度。

温带主要有英国、北欧、加拿大、俄罗斯；亚热带有美国、日本、西欧（葡萄牙—希腊）；干热带有伊朗、伊拉克、苏丹；湿热带有巴西、加纳、印度尼西亚、尼加拉瓜、菲律宾。中国总体来说属亚热带，部分地区属湿热带，故长期试验采用温度为 25 ℃ ±2 ℃、相对湿度为 60%±5%，或温度 30 ℃ ±2 ℃、相对湿度 65%±5%，与美、日、欧国际协调委员会（ICH）采用条件基本是一致的。

原料药物进行加速试验与长期试验所用包装应采用模拟小桶，但所用材料与封装条件应与大桶一致。

（二）药物制剂的稳定性试验

药物制剂稳定性研究，首先应查阅原料药物稳定性有关资料，特别了解温度、湿度、光线对原料药物稳定性的影响，并在处方筛选与工艺设计过程中，根据主药与辅料性质，参考原料药物的试验方法，进行影响因素试验、加速试验与长期试验。

1. 影响因素试验　药物制剂进行此项试验的目的是考察制剂处方的合理性与生产工艺及包装条件。供试品用 1 批进行，将供试品如片剂、胶囊剂、注射剂（注射用无菌粉末如为西林瓶装，不能打开瓶盖，以保持严封的完整性），除去外包装，并根据试验目的和产品特性考虑是否除去内包装，置适宜的开口容器中，进行高温试验、高湿试验与强光照射试验，试验条件、方法、取样时间与原料药相同，重点考察项目见附表。

对于需冷冻保存的中间产物或药物制剂，应验证其在多次反复冻融条件下产品质量的变化情况。

2. 加速试验　此项试验是在加速条件下进行，其目的是通过加速药物制剂的化学或物理变化，探讨药物制剂的稳定性，为处方设计、工艺改进、质量研究、包装改进、运输、储存提供必要的资料。供试品在温度 40 ℃ ±2 ℃、相对湿度 75%±5% 的条件下放置 6 个月。所用设备应能控制温度 ±2 ℃、相对湿度 ±5%，并能对真实温度与湿度进行监测。在至少包括初始和末次等的 3 个时间点（如 0、3、6 月）取样，按稳定性考察项目检测。如在 25 ℃ ±2 ℃、相对湿度 60%±5% 条件下进行长期试验，当加速试验 6 个月中任何时间点的质量发生了显著变化，则应进行中间条件试验。中间条件为 30 ℃ ±2 ℃、相对湿度 65%±5%，建议的考察时间为 12 个月，应包括所有的稳定性重点考察项目，检测至少包括初始和末次等的 4 个时间点（如 0、6、9、12 月）。溶液剂、混悬剂、乳剂、注射液等含有水性介质的制剂可不要求相对湿度。试验所用设备与原料药物相同。

对温度特别敏感的药物制剂，预计只能在冰箱（5 ℃ ±3 ℃）内保存使用，此类药物制剂的加速试验，可在温度 25 ℃ ±2 ℃、相对湿度 60%±5% 的条件下进行，时间为 6 个月。

对拟冷冻储藏的制剂，应对一批样品在 5 ℃ ±3 ℃或 25 ℃ ±2 ℃条件下放置适当的时间进行试验，以了解短期偏离标签储藏条件（如运输或搬运时）对制剂的影响。

乳剂、混悬剂、软膏剂、乳膏剂、糊剂、凝胶剂、眼膏剂、栓剂、气雾剂、泡腾片及泡腾颗粒宜直接采用温度 30 ℃ ±2 ℃、相对湿度 65%±5% 的条件进行试验，其他要求与上述相同。

对于包装在半透性容器中的药物制剂，例如低密度聚乙烯制备的输液袋、塑料安瓿、眼用制剂容器等，则应在温度 40 ℃ ±2 ℃、相对湿度 25%±5% 的条件（可用 $CH_3COOK \cdot 1.5H_2O$ 饱和溶液）进行试验。

3. 长期试验　长期试验是在接近药品的实际储存条件下进行，其目的是为制订药品的有效期提供依据。供试品在温度 25 ℃ ±2 ℃、相对湿度 60%±5% 的条件下放置 12 个月，或在温度 30 ℃ ±2 ℃、相对湿度 65%±5% 的条件下放置 12 个月。至于上述两种条件选择哪一种由研究者确定。每 3 个月取样一次，分别于 0 个月、3 个月、6 个月、9 个月、12 个月取样，按稳定性重点考察项目进行检测。12 个月以后，仍需继续考察的，分别于 18 个月、24 个月、36 个月取样进行检测。将结果与 0 个月比较以确定药品的有效期。由于实测数据的分散性，一般应按 95% 可信限进行统计分析，得出合理的有效期。如 3 批统计分析结果差别较小，则取其平均值为有效期限。若差别较大，则取其最短的为有效期。数据表明很稳定的药品，不作统计分析。

对温度特别敏感的药品，长期试验可在温度 5 ℃ ±3 ℃的条件下放置 12 个月，按上述时间要求进行检测，12 个月以后，仍需按规定继续考察，制订在低温储存条件下的有效期。

对拟冷冻储藏的制剂，长期试验可在温度 -20 ℃ ±5 ℃的条件下至少放置 12 个月，货架期应根据长期试验放置条件下实际时间的数据而定。

对于包装在半透性容器中的药物制剂，则应在温度 25 ℃ ±2 ℃、相对湿度 40%±5%，或 30 ℃ ±2 ℃、相对湿度 35%±5% 的条件进行试验，至于上述两种条件选择哪一种由研究者确定。

对于所有制剂，应充分考虑运输路线、交通工具、距离、时间、条件（温度、湿度、振动情况等）、产品包装（外包装、内包装等）、产品放置和温度监控情况（监控器的数量、位置等）等对产品质量的影响。

此外，有些药物制剂还应考察临用时配制和使用过程中的稳定性。例如，应对配制或稀释后使用、在特殊环境（如高原低压、海洋高盐雾等环境）使用的制剂开展相应的稳定性研究，同时还应对药物的配伍稳定性进行研究，为说明书 / 标签上的配制、储藏条件和配制或稀释后的使用期限提供依据。

（三）稳定性重点考察项目

原料药物及主要剂型的重点考察项目如表 9-33-2 所示，表中未列入的考察项目及剂型，可根据剂型及品种的特点制订。对于缓控释制剂、肠溶制剂等应考察释放度等，微粒制剂应考察粒径、或包封率、或泄漏率等。

表 9-33-2 药物制剂稳定性重点考察项目表

剂型	稳定性重点考察项目
原料药	性状、熔点、含量、有关物质、吸湿性以及根据品种性质选定的考察项目
片剂	性状、含量、有关物质、崩解时限或溶出度或释放度
胶囊剂	性状、含量、有关物质、崩解时限或溶出度或释放度、水分，软胶囊要检查内容物有无沉淀、胶囊壳有无漏油
注射液	性状、含量、pH值、可见异物、不溶性微粒、有关物质，应考察无菌
栓剂	性状、含量、融变时限、有关物质
软膏剂	性状、均匀性、含量、粒度、有关物质
乳膏剂	性状、均匀性、含量、粒度、有关物质、分层现象
糊剂	性状、均匀性、含量、粒度、有关物质
凝胶剂	性状、均匀性、含量、粒度、有关物质，乳胶剂应检查分层现象
眼用制剂	如为溶液，应考察性状、可见异物、含量、pH值、有关物质；如为混悬液，还应考察粒度、再分散性；洗眼剂还应考察无菌；眼丸剂应考察粒度与无菌
丸剂	性状、含量、有关物质、溶散时限
糖浆剂	性状、含量、澄清度、相对密度、有关物质、pH值
口服溶液剂	性状、含量、色泽、澄清度、有关物质
口服乳剂	性状、含量、分层现象、有关物质
口服混悬剂	性状、含量、沉降体积比、有关物质、再分散性
散剂	性状、含量、粒度、有关物质、外观均匀度
气雾剂（非定量）	不同放置方位（正、倒、水平）有关物质、揿射速率、揿出总量、泄漏率
颗粒剂	性状、含量、粒度、有关物质、溶化性或溶出度或释放度
贴剂（透皮贴剂）	性状、含量、有关物质、释放度、黏附力
透皮贴剂	性状、含量、有关物质、释放度
搽剂、涂剂、涂膜剂	性状、含量、有关物质、分层现象（乳状型）、分散性（混选型），涂膜剂还应考虑成膜性
耳用制剂	性状、含量、有关物质，耳用散剂、喷雾剂与半固体制剂分别按相应剂型要求检查
鼻用制剂	性状、pH值、含量、有关物质，鼻用散剂、喷雾剂与半固体制剂分别按相应剂型要求检查

注：有关物质（含降解产物及其他变化所生成的产物）应说明其生成产物的数目及量的变化，如有可能应说明有关物质中何者为原料中的中间体，何者为降解产物。稳定性试验中重点考察降解产物。

（四）经典恒温法

在实际研究工作中，水溶液的药物制剂通常采用经典恒温法。该方法的预测结果有一定的参考价值。

经典恒温法的理论依据是 Arrhenius 指数方程，其对数形式为：

$$\lg k=\frac{-E}{2.303R}\cdot\frac{1}{T}+\lg A \qquad (9\text{-}33\text{-}11)$$

即反应速度的对数与绝对温度的倒数成正比。实验时，将样品置于不同温度的恒温器（如恒温水浴、烘箱等）中，温度点一般不少于4个，定时取样测定其浓度（或含量），求出各温度下不同时间药物的浓度变化。以药物浓度或浓度的对数对时间作图，以判断反应级数。然后求出不同温度下的反应速度常数，以反应速度常数的对数对反应温度的倒数作图（Arrhenius 图）。由图中直线斜率可求出活化能 E。若将直线外推至室温，就可求出室温时的反应速度常数（$k_{25℃}$）。由 $k_{25℃}$ 可计算出降解 10% 所需的时间（$t_{0.9}$），即药物制剂的有效期。

（五）稳定性试验设备

稳定性考察试验中可使用药品稳定性试验箱，药品稳定性试验箱利用温度、湿度、光照环境来对药品的失效条件和时间进行检测，尤其是对一些新药进行加速试验、高温试验和强光照试验，这种方式是目前制药企业对药品的稳定性进行检测的最佳方式。

药品稳定试验箱的工作原理：①利用高温、低温、高低温交替、空气湿度、强光等多种环境因素测试药物的稳定性，根据测试改善药物以获得更稳定的药物；②对一些特殊的药物进行试验，寻找合适的环境因素。目前，药物稳定性试验箱主要用于测试药物在环境因素下的稳定性。

四、包装材料对药物制剂稳定性的影响

药品包装材料是指用于保护和存储并直接接触药品的外包装材料及药剂灌装材料。药品包装最主要的作用就是保护药品不受环境影响，对其药品安全性、有效性进行保存，保证其在储存、运输以及售卖过程中能够保存完整。

不完善的包装可使稳定性好的制剂失效，包装材料恰当与否、质量好坏对药品受外界环境的影响及药物自身的稳定都有直接关系。故在给产品选择包装材料时，必须以实验结果和实践经验为依据，经过“装样试验”，确定合适的包装材料。所有包装材料必须符合《国家药包材标准（2015）》相关规定，常见的药品包装材料标准及方法主要包括第一部分（玻璃类药包材标准），第二部分（金属类药包材标准），第三部分（塑料类药包材标准），第四部分（橡胶类药包材标准），第五部分（预灌封类药包材标准），第六部分（其他类药包材标准），第七部分（方法类药包材标准），按材料组成分类，下面着重介绍玻璃、金属以及橡胶四类。

（一）玻璃

玻璃的化学性质比较稳定，不易与药物或空气中的氧气、二氧化碳等发生反应。玻璃材质的缺点：①会释放出碱性物质；②可能会有不溶性玻璃片脱落于药液中；③不够结实，轻微的磕碰就会导致其碎裂；④质重、冻干炸裂等问题。

我国目前采用的药品包装类玻璃材料主要有 3 种：Ⅰ型玻璃、Ⅱ型玻璃及非Ⅰ、Ⅱ型玻璃。Ⅰ型玻璃为含硼量高于 8% 的硼硅玻璃，它的热稳定性及化学稳定性好，适用于碱性的液体，主要用于管制瓶、预灌封注射器以及疫苗、血液制品的包装器皿。Ⅱ型玻璃为钠钙玻璃，其表面通常会有富硅酸薄层。Ⅱ型玻璃适用于中性及弱酸性液体的包装，使用前需特别检查富硅酸薄层，查看其是否完整和均匀；Ⅱ型玻璃包装仅限于一次性使用，若重复使用会破坏其表面的富硅酸薄层，影响药品质量。非Ⅰ、Ⅱ型玻璃为我国特有的低硅硼玻璃，通常硼含量为 6%，主要用于生产部分输液瓶，使用前需仔细检查，目前很多地方已经退出市场。若减少玻璃中碳酸钠含量，提高二氧化硅、三氧化二硼等氧化物含量，即制成硼硅酸盐玻璃，可提高玻璃的稳定性。

（二）塑料

塑料是一大类高分子聚合物，是聚氯乙烯、聚苯乙烯、聚乙烯、聚丙烯等的总称，其中往往含有增塑剂、防老剂等附加剂。塑料包装由于材质轻、可塑性强、有一定韧性、不易破碎、便于运输等特点，广泛用于输液、注射液、胶囊剂、片剂、丸剂等剂型。

塑料类包装主要为两类，即聚烯烃和聚氯乙烯。其中聚烯烃主要有聚乙烯（包括高密度聚乙烯和低密度聚乙烯）、聚丙烯和复合膜材料，塑料容器由于具有一定的透过性、存在泄漏与吸附现象，有时还可能与制剂发生理化反应而影响制剂的稳定性，在选用时应进行充分的相容性、稳定

性考察。

（三）金属

锡管、铝管、搪锡的铅管可作为软膏剂、眼膏剂的包装材料。但为确保制剂的稳定性，首先要求镀层（或搪层、涂层）金属与产品不产生化学反应，同时要求完全、牢固地覆盖下层金属，不得有微孔和裂隙，不应产生脆裂等现象。

铝材是药品包装中应用最多的金属材料，其优点有：具有金属光泽，无毒、无味，优良的导电性和遮光性； 防潮性及气体阻隔性良好，印刷适应性好，导热性大，良好的耐热耐寒性，不易生锈，氧化物无毒，加工性能好，铝箔经处理后具有良好的延展性。因此，铝箔作为阻隔层广泛地应用到需要遮光和阻隔性高的复合包装材料中，常与纸、高分子聚合物或其他金属薄板等制成复合材料，成了综合性能优异的包装材料。铝箔延展性、密闭性好，但也存在一些问题。国家标准规定药用铝箔不能有直径 >0.3 mm 的孔并且 0.1 ～ 0.3 mm 的孔 $/m^2<1$ 个。目前，铝塑泡罩包装已经是极其常见的药包材料，通常采用 PTP 药用铝箔及 PVC、PVDC 等复合，对水、汽、光都有较好的阻隔作用。

锡的化学性质较稳定，但可被氯化物或酸性物质所腐蚀。在锡的表面涂乙烯或纤维素漆薄层，可增加锡的抗腐蚀性能，但汞化物对锡有强烈的腐蚀作用。锡管如包装 pH 值为 6.5 ～ 8.0 的制剂时要求其表面涂环氧树脂以增加其抗腐蚀性。

（四）橡胶

橡胶广泛被用来作塞子、垫圈、滴头等，使用时应注意橡皮塞与瓶中溶液接触可能吸收主药和防腐剂，需用该防腐剂浸泡后使用。橡皮塞用环氧树脂涂覆，可有效地阻止橡胶塞中成分溶入溶液中而产生白点，干扰药物分析。还应注意橡胶塞是否有与主药、抗氧剂相互作用，以保证药物制剂的质量。

项目 9：
习题及答案

无论何种材质的药品包装材料，均须符合中国食品药品鉴定研究院组织编写、国家药典委员会审定的《国家药包材标准（2015）》。

参考文献 CANKAO WENXIAN

[1]国家药典委员会.中华人民共和国药典（一部、二部、三部、四部）：2020年版[M].北京：中国医药科技出版社，2020.

[2]马云淑，桂双英.中药药剂学[M].北京：科学出版社，2022.

[3]朱照静，张荷兰.药剂学[M].2版.北京：中国医药科技出版社，2021.

[4]李忠文，药剂学[M].3版.北京：人民卫生出版社，2018.